中国近现代中医药期刊续编

第一辑

中国医学院月刊

王咪咪◎主编

2019年度北京市古籍整理出版资助项目

北京科学技术出版社

图书在版编目（CIP）数据

中国医学院月刊 / 王咪咪主编. —北京：北京科学技术出版社，2020.3
（中国近现代中医药期刊续编. 第一辑）
ISBN 978-7-5714-0671-4

Ⅰ. ①中… Ⅱ. ①王… Ⅲ. ①中国医药学—医学期刊—汇编—中国—近现代 Ⅳ. ①R2-55

中国版本图书馆CIP数据核字（2019）第300103号

中国近现代中医药期刊续编·第一辑　中国医学院月刊

主　　编： 王咪咪
策划编辑： 侍　伟　白世敬
责任编辑： 侍　伟　白世敬　陶　清　刘　佳　王治华
责任印制： 李　茗
责任校对： 贾　荣
出 版 人： 曾庆宇
出版发行： 北京科学技术出版社
社　　址： 北京西直门南大街16号
邮政编码： 100035
电话传真： 0086-10-66135495（总编室）
0086-10-66113227（发行部）　0086-10-66161952（发行部传真）
电子信箱： bjkj@bjkjpress.com
网　　址： www.bkydw.cn
经　　销： 新华书店
印　　刷： 北京捷迅佳彩印刷有限公司
开　　本： 787mm×1092mm　1/16
字　　数： 315千字
印　　张： 38.75
版　　次： 2020年3月第1版
印　　次： 2020年3月第1次印刷
ISBN 978-7-5714-0671-4/R·2725

定　　价：980.00元

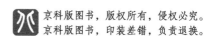

《中国近现代中医药期刊续编·第一辑》
编委会名单

主　编　王咪咪

副主编　侯酉娟　解博文

编　委　（按姓氏笔画排序）

王咪咪　刘思鸿　李　兵　李　敏

李　斌　李莎莎　邱润苓　张媛媛

郎　朗　段　青　侯酉娟　徐丽丽

董　燕　覃　晋　解博文

序

2012年上海段逸山先生的《中国近代中医药期刊汇编》（下文简称“《汇编》”）出版，这是中医界的一件大事，是研究、整理、继承、发展中医药的一项大工程，是研究近代中医药发展必不可少的历史资料。在这一工程的感召和激励下，时隔七年，我所的王咪咪研究员决定效仿段先生的体例、思路，尽可能地将《汇编》所未收载的新中国成立前的中医期刊进行搜集、整理，并将之命名为《中国近现代中医药期刊续编》（下文简称“《续编》”）进行影印出版。

《续编》所选期刊数量虽与《汇编》相似，均近50种，但总页数只及《汇编》的1/4，约25000页，其内容绝大部分为中医期刊，以及一些纪念刊、专题刊、会议刊；除此之外，还收录了《中华医学杂志》1915—1949年所发行的35卷近300期中与中医发展、学术讨论等相关的200余篇学术文章，其中包括6期《医史专刊》的全部内容。值得强调的是，《续编》将1951—1955年、1957年、1958年出版的《医史杂志》进行收载，这虽然与整理新中国成立前期刊的初衷不符，但是段先生已将1947年、1948年（1949年、1950年《医史杂志》停刊）的《医史杂志》收入《汇编》中，咪咪等编者认为把20世纪50年代这7年的《医史杂志》全部收入《续编》，将使《医史杂志》初期的各种学术成果得到更好的保存和利用。我以为这将是对段先生《汇编》的一次富有学术价值的补充与完善，对中医近现代的中医学术研究，对中医整理、继承、发展都是有益的。医学史的研究范围不只是中国医学史，还包括世界医学史，医学各个方面的发展史、疾病史，以及从史学角度谈医学与其关系等。《续编》中收载的文章虽有的出自西医学家，但提出来的问题，对中医发展有极大的推进作用。陈邦贤先生在

《中国医学史》的自序中有“世界医学昌明之国，莫不有医学史、疾病史、医学经验史……岂区区传记遽足以存掌故资考证乎哉！”陈先生将其所研究内容分为三大类：一为关于医学地位之历史，二为医学知识之历史，三为疾病之历史。医学史的开创性研究具有连续性，正如新中国成立初期的《医史杂志》所登载的文章，无论是陈邦贤先生对医学史料的连续性收集，还是李涛先生对医学史的断代研究，他们对医学研究的贡献都是开创性的和历史性的；范行准先生的《中国预防医学思想史》《中国古代军事医学史的初步研究》《中华医学史》等，也都是一直未曾被超越或再研究的。况且那个时期的学术研究距今已近百年，能保存下来的文献十分稀少。今天能有机会把这样一部分珍贵文献用影印的方式保存下来，将是对这一研究领域最大的贡献。同时，扩展收载1951—1958年期间的《医史杂志》，完整保留医学史学科在20世纪50年代的研究成果，可以很好地保持学术研究的连续性，故而主编的这一做法我是支持的。

以段逸山先生的《汇编》为范本，《续编》使新中国成立前的中医及相关期刊保存得更加完整，愿中医人利用这丰富的历史资料更深入地研究中医近现代的学术发展、临床进步、中西医汇通的实践、中医教育的改革等，以更好地继承、挖掘中医药伟大宝库。

李经纬 九十老人

2019年11月于中国中医科学院

前 言

《汇编》主编段逸山先生曾总结道，中医相关期刊文献凭藉时效性强、涉及内容广泛、对热门话题反映快且真实的特点，如实地记录了中医发展的每一步，记录了中医人每一次为中医生存而进行的艰难抗争，故而是中医近现代发展的真实资料，更是我们今天进行历史总结的最好见证。因此，中医药期刊不但具有历史资料的文献价值，还对当今中医药发展具有很强的借鉴意义。

本次出版的《续编》有五六十册之规模，所收集的中医药期刊范围，以段逸山先生主编的《汇编》未收载的新中国成立前50年中医相关期刊为主，以期为广大读者进一步研究和利用中医近现代期刊提供更多宝贵资料。

《续编》收载期刊的主要时间定位在1900—1949年，之所以不以1911年作为断代，是因为《绍兴医药学报》《中西医学报》等一批在社会上很有影响力的中医药期刊是1900年之后便陆续问世的，从这些期刊开始，中医的改革、发展等相关话题便已被触及并讨论。

在历史的长河中，50年时间很短，但20世纪上半叶的50年却是中医曲折发展并影响深远的50年。中国近代，随着西医东渐，中医在社会上逐步失去了主流医学的地位，并逐步在学术传承上出现了危机，以至于连中医是否能名正言顺地保存下来都变得不可预料。因此，能够反映这50年中医发展状况的期刊，就成为承载那段艰难岁月的重要载体。

据不完全统计，这批文献有1500万～2000万字，包括3万多篇涉及中医不同内容的学术文章。这50年间所发生的事件都已成为历史，但当时中医人所提出的问题、争论的焦点、未做完的课题一直在延续，也促使我们今天的中医人要不断地回头看，思考什么才是这些问题的答案！

中医到底科学不科学？中医应怎样改革才能适应社会需要并有益于中医的发展？120年前，这个问题就已经在社会上被广泛讨论，在现存的近现代中医药期刊中，这一类主题的文章有不下3000篇。

中医基础理论的学术争论还在继续，阴阳五行、五运六气、气化的理论要怎样传承？怎样体现中国古代的哲学精神？中医两千余年有文字记载的历史，应怎样继承？怎样整理？关于这些问题，这50年间涌现出不少相关文章，其中有些还是大师之作，对延续至今的这场争论具有重要的参考价值。

像章太炎这样知名的近代民主革命家，也曾对中医的发展有过重要论述，并发表了近百篇的学术文章，他又是怎样看待中医的？此类问题，在这些期刊中可以找到答案。

最初的中西医汇通、结合、引用，对今天的中西医结合有什么现实意义？中医在科学技术如此发达的现代社会中如何建立起自己完备的预防、诊断、治疗系统？这些文章可以给我们以启示。

适应社会发展的中医院校应该怎么办？教材应该是什么样的？根据我们在收集期刊时的初步统计，仅百余种的期刊中就有五十余位中医前辈所发表的二十余类、八十余种中医教材。以中医经典的教材为例，有秦伯未、时逸人、余无言等大家在不同时期从不同角度撰写的《黄帝内经》《伤寒论》《金匮要略》等教材二十余种，其学术性、实用性在今天也不失为典范。可由于当时的条件所限，只能在期刊上登载，无法正式出版，很难保存下来。看到秦伯未先生所著《内经生理学》《内经病理学》《内经解剖学》《内经诊断学》中深入浅出、引人入胜的精彩章节，联想到现在的中医学生在读了五年大学后，仍不能深知《黄帝内经》所言为何，一种使命感便油然而生，我们真心希望这批文献能尽可能地被保存下来，为当今的中医教育、中医发展尽一份力。

新中国成立前这50年也是针灸发展的一个重要阶段，在理论和实践上都有很多优秀论文值得被保存，除承淡安主办的《针灸杂志》专刊外，其他期刊上也有许多针灸方面的内容，同样是研究这一时期针灸发展状况的重要文献。

在中医的在研课题中，有些同志在做日本汉方医学与中医学的交流及互相影响的研究，这一时期的期刊中保存了不少当时中医对日本汉方医学的研究之作，而这些最原始、最有影响的重要信息载体却面临散失的危险，保护好这些文献就可以为相关研究提供强有力的学术支撑。

在这50年中，以期刊为载体，一门新的学科——中国医学史诞生了。中国医学史首次以独立的学科展现在世人面前，为研究中医、整理中医、总结中医、发展中医，把中医推向世界，再把世界的医学展现于中医人面前，做出了重大贡献。创建中国医学史学科的是一批忠实于中医的专家和一批虽出身西医却热爱中医的专家，他们潜心研究中医医史，并将其成果传播出去，对中医发展起到了举足轻重的作用。《古代中西医药之关系》《中国医学史》《中华医学史》《中国预防思想史》《传染病之源流》等学术成果均首载于期刊中，作为对中医学术和临床的提炼与总结，这种研究将中医推向了世界，也为中医的发展坚定了信心。史学类文章大都较长，在期刊上大多采用连载的形式发表，随着研究的深入也需旁引很多资料，为使大家对医学史初期的发展有一个更全面、连贯的认识，我们把《医史杂志》的收集延至1959年，为的是使人们可以全面了解这一学科的研究成果对中医发展的重要作用。《医史杂志》创刊于1947年，在此之前一些研究医学史的专家利用西医刊物《中华医学杂志》发表文章，从1936年起《中华医学杂志》不定期出版《医史专刊》。（《中华医学杂志》是西医刊物，我们已把相关的医学史文章及1936年后的《医史专刊》收录于《续编》之中。）这些医学史文章的学术性很强，但其中大部分只保存在期刊上，期刊一旦散失，这些宝贵的资料也将不复存在，如果我们不抢救性地加以保护，可能将永远看不到它们了。

上述的一些课题至今仍在被讨论和研究，这些文献不只是资料，更是前辈们一次次的发言。能保存到今天的期刊，不只是文物，更是一篇篇发言记录，我们应该尽最大的努力，把这批文献保存下来。这50年的中医期刊、纪念刊、专题刊、会议刊，每一本都给我们提供了一段回忆、一个见证、一种警示、一份宝贵的经验。这批1500万~2000万字的珍贵中医文献已到了迫在眉睫需要保护、研究和继承的关键时刻，它们大多距今已有百年，那时的纸张又是初期的化学纸，脆弱易老化，在百年的颠沛流离中能保留至今已属万分不易，若不做抢救性保护，就会散落于历史的尘埃中。

段逸山、王有朋等一批学术先行者们以高度的专业责任感，克服困难领衔影印出版了《汇编》，以最完整的方式保留了这批期刊的原貌，最大限度地保存了这段历史。段逸山老师所收载的48种医刊，其遴选标准为现存新中国成立前保留时间较长、发表时间较早、内容较完备的期刊，其体量是现存新中国成立前期刊的三分之二以上，但仍留有近三分之一的期刊未能收载出版。正如前面所述，每多保留一篇文献都是在保留一份历史痕迹，故对《汇编》未收载的期刊进行整理出版有着重要意义。北京科学技术出版社秉持传承、发展中医的责任感与使命感，积极组织协调本书的出版事宜。同时，在出版社的大力支持下，本书入选北京市古籍整理出版资助项目，为本书的出版提供了可靠的经费保障。这些都让我们十分感动。希望在大家的共同努力下，我们能尽最大可能保存好这批期刊文献。

近现代中医可以说是对旧中医的告别，也是更适应社会发展的新中医的开始，从形式上到实践上都发生了巨大的改变。这50年中医的起起伏伏，学术的争鸣，教育的改变，理论与临床的悄然变革，都值得现在的中医人反思回顾，而这50年的文献也因此变得更具现实研究意义。

《续编》即将付梓之际，恰逢全国、全球新冠肺炎疫情暴发，在此非常时期能如期出版实属难得；也借此机会向曾给予此课题大量帮助和指导的李经纬、余瀛鳌、郑金生等教授表示最诚挚的感谢。

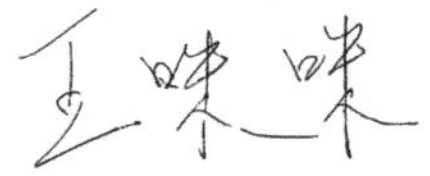

2020年2月

目　录

中国医学院月刊……………………………………………………………………………… 1
附录：中国医学院学生自治会第二届特刊………………………………………………………… 509

中国近现代中医药期刊续编·第一辑

中国医学院月刊

提要　王咪咪　解博文

内容提要

【期刊名称】中国医学院月刊。

【创　　刊】1928年6月。

【主　　编】《中国医学院月刊》编辑委员会。

【发　　行】中国医学院。

【刊物性质】学院院刊。

【办刊宗旨】该刊最前面有“卷头语”一篇，其中对办刊宗旨的说明录之如下：“医学对于社会的切要，谁都能知道，而尤其是中医，对于国人的情志起居习惯饮食各方面，能处处相融洽，可惜历来中医教育不能完美。……其宗旨可以概括的说一句，便是‘养成中医人材，适应社会需要’。……趁学期结束的时候，便出这本院刊，作一个小报告。出版的动机，第一点便是我们觉得无论哪种方法，断没有只有利而无弊的，我们所行的方法或许有不妥当的地方发现，在吾们却没知道，有了本刊，就容易得到许多实际上很好的指导和批评……第二点本埠及外地的很多同道时常来本院参观……为外界关心本院者而发行的。”

【主要栏目】专著、学生成绩、各科讲义、杂载。

【现有期刊】第1期（1928年），第3期、第4期（1932年），第5期、第6期（1933年），第7期（1934年）

其中第3期为“中国医学院月刊第三期特刊号”，第4～7期为“上海市国医公会、中国医学院月刊”。

【主要撰稿人】章太炎（中国医学院院长）、秦伯未（研究院主任兼内经学教授）、章次公、叶劲秋、费泽尧、王润民、许半龙、严苍山、王一仁、丁福保、祝味菊、陆渊雷、徐衡之、顾惕生、蒋文芳、谢利恒、陈无咎等。

该刊第1期的第一部分介绍了中国医学院四位老师的四部著作。一为秦伯未之《难经之研究》，涉及了《难经》的名称、作者、真伪、分类、学说、思想、发明、学者等方面内容。只开篇数句，即可感到此书的分量，此处摘录如下：“难经之学说之思想，虽未敢充分信仰，而其发明之处自有足述。窃以为最有价值之处，当为二难之定关部。内经以中附上为关，而对于尺部无相当之指点。王叔和以高骨定为关，而何以必在高骨处，未能阐发。独难经以分寸为尺，分尺为寸二语，将关部切实指出。盖尺泽至鱼际共一尺九分，当尺泽穴起量得一尺，鱼际穴起量得一寸，得一相交点，而关部以定。……乃难经独得之秘。”二为叶劲秋之《伤寒读法》，该书介绍了徐灵胎、柯韵伯、唐容川、沈尧封、张山雷等多位名家对《伤寒论》的解释。书中一大亮点是叶氏还收录了一些西医大夫对《伤寒论》的解读，其中以阮其煜的看法给人印象深刻，阮其煜大夫认为：“窃余尝读仲景伤寒论，辨证特详，知此书无论内科、儿科，对于诊断，详述其脉七表八里；对于病状，详述其发热头痛，汗出恶寒等种种病状；对于判证结局，详述其辨别生死吉凶诸法；对于治疗，详述其汗下清里，固其本原诸法。其不知者，以为中医仲景伤寒论一书，范围甚小，仅论热病而已。其实医理显明，本末兼赅，直可为内科各证之基础书。”三为王润民之《月经之研究》，内容上除有中医角度论述的月经之成因、月经之初潮、月经量及持续之日数、月经血之性状、经期中之卫生、月经闭止之时期外，还有西医的相关论述。四为许半龙之《疡科一般疗法》，内容包含中医常用的内消、托里、排脓、脱腐、生肌诸项。以上四位作者都是近代的著名医家。

第1期的第二部分是学生成绩，以学生的集体讨论结果和论文来呈现。学生的集体讨论结果是以“学生研究社”的名义发表的。学生们拟一个专题，以大家掌握的中医理论各自阐明自己的观点和意见，形成一组论文集，再由老师讲评。该期的讨论题目是“热病学”“杂病学”“药物学”。这反映了当时办学的一种教学方法。学生的论文题目有《中风一病古今议论纷纭，试上自灵素下迄近代择要记之，如能兼及西说更善；又半身不遂何以有偏左偏右之异，亦详言之》《伤寒论太阳篇独多于他经，其中间有他经病状是否编次混杂，抑别有用意？各抒所见以发明之》《内经谓“心为君主之官，神明出焉”，西医谓“脑为知识所从出”，持调和之论者则谓“神经为传达思想之路迳，脑之功用有如蓄电池，其原动力为电，固非蓄电池也”云云，试评三说之得失》《太阳病初服桂枝汤反烦不解者，先刺风池、风府却与桂枝汤则愈新义》《关于阴阳五行之定义说几句话》。在这些论文中出现的姚志敖、丁成萱、胡九功、陈中权等名字，几年之后，又陆续在其他期刊上出现。那时他们已经从学校走向了社会，走向了自己热爱的中医事业，没有辜负当初在校时的努力。

第1期的第三部分是各科讲义，包括药物学、生理学、病理学、细菌学、古医学、杂病学、温热病学、外科学、妇科学、产科学、幼科学、医学史等。从讲义名称来看，很多是中西医汇通的。期刊的最后还有许半龙做的“本院学生实习计划大纲”、王一仁做的“总务报告”、秦伯未做的“教务报告”、丁福保做的“附中医简易疗法及医生道德问题演说辞”等报告。这些内容都为系统总结早期创办中医学院的经验留下了可贵、可考察的资料。

第3期为“中国医学院月刊第三期特刊号”，其目录与第1期略有区别，本期没有专著介绍，代之以数篇教授杂著。其中蒋文芳的《中医与科学》一文有一段很有说服力的论述：“况乎中国医学，有数千年之实验与演绎，其著作既汗牛而充栋，其功效又复家喻而户晓，中间迭用皇家力量为之提倡，为之整理，而成完美之人生应用上之学问。特我国医学在科学上之观察起点，不尽与西医相同，故于疗治方法，一则注重于间接病因之六气，一则注重于直接病因之病灶，故谓中医不合西医则可，谓中医不合科学则不可。”许半龙的《中西医比观余论》在生理、病理、药理方面都有比较性论述。严苍山的《论伤寒温病治法之不同》在最后结论中有句话对临床治疗非常有指导意义：“是以治病之道，只求病愈，非可以人主出奴，意气用事，且学问无止境，而医生尤重经验，若徒仗口笔之宣传，终难取信于社会，予此种见解，平日于讲席中，曾言之屡矣。”还有吴克潜的《丸药之分类及其用法》等文章，都有很好的临床指导意义。

第3期的“讲义一斑”，与第1期的“各科讲义”形式、内容大体相同。其特点是个性化突出，因当时的中国医学院还无法做到统一教材，教材讲义均由授课老师编写，虽各位老师会主动吸取其他医家的经验，但也难免是一己之见。这些讲义的编写者大都是当时的名医，如吴克潜、沈石顽、盛心如、包识生、许半龙、蒋文芳等。今天学习和收集这些讲义，使我们能够去粗取精研究其中的内容，尤其是医案讲义、医事法规讲义部分，将为今天编写中医教材提供良好的借鉴。

第3期在“学生论文”部分登载了《石膏治肺结核之经验谈》《桂枝去芍与桂枝加芍合论》《小青龙与五苓散之证治论》《如何辨治而使万全》等一批优秀论文。此外，本期记载了一批相关学校建设的信息，可作为早期中医学院建校情况研究的重要史料。

第4～7期的编排和内容基本相似。下面仅就各期中具有一定特色的内容做以介绍。

第4期有两篇文章非常值得一读，一是蒋文芳的《痛哭长叹下之国医馆》，这代表了新中国成立前中医发展低潮时期一批中医人的呼声。当时中医发展出现各种不利情况，中医人渴望内部团结，但各种不利状况难以预料和避免。这篇文章既反映了那一时期中医人想要自强的愿望，也在很大程度上展现了近代中医艰难发展的事实。若要更准确地总结中医的近代发展史，就要好好读一读这篇文章。另一篇文章是施今墨的《中央国医馆学术整理委员会统一病名意见书》，可以看出，统一病名这一课题在当时就已被提出并付诸实践，其间又经历了众多中医前辈的建议和补充。但直至今天，这一课题仍然存在，病名不统一带给我们的麻烦也依然存在。该课题的难点到底是什么？这依然有待于中医人回答。该期介绍的教师著作有丁福保的《眼病一夕谈》、方公溥的《脑之研究》、朱寿朋的《血的研究》、王润民的《中医界必读之书》，这些文章的共同点是中西汇通，以中医知识为主，另附有西医的相关知识。学生论文内容涵盖的范围也越来越广，如《〈千金方〉整理》《对于问诊切要之我见》《湿病之症状及治疗之大概》《“男以气为主，女以血为主”之解释》《保命芍药汤治赤痢之作用》等。

第5期介绍的教师著作有《谢利恒先生在本院之演讲辞》、朱寿朋的《砒霜之研究》、许半龙的《三焦之研究》、章鹤年的《论阳虚生外寒阴虚生内热》、王润民的《中医之随其证而治之是否为一种原因疗法之讨论》和《湿温病之正常疗法》。反映学生成绩的论文有些也值得一读，如《伤寒论疮家虽身疼痛不可发汗之研究》《麻黄何以能发汗亦能呈利尿作用论》《石膏、知母、麦门冬、栝蒌根之应用》《酸枣仁能治胃病》《龟甲之研究》等。在“杂载”栏目下有《中国卫生行政之现状与改进》一文及其他一些学校相关事宜的消息。

第6期有三个代表栏目。一为会议记录，基本为上海国医公会的各种会议记录。二为公牍，基本为上海国医公会的代电或呈文。三为鉴定，其中两项是要求鉴定药方的函件，可作为历史的一种记载。

第7期从内容上看同第6期，有国医公会的相应会议记录和公牍，未有学校的相关消息。但多了一篇“言论”——盛心如的《新生活运动与国医之前途》，其中心思想是要从道德方面、学术方面切切实实地振兴中医。

王咪咪　解博文

中国中医科学院中国医史文献研究所

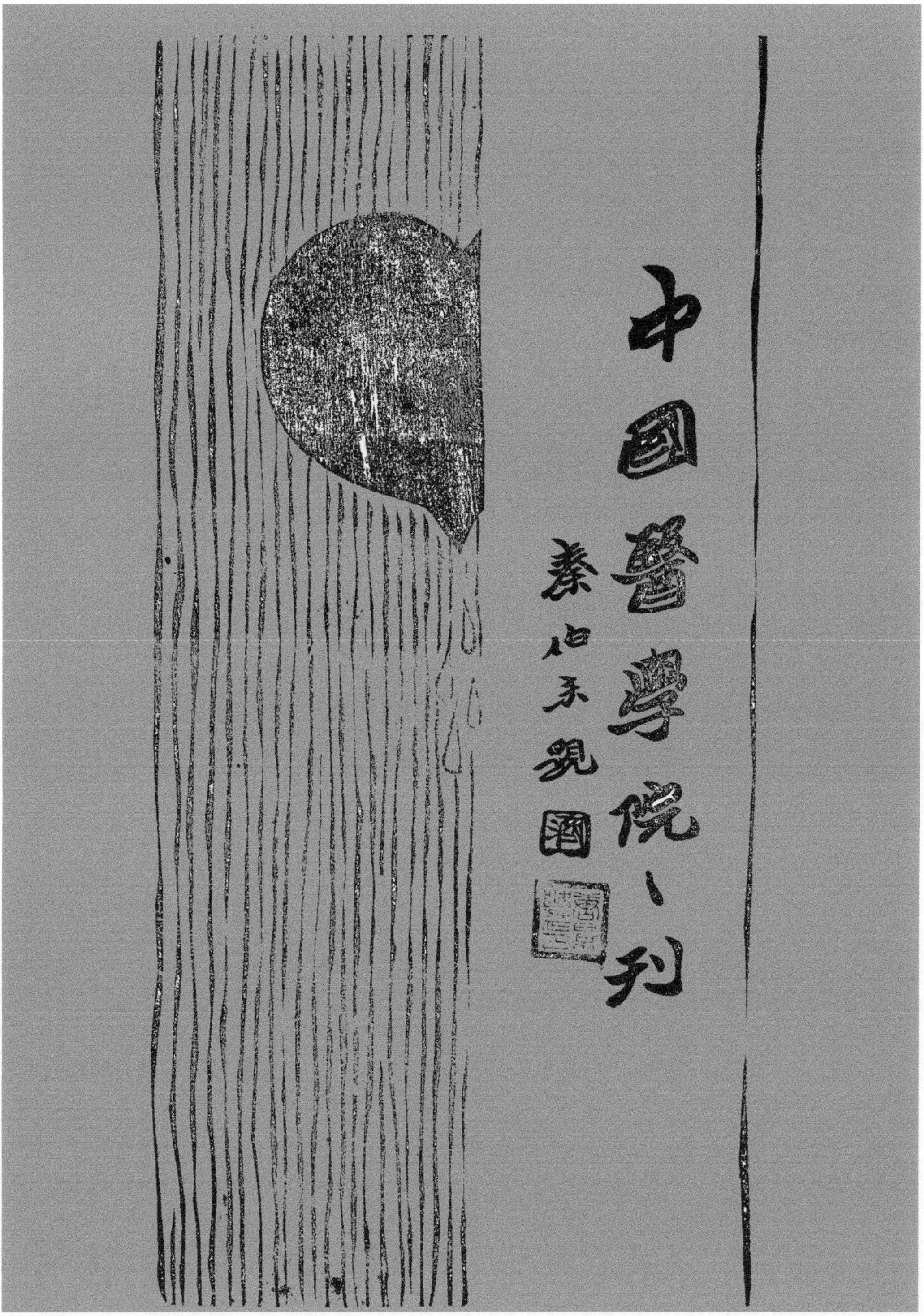
中國醫學院丶刊
秦伯未

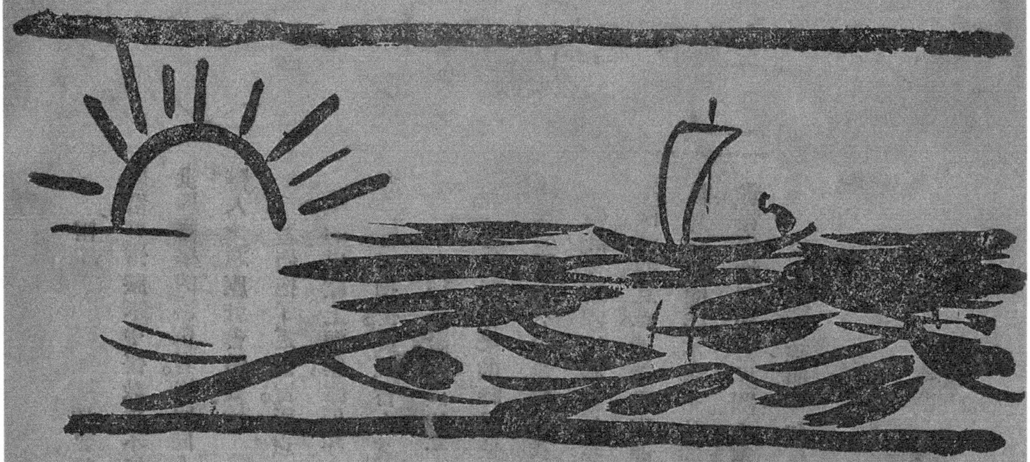

學術救國

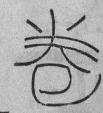

卷頭言

醫學對于社會的切要。誰都能知道。而尤其是中醫。對于國人的情志起居習慣飲食各方面能處處相融洽。可惜歷來中醫教育。不能完美。不但所承一家見聞不廣。即敎學上亦多缺陷。致程度日就衰頹。幾成爲世界醫學的落伍者。因此同人等不辭譾陋。毅然決然創辦本院。其宗旨可以概括的說一句便是「養成中醫人才。適應社會需要。」

吾們抱了這宗旨。所以創辦以來。對于敎學設施等等。儘量的審愼商確。務求達到完美的地步。現在從已往的成績上觀察。雖似乎去吾們的理想尙遠。但比較從前的求學。恐怕至少要長進得敏捷些。這不是編者自己來揄揚。實社會上賞給吾們的一個批判。——見各地醫刊——爲了這一層。我們愈想努力的向前進。對于一切措置。希望他一無遺憾。打倒歷來沉悶枯寂而不合法的中醫敎學。豎起吾們新中醫教育旗幟。

趁學期結束的時候。便出這本院刊。作一個小報告出板的動機。第一點。便是我們覺得無論那種方法。斷沒有祇有利而無弊的。我們所行的方法。或許有不妥當的地方發現。在吾們却沒知道。有了本刊。就容易得到許多實際上很好的指導和批評。使我們做此後改進的標準。第二點。本埠及各地的許多同道。時常來本院參觀。且誠誠懇懇詢問本院的組織和敎學成績等狀況。也有要吾們給他一份講義的。吾們實在很抱歉。爲時間關係。不能充分的回答。有了本刊。或者比較的容易明瞭些。所以本刊的發行。可以說一句完全抱着報告性質。爲外界關心本院者而發行的。間接便是希望收到幾個很好的指導。來促進我們。

末了。還要聲明一句。便是本刊出板匆促。裏邊不妥當的地方很多很多。那要請讀者原諒咧。(編者)

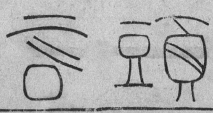

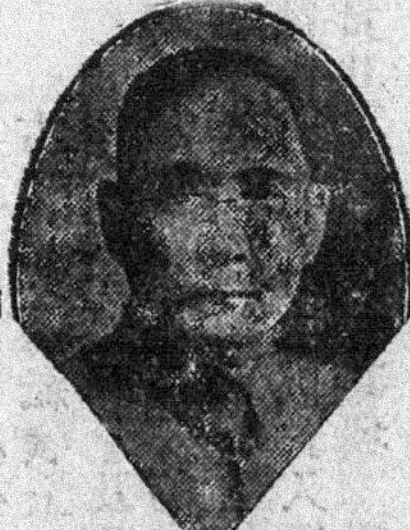

總理遺囑

余致力國民革命凡四十年其目的在求中國之自由平等積四十年之經驗深知欲達到此目的必須喚起民衆及聯合世界上以平等待我之民族共同奮鬥

現在革命尙未成功凡我同志務須依照余所著建國方略建國大綱三民主義及第一次全國代表大會宣言繼續努力以求貫徹最近主張開國民會議及廢除不平等條約尤須於最短期間促其實現是所至囑

孫文

目錄

□專著

難經之研究 秦伯未
傷寒讀法 葉勁秋
月經之研究 王潤民
瘍科一般療法 許半龍

□學生成績

熱病學 學生研究社
雜病學 學生研究社
藥物學 學生研究社
中風一病古今議論紛紜試上自靈素下迄近代擇要記之如能兼及西說更善又半身不遂何以有偏左偏右之異亦詳言之 姚志敖
病人欲吐者不可下何以食入即吐乃有大黃甘草湯方試言其理 謝斐予
前題 景芸芳
傷寒論太陽篇獨多于他經其中間有他經病狀是否編次混雜抑別有用意各抒所見以發明之 謝斐予
內經謂心爲君主之官神明出焉西醫謂腦爲知識所從出持調和之論者則謂神經爲傳達思想之路逕腦之功用有如蓄電池其原動力爲電罔非蓄電池也云云試評三說之得失 丁成萱
腎痺淺義 張漢傑
太陽病初服桂枝湯反煩不解者先刺風池風府却與桂枝湯則愈新義
承氣湯釋義 姚識寒
前題 張友琴
溲與便之研究 顧兆奎
某甲病傷寒四五日壯熱面赤煩渴嘔逆時欲得水復置不飲神識昏亂躁擾不寧語言狂妄不避親疎患病以來小溲通利更衣僅一次脈搏浮按洪滑沉按細軟舌質淡紅無苔病無多日已頻棘手試精審爲之診斷病屬何本治用何方 胡九功
前題 謝斐予
關于陰陽五行之定義說幾句話 景芸芳
談談洪範所謂五行 陳中權
醫不三世不服其藥辨 陳中權
大受堂醫藥扎記 陳中權
詩 十一首
詞 二闋
附詩詞 五首

□各科講義

藥物學上 章次公
藥物學中 葉勁秋
藥物學下 葉三多
生理學 費澤堯
病理學 王潤民
細菌學 瞿直甫
古醫學上 秦伯未
古醫學下 秦伯未
雜病學 哈受百
溫熱病學 費澤堯
外科學 許半龍
婦科學 王潤民
產科學 沈志成
幼科學 嚴蒼山
醫案 王一仁
醫學史 王潤民
物理學 沈嘉徵
附詩 二首

□雜載

本院學生實習計劃大綱 許半龍
總務報告 王一仁
教務報告 秦伯未
附中醫簡易療法及醫生道德問題 丁福保
演說辭
歐洲公衆衛生之特點演說辭 胡定安
事務報告 徐潤漁
本院創辦人
本院現任院董
本院現任講師
本院現任職教員
本院學生通信錄
附詩 二首

專著

本欄係本院教授作品。各就所長。發爲言論。惟時間匆促。未能精心結撰。尚希讀者諒之。　編者

難經之研究

秦伯未先生

難經之名稱

日本丹波元簡難經解題曰八十一難之名。昉見于漢張仲景傷寒論自序。而梁阮孝緒七錄有黃帝衆難經之目。蓋衆乃八十一之謂。集註題曰黃帝八十一難經。本義無黃帝八十一字。非其舊也。其所以冠黃帝者正與內經同。淮南子所謂世俗之人。多尊古而賤今。故爲道者必託之于神農黃帝是也。至其何以稱八十一。則攷陳祥道禮記講義曰。太玄八十一家。象八十一元士。少則制衆。無則制有。蓋太玄取諸太極而已。故其數如此。老子之書終于八十一。難經止于八十一。皆此意歟。王伯厚困學紀聞曰。石林謂太玄皆老子緒餘。老氏道生一。一生二。二生三。三之爲九。故九而九之。爲八十一章。太玄以一玄爲三方。自是爲九。而積之爲八十一首。又攷之醫籍。素問離合眞邪論曰。九九八十一篇。以起黃鍾數焉。則古書信或多以此爲數。虞伯圭强作解人。謂古人因經設難。或與門人弟子問答。偶得此八十一章耳。未必經之當難者。止此八十一條也。不可從。至何以稱難。至堪研究。一讀去聲。作問難之難解。一讀平聲。作難易之難解。其主張前者曰。難是問難之義。帝王世紀云。黃帝命雷公岐伯論經脈。旁通問難。八十一爲難經。隋蕭吉五行大義。唐李善文選七發註。並引此經文曰。黃帝八十一問云。可以證焉。見事物紀原。難當作去聲讀。歐陽圭齋曰。難經先秦古文。漢以來答客難等作。皆出其後。又文字相質難之祖也。見陳績孫書錄解題。主張後一說者。楊玄操序謂黃帝有內經二帙。其義幽頤。殆難究覽。越人乃採摘二部經內精要。凡八十一章。伸演其道。名八十一難經。以其理趣深遠。非卒易了故也。黎泰長序虞庶難經註曰。世傳黃帝八十一難經。謂之難者。得非以人之五臟六腑隱于內。爲邪所干。不可測知。唯以脈理究其彷彿邪。若脈有重十二菽者。又有如按車蓋。而若循雞羽者。復考內外之

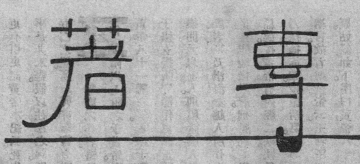

證。以參校之。難乎。紀天錫進難經集註表曰。秦越人將黃帝素問疑難之義。八十一篇。重而明之。故曰八十一難經。在此二者之間。更有引史記黃帝本紀云。死生之說。存亡之難。索隱難猶說也。凡事是非未盡。假以往來之詞。則曰難。又上文有死生之說。故此云存亡之難。所以韓非著書有說林說難也。其理亦頗親切。

難經之作者

難經之作者。醫界中幾盡知為渤海秦越人撰。但致隋以上附之于黃帝。唐而降始屬之秦越人。隋經籍志云。黃帝八十一難二卷。蓋原于帝王世紀之說也。其稱越人者。或本于楊玄操。張守節作史記正義。于扁鵲傳首。引揚玄操難經序。玄操開元以前人。則屬諸越人者。或創于彼。彼序曰。黃帝八十一難經者。斯乃渤海秦越人所作也。越人受長桑君之秘術。遂洞明醫道。至能視徹臟府。刳腸剔心。以其與軒轅時扁鵲相類。乃號之為扁鵠。按黃帝有內經二帙。帙各九卷。而其義幽頤。殆難窮覽。越人乃採摘英華。抄撮精要。二部經內。凡八十一章。勒成卷軸。既弘暢聖言。故首稱黃帝云。王勃序則謂秦越人始定章句。其言迂怪可疑。姑錄如下。序曰。黃帝八十一難經。是醫經之秘錄也。昔者岐伯以授黃帝。黃帝曆九師以授伊尹。伊尹以授湯。湯曆六師以授太公。太公授文王。文王曆九師以授醫和。醫和曆六師以授秦越人。秦越始定章句。曆九師以授華佗。佗曆六師以授黃公。黃公以授曹夫子。夫子諱元。字真道。自云京兆人也。丁德用補註題則謂難經曆代傳之一人。至魏華陀乃燼其文于獄下。于晉宋之間。雖有仲景叔和之書。然各示其文而濫觴其說。及吳太醫令呂廣重編此經。而文義差迭。據此則難經為燼餘之文。其編次復重經呂廣之手。但按名醫圖有呂博無呂廣。疑博即廣也。隋志云。梁有黃帝衆難經一卷。呂博望註亡。太平御覽載玉匱鍼經序云。呂博少以醫術知名。善診脈論疾。多所著述。吳赤烏二年。為太醫令撰玉匱鍼經。及註八十一難大行于世。疑呂博望即呂博也。魏張揖作廣雅。隋曹憲為之音解。避煬帝諱更名博雅。以此推之。其人本名廣。其作博者。蓋係于隋人所易。豈甘氏名醫圖。偶不及改之乎。總之八十一難之目。見于仲景自序。而叔和脈經士晏甲乙經。往往引其文。則漢人所撰。要之不失為古醫經。若必欲歸之越人。不能無懷疑耳。

難經之真偽

難經之作者。既在懷疑之列。則此書真偽。當然不能下準確之斷語。徐大椿所謂云秦越人著者。始見于新唐書藝文志。蓋不可定。然實兩漢以前書也。嘗致素問。其言雅奧。其理亦精。雖有漢人所補綴。其實多周秦古書之文。若靈樞則朱子稱爲淺易。較之素問。殆爲雁行。而八十一難。則又其亞也。何者詳玩其文。語氣稍弱。全類東京。而所記亦多與東京諸書相出入者。者元氣之稱。始見于董仲舒春秋繁露。楊雄解嘲。而至東漢。比比稱之。男生于寅。女生于申。說文包字註。高誘淮南子註。離騷章句。俱載其說。木所以沈。金所以浮。出于白虎通。金生于巳。水生于申。瀉南方火。補北方水之類。並是五行緯說家之言。而靈素中未有道及者。特見于此經。其決非出西京人手。可以見矣。且此經診脈之法。分以三部。其事約易明。自張仲景王叔和輩取而用之。迺在醫家爲不磨之矜式。然徵之素靈。業已不同。稽之倉公診籍。亦復不合。則或以古法隱奧。不遽易辨識。故至東漢。罕傳其術。于是名師據素問有三部九候之稱。彷而演之。以作此一家言歟。姚際恒僞書考傷寒論序云。撰用素問九卷。八十一難者。即指素問九卷而言也。六朝人又爲此書。絕可笑。猶此以觀。難經一書。太半可信爲後人僞造。而託名于扁鵲。司馬遷曰。天下至今言脈者由扁鵲。蓋醫之託名于黃帝。以言其神也。而此書之作者。蓋益覺渺茫不可信。

難經之分類

難經分類。昉於楊氏。凡十三類。一難至二十四難爲經脈證候。二十五六難爲經絡大數。二十七至二十九難爲奇經八脈。三十三十一難爲營衛三焦。三十二至三十七難爲藏府配像。三十八至四十七難爲藏府度數。四十八至五十二難爲虛實邪正。五十三四難爲藏府傳病。五十五六難爲藏府積聚。五十七至六十難爲五泄傷寒。六十一難爲神聖工巧。六十二至六十八難爲藏府井俞。六十九至八十一難爲用鍼補瀉。吳文正慊其未當。釐而正之。其篇凡六。一至二十二論脈。二十三至二十九論經絡。三十至四十七論藏府。四十八至六十一論病。六十二至六十八論穴道。六十九至八十一論鍼法。見贈醫士章伯明序。本義彙致。與此約略相類。而實不及吳氏甄別之精。本院講師丁仲祜氏。則謂一難至二十一難皆言脈。二十二難至二十九難論經絡流注始終長短度數。奇經之行。及病之吉凶。其間有云脈者。非謂尺寸之脈。乃經隧之脈也。三十難至四十三難言營衛三焦藏府腸胃之詳。四十四五難言七衝門乃人身資生之用。八會爲熱病在內之氣穴。四十六七難言老幼寤寐以明氣血之盛衰。人面耐寒以見陰陽之走會。四十八難至六十一難言診候病能藏府積聚泄利傷寒雜病之別。而繼之以望聞問切。醫之能事畢矣。六十二難至八十一難言藏榮俞用針補瀉之法。又全體之學所不可無者。此蓋本以類相從終始之意。因此書固有類例。然但當如大學朱子分章以見記者之意則可。不當以已之立類。統經之篇章也。至余撰難經學一書。分生理解剖診察疾病治療五篇。則使學者淸眉目計。當別論。

難經之學說

難經之作。信如楊玄操序謂在闡明內經之幽賾。則其學說。自當一本內經。乃試展其書。第一難獨取寸口以決五藏六府死生吉凶。先與內經三部九候論不合。蓋三部九候論明以頭面諸動脈爲上三部。兩手之動脈爲中三部。股足之動脈爲下三部。而結喉旁之人迎脈。往往與寸口並重。獨取寸口。實非內經診法也。十五難四時脈象。內經以脈來厭厭聶聶。如落楡莢爲肺平。而難經引爲肝平。以脈來實而盈數。如雞擧足爲脾病。而難經引爲脾病。又如鳥之啄。乃脾之死脈。啄啄連屬。其中微曲。乃心之病脈。而難經以雀啄爲腎平。微曲爲腎病。皆牴牾不可通。三十六腎獨有兩。以右腎歸命門。內經並無其說。徐大椿謂命門之義。惟衝脈之根柢足以當之。擧痛論云。衝脈起于關元。關元穴在臍下三寸。順逆肥瘦論云。衝脈者五藏六府之海。其下者注少陰之大絡。出于氣衝。四海論又以衝脈爲血海。此其位適當兩腎之中。可稱爲命之門。其氣雖與腎通。不得以右腎當之也。六十六難十二經皆以俞爲原。則尤覺錯誤。致內經五藏止有井滎俞經合。六府則另有一原穴。是五藏以俞爲原。而六府則俞自俞原自原也。何得謂皆。至以俞爲原本九鍼十二原篇五藏有疾。當取之十二原一節。惟十二原之名。指藏不指府。共十二穴。非謂十二經之原也。蓋五藏有俞無原。故曰以俞爲原。豈可槪之六府乎。此其擧擧大者也。他若七十四難之春刺井。夏刺滎。季夏刺俞。秋刺經。冬刺合。合之內經四時篇本輸篇等均不符。正不知其何所本。四十六難老人臥而不寐。少壯寐而不寤。直錄內經原文。改易數字。而義反不明。殊難細擧。惟由此可知難經之學說。大部根據于內經。進言之。則大部因循內經而鮮特殊之闡明。亦敢斷言也。

難經之思想

難經之學說。旣如上述。其思想之拘囿于內經。當可不言而悟。即有闡發。亦多含自然哲學之氣味。如四十一難曰。肝獨有兩葉。以何應也。然。肝者東方木也。木者春也。萬物始生。其尙幼小。意無所親。去太陰尙近。離太陽不遠。猶有兩心。故令有兩葉。亦應木葉也。始終從木字發揮。意者見草木甲折必兩葉而立。爲此論。實爲五行分配五藏說之最拘泥而無庸諱飾者。又如十五難曰。春脈弦者。肝東方木也。萬物始生未有枝葉。故其脈來濡弱而長。故曰弦。夏脈鉤者。心南方火也。萬物之所茂。垂枝布葉。皆下曲如鉤。故其脈之來疾去遲。故曰鉤。秋脈毛者。肺西方金也。萬物之所終。草木華葉。皆秋而落。其枝獨在。若毫毛也。故其脈之來輕虛以浮。故曰毛。冬脈石者。腎北方水也。盛冬之時。水凝如石。故其脈之來。沉濡而滑。故曰石。復純以自然界之現象推斷。此外如三十三難之論肝為木。而得水反沉。肺為金而得水反浮。四十難之論鼻為肺候。而反知香臭。耳為腎候。而反聞聲。六十四難之論十變。七十五難之論補瀉。均以陰陽為前提。玄妙不可測。此或以古代醫學。操縱于自然哲學者之手而致之。不無可恕。然病理方面。如五十七難所言胃泄脾泄大腸泄小腸泄大瘕泄。五十八難所言中風傷寒濕溫溫病熱病等。雖切實致力于疾病之研究。而不能指出病理所在。僅為病證敘述之記載。殊覺其思想上實無勝人處。較之內經。真瞠乎後矣。

難經之發明

難經之學說之思想。雖未敢充分信仰。而其發明之處。自有足述。竊以為最有價值之處。當為二難之定關部。內經以中附上為關。而對于尺部無相當之指點。王叔和以高骨定為關。而何以必在高骨處。未能闡發。獨難經以分寸為尺。分尺為寸二語。將關部切實指出。蓋尺澤至魚際共一尺九分。當尺澤穴起量得一尺。魚際穴起量得一寸。得一相交點。而關部以定。後人以為祇指分尺寸。而不知其在定關部。乃難經獨得之秘。良足輔翼經文者也。次為四十五難之述八會。八會者府會太倉。藏會季脅。筋會陽陵泉。髓會絕骨。血會膈俞。骨會大杼。脈會太淵。氣會三焦外一筋直兩乳內。于內經無所見。而其義確有所據。次為四十九難之分析五邪所傷。以一經為主病。而以各證驗其所從來。不特五藏互受五邪。纍然可曉。凡百病現證。皆可類測。此義一開。而診脈辨證之法。至精至密。殊足繼先聖而開來學。次若五十五難之剖斷積聚二字。七十三難之分析一經為子母等。均精確多發明。于此知一書之中。必有足採之處。亦必有可議之點。含英咀華。是在學者。惟設鳥瞰以觀。不免大疵小醇。蘇東坡楞嚴經跋云。醫之有難經。句句皆理。字字皆法。後此達者。神而明之。如盤走珠。如珠走盤。無不可者。未免推崇失實耳。

難經之學者

昔人論醫。內難並稱。故醫者之于難經。蓋幾入于必修之列。而為之箋注者。亡慮數十家。嘗攷諸家之得失。則馮玠丁德用傷于鑿。虞庶傷于巧。周仲立傷于任。王誠叔呂廣晦而舛。楊玄操紀齊卿大醇而小疵。張潔古藥註。疑其草稿。姑立章指義例。未及成書。今所見者往往言論于經不相涉。且無文理。潔古平日著述極醇正。此絕不相似。殆好事託名為之乎。若明熊宗立張世賢王文潔輩。不過剽竊本義之說。託名于作書之林耳。若言學者之態度。則無不推崇備至。試觀滑壽本義序曰。本黃帝素問靈樞之旨。設爲問答以釋疑義。其間榮衛度數。尺寸部位。陰陽王相。藏府內外。脈法病態。與夫經絡流注。鍼刺俞穴。莫不該備。約其詞。博其義。所以擴前聖而啓後世。爲生民慮者。至深切也。夫天下事。循其故則其道立。浚其源則其流長。本其義而不得其旨者。未之有也。若上古易書。本爲卜筮設。朱子推原象占作爲本義。而四聖之心以明。難經本義。竊取諸此也。觀此蓋可見景仰之一般矣。惟徐大椿經釋獨多詆毀。以爲難經既本內經而作。則其中有悖經文者。有顚倒經文者。不可不正。爰即引內經之文。以議難經之失。雖似有乖雅道。而註中瀹明諸家未發之義。正不爲少也。然當時亦有援胡應麟論難經與內經牴牾。譬之春秋三傳。各異其辭之語。以責徐氏未適古人主言之旨者。益可見難經學者之態度矣。

傷寒讀法

葉勁秋先生

中醫至今日。衰頹極矣。雖有心人設社結會。大聲疾呼。一則曰保存國碎。再則曰發揚聖道。殊不知保存者。必有保存之方法。然後得以保存。發揚者。必有發揚之計劃。然後得以發揚。必也不以保存夏鼎商彝之方法爲方法。庶足以語保存。庶足以語發揚矣。否則。非大言欺人。即膚泛汗漫。其將何以堅人信而服人心耶。

夫我中醫之得以維繫于不墜者。亦曰賴此經驗而已。當時仲景一脈相承。集漢以上之經驗方而成傷寒論一書。醫者宗之。嗣後僞醫疊出。謬說競起。致傷寒之眞義。反淹沒無傳。不爲世望久矣。在不善讀者。以爲傷寒難讀。每望而却步。在曲解傷寒者。則倡江以南無眞傷寒之謬說。以愚惑凡庸。夫仲景爲醫中之聖。夫人而知之矣。且不論家數派別之各異。其所從來者。莫不得之傷寒。卽立于對等之溫熱家。亦不能外是。善夫

徐氏靈胎之言曰。傷寒爲一切外感之總訣。非獨治傷寒也。明于此則六淫之病。無不貫通矣。

陸氏九芝曰。傷寒無問全不全。苟能用其法。以治今人病。卽此亦已足矣。後學能識病。全賴此數書。——內經傷寒。

時賢阮其煜先生曰。——阮先生西醫也——竊余嘗讀仲景傷寒論。辨症特詳。知此書無論內科兒科。對于診斷。詳述其脈七表八裏。對于病狀。詳述其發熱。頭痛。汗出。惡寒。等種種病狀。對于判症結局。詳述其辨別生死吉凶諸法。對于治療。詳述其汗下淸裏。固其本原諸法。其不知者。以爲中醫仲景傷寒論一書。範圍甚小。僅論熱病而已。其實醫理顯

明。本末兼賅。直可爲內科各症之基礎書。能熟讀此書。方得爲中醫內科之有根柢者。凡欲研究中醫內科。必須先讀仲景傷寒論一書。否則。中醫內科。不以此書入門者。僅得內科之皮毛。而不能精通其醫理。故仲景傷寒一書。實可改其名爲『中醫內科全書』。故曰治病不難。辨症爲難。若不知其本。而徒事其末。無論內科兒科。無有不僨事者。此中西醫之所以有實學。方有實效。烏可以不揣其本而齊其末哉。醫者其注意及之。

傷寒誠入門之大道。醫宗之基礎也。祇以書傳頗久。轉輾傳鈔。不無錯誤。而後之註者。崇古心堅。若將謂聖訓賢傳古代珍寶。斷無一字之差。大都故意推求。多所附會。隨文敷衍。將差就差。以致衆說紛呶。有一是難衷之現象也。

柯氏韻伯曰。著書者往矣。其間幾經兵燹。幾番播遷。幾次增刪。幾許抄刻。亥豕者有之。雜僞者有之。脫落者有之。錯簡者有之。能明乎此。然後可以讀傷寒。可以究醫學矣。一切穿鑿牽強之談。空洞浮泛之論。尤當摧毀無遺。即各中風傷寒之定名。亦不過包括幾種病症。而假定其名曰中風。傷寒。初非中風者定爲風所中。傷寒者定爲寒所傷。但須辨症明晰。自然藥到病除。究竟病體中有風無風。有寒無寒。不特病者不自知。即爲醫者亦不易知也。縱或知之。實承僞襲謬之臆說耳。

唐氏容川曰。歸某經。見某症。即用某藥。

程氏應旄曰。有是症。用是藥。

又曰。從前之誤。不必計校。祇據目前。

此即憑症用藥。不顧病名之要語。再諸先哲闢風寒之名之說如下。

柯氏韻伯曰。冬月風寒。本同一體。故中風傷寒。皆惡風。惡寒。營病衛必病。中風之重者。便是傷寒。傷寒之淺者。便是中風。不必在風寒上細分。須當在有汗無汗上著眼耳。

又曰。仲景之方。因症而設。不專因脈而設。蓋風寒本是一氣。故湯劑可以互投。仲景審脈症而施治。何嘗拘拘于中風傷寒之名是別乎。

金鑑曰。風寒二氣。多相因而少相離。有寒不皆無風。有風不皆無寒。

金鑑桂枝湯方解曰。凡中風傷寒。脈浮弱。汗自出。而表不解者。皆得主之。

尤氏在涇曰。學者但當分病症之有汗。無汗。以嚴麻黃桂枝之辨。不必執營衞之孰虛孰實。以證傷寒中風之殊。

闢三綱鼎立之說如下。

沈氏堯封曰。按三綱鼎立之說。桂枝治風傷衞。麻黃治寒傷營。大青龍治風寒兩傷營衞。其說創自許叔微。相延至今。不知其說似是實非也。竊謂麻黃症已屬風寒兩傷營衞。而大青龍症則外傷風寒。而內伏暍熱也。若不審病症方藥。徒泥于一脈。妄作三綱鼎立。則一誤無所不誤矣。

柯氏韻伯曰。麻黃湯主寒傷營。治營病衞不病。桂枝湯主風傷衞。治衞病營不病。大青龍湯主風寒兩傷營衞。治營衞俱病。三方割據瓜分太陽之主寒多風少風多寒少種種蛇足。羽翼青龍曲成三綱鼎立說。巧言如簧。洋洋盈耳。此鄭聲所爲亂雅樂也。

闢經府病之說如下。

沈氏堯封曰。夫惡寒太陽症也。微惡寒不惡熱者。猶未離乎太陽也。惟不惡寒而反惡熱。乃是陽明的症。傷寒註家。皆以胃家實爲在內之府證。承氣主治。以身熱汗出惡熱爲在外之經病。桂枝湯主治。不思桂枝湯爲惡寒而設。若不惡寒反惡熱。如何可用桂枝湯。是經病之謬說也。

至于論中六經之分配。亦未可深信。觀于徐氏靈胎之論。亦可以明其概要矣。

徐氏曰。傷寒論當時已無成書。乃叔和之所搜集者。雖分定六經。而語無詮次。陽經中多陰經治法。陰經中多陽經治法。參錯不一。後人各生議論。每成一書。前後必更易數條。互相訾議。各是其是。愈更愈亂。終無定論。不知此書非仲景依經立方之書。乃救誤之書也。蓋因誤治之後。變症錯雜。又無循經現症之理。當時著書。亦不過隨症立方。本無一定次序也。

一部傷寒。不過憑症用藥。有是病。用是藥。六經傳變。本無一定。張氏令韶曰。「本太陽病不解。或入于陽。或入于陰。不拘日數。無分次第。如傳于陽明。則見陽明症。傳于少陽。則見少陽症。傳于三陰。則見三陰症。」傷寒緒論曰。「因此經本虛。邪即傳之。本無定例也。」沈氏明宗亦曰。『最虛之處。便是容邪之處。』雖然。傳經之無定。亦從病體而分。與藥誤之變。傷寒論曰。

太陽病三日。發汗不解。蒸蒸發汗者。屬胃也。

傷寒三日。脈浮數而微。病人身涼和者。此爲欲解也。

傷寒脈弦細。頭痛發熱者。屬少陽。少陽不可發汗。發汗則譫語。此屬胃。胃和則愈。不和則煩而悸。

心下有水氣。欬而微喘。發熱不渴。服小青龍湯已渴者。此寒去欲解也。

太陽病。發熱汗出。不惡寒而渴者。此轉屬陽明也。

服柴胡湯已渴者。屬陽明也。

本太陽病。醫反下之。因而腹滿時痛者。屬太陰也。

傷寒一日。太陽受之。脈若靜者。爲不傳。頗欲吐。若躁煩。脈數急者。爲傳也。

時賢張山雷先生曰。「仲景傷寒論次序。以太陽病始者。正以風寒之邪。必多先入太陽經。亦以太陽循行部位。自頭至足。所過之地位最多。外感初步。必多太陽見證故耳。非謂傷寒之病。必先太陽。次陽明。次少陽。如行路者。必按部就班。循次進步也。自諸家之註傷寒論者。多謂太陽爲六經之第一層。故表病必先太陽。而後遞及陽明。少陽。以入三陰者。則又誤以仲景傷寒論之次序。認作病情傳變一定之次序。抑知病狀萬變。活潑潑地。豈有依樣葫蘆。逐步進退之理。素問熱病論。一日太陽受之。二日陽明受之。雖曰言其步驟之板法。以立之標準。固無不可。余終嫌其說得太呆。恐非醫理之上乘。而爲傷寒論作註者。又有拘執一日。二日。三日。等字面。教人必以日數推算。而辨其病在某經者。抑何呆笨乃爾。又有知一日二日之必不可以分別六經傳變者。則又造爲氣傳而非經傳一說。尤其嚮壁虛造。畫蛇添足。更非通人之論。試觀仲景六經皆有中風之明文。及甲乙經或中于陰。或中于陽之說。可見六經無一不可爲受病發端之始。又何得曰一日必在太陽。二日必在陽明。三日必在少陽乎。近賢論傷寒溫熱病之傳經。已知病之輕而緩者。多日尚在一經。不必傳變。病之重而急者。一日遞傳數經。難以逆料。最是閱歷有得之言。學者必須識此。庶不爲古人所愚。要之手足十二經。本無一經不能發病。而其傳變也。亦惟病是視。必不能謂某經之病。必傳某經。然後可以見證論證。見病治病。心虛手敏。應變無方。豈不直捷。而傷寒傳足不傳手。溫病傳手不傳足之說。皆是讏言。胥當一掃而空。不使束縛學者之性靈。方是斬絕葛籐之大澈大悟也。張氏令韶曰。「病邪之相傳。隨其症而治之。而不必拘于日數。此傳經之大關目也。不然。豈有一日太陽。則見頭痛。發熱等症。至六日厥陰不已。七日來復于太陽。復見頭痛。發熱之證乎。此必無之理也。」據此陽明病非盡由誤治太陽得來可知矣。論曰。

病有得之一日。不發熱而惡寒者。雖得之一日。惡寒將自罷。即自汗出而惡熱也。本論所有病名。概皆憑症而定。是以認症爲治療第一要義。

太陽之爲病。脈浮頭項強痛而惡寒。

陽明之爲病。胃家實也。

少陽之爲病。口苦咽乾目眩也。

太陰之爲病。腹滿而吐。食不下。自利益甚。時復自痛。若下之。必胸下結硬。

少陰之爲病。脈微細。但欲寐也。

厥陰之爲病。消渴。氣上冲心。心中疼熱。飢而不欲食。食則吐蚘。下之利不止。

發熱汗出惡風。脈緩者。名爲中風。

或已發熱。或未發熱。必惡寒體痛嘔逆。脈陰陽俱緊者。名爲傷寒。

發熱而渴。不惡寒者。爲温病。

太陽中熱者。暍是也。汗出惡寒身熱而渴也。

太陽病。關節疼痛而煩。脈沉而細者。此名濕痺。其疾小便不利。大便反快。但當利其小便。

病者一身盡疼發熱。日晡所劇者。此名風濕。

太陽病。發熱無汗反惡寒者。名曰剛痓。

太陽病。發熱汗出。不惡寒者。名曰柔痓。

要之隨症以分經。而非因經以定症。憑症用藥。乃治療者所不能違。至于病發何經。或始終只在一經。或轉屬他經。合病。并病。各經自有各經之的證可驗。原不可以日數拘。

沈氏堯封曰。即以渴字認燥熱。小便不利驗濕氣。汗字判風寒。

程氏郊倩曰。仲景六經條中。不但從脈症上認病。要人兼審及病情。太陽曰惡寒。陽明曰惡熱。少陽曰喜嘔。太陰曰食不下。少陰曰但欲寐。厥陰曰不欲食。凡此皆病情也。

柯氏韻伯曰。太陽爲一身手足壯熱。陽明爲蒸蒸發熱。少陽爲往來寒熱。此三陽發熱之差別也。

合參諸家。未有不偏重于認症者。所以桂枝麻黃兩湯。原爲正治太陽經中風傷寒之正法。然而太陽篇中。除兩湯外。尚有承氣湯。抵當湯。眞武湯等。

太陽病三日。發汗不解。頭不痛。項不強。不惡寒。反惡熱。蒸蒸發熱者。屬胃也。調胃承氣湯主之。

太陽病。身黃。脈沉結。少腹硬。小便不利者爲無血也。小便自利。其人如狂者。血證諦也。抵當湯主之。

太陽病發汗。汗出不解。其人仍發熱。心下悸。頭眩身瞤動。振振欲擗地者。眞武湯主之。

承氣。白虎。原爲正治陽明之湯劑。然而陽明篇除兩湯外。尙有太陽的桂枝湯。麻黃湯。少陽的小柴胡湯等。

陽明病。脈遲。汗出多。微惡寒者。表未解也。可發汗。宜麻黃湯。

陽明病。脈浮無汗而喘者。發汗則愈。宜麻黃湯。

陽明病。發潮熱。大便溏。小便自可。胸脅滿不去者。小柴胡湯主之。

太陰經中亦有桂枝湯。

太陰病。脈浮者。可發汗。宜桂枝湯。

少陰經中亦有承氣湯。

少陰病得之二三日。口燥咽乾者。急下之。宜大承氣湯。

誠哉柯氏之言曰。「風寒本是一氣。湯劑可以互投。」或拘泥成法。强別六經。妄定風寒。則荆棘滿途。無所措手矣。柯氏又曰。「仲景之道。至平至易。仲景之門。人人可入。而使茅塞如此。令學者如夜行歧路。莫之指歸。不深可憫耶。」尤氏曰。「能不膠于俗說。斯爲豪傑之士。」予雖不敢望聖希豪。然取法乎上。僅得其中。爲求中醫之改進。當先不膠于謬見。不囿于邪說。始蓋眞務一去。嘉禾自生。論中論脈論症。精義獨闡。審愼周詳。自非他書所能幾及。誠行之千年而無憾。推之中外而皆準。徐氏靈胎曰。「仲景之論脈。其立論反若甚疎。而應驗如神。若執脈經之說。以爲某病見某脈。某脈當得某病。雖內經亦間有之。不如是之拘泥繁瑣也。試而不驗。于是或咎脈之不準。或咎病之非眞。或咎方藥之不對症。而不知皆非也。」茲節仲景脈法大綱如下。

凡陰病見陽脈者生。陽病見陰脈者死。

凡脈浮、大、滑、動、數、此名陽也。沉、弱、濇、弦、微、遲、此名陰也。

脈浮爲在表。沉爲在裏。數爲在府。遲爲在藏。

寸脈下不至關爲陽絕。尺脈上不至關爲陰絕。此皆不治決死也。

寸口。關上。尺中。三處大小浮沈遲數同等。雖有寒熱不解者。此脈陰陽爲和平。雖劇當愈。

表有病者。脈當浮大。裏有病者。脈當沉細。肥人當沉。瘦人當浮。

辨燥屎用大承氣湯攻下法。

以小便利不能食辨燥屎。

若小便利者。大便當硬。

若不大便六七日。小便少者。雖不能食。但初頭硬後必溏。未定成硬。須小便利。屎定硬。乃可攻之。宜大承氣湯。

讝語有潮熱。不能食者胃中有燥屎五六枚也。宜大承氣湯下之。若能食者但硬耳。

以潮熱手足汗辨燥屎。

有潮熱者。此外欲解。可攻裏也。 手足濈然汗出者。此大便已硬也。

陽明病潮熱。大便硬者。可與大承氣湯。不硬者。不可與之。

以讝語辨燥屎。

下利讝語者。有燥屎也。宜大承氣湯。

汗出讝語者。以有燥屎在胃中。須下之。

胃氣不和讝語者。少與調胃承氣湯。

以腹滿痛脹辨燥屎。

發汗不解。腹滿痛者。急下之。宜大承氣湯。

少陰病六七日。腹脹不大便者。急下之。宜大承氣湯。

吐後腹脹滿者。與調胃承氣湯。

以汗多辨燥屎。

陽明病其人汗多。以津液外出。胃中燥。大便必硬。

發熱汗多者。急下之。宜大承氣湯。

以喘冒不能臥辨燥屎。

小便不利。大便乍難乍易。時有微熱。喘冒不能臥者。有燥屎也。宜大承氣湯。

仲聖論症。概必如斯精詳。惟恐或誤。此特舉其一例耳。一經彙參。瞭如指掌。孰謂仲景之書不易讀耶。且大便燥結一症。隨在皆有。豈傷寒外皆不足爲法乎。本論治法。最爲扼要者如下。

本發汗而後下之。此爲逆也。若先發汗。治不爲逆。本先下之而反汗之。此爲逆也。若先下之。治不爲逆。

凡病若發汗。若吐。若下。若亡津液。陰陽自和者。必自愈。

古昔聖賢。本數十年之精力學識。發爲至論名言。後之學者。不于此等眞理處探索。偏于風中于衞。寒傷于營等謬處推敲。此正食古不化。所以不能日見精進而反日退也。諗夫茲就管見所及。略伸一二。倘亦爲讀傷寒者之一法耶。

月經之研究（上）

王潤民先生

（一）月經之成因

中說

素問。女子七歲腎氣盛。齒更髮長。二七而天癸至。任脈通。太衝脈盛。月事以時下。

（按）此亦不過言其大略而已。所謂任脈者。即西醫之所謂輸卵管。衝當即卵巢。言女子年至二七。卵巢中始發生分泌作用。從而子宮粘膜充血而發爲月經也。月經在中醫書上稱月信。亦稱月事。亦稱信水。其實一也。茲更採西說而詳言之。

西說　月經與卵巢之關係

女子生殖器系統中。有一最要之件。曰卵巢。其重要同於男子之睪丸。（無卵巢之婦人無月經。則卵巢之重要可知。）當年幼時。其功用不顯。迨夫青春期近。因內分泌（內分泌詳講義）增盛之故。身體精神均受其刺激而起顯著變化。從而卵巢亦開始排卵。卵之成熟有定期。約爲四星期一次。從輸卵管而下。同時（？）子宮亦發生周期的出血。是名月經。故月經者。由卵巢之內分泌而生者也。

月經由卵巢內分泌而生。既知之矣。此種內分泌究爲何名。且卵子出外。是否與月經同時舉行。關於此二問題。試答之如下。據最近之研究。月經之生。實由卵巢中分泌一種液素名爲「卵巢黃體（Corpus Lateum）」所致。至於卵子之外出。是否與月經爲同時。則今尚未能確定。

（二）月經之初潮

月經之初潮。與1氣候2人種3生活方法4教育5身體強弱。大有關係。就第1項言。熱帶地方爲最早。平均約爲九歲至十三歲。溫帶次之。平均約爲十三至十六。（與內經所定之標準。無甚出入。）寒帶最遲。約爲十五至十八。又以一年之中計之。則初潮者以仲春爲最多。就第2項言。則各有不同。黑人最早。同爲歐人。而猶太人種較德國人種約早一年。又其母早者其女亦然。就第3項言。則住居城市繁盛地方者。較鄉居者爲早。又傭職於旅館茶館及生長花柳社會之女子亦早。則以其常聞得淫猥之聲故。就第4項言。地位高者及教育程度高者。皆往往早見。就第5項言。則康健者每較遲於虛弱者。此其大較也。

然有例外。憶得前年某雜誌中載有德醫某氏之報告一則。茲錄其原文如次。「女子有在幼年。即早發月經者。其最極端之例。則爲初生兒於分娩後五六日。往往於其襁褓上發見扁豆大帶血色之粘液。法司培而脫氏以之行組織學的檢查。謂全爲生理的出血。—卽不外是月經云。」此亦不可不知之事也。

（三）月經量及持續之日數

月經量（每月經時出血之全量。）平均約爲百克。然不能確定。有謂約爲九十至二百克者。有謂僅三十至五十克者。欲得一正確之計算。殊非易事。大致月經長者則量多。又月經中激烈運動時。則變爲多量。

月經持續之日數。雖因人而異。大致在三日至五日間者爲最多。亦有延至七八日者。

（四）月經血之性狀

月經血與普通出血之血液不同。多呈暗赤色。在生理上從無呈鮮紅色者。（惟當最高潮時。則幾純爲血液）其化學的成分。尙未十分明瞭。據顯微鏡下所見。較普通血液。富於白血球。除血液普通成分外。混有子宮及陰導黏膜之上皮細胞。及少量之公黴體等。

（五）經期中之衞生

月經時之衞生。第一卽爲「淸潔。」夫女子之生殖器。因有排卵及月經等作用。開口稍大。常與外界交通。保持淸潔。實爲最

要。而當月經中。則尤不可不注意及之。緣此時子宮粘膜破裂。苟用不潔之物質插入腟內。恒易發生子宮內膜炎及陰門炎等症。不可不注意也。最妙莫如用淸潔脫脂綿以抵壓外陰部。且施行丁字帶（或用適宜之月經帶亦可）下衣稍有汚染。卽行更換。

惟有須注意者。卽經期中不可行全身浴是也。必俟經期終了。而後始可行之。以使全身淸潔。又不可行腟洗滌。若遇陰部及陰毛有血液等附着。易致腐敗而發臭惡者。可隔一二日以溫和之湯洗滌之。此外身體及精神。均須保持安靜。切戒惱怒憂鬱及精神過勞等。禁止劇烈運動。睡眠須充滿。居室須空氣流通。而光線明亮。藥劑中如下劑如鐵劑。皆能令出血增强。須一律停止。又宜注意預防感冒。（月經與感冒雖似無何等直接關係。但月經中感受溫度之影響。最爲敏捷。月經中罹感冒。往往續起生殖器障礙。故不可不預防及之也。）

又經期中。宜嚴戒房事。若不知戒。則易引起種種不堪設想之疾患。乃汪樸齋產科心法（又名婦科聖書）謂人欲求子。當於婦人經水來時種之。眞妄謬之語也。

更有數語須附及者。則婦人於經期中。常有頭痛。眼花、耳鳴、食慾不振。惡心、嘔吐、心悸、及脈搏不整。發汗足冷等情。更有在月

經時。呈精神性之興奮憂鬱等症狀。所謂「月經狂」者。婦人犯罪多在月經期中。爲從來學者所注意。色慾亦多在此時之前後亢進。此則生理自然之現象。非婦人一己衛生之力所能及矣。是在爲其夫者之善自調護之耳。（如能請醫診視更佳）

六月經閉止之時期

（甲）中說

素問……七七任脈虛。太衝脈衰少。天癸竭。地道不通。故形壞而無子也。

（按）古人著書。往往言簡意賅。不似後世之冗贅。此節含理頗富。試略釋之。女子之成熟期。普通恒較男子爲早。觀於女子二七而通經。男子二八而腎氣盛。精氣溢瀉可知。惟女子之經閉期亦早。早者四十四五歲。遲者四十八九。月經來潮之時期。平均約爲三十年至三十五年。素問以七七爲言。亦舉大數而已。（至男子內經謂八八六十四而天癸絕。其實男子之停止却無終極。健康無病之人。恆有至死乃止者。）夫女子月經之成因。來自天癸。所謂天癸者。即生殖腺之內分泌也。今卵巢中之內分泌告竭。月經當然停止。故曰。地道不通。任脈虛太衝脈衰少者。太衝脈即卵巢。任脈即輸卵管。二句乃謂卵巢及輸卵管中無復有卵排出也。

（乙）西說

（一）更年期　月經閉止之時期。西醫稱爲更年期。大都在四十五六歲左右。日本木下正中及清水由隆二氏著近世婦人科學謂「初次月經早者。繼續期亦較長」云云。證之多數之實驗。殊不盡然。此說殆不能成立。惟因種種關係。如身體之强弱。營養之良否。人種之各異。氣候之寒溫。而因以「有較早於四十五六歲」者。「有較遲於四十五六歲」者。則爲不可掩之事實耳。

婦人有因種種之疾病。及體質之關係。在三十歲左右。即發生經閉者。謂之早發性經閉。有過五十四五歲而始經閉者。謂之晚發性經閉。晚發性經閉。西醫謂爲病的現象。似不盡然。

月經將閉時。大抵先有月經持續短縮。間歇延長。經血少量等現象。如是者半年或二三年後。始完全停止。

（二）更年期證候　婦女一生有二大時期。於身體精神。均呈極大變化。其一爲月經初潮期。又其一爲更年期。更年期者。即排卵作用停止之時期也。此時期證候。亦稱爲缺憾證候。此種症候。可分生理的及精神的二種。試略言之。女子自通經後。卵巢中之卵珠。約每二十八日成熟一次。排卵一次。卽有一次之月經。故月經生於卵巢。凡此種種。諸同道當已知之。無待贅述。爲問婦人當少年時。何以易得子。卽因其有活潑健全之卵珠。易與男子之精虫合而成胎。故至經閉之前。則卵巢中所有之卵。雖亦能排泄於外。而生活力已異常薄弱。感受精虫力亦弱。試觀四十歲以上之婦人。月經雖有。而生殖率已大減者。卽是此故。正如男子年高。其精虫之生活力異常衰弱。同一理也。至經閉之後。並卵而亦不排矣。同時性慾漸歸消滅。平時所應有之機能。亦至此而消失。乃發生種種症候。其解剖上之變化。最爲顯著者。則爲生殖器老人性化。卵巢漸形萎縮。其症之現於外者。恒有喘逆。眩暈、不眠、心機亢進。呼吸促迫。發汗。腹部鼓脹等等。又或經血雖遞減。而發不規則。頑强之子宮出血者亦有之。此等症候程度之强弱。至爲不一。隨人而異。有極輕者。有極劇者。此則生理上之變化也。至於精神上之變化。可得而言者如下。夫青春不再。好景難長。人所同慨。女子之愛惜芳華。殆尤甚於男子。當其少時。正如春光駘蕩之天。遊蜂花競放之園。斯樂何極。一旦老景忽臨。青春之美。固消滅以盡。而月月一相逢之月經。正如常相把晤之老友。亦驟然別去。永遠絕緣。不啻宣告以生殖力已衰。老之將至。俯仰身世。自不覺悲從中來。憂鬱以成。因而成種種神經性症狀者。此則精神上之變化也（此節採西醫余雲岫氏之說甚多。因其說較其他西醫籍爲明瞭也。特此誌之。）

（三）撰者之意見　西說對於更年期之證候。已略如上述。惟對於此諸症候。祇說明其已然。而未詳其所以然。故祇得名之爲「缺憾症候」。其實亦祇內分泌所發生之影響而已。然卵巢中之內分泌減少或停止。亦祇能影響於月經。何至及於精神。關於此點。西醫籍未見有詳細之說明。惟近醫惲鐵樵氏曾有「全身腺體皆是一個系統」之論。其言非專論月經。吾特引用之以說明此理。其論如下。「女子天癸至月事下。則兩乳發育。孕則乳黑。產則經阻湩流。此生殖腺與乳腺關係之顯然可見者。患狐臭者。腋下液分泌物爲之也。患口臭者。唾腺分泌物爲之也。此兩種病。童年恒不甚顯著。迨男至二八。女至二七。則此兩種病乃與天癸俱來。此生殖腺與腋下腺唾腺關係之顯著者。音帶發音。與喉頭扁桃腺有密切關係。無論男女。天癸既至。喉音輒寬。而童伶之倒倉者。

恒由於未至春期而斷喪太早。此生殖腺與喉頭扁桃腺關係之顯著者。瘰癧西人所謂七腺病者也。初起時項下起核三五枚。相連如貫珠。潰則不易收拾。千金謂之螻蛄漏。其地位乃甲狀腺及其旁小線爲病。凡患此者其病初起卽不月。是生殖線與甲狀線關係之顯著者。……故吾謂全身各線。皆有連帶關係。觀其此崩彼應。直是一個系統」又曰「凡男子之被宮刑者其聲雌。是扁桃腺隨青春腺而萎縮也。」又述麻杏甘石湯。治愈白喉。曰「喉症之癥結在扁桃腺。而治愈之樞紐在汗腺。扁桃腺腫則汗腺閉。汗腺開。則扁頭腺消腫。此病之形態。可資研究者也。」按惲氏之說。確有至理。試觀用腦過度之人。往往不起淫慾。非惟不起淫慾。且其生殖腺亦往往退化。此可見腦與生殖腺有連帶之關係矣。並可知生殖腺起變化。影響於全體之理矣。更推而廣之。彼蘇格拉底而生無用之兒。亞里斯多德而生不肖之子。拿破侖之子爲凡庸之人。此種反乎遺傳學上的法則論者。多以爲奇。其實就醫學上觀之。亦正不難解釋耳。」抑尤有進者。生殖腺起變化。能影響於全體固矣。特是全身各腺。有共榮共枯之關係。生殖腺衰老。而全身各腺。亦必同時衰老無疑。此雖無佐證。而理由則甚充足也。又按「早發性經閉」「晚發性經閉」之名詞殊不佳。不如易作「早期性經閉」及「晚期性經閉」爲妥。

瘍科一般療法

許半龍先生

內消

內消之法。以連喬消毒飲爲主方。如診得脈來浮弦。其腫散漫無緒者。風毒也。宜疏風解表之藥。以取汗。脈來遲緊。其腫平塌色白肌寒者。寒毒也。宜溫經通絡。攻散其寒。夏令脈來虛數。其腫赤燄熱如火灼者。暑毒也。宜消暑清熱。脈來細而急。腫形堅硬重墜者。濕毒也。宜滲濕行氣之藥。脈來散數。其患皮膚枯燥憔悴。或發春坼者。燥症也。宜滋陰潤燥之藥。脈來洪數。其腫焮赤。其熱烙手者。火毒也。宜清火涼血之劑。脈來弦滑。其腫色白。結核圓滑。推之搖動者。痰毒也。宜行氣豁痰。脈來沉弦。其腫色白。有頭有根。捏之軟而起縐紋者。氣滯也。宜流氣散腫。脈來芤濇。其腫堅硬。其色或紫或黯者。瘀血凝滯也。宜行血消瘀。或用鐮法。薛立齋云。外科內消之法。爲萬全之功。惟以服藥爲主。其餘艾火刀針所備諸法。其病勢急者用之。以施其煎藥不及者。如痛勢緩者。宜用王道藥品調之。不可造次。致傷肌膚。

連喬消毒飲

連喬　天花粉　穿山甲　甘草節

銀花　皂角刺　土貝母　燈心

右爲主方

疎風解表。加防風。羌活。荆芥。紫蘇。陳皮。乾葛。枳殼。葱頭。生姜。煎服取汗。如餘腫未消。服敗毒散收功。多令取汗。佐以麻黃。其效尤速。又有不可汗者。如新產婦人。久病元虛。及血症之患瘡疽者。若汗之。恐變痙症。

溫經通絡散寒。加乾薑。官桂。羌活。寒甚用熟附子。臂受寒用桂枝。膀足受寒用肉桂。有頭疼痛。身惡寒無汗。脈浮緊者。加麻黃、紫蘇、生薑、葱頭取汗。得汗換敗毒散。以善其後。本方三桂。只宜用一。若口舌作渴。瀉痢溺黃。手足心熱。不可溫經。恐助火爲害。

消暑清熱。加香薷、黃連、白扁豆、厚朴、薄荷甘草。水煎。貯瓶內。單油紙紮好。沉井水中冷飲。此卽香薷飲舊製。不用白朮人參者。以其爲排膿托裏之藥也。若夏月身熱無汗。兼惡風者。暑月感寒也。不可用此寒劑。

滲濕行氣。加蒼朮、羌活、澤瀉、木通。膀足加苡仁。防風。濕熱加龍胆草。皮膚濕毒。加白蘚皮。若見精虛血少。不可過服此燥藥。

滋陰潤燥。加當歸、麥冬、熟地、核桃仁、杏仁。欲生津。加牛膝。乾山藥。山萸肉。若脾虛泄瀉者。禁服此滑潤之藥。

清火涼血。加當歸、赤芍。丹皮、生地、黃連、黃柏。甚加青黛。若發熱惡寒。不渴溺清者。勿服。只用柴芩和之。

豁痰理氣加半夏、前胡、橘紅、枳殼、厚朴。風痰用南星。火痰用黃芩。濕痰用蒼朮。鬱痰用貝母。老痰用瓜蔞霜。痰在經絡中。用薑汁、竹瀝。痰在脅下。用白芥子。若唾咯中不見痰症。勿用消痰藥。

流氣散腫。加黃耆、木香、香附、昆布。脈沉細。其症虛弱者。再加人參。白朮。若脈弦實而胸腹痞硬作痛者。勿用。活血消瘀加當歸川芎赤藥紅花桃仁泥。少佐官桂。飲酒杯許。如焮腫赤焰。乃火色非瘀血也。勿用行血之品。

以上諸款對病之藥加入主方水煎服

敗毒散

連喬　角刺　白芷　當歸
陳皮　花粉　燈心　銀花
甲片　川芎　赤芍　甘草
黃芩　水煎服

托裏

腫瘍數日。失於消散。腫痛日增。按之堅實。推之不動。其熱焰手。皮色變赤者。毒氣已結也。宜用托裏法。東垣云。毒氣已結者。不可論內消。急用托裏之法。使無變壞。若失於托裏。則毒邪蘊蓄於內。勢必內潰。輕則腐筋爛骨。重則透絡攻腸。致成惡症。悔已晚矣。蓋托裏之藥。無非補益其裏之本元。出毒於肌膚之表。使病邪發洩於外。欲其速潰速斂之義。此乃保全終吉之良摸。是故癰疽發背悉宜托裏瘡痍疔毒惟宜清涼。莫能或改也。

黄耆托裏散

生黄耆　全當歸　大川芎　甘草節

金銀花　皂角刺　連翹殼　製天虫

土貝母

右爲主方

如腫塌色昏。皮膚乾澀。脈大無力者血少也。加（熟地　赤芍）腫色暗紫。脈來濇數者。瘀血凝滯也。加（紅花　赤芍）酒過口。腫頭平塌。色虛軟。脈細無力者。氣虛也。加（黨參　白朮）堅硬如石。色白。脈沉弦急者。氣鬱結滯也。加（木香　香附　昆布）肌寒肉冷。脈遲緊者。虛寒也。加（乾薑　官桂）甚加附子。腫色焮赤。煩熱口渴。脈來洪數者。實熱也。加（麥冬　燈心　貝母　生地）此温能除熱之法。凡瘡腫起發之際。忌用寒涼汗下。

以上各條。加入主方。水煎服。

排膿

排膿一法。與托裏頗同。欲其潰破出膿之意。如三七日其膿未熟者。陰血衰而陽氣弱。不能化毒成膿也。此犯起發而不潰膿之惡候矣。急須大補其氣。以排其膿。如用排膿藥後。察其腫畔焮脹漸消。腫頭起泡。或薄皮泡起。膿將潰矣。以指按其腫上鬆軟。其膿已熟。膿淺者咬頭膏貼之。膿深者。必須刀法開之。又有膿瘀搏骨。年月不潰。按如鼓革。堅厚約有二三寸許者。必用燔針烙之。若誤用刀開。則膿不洩而血出不止也。慎之。又有內疽一症。根附內膜。腫頭反向腹裏。須服代針丹。發出其頭。然後用針。刺破取膿。蓋膏。膿盡乃愈。

白芷排膿散

白芷　連喬　銀花　黄耆

白朮　茯苓　甘草　熟地

當歸　川芎　白芍　角刺

甲片

加生薑　白米　水煎服。如見兼症。照托裏條下加入。

代針丹

尊　著

皂角刺焙　穿山甲土炒

右二味等分爲末。用自出蛾繭殼不拘多少。燈上燒成性。振息其火。每一繭末灰作一包。不可雜和。將飯粘同前二藥研勻。分作芡實大塊子。每一塊合入繭灰一枚。亂香細末爲衣。溫酒送下一丸。病在上下部位。食前後服之。服後腫處卽發膿頭。或兩丸同服。卽發雙頭。其驗可代刀針。

脫腐

陽症。皮膚不傷。膿成潰通一竅。此六腑之積毒也。陰症平塌根散。外皮先破。內膿遲熟。肌表腐爛頭如堆粟。孔如蜂窠。皮如爛綿。腥水淋漓。穢氣觸人。浸潰不止。此五藏積毒。難治。凡見此症。宜用脫腐法。薛立齋云。腐有凶如狼虎。毒如蜂蠆。緩去之則戕賊性命。有浮肉其內已浮。外皮焦乾。狀如痂曆。不能脫落者。外用藥水浸潰。用刀鈎方法取去。內服脫腐平肌飲。

脫腐平肌飲

黃耆　茯苓　熟地　川芎

白芷　白朮　甘草　當歸

羌活　銀花　連翹

加生薑三片　白占米一撮　水煎服。如神虛脈弱者。加人

參。肌寒肉冷者。加官桂。痛加　乳香　沒藥。中氣不利者。加香附。口乾心煩者。加　麥冬　丹皮　柏子仁　燈心。兼服蠟礬丸。

生肌

生肌收斂之法。務在補脾助肺。蓋肺主皮毛。脾主肌肉。故用白斂補中湯。外摻生肌散。又有瘡口浮肉翻出不收口者。摻平谿丹。有收口之後。患處搔癢者。血氣將和也。或愈後患處結硬不消。按之不痛。此非毒也。肌肉虛鬆。氣虛所滯也。大補氣血自愈。

白斂補中湯

白斂　熟地　川芎　香附

蜜炙甘草　五味子　黃耆　當歸

山查　生薑　百合　白朮

白芍　連翹　大棗

水煎服。如久潰不斂。肌寒者。加官桂。新肉暗紫。加紅花。肉色赤灩加生地、丹皮。雖有餘熱。忌用寒涼。

學生成績一斑

一　研究成績

本院對於學生學業。除正課外。利用課餘之暇。指導學生會組織研究會。每星期內規定科目。自動研究。將研究結果。推請各教授加以指正。蓋醫司生命。非用刻苦工夫。切實討論。不足以問世。非若其他學校。或能敷衍塞責也。茲特選錄數種。以見一斑。

本稿件之撰述者。爲陳允亨項恕吳國鈞黃照光郭榮生黃彝鼎陳中權顧應龍徐人龍黃華謝兼善等諸生。而陳生允亨實總其成。勞績亦最著焉。特此誌之。　編者。

熱病學

中國醫學院學生研究社編輯

第一章　表證

凡熱病之屬外感者。皆屬感受寒邪。惟其傳化有異。

熱病乃因感受寒邪。體上衛氣反抗而發熱。若溫熱之氣。徒使人悶煩而已。何能使體上反抗發熱。蓋人身本有九十八度之熱。外界熱邪。鮮有在九十八度以上。安能剋人哉。其化爲溫病者。因體上內部之不同。外界氣機之有異。故其傳變。各各不同耳。

外感熱病。必頭痛發熱。亦必以解表爲治。

熱病在表。必有頭痛。惟頭痛之證甚多。陽明熱症。亦有頭痛。則以舌苔爲主。在表者必白苔。溫病舌黃。無白。則以咳嗽爲主。咳而頭痛者在表。

外感熱病。其傳化惟三類。（一）寒化，（二）溫化（三）濕化。

熱病共分三類。傷寒、風溫、濕溫、間或互相夾雜。則仍以其所重爲主。寒重者仍如傷寒。溫重濕重者仍如風温濕温。有以時令爲名者。乃指四時之熱病。非另有其病也。

(一)寒化

頭痛發熱惡寒苔薄白不渴汗出脈浮緩而數。或兼鼻鳴乾嘔。名爲太陽中風。治以桂枝湯。

頭痛發熱惡寒。苔薄白不渴。無汗脈浮緊而數骨楚或喘不得臥。名爲太陽病傷寒。治以麻黄湯。

上二則爲傷寒之大綱。以有汗無汗定麻桂二方。時醫終以荆防豉蘇治中風。易豆豉爲大豆卷以治傷寒。再加温化利氣之品爲助。如陳皮半夏等。若服藥後少差。則先去豆卷蘇葉。加以芳香開胃之品。佩藿蔻砂之類是也。

太陽服發汗藥。大汗出而不解。脈雖洪大。仍當服桂枝湯以和表。若熱甚而口渴苔略化黄。則以桂枝白虎湯治之。若苔化燥腹滿甚或拒按。則以桂枝承氣湯主之。

表證不解。終以解表爲主。即有熱症。當兼以清裏藥同用。惟此之解表。必以桂枝。而不可以荆防代也。

太陽症數日無汗不解。無化熱象。仍當用發汗之品。以桂枝二麻黄一湯、或麻桂各半湯擇用。

太陽表證。大忌滋補清營。故雖陰虛血虧之體。惟以解表爲主。誤用寒涼。賊邪內蘊。變生諸症。女科往往以桂枝麻黄四物同用。實爲大誤。

太陽中風氣喘或氣逆。由肺氣不利。當參以利肺氣之品。如杏仁、厚樸、蘇子、白芥。痰多、再加全福萊菔等。

傷寒以喘家加朴杏。其喘亦以痰濕阻於腸胃之間。若其人平日氣虛而喘。則温降均忌。宜鎮攝爲主。代赭石黑錫丹等。

太陽病喘咳乾嘔鼻扇。其或渴或噎。皆屬水氣侮肺。宜表裏雙解。小青龍主之。

肺中水氣之喘咳。必苔白膩胸悶脈弦者可用之。否則傷寒有咳。温病有咳。誤用温散。必致壞病。

太陽傷寒熱重煩躁者。大青龍湯主之。中風煩者解表夾清氣。山梔竹葉等同用。

煩躁加石膏。終以實熱爲主。虛煩者大忌。宜慎視之。誤下誤汗後煩熱。均屬少陰。宜附子而忌石羔也。

太陽病下利。胃受寒也。解表夾利氣。木香、香附、烏藥等同用。若下利而温。鼻乾目疼。則胃氣鬱而下注也。宜葛根湯。

下利傷寒。俗稱漏底傷寒。視爲死證。其不知漏底傷寒之死症。乃少陰下利不止也。若太陽病下利。則終以利中州之氣。或升陽明之津爲主。按症治之。不難應手愈也。

太陽病嘔吐。胃有鬱熱也。治宜解表兼淸降。姜竹茹、姜川連、姜半夏、白蔻仁、等同用。若嘔而鼻乾、目疼、渴飲。則爲胃鬱而上逆。宜升津降氣。葛根湯加厚朴、半夏主之。

傷寒所論嘔吐。皆屬胃寒。然按之事實。皆係熱濁阻胃。治終以芳香淸降爲主。不可泥古說而誤人也。

太陽病、脈反沉緊者。已陷少陰也。麻黃附子細辛湯主之。若脈緩者。麻黃附子甘草湯主之。脈沉遲者。桂枝新加湯主之。

傷寒以陽氣爲主。衞陽不足。不能抵抗外邪。故風寒侵人。衞陽虛甚而抵抗力薄弱者。邪卽內陷。而脈見沉。則當同附子、甘草、用之。温助其中陽也。若脈沉遲而不微細。虛未甚者。則但加人參、生姜、温之足矣。

(二)温化

身熱、頭痛、咳嗽。苔薄黃。口渴引飲者。名曰風温。

傷寒與温病之異點。卽在惡寒與不惡寒。不渴與渴。苔之薄白與薄黃。以定其辛温透表與辛涼淸解。

風温初起。頭痛惡寒。苔黃口渴。或口苦。陽旦湯主之。

頭痛惡寒。太陽病也。而見苔黃、口渴、口苦。知已爲温化。故以桂枝湯加黃芩爲治。惟見咳嗽。則肺爲熱侵。姜、棗、辛温粘膩之品當去之。白芍酸斂亦忌。當改赤芍。

發熱口渴。咳嗽或喘。苔黃心煩者。麻杏石甘湯主之。

辛涼淸解。此方最重。後世皆不敢用之。然遇發熱煩躁。咳嗽氣粗。非此方不可。惟後世有以麻黃辛温。易以香薷、浮萍、代之亦可。

發熱、口渴、咳嗽。苔薄黃。銀翹散主之。輕則桑菊飲主之。微煩加山梔。

此二方爲常用時方。荊荄、前胡、薄荷、爲銀翹散。桑菊、蟬衣、前胡、爲桑菊飲。頭痛甚者主荊荄。但微熱咳嗽者主桑菊。

（三）溼化

始起惡寒。或不惡寒。身熱汗出。苔膩。口渴不引飲。即飲亦喜熱。胃呆者。爲溼溫。

溼溫之病。乃重溼輕熱。而溼遏熱伏。身熱且不自覺。熱重而每不渴。即渴亦不欲飲。飲亦欲熱。胸必痞悶。甚或泛噁。苔必白膩而漸轉黃。小便必赤熱。反或溏薄。此症最爲難治。去其溼則生熱。清其熱則助溼。惟有清解淡滲一法耳。

溼溫身熱。頭痛身重。汗出胸悶。宜透表滲溼。

溼溫忌用表藥。仲景有麻黃杏仁苡薏甘草湯。麻黃加朮湯二方。然用之輒熱去溼不去。故後世以羌活勝溼湯主之。即當用以羌活蒼朮皮夾和中利氣。如厚朴藿佩滑石諸物同用。

溼溫身熱頭痛。飢不欲食。胸悶便溏者。藿香正氣散主之。

溼溫之屬太陰者。蓋溼屬脾土也。脾溼不化。即胸悶納少。泛噁便溏。故治以疏化中焦爲主。

溼熱病、嘔吐胸悶。宜芳香宣化。

溼阻上焦。易生嘔吐。治宜芳香宣化。如玫瑰花露、藿梗、佩蘭、蔻仁、川連之類。嘔吐不受藥者。可以川連三分。蘇葉三分。同煎先服。然後進以香花之露。

溼溫胸悶泛噁。時熱時退。寒熱往來。輕則三仁湯主之。甚則達原飲主之。

溼溫寒熱往來。乃溼濁阻于三焦膜原宜化。溼暢中。溼濁一清。寒熱自去。若徒用表散。必致傷陰而留濕化熱矣。

濕溫數日。但熱不寒。無汗、寒熱往來。時盛時衰。柴葛解肌湯主之。無頭痛咳嗽而有汗者。黃芩滑石湯主之。大熱口渴苔黃膩者。蒼朮白虎湯主之。

此溼温之阻膜原。由寒化熱也。宜柴胡和解之。半夏黃芩清熱化濕。無汗身熱。以葛根解肌清熱。至無頭痛咳嗽者。則但有溼熱留戀三焦。以黃芩滑石清熱滲濕。但熱不寒口渴苦黃本白虎證因不甚渴兼濕象。合蒼朮燥濕用之。濕邪留戀不化者。以附子草菓檳榔温陽化濕。加白朮守中。

有濕邪但寒不化熱。温熱不解。達原不效。即當以附子温陽化濕。白朮守中、而夾温中化濕之品同服。未服此類温劑。服後恐大熱狂渴。既濕去化熱之兆。可以清解法治之。切勿恐陰傷風動而進犀羚也。

大凡治熱病不因循誤治。惟有表證而無裏症。慮更無論矣。故治表最宜審愼然細審之。不過數定法加減而已。種種方案皆由此變化而斟酌用之也。其用表藥也。温則大豆卷、蘇葉、荊防、豆豉、麻桂之類。而用荊防者。略具惡風之象。用蘇葉豆豉必全屬寒化。而用大豆卷者。必寒化之無汗者。麻桂則有麻桂二方。治中風與傷寒。治温、桂枝有陽旦之法。麻黃有麻杏石甘之法。

辛涼則有葛根、浮萍、香薷、薄荷、牛蒡、桑葉、桔梗、前胡、蟬衣之屬。重則葛根、浮萍、香薷。輕則薄荷、牛蒡。再輕則蟬衣、前胡、桔梗、宜肺之品。

解表兼祛濕。則有柴胡、羌活、獨活、蒼朮皮之類。

清熱則以銀花、連翹、杭菊、竹茹清微熱。石羔、知母、清重熱。黃芩、黃連、清輕熱。

化濕則以川朴、草菓、蔻仁、砂仁、半夏、陳皮、藿梗、佩蘭梗、檳榔、陳皮、化濕暢中。滑石、米仁、通草、茯苓、車前、澤瀉、利濕。和中則有荷葉、穀麥芽、藊豆花之類。化痰則有貝母、菖蒲。解鬱則有香附、鬱金、枳殼。以此施治。無不效者。

雜病學

第一章 水氣

水氣爲病。或水腫。或臌脹。或脚氣。

水氣乃有形之水積于皮膚。或聚于週身。或積于大腹。或單流于雙足。而水氣留于周身者易治。積于局部者難治。而其病理。中醫歷來均云積于皮膚。實則非也。嘗攷人身之內存水。多因所食之物皆含水分。其所以不積者有新陳代謝之功司其職者爲淋巴管。胃中水津下注。津液由腸壁胃網所吸化血。水分全爲淋巴管所吸而分佈爲溺汗涕吐。若淋巴管過熱。則吸水亦多而積聚矣。若陽虛則淋巴管不能分佈。亦能積聚。故治水腫。不外去其水而清其熱。或温陽助氣也。

水腫週身。脈浮身重無汗。小便不利者。宜發其汗。

水腫初步。最宜發汗。故仲景以越脾湯治水腫惡風。麻黄甘草湯杏子湯治水腫氣喘。惟此項見證。必屬表實者可用之。若表虛者用之必誤事。

水腫周身。脈沉緊。身重不渴者。麻黄附子甘草湯主之。

此同一水腫表實症也。而脈見沉。則知內伏少陰虛寒也。故用麻黄合附子也。

水腫週身。汗出身重者。宜利其水。

仲景謂上腫宜發汗。下腫宜利小便。然水腫者小便必不利。而水腫能以發汗利水而愈者。惟週身作腫。或但腫下半部者。決非發汗利水能愈。故其立方以防己黄芪湯茯苓防已湯治週身水腫汗出。蓋以防己茯苓利水。黄芪助其氣機也。而蒲灰散利水。亦以蒲黄行血。助滑石利水者也。

水腫久日。下甚上輕。脈沉舌白。陽氣寒化水也。宜温陽化濕。

水腫之來。感受風濕。或傷寒後多飲。內熱蘊留而周身暴腫者甚少。大半由脾腎兩虛。脾不運濕。腎不化水。由微腫而大腫。由下部而上升。此項病症。治必温助脾陽而益命門。以附子肉桂白朮甘草爲主。而夾瀉肺利水。如杏仁全福腹皮茯苓之類。

水腫心下盤旋。水氣作動。宜温散寒水。心下痞結。宜攻散痞氣。兩脅下滿痛。宜攻水。

世之好效古方者。必以十棗湯商陸而治水腫。不知猛烈之劑。與西醫放水無異。不幸或一效即脫。而水氣不日復聚而時醫專以五皮飲五苓散等作利水之劑則更無效矣。故仲景以水氣結于肺脘之處者。以細辛麻黃附子溫散水邪。而以白朮枳實等溫守攻痞也。及水結爲窠積而作痛。則又非攻不可矣。

水腫證平日所治。者屬脾腎兩虛之症。故終以溫陽化溼爲主。其腫必甚于兩足及腹部。脈必沉細。苔必白膩。其治水則爲副藥。而利水必夾破氣之品。如檳榔腹皮草果華撥之類同用。若兼見喘滿之象。亦惟以瀉肺降氣。如旋覆花葶藶子等爲佐是也。單腹脹爲不治之症。

單腹脹即平日所謂蠱脹。或言氣蠱。或謂血蠱蟲蠱。無一定之治法。各以理想而定之。內經則有鷄矢醴一方。然終爲不治之症也。

單脚痛屬溼熱者。腫不及二足且必痛。治以三妙丸。屬腎虛兩足自下而上腫者。宜資生腎氣丸。脚氣則由二足上腫。脚根攣引。指按之卽陷。宜疏利溼也。若過膝則難治矣。

脚氣之屬溼熱者。爲流火。必作痛。可以黃柏蒼朮等淸化溼熱。若兩足漸腫者。必腎虛之故。宜常服資生腎氣丸。則或有效于一時。然終難以收功也。脚氣之病。以江南患者爲最多。初起脚根牽引。漸而上腫過膝上。則腫甚。疾過腹則喘。衝心則死。其腫以手按之能凹、則知屬氣而不屬水。故宜利氣爲主。如鷄鳴散是也。西醫則以多食麥類及米皮等有效。近有以廣東白豆合牛肉煎服。可救衝心之虞。屢試不爽也。

第二章　虛勞

虛勞分陰虛陽虛。陰虛多火。陽氣少虛。

虛勞之爲病。有直接間接之不同。平日飲食不調。精氣不積。外感六淫。內傷七情。精神痿倦。肌肉不養。由之而百病叢生。血枯者生風。陰虛者生火。陽衰者虛寒少氣。化種種之疾病。然亦有由他病成勞。火能傷陰。寒能傷陽。溼傷脾胃。久咳成肺勞。久遺爲腎勞。血阻成乾血勞。故治者宜審其源。先虛者當偏重於補。先實者當急攻其病。其辨已病者。情神氣色爲主。及乎病久。則實著已虛。虛則更虛。當獨顧其元氣矣。

虛病除相火傷陰者。其氣必虛。補品莫出乎補氣陽。故滋補之品。則溫補。古書所載。皆屬陽虛。或血瘀。立方終不外乎建中八味百勞之法。後世好古之輩。且以淫羊巴戟蓯蓉爲虛病主藥。而觀乎病者。則陰虛者多。陽虛者少。大抵由今時之人。慾念過大。相火易生。且多食膏粱。好聲色。多濁氣。體未虛。火先盛。投以補氣溫養之劑。虛未實。火先熾。故丹溪法主養陰清火。重用瀉火壯水之法。大合今時之虛病。然相火一平。氣即是火。火衰則氣亦衰。即當以補氣之法。治者仍進寒涼。則更傷元氣。或陰虛病久。命門火衰。亦能化陽虛少氣。則當從陽虛治法。若陰陽俱平。可用助脾胃之法。蓋脾胃乃後天之本。脾强則食得化精液。虛弱自愈。

虛勞之來也。合諸雜病成之。陰虛者乃邪火之病。陽虛者乃寒結短氣。陰虛之病苔多黃薄或紅絳。陽虛苔多淡紅晄白。

虛勞陰虛者。有自上而損。有自下而損。皆不可犯及中州。過於中則不治。蓋中州乃脾陽。脾陽一敗。納阻下利。治脾者犯降虛之忌。自上而下者。一損在肺。爲咳嗽咯血。二損在心。爲血枯神燥。自下而上損者。一損在腎。爲遺精蒸勞。二損在肝。爲昏眩氣滯。陽虛分氣虛火衰。氣衰則脫漏。火衰則拘急。而分陰虛陽虛。大概以渴與不渴。小便之黃與白。大便之乾與溏。脈數與遲。然皆不可靠。陰虛非火盛之熱。不見口渴便赤脈數。陽虛非寒熱。不見小便清白大便溏薄脈遲。故惟從舌苔上辨之。因陰虛陽虛之治法。全在溫補與寒潤之不同。但視苔無火象。病無火症。即可溫補。否則即用寒涼壯水之法。大旨可無誤也。

虛病初起。必多實症。治宜先去其實。或虛實並治。然實症延久。亦化爲虛。亦當虛實並治。

邪之所湊。其氣必虛。體虛之病。外邪易中。而七情所傷。氣必不理。且或素蘊客邪。則虛中夾實。則先當去其實。所謂九虛一實。先治其實也。即虛不受瀉。亦當並治。若見一二虛象。一味滋補。則邪戀不出。及後反虛實兩盛。至成不治。嘗見一陰虛咳嗽咯血者。內夾熱痰。醫者一味養肺。至痰熱壅而喘急。醫又進以人參蛤蚧納氣之法。余問以病起未月。決無衝氣上逆之理。且脈細弦苔薄黃。頭無汗。神清氣旺。決痰熱上泛。强進瀉白散。喘熱少止。繼以葶藶大棗瀉肺湯。病若失。復以養陰潤肺治之而愈。又一脾虛溼重。納穀不化。日漸瘦弱。醫以四君子湯爲治。而病更甚。余見舌白滿。溼閉脾陽也。治以平胃散少痊。改二陳湯溼盡脾陰大傷。僅納稀粥。再以扶脾養胃之法。至溫補中州而收功。此類之症極多。曲死者不知多少也。且有實症不瀉。漸化爲虛。肺有風熱之欬。不開宣其熱。成爲肺勞。骨蒸遺精。不淸其相火。成爲腎勞。皆當留意。不可枉弄人命。然實證病久。真元已虛。亦當重真元而滋補之。氣痛屢久。養肝可止。痔漏腸風。滋陰可愈。遺精氣虛。扶氣可痊。外科瘡癰。補養以收功者更多。有花柳病陰囊下墜。西醫注射不效。而以補中益氣湯愈之者。此尤當研究者也。

肺陰虛則欬逆。久則咯血。治宜淸養肺陰。

乾咳痰少。日輕夜重。久則痰中帶血絲血點。兩頰發紅。西醫謂肺結核。中醫謂肝火犯肺。即普通所謂勞病。至今實無善良之治法。大概終以滋養肺陰。多吸淸氣爲主。以洋參沙參石斛玉竹以滋潤之。若欬嗽有熱痰者。加杏仁川貝蛤粉桑葉兜鈴之類。見血則加功勞叶冬蟲夏草之屬。火盛加天冬旱蓮草。咳久肺氣不收。則以五味烏梅訶子以收濇之。然亦惟暫時之效。若調養不法。即能復發。可知終難斷其根也。

心液不足。神燥心煩。夜寐不安。治宜養血和榮。

陰虛多火。兼以思慮過度。神必不安。仲景有以酸棗仁湯治不寐。然吾觀以酸棗松柏子仁合歡皮夜交藤之類治不寐。鮮有效驗。若病後虛煩不眠。則養陰可愈。平時虛火不眠。養陰安神。終不敵思慮之慾火。西醫則以安神劑麻醉之。亦惟取一時之效。藥力一過。即無益矣。

肝陰不足。肝陽上升。則頭暈。肝氣橫逆。則氣阻。治以平肝潛陽。

普通陰虛症。大概頭暈氣阻。而女科尤多頭暈目眩。甚或耳鳴胸脘不舒。治可以　芍沙苑萸肉養肝陰。石決牡蠣桑菊蠶沙潛肝陽。胸脘脹者加夕利陳陳半夏香附利肝氣。再以甘草茯苓扁豆白朮山藥和脾土。則見肝之病。當先實脾也。

腎陰不足。則生相火。爲骨蒸盜汗夜夢遺精。治以滋水淸火。

腎主先天。先天不足。後天失調。腎水內枯。水虛不能制火。則客火外乘。鬱於營分。則半夜身熱盜汗。手心灼熱。治以地黃阿膠養陰。白薇地骨皮清蒸。病久汗盡津枯。則以大劑養陰治之。若初起無汗。則爲腠理不通。以艮柴青蒿以透發之。夜夢遺精。乃陰虛生火。夢多淫逸。以知柏清火。地黃龜板以滋水。

脾胃無力。消化不良。納少便溏。以和脾養胃爲治。

消化不良。有屬脾陽。有屬胃陰。脾陽不足。溼濁中阻。口甘無味。食穀則脹。甚或便溏。以白朮人參茯苓爲治。夾陳皮半夏川連去其溼熱。其陽虛寒滯。口淡不渴苔白者。可益火生土。附子理中加益智仁等治之。胃液枯焦。口渴苔紅。喜湯液而惡乾燥。則陰枯胃縮也。治以清養胃陰。山藥藊豆石斛之屬。

命門火衰。則痿躄拘痛。治以壯火助陰。

命門火不足。則體溫減其能力。筋脈不强。腰痠骨軟。拘急陣痛。以附桂金毛脊治之。輕則以杜仲續斷兔絲子之類。而亦以固陰藥助之。蓋陽虛火衰。陰精亦傷。補陽亦須補陰。至若陽痿性弱。補陽之品更須輕用。而重生精之藥。否則有脫陽之患也。

諸裏不足。氣衰不納。宜益氣扶中。

仲景以裏不足者。黃芪建中湯主之。裏不足者。乃宗氣不足也。氣喘氣短。虛汗不止。二便不禁。遍身力脫。皆可以人參黃芪夾和中之品用之。

藥物學

補氣類

氣者何也。非有其物也。平時所論之氣。乃有其物之氣。如空氣、煤氣、雖不可見。而有體積。占地位而不可侵。惟人身之中。獨肺有吸收外界養氣。而主吐納。其餘皆充滿津血。况體內之氣。有何力可統遍身。則可知所言氣者。藏腑津血攝納之力也。惟補氣無直接之能力。爲間接之益其津血。使增其生長能力。故補氣之品。皆能益津血也。

補氣之品。共惟人參、黃芪、二味。補氣雖同。功用則異。

脈微欲絕者。四逆加人參。裏不足者。建中加黃芪。同取其固宗氣。則知人參之補氣力大於黃芪。故陰脫用獨參湯。陽脫用參附不用獨耆。而黃芪用於補氣。必合黨參白朮同用。或可治虛甚。然終不如人參也。

黃芪桂枝五物湯治週身麻木。黃芪桂枝芍藥苦酒湯治黃汗體不仁。二方皆用黃芪不用人參。則黃芪流動之力。防己黃芪湯用之有行氣利水之功。人參則無之。理中湯吐下不納穀可服之。胃呆服四君子湯。黃芪皆不可用。則人參有健脾之功而黃芪無之。黃芪鱉甲散治汗出。白虎人參湯亦治汗出。然二者不可互換。以黃芪有固衛外托之力。人參有生津固氣之能。而人參之性亦較黃芪為寒。

由此觀之。黃芪之正功用。與人參同。其副功用則異。然用者可擇其善而施用。氣脫危者。以人參而補氣。緩者以芪朮合黨參。於其所忌。則宜處處顧到也。茲分論于後。

人參功用

獨參湯：：回陰。——脫陰氣散。如吐不止。瀉下不止。水津大傷。可用單味人參。以挽救之。見喘急欲脫者。合蛤蚧尾以鎮之。頭汗如珠者。炙黃芪固之。溫病誤汗。汗出亡陰。喘熱如動風者。人參合羚羊牡蠣治之。

參附湯：：回陽。——亡陽汗出脈微。本四逆之主治。然中風虛脫。不能收納。則但溫其陽。必無效。必合人參大補中氣。故為治陽虛猝中身冷寒虛汗遺泄之主方。其意即仲景四逆加人參湯。陽衰脈微。氣欲絕者。以人參固攝氣機也。

理中湯：：扶中。——人參乃補脾胃中氣之正藥。仲景理中湯。以人參為君。蓋脾胃乃後天之本。主運化而統氣血。欲厚先天。必培後天。理中以參固中。輔白朮甘草助脾化運。乾姜以除脾之寒溼。實為用人參和中之第一方也。後李杲主補脾胃。畏乾姜之溫。易以茯苓而定四君子湯。誠今世補脾和中之總方也。

人參白虎湯：：生津。——人參有補氣之功。兼有生津之力。仲景以白虎湯症多汗者。加人參扶其中。防脫陰。益其津。恐傷陰。難今日之參有扶中之功。無生津之能。蓋性甘溫反足助熱。則不如以洋參花粉代之。或夾以吉林參鬚輔之也。

人參或言補陰。以其生津也。或言補陽。以其固氣也。實爲補脾胃中氣之正藥。古時野參。固有扶氣生津之功。性屬微寒。仲景白虎湯加人參。黃連湯。小柴胡湯。諸熱症皆用以生津爲主。今野生者少。初採出時有毒。服之令人生瘡毒。必經數次泡製化性爲溫。而別直潞黨。本性已溫。再由人工以硫黃培出者更甚。但可用扶中氣。不可生津也。

人參爲補氣和中之妙品。凡氣虛中衰諸症。皆可用之。然吉林人參價值甚昂。則用以回陰回陽固脫者。以別直參代之。其用於和脾者。悉可用黨參。其或嫌其熱者。合知母用之。或以洋參代之。而今世生脈散竹葉石羔湯。均用西洋參。而廢人參。然用於固脫者。亦不可代之。而失本旨也。

人參能補諸虛。惟大忌陰虛有火。若陰虛咳嗽、盜汗、遺泄者。誤用人參。必致助其相火內燔。固其氣反致咳不爽。汗不徹而內陷也。如有邪氣亦忌。如氣滯悶脹者。服人參固氣則更悶脹。惟大氣不升少而悶者。服人參則愈。脾不運化而脹。服參朮助其運化亦有益。則當佐以芳香利氣之品。如砂仁扣仁等味。其有外邪者人參亦忌。服令遏邪不出。然體虛氣衰。邪因正虛而不能外驅者。亦可佐以人參。仲景桂枝人參新加湯。今之蘇參飲是也。

今之用參者。黨參大概三錢。別直吉林則一錢。惟于危急者亦用三錢。甚或一兩。

黃芪功用

黃芪建中湯：補中氣——仲景以小建中湯治虛勞。而曰裏不足加黃芪。則裏不足可知中氣不足。黃芪乃能補中氣。氣虛者。如短氣等。氣脫者。如血崩。均可用之。後世十全大補湯補中益氣湯均用之。蓋黃芪與白朮甘草等同用。補脾胃中氣。亦似人參佐黨參則更得其力矣。

當歸補血湯：補氣行氣。——當歸補血湯以重用黃芪而反輕用當歸。不以補血爲重而重補氣。則以血賴氣之行。黃芪有流動之功。能行衞氣。且厚氣血。所合當歸亦有補血流動之力。氣血溫厚而流行。則血脈自充矣。

防己黄芪湯：補氣行水。——有云黄芪有利水之功。以防己黄芪爲利水之方。實則黄芪徒有補氣之力。其於體虛水不得行。以黄芪補氣行氣。再合防己之利水。白朮甘草之守中。則水承氣而下。惟此方表虛者可用。表實者服之必滂湃也。

玉屏風：運脾。——黄芪與防風本雖相畏。然合用之。得相畏而相使。重防風而輕黄芪。則黄芪能助防風發汗。重黄芪而輕防風。則防風能助黄芪行氣。今玉屏風以芪防同用。合白朮以和中去濕。則爲運化脾胃之妙方。濕重者以防風去濕。汗多者以黄芪固表。加減用之。互相佐使。

黄芪鼈甲湯：固衛。——黄芪補氣而固衛。止汗陽虛自汗可用。黄芪固之。佐以淮小麥紅棗和中斂汗之品。惟陰虛骨蒸盜汗者大忌之。蓋固其表。乃絕其熱之出路。不啻關門逐賊也。

保元湯：外托。——黄芪補氣固表而又外托痘疹。虛而不透者。可以黄芪托之。外達外科瘡毒內陷。亦主以黄芪托之。

黄芪之功。不外固衛補氣。惟其用法與配藥之不同。托表固衛行氣者。用生黄芪。補氣固中以炙黄芪。蓋一經蜜炙。其味皆溫。多和中之力。損流動之功矣。

黄芪爲虛勞要藥。蓋體虛者。氣必衰。人參價昂。每以芪朮代之。然陰虛有熱者。黄芪更較人參溫厚。誤用爲害尤烈。故必帶清火滋陰後用之。即陰病以陽藥收功也。

黄芪常用三錢。輕則減至一錢。重則加至七八錢。

二　課業成績

本院每星期限作醫論一篇。以覘各生一週內對於學業之所獲。茲選錄十之二三。於下議論透闢。於學理多所闡發。雖不敢言本院多才。而私心竊自安慰。倘亦各家長所樂聞者歟。

本欄凡分「醫論」「醫案」及「雜著」等三種。類皆原稿。即間有改飾。不及十之一二。讀此或可睹廬山真面目焉。　編者。

中風一病古今議論紛紛試上自靈素下迄近代擇要記之如能兼及西說更善又半身不遂何以有偏左偏右之異亦詳言之

醫學院　姚志敖

中風一症。自古及今。各家議論紛紛。各言各理。各用各藥。皆自是其是。殊少確實之說。茲姑先述症象。乃再略舉歷代各家所論。參以西說。漸次言之。

中風患者。其症象類都卒然昏倒。不省人事。痰曳如鋸。兩目天弔。手足瘈瘲等等。或遂昏遂死。或昏後復醒。醒而不久即死。或幸而不死。得半身不遂。永成偏枯。或偏枯隔三四年。乃復發而死者。不可盡述。

中風是症。其見於我國書籍中最早者。首為內經。其文曰。「風之傷人也。或為寒熱。或為熱中。或為寒中。或為厲風。或為偏枯。」又曰。「風中五臟六府之俞。亦為臟府之風。各入其門戶。所中則為偏風。」又曰。「虛邪偏客於半身。其入深者。內居榮衛。衰則真氣去。邪氣獨留。發為偏枯。」其次則金匱有云。「夫風之為病。當半身不遂。」又曰。「邪在於絡。肌膚不仁。邪在於經。即重不勝。邪入於府。即不識人。邪在於臟。舌即難言。」皆不甚確。且內經則若統乎一切風病而言。其後巢元方則曰。「中風者。風氣中於人也。」孫思邈則曰。「岐伯論中風大法有四。一曰偏枯。二曰風痱。三曰風懿。四曰風痺。」又曰。「偏枯者。半身不遂。肌肉不用而痛。言不變。志不亂。風痱者。身無痛。四肢不收。志亂不甚。風懿者。奄忽不知人。咽中塞。窒窒然。舌強不能言。風痺者。風寒濕諸痺類風狀。風勝則周身走注疼痛。寒勝則骨筋掣痛。濕勝則麻痺不仁。」皆不能離乎內經。其後劉河間見古人方論無功。乃特倡曰。「中風者。非肝木之風內動。亦非外中於風。良由將息失宜。內火暴甚。水枯莫制。心神昏昧。卒倒無所知。」其論專主於火。特東垣見河間方論矛盾。乃另立其論曰。「中風者。非外來之風。乃本氣自病也。」其論專主乎氣。朱丹溪見東垣方症不符。又自立論曰。「西北氣寒。誠有之矣。東南氣濕。非真中風。因氣血先虛。濕生痰。痰生熱。熱生風也。」其論專主乎痰。後人見丹溪有「東南濕氣。非真中風」之說。於是曰內經金匱之說。乃真中風。河間東垣丹溪所說。乃類中風。其說愈多。其術愈岐。蓋此症於內經金匱早已謬誤。後世論者。不能越出古人範圍。且為風字所黏。輒云「舍風非治。」旋以傷寒中風及風痺之風。附會列入同論。更屬荒謬。

及至清代。王清任出。乃能獨具隻眼。發古人之所未發。曰「何等風。何等中法。則令人半身不遂。半身不遂。若固是風。風之中人。必由皮膚入經絡。必有由表入裏之症可查。」然以時代關係。故其發明說理。亦未能透澈。而其立方。固已與古人不同矣。

西醫論中風名腦出血。蓋剖死者之首。見有多量血水。在於腦間。故知爲腦出血也。其原因由動脈硬化之結果。又梅毒入腦。亦可成之。且與遺傳亦有多少之關係。又凡身軀過肥者亦易罹此。其治法。第一須使血下降。頭部安置冰囊。同時足部。貼以芥子泥。更用灌腸。使其下行。不可大聲呼喊。及移動地位。又不可與以食物。蓋防人事不省之時。倘入氣管。反增危險也。如恐營養不足。可以灌腸法。將滋養料灌入。至半身不遂。則有電療治法。

由此觀之。中風非風。可知古人之說。皆屬荒謬之談。不經之說。而西醫則病理雖明。治法無效。何哉。蓋人知覺起於神經。而其原動力則在腦。腦之神經。布於周身。左右交互。此症當腦將出血時。神經受血流之高壓。至不能支持。乃生爆裂。是故左腦神經爆裂。則右體成爲偏枯。右腦神經爆裂。則左體成爲偏枯。惟左腦神經略佔優勢。故右腦神經損傷。而左身成偏枯時。左腦略能救濟之。反之則不能。是以半身不遂之原。實因腦與神經中斷故也。西醫以電療治之。但圖活動其血液。其無大效也固宜。

近人張山雷氏。見內經中有「血之與氣。幷走於上。則爲大厥。厥則暴死。氣復反則生。不返則死」一節。隱與西說符合。乃根其說而發揮之。著中風斠詮一書。國人見之。以爲非常之發明。其方好用介類潛鎮。泄痰降逆之品。謂屢見有效。余意度之。未盡然也。

蓋夫中風之腦出血。其初非即腦出血也。必自腦充血始。漸至血管不能支持。然後破裂。乃成腦出血也。潛鎮之屬。惟用之於腦充血時。則有效耳。至於卒倒。已成腦出血。或身體偏枯之候。倘何用哉。余謂卒倒之時。實無十分妥善之法。祇可用通關散吹鼻以開其竅。此慰情聊勝於無之法。至醒後成半身不遂之時。則當用清任之補陽還五湯。蓋以此方中重用黃芪有四兩之多。此藥經西人試驗。似具接續已斷神經及血管之能。更有地龍。亦具此功。其他則皆屬血分之藥。歸尾桃仁則破瘀血。紅花則行血。赤芍則和血。又兼下氣。川芎則行頭上滯血。亦能小建功效。化瘀藥與上升藥同用。以消融腦中之溢血。清任之論錯。方效。殆以此歟。本院教授王潤民氏。曾以此方治愈一半身不遂之婦人。而山西醫學雜誌亦有此類之報告。彼世補齋醫書之攻擊此方。與夫中國醫學大辭典及張山雷君之不滿此方。皆未經實驗耳。非定論也。

向日國醫治中風之方甚多。而千金外臺更多於他病。今日市醫之談。仍分閉脫類真。治以回氣塡竅開閉固脫等諸法。方則小續命湯候氏黑散風引湯等等實非適當。此皆在乎打倒之例。而以小續命湯爲尤。此方數千年來。盲從妄治。其殺人豈淺鮮哉。嗚呼。苟非西學東來。淸任之輩。既不能多有。且爲世醫所排斥。其昏昧之殺人。將何日而止歟。

釋古之妄。辨今之惑。世之癡人說夢。齦齦於內風外風之爭者。讀此可以休矣。（秦伯未評）

病人欲吐者不可下何以食入卽吐乃有大黃甘草湯方治試言其理

講習院女生　謝斐予

胃爲納穀之海。脾爲運化之機。飲食入胃。必賴胃液之濡溶。脾陽之蒸騰。始得消化爲精徽。輸溉乎百骸。是故脾胃和。則能飲食。脾胃不和。則吐逆以起。逆者降之。仲師立大黃甘草湯方。然脾胃之陰陽有偏勝。病因之虛實各不同。吐逆之症。豈可槪以下法治之哉。不覩乎金匱有病人欲吐者。不可下之說乎。誠以胃火太過。則胃液被灼。陰傷則陽盛。亢火上炎。飲食不能入。故食入卽吐。爲火有餘。胃不容物也。非大黃之苦寒。不足以瀉其熱。而折其勢。此吐逆之宜下者也。若夫脾陽衰微。蒸化無權。則胃中冰寒。但陰無陽。飲食入胃。停留不化。而胃囊之弛張如故。食物既不能下輸於腸。乃惟有拒之使出。所以能食而終必吐也。此爲脾陽不足之症。非附子理中輩之溫運驅寒。又曷克奏效哉。然則同爲吐逆。而治有攻補霄壤之別。其可混耶。苟不辨虛實。而顛倒錯施。則實者益實。虛者益虛。向之食入卽吐者。今且不能食矣。向之朝食暮吐者。今且厥逆以死矣。由此觀之。所謂病人欲吐。不可下者。指脾陽不足而言。食入卽吐。治以大黃甘草湯者。指胃有實火而言。二者本不相同。宜其治法之迥異也。烏得謂仲景立方之悖哉。彼見吐逆之症。不辨吐之緩急。脈之強弱。而貿然施以攻補。不效。則咎仲景之非。是皆不明其理耳。

說理通達措詞亦簡要不煩可喜也（王潤民評）

傷寒論太陽篇獨多於他經其中間有他經病狀是否編次混雜抑亦別有用意各抒所見以發明之

講習院女生 謝斐予

考傷寒論一書共三百七十九節。雖爲言無多。而病之證狀治法。殆詳載無遺。分六經以明邪之淺深。別臟腑以測病之安危。精確周密。蔑以加矣。而後人不察。見其論病之詳也。而曰重疊有誤。用藥之峻也。而曰古法不合今病。更有謂傷寒論既分六經。何以太陽篇獨多於他經。而其中間有他種病狀。此非其編次混雜之明證歟。於是清太醫院金鑑。從而改編之。舒士遠集註。從而非議之。殊不知傷寒論者。論六經之氣。客於人身太陽寒水之腑經而爲病也。太陽者巨陽也。主一身之表。凡邪之入也。太陽首當其衝。故病之起。往往頭痛惡寒發熱不汗出。若能治以表散。則邪退而病自愈。猶盜賊雖已入門。尚未登堂。驅之即去。無所傷也。知邪方在表。而不用發表。或誤投攻下。則邪必內陷太陰。而下利不止。或過事開表。則邪又內陷陽明。而發譫語。是猶盜賊入門。不逐之而反導之。其不至漸趨漸進。而被刼盪然者幾希。仲景深明斯旨。故於太陽之病。論之綦詳。蓋恐後人不知善治病者治皮毛之義。而輕忽之也。

醫者能治皮毛。邪乃無由而入。即臟腑無由而病。則雖獨論太陽可也。至其中間有他經病狀者。亦所以明誤治之弊。而設救逆之法。何症爲表。誤下則成何病。誤灸則見何象。誤汗則陷何經。一篇之中。蓋三致意焉。此即仲景編次太陽篇之微旨也。今之學者。既不解傷寒之意。更不明仲景命名之義。宜其以太陽篇獨多爲怪也。雖然。亦有直中臟腑而病者。此又必內藏虛損。而邪侵之。虛多實少。尤非傷寒外感可比。然則傷寒論太陽篇獨多於他經者。仲景其有深意乎。

眞確之見。流利之文。（曹穎甫評）

病人欲吐不可下何以食即吐乃有大黃甘草湯方治試言其理

講習院女生 景芸芳

嘔吐之症。其因非一。或以寒濕內阻。或以實熱內亢。此非可以混同而施治也。故仲景既言病人欲吐者不可下。又有食入即吐大黃甘草湯主之之說。二說背馳。而各有至理。此虛實之辨也。蓋痰濕停於中脘。則中焦陽虛。而不能消穀。衝氣爲痰涎所阻。勢必激而上行。於是有朝食暮吐。暮食朝吐之病。苟以攻劑治之。則益虛其虛。不將促其浮陽之速亡。而成不治之候乎。若實熱內蘊。腸胃氣機窒塞。有升無降。呼出之氣。與新食相抗。於是有食入卽吐之病。自非導熱不行。曷能制其吐哉。一則陽虛陰盛。治宜扶正回陽。一則實火內熾。急于釜底抽薪。其理亦彰彰矣。故經云。實者宜泱之。氣虛者宜掣引之。此卽病有虛實之殊。治有攻補之法也。否則實者不下。邪無以出。熱無以除。則儲患釀禍。胃中熱勢熇熇。灼津亡液。由實而虛。由虛而危。貽患無窮矣。然則同證異因。烏可忽視而不辨哉。雖然。虛者不能化穀而吐。實者不能容物而吐。故曰食入卽吐者。大黃甘草湯主之。病人欲吐者不可下。此非言其吐無定時者爲虛乎。如早食暮吐。暮食早吐。而絡非食入卽吐耳。粗工不知仲景之諄諄告戒。以爲二說相反。遂致不辨虛實。不察病本。一見實熱之吐。誤投辛溫之劑。此猶抱薪救火。使成一片焦土。其不死者鮮矣。一見虛寒之吐。又以大黃甘草湯治之。此猶星星燧火。而反助以狂風。速之滅耳。故每于一症之象。必有虛實之別。苟或誤治。則禍生反掌。可不加意於斯而不愼哉。

說理瞭然與指東話西者不同　（王潤民評）

內經謂心者君主之官神明出焉西醫謂腦爲知識所從出持調和之論者則謂神經爲傳達思想之路徑腦之功用有如蓄電池其原動力爲電固非蓄電池也云云試評三說之得失

醫學院　丁成壹

從來對於心與腦的機能說法很多。各有各的理由。眞弄得人家莫知所從。因此我不能不爲這問題下個切實的討論。現在統括地看來。大概可以分三種說法。第一種是主張知識全出於心的。第二種是主張知識全出於腦的。第三種是介乎二者之間的調和主張。究竟那個理由充足。那個理由欠缺。我且細述一下。

我以爲內經上「心者君主之官神明出焉」和西醫「腦爲知識所從出」的兩種說法。就是第一種完全主心。第二種完全主腦的。的確都有相當的對和相當的錯誤。古人著內經的意旨本來很周到。可惜他說話太籠統。太空虛。太抽象了。以致給後人牽强附會。更加以不可思議的解釋。如什麼「心者一身之主。故爲君主之官。其藏神。其位南。有神明之象。故曰神明出焉」像這類的話實在很多。到底能令人明瞭嗎。依我拿生理學的眼光看來。人身各部所不可少的是血液。而這些血液是儲藏在心臟裏的。因爲心能供給各副器官的滋養料。所以說心是君主之官。一些也不差。就好比國君能够統轄全國各種機關一樣。又好像大家庭中的主人翁。能担負他全家男男女女的須要一樣。至於西醫說「腦爲知識所從出」的話。可舉兩個例子來證明他是也很有道理。如我們每每回憶已往的事情。必多閉目上瞪而細微思索。或者在有很難的問題不能解決時。亦多用手去摸着腦部。這就可見知識的來源了。不然。身體的各種器官很多。爲什麼不去撫摩呢。不過這種閉目和摸腦。究竟是一回什麼意思呢。我想閉目是休養神經。摸腦是刺激神經的兩種作用。而且生理學上早已很明白的告訴我們了。說是腦分大腦小腦兩部。腦內充滿了腦髓。腦髓就是身體中大神經的中樞。大腦的神經。是精神作用的根据地。如思慮、意識、感覺、推理、記憶、判斷、想像等皆由於大腦神經的動作而生。小腦神經只是調節全身運動作用的。如小腦受了損傷。縱有假定運動之意志。而身體却不能隨意志而運動。再詳細一點說。構成神經系的是神經細胞和神經纖維。這神經細胞和纖維。又是由兩種神經質所造成的。一種是灰白質的細胞。一種是白質有光的纖維。凡神經的力量是生於灰白質的細胞。而傳達其力的却是白質纖維。那麼腦力的好歹。就在這兩種神經質的充分與不充分了。

我們既已明白了這一點。不過還有不可不注意的。就是製造神經系的神經質。在腦子裏還是有限呢。無窮呢。假設說他是有限的。一般人的腦袋不過這麼大。所藏的神經質。何能供給終生的消用呢。勢必一年都不够用的。而況腦力在適當的限度內。爲何又愈用愈靈敏呢。因此我想到這神經質決不是有限的。一定是無窮的。有人問「既是無窮的。那末他的發源地到底在那裏呢。」我說。「神經質是產生於心臟裏的氣血的。人們日常飲食。能生氣血。長肌肉。有一種很清的精汁。就是神經質的原料。」這話的確不的確。我雖不敢武斷。但好在總有幾個例子可拿來證明。如人當幼壯。正是氣血旺盛的時候。所以記憶力很強。一到年高了。因爲氣血已經衰敗。所以多健忘。還有病人對於所吃的飲食。每感着「食而不知其味」的苦楚。這不也是由於氣血不足的緣故嗎。其他類此者尙多。不勝枚舉。

現在我所要批評的。心臟固然是神經質的發源地。但決不能因爲心臟有了神經質的原料。就可說心臟能直接起作用。必須構成了完全的神經以後。才能生作用。不過腦部假使沒有神經質來供給。也是無以爲發生能力之用的。所以我說。「內經上以知識全屬於心。是偏而不全。西醫以知識全屬于腦的說法。也未免太拘泥了。要曉得心與腦確有密切的關係。若舉偏概全。世間絕對沒有這個道理。」在這裏我又少不了舉個例子來證明心與腦的關係。例如我們平時遇了一種可怕的事情。心裏面必忐忑地跳動個不息。這不是心與腦有關係的證據嗎。分析地說來。我們所以覺得事情的可怕。是大腦神經的作用。心裏的跳動是受了神經作用之後的影響。所以心的跳。必在既知可怕之後才發生。如此。心腦間的關係。可以格外明白了。

好得很有調和者出來說。「神經僅爲傳達思想之路徑。腦之功用有如蓄電池。其原動力爲電。固非蓄電池也。」這個說法眞十分完善。我也深以爲然。且替他詳細解釋一下。神經中樞—指腦部—是一個蓄電池。神經是傳電的電線。電池裏的電。是沿一根電線而去。再由他一根電線回返電池。—神經分輸入與輸出兩種。輸入神經亦叫知覺神經。即大腦神經。輸出神經亦叫運動神經。即小腦神經。—擴充出來說。神經中樞是蓄電池。能夠管理發電和受電。而代表電線的神經。却只能做傳導刺激的工作。至於電池裏電的來源。就是我前面已說的「神經質由心臟裏的氣血所產生。」這麼一來。心臟之於知識。的確有很重要的權能。爲什要這樣說呢。因爲我們與其說電線是靠電來應用。不如說是蓄電池的功能。進一層與其說是蓄電池的功能。倒不如簡捷的說是發電機的大功能。心就好比是發電機上的擊針。你看他的功能大不大。比較一個像蓄電池似的腦。眞不知重要幾倍呢。所以嚴格的說來。「心是知識所從出的地方」也未嘗不可。不過總不該完全脫離了「腦」就是了。假設脫離腦說話。就好比電脫離了蓄電池一樣。試問電脫離了蓄電池之後。不是散漫不收嗎。

好了。話完了。現在再將我全篇的大意概括一下。以清閱者眉目。就是。

心臟不能直接起作用的。必須構成了完全的神經以後才能生作用。不過腦部假使沒心臟的氣血的供給。也無以爲發生能力之用。故心臟對于腦力有絕大的權威。內經上「心爲君主之官」的一句話。是對的。而下句「神明出焉」却有些不對了。

根據生理立言。饒有見地。與妄事擁護內經者不同。（王潤民評）

腎臟淺義

講習院 張漢傑

內經謂腎痺者善脹。尻以代踵。脊以代頭。又云風寒濕三氣雜至。合而為痺。又以風勝、寒勝、濕勝為風痺、痛痺、着痺。夫中者閉也。以閉塞不通則痛着一處之謂也。痺痛多在筋骨。所稱腎痺、心痺、脾痺、諸分類者。以各臟所屬而定。如腸痺者。數飲而出不得。中氣喘爭。時發飧泄。此義謂有痺痛而兼以上大腸病見證者。謂之腸痺。若腎痺者。以其多腰痛。腰屬腎。故名之也。在腰痛時。余可名之曰腎痺第一期。至善脹。尻以代踵。脊以代頭。為腎痺第二期。乾欬、盜汗、納少、氣促、諸脫象。為腎痺第三期。不可救藥。一二月即死。

余於此症。知之獨詳者。因世業瘋科。此症余認為即龜版瘋也。前驅症為腰痛。甚則徹夜不休。繼即背曲。同時兩足不能行走。合之內經。尻以代踵。脊以代頭。相符合。西醫名曰佝僂病。謂脊中缺少石灰質。治療多不効。中醫初起第一期。服滋腎通經絡藥一二十劑可愈。第二期祇能保其不加重。脊曲者不能使復直。惟兩足可使能行。治療同第一期。及至第三期。實難保命矣。

此症余以為頗可研究。生平見之極多。患者多為幼童。大概一歲至十五歲。都由先天不足。重感風寒濕而成。冒昧述此。尚祈閱者指正。

甚有見地。如能出方劑及附一二治療實例更佳。（許半龍評）

太陽病初服桂枝湯反煩不解者先刺風池風府却與桂枝湯則愈新義

講習院姚識寒

說文云。却者退後也。三服桂枝湯。初服藥下。非惟不解。反而加煩。其頭服已屬誤治可知。故祇須刺其風池風府。病已可解。却與桂枝湯者。即退後二服意也。質言之。即「不更服後二服」之意也。夫太陽之氣。由肌腠通陽明。誤服桂枝之煩。易成白虎加參之治。故特申曰。却與桂枝湯則愈。設疑反煩為未解。因而復用。尤為錯誤。蓋太陽之邪。自肌腠而外達徑脈。邪正交爭。欲解之佳象也。參看後三條之先煩大煩。尚可不藥自愈。則本條之刺而不藥。理更可明矣。

別具見解。而有至理。足供研究。為不可多得之文。（王一仁評）

承氣湯釋義

講習院張友琴

人自有生以後。所恃以生者。惟氣耳。昧者不察。以氣血並稱。過矣。蓋氣得暢遂。然後營衞以和。飲食以化。二便以調。氣足以攝血。血不足以攝氣。若夫上氣促。中氣實。下氣不通。其人固垂死矣。此承氣湯所由設也。承之爲言受也。惟虛故能受。是故甕盎之虛。足以承水。橐籥之虛。足以承米。其於人也亦然。故必腸胃空虛。然後天氣從肺竅入者。乃能下達膀胱而略無所拒。吸入之氣愈達。即呼出之氣愈長。不至有喘促之患矣。此固合大小調胃桃核而一以貫之者也。此即承氣之義也。乃後人以硝黃力猛。皆畏避而不敢用。專服味薄力緩之劑。致藥力不達病所。以至於死。可哀也。

解釋精確（曹穎甫評）

題前

講習院顧兆奎

經曰。地氣上爲雲。天氣下爲雨。天氣燥。則雨澤不下降。地氣燥。則水氣不上騰。天地不交。由于氣之不和也。柯韻伯曰。諸病皆因于氣。穢物之不去。由於氣之不順也。故天之不可以無雨。亦猶人之不可以無津液。天不雨。則地氣燥而萬物不生。人無津。則中土燥而臟腑無以滋養。經曰。陽明之上。燥氣治之。知燥乃陽明之本氣。故陽明有燥結胃府不通之症。仲景因以承氣湯主之。蓋下通地道。上承天氣之意。故以承氣名之。蓋天氣通於肺。胃中燥實。則吸入之天氣格拒而不能承受。故金匱臟腑經絡篇有吸氣微數。下之則少愈之文。豈非隱示人以承氣湯命名之意乎。但承氣雖一名。而湯有三。其用各異。而其意則同。王好古曰。大承氣治大實大滿。滿則胸腹䐜脹。狀若合瓦。大實則不大便也。痞滿燥實四證俱備。則用之。又曰。小承氣治痞實而微滿。狀若饑人食飽飯。腹中無轉矢氣。心下痞。大便或通。熱甚。須下之。又曰。調胃承氣治實而不滿者。腹如仰瓦。腹中有轉矢氣。有燥屎。不大便而譫語堅實之症。以上三法不可差。假令調胃承氣證用大承氣下之。則愈後元氣不復。以其氣藥犯之也。大承氣證用調胃承氣下之。則愈後神癡不清。以其無氣藥也。小承氣証用芒硝下之。則或利不止。變而成虛。故主治之法。各視其證之輕重。以爲差等。要其命名之義。則固未嘗不同也。假如汗吐下後不解。不大便五六日。日晡潮熱。獨語如見鬼狀。循衣摸床。惕而不安。微喘直視。或發熱譫語。或脈滑而數者。繞臍痛。反不能食諸症。大承氣湯主之。皆陽明津液爲火銷鑠。燥熱糟粕結于腸間。不能下達。由于氣之不順也。故用大黃芒硝破結泄熱。厚朴只實降逆消滯。下通地道。使中下通澈。不與隔絕其上承之氣。經所謂熱氣在上。水氣承之也。如微煩小便數大便因硬者。或腹滿不大便而不甚燥結者。小承氣湯主之。今小承氣湯。乃不用鹹寒之芒硝。用下行之大黃。以只朴通泄腸胃。微和胃氣。勿令大泄。不致成虛。與大承氣之重用只朴專于攻結者有間矣。如大便燥鞕。或心煩。胃氣不和。但熱腹滿而未劇者。調胃承氣湯主之。此治太陽陽明併病之和劑。因其人平素胃氣有餘。故病太陽三日。表熱不解。由于胃家不通。不可以太陽表症未解。執禁下一說。而坐視津液枯竭也。故小與調胃而用芒硝之鹹寒清熱。大黃之下行。配甘草以生胃家之津液而和中。上下相承。病自解矣。三承氣湯不同如此。而通名承氣者。豈非以燥實在中。隔拒清陽之氣。燥實一日不去。即清氣從外來者。一日不得承受乎。此承氣之義也。

釋承氣二字甚是 （嚴蒼山評）

溲與便之研究

講習院 胡九功

我華文字。重形而不重音。不若西洋文字之重音者可比。有字形既誤爲他字。而讀音亦不得不隨之而誤者。比比然也。今舉一例。僅以便字而研究之。不覺令人噴飯。奮我華文字。已數千年於茲。輾轉向受。以訛傳誤。遂至不可問聞。蓋便字爲溲字之誤。如溲字之偏旁氵。隸書作氵。遂與彳相混。因彳隸書作亍也。而隸書之彳往往簡寫作亻。（如彼又作彼。徘徊又作俳佪。）於是三點水遂變成單人旁。隸書之叟字又往往與更字相混。（如嫂字之半邊亦可作更。）三點水氵既變爲亻。叟字既變爲更字。於是溲字遂一變而爲便字矣。故大小溲即改呼爲大小便。今人或偶有仍呼大小溲者（如俗呼解大溲解小溲等）實上古之眞音眞義也。今每有自命醫家聖手。窮研內難之徒。開口則曰大便。隆閉閉口則曰小便黃赤。信口亂呼。而不知便字之由來。區區字義。倘不能究其來歷。失其本旨。其自命聖手信口亂呼之徒。閱吾文有所感乎。

別具會心方許研究古醫學 （許半龍評）

學生成績

某甲病傷寒四五日。壯熱面赤。煩渴嘔逆。時欲得水。復置不飲。神識昏亂。躁擾不甯。語言狂妄。不避親疏。患病以來。小溲通利。更衣僅一次。脈搏浮按洪滑。沉按

細軟舌質淡紅無苔病無多日已頻棘手試精審為之診斷病屬何本治用何方

講習院女生二一　謝斐予

經謂陽擾於外。陰爭於內。此熱證之見於外者。不必卽爲熱病。而中寒之極。每見似熱之象。不然。甯有壯熱面赤。神昏煩躁。口渴而不引飮自救者乎。誠以元陽衰微。陰氣獨勝。陽無所依。上冒則爲面赤。外越則爲壯熱。坎離相乘。躁擾以起。旣非實熱。則毋需乎水。此病者所以口雖渴而不欲飮也。嘔逆頻頻者。正陽虛而寒氣上逆。最宜注意及之。脈搏浮按洪滑。沉按細軟。舌質淡紅無苔。此其陽根已拔而浮越之火。尤恐須臾卽散。變爲厥逆亡陽。是爲可慮。蓋猶燈燄將滅。必熛騰而光倍也。病屬陰盛格陽。最爲危險。亟宜引火歸原法。而尤以止嘔逆爲第一要務。蓋嘔逆不止。陽藥不能入。病何以愈。玆擬附桂加吳茱萸湯。若誤斷爲陽熱實症。而漫投涼劑。則必汗出不救。

人參三錢　附塊三錢　炮薑炭錢半　淡吳萸七分　上官桂一錢　炙甘草二錢　大棗五枚

胸中雪亮筆底風生允稱佳作　（王潤民評）

前題

講習院女生　景芸芳

素秉陽虛。眞元虧弱。風邪外侵。衞陽不敵。遂成陰盛格陽之症。觀夫壯熱面赤。煩渴狂妄。無異實火內熾之候。然安有不欲引飮自救者乎。今雖躁擾不留。神識昏亂。此內經之所謂陽擾于外。陰爭于內者是也。切其脈搏洪滑無根。舌質淡紅無苔。又屬虛象之確徵。當此千鈞一髮之際。設或汗出厥逆。則陽脫陰離。卽將不治。若誤以實熱治以大劑苦寒之品。恐更禍不旋踵而至矣。惟其陽虛于中。蒸化無權。津液不達于上。而煩渴矣。虛氣上衝。嘔逆頻頻。若純投溫劑。慮其寒熱爭格。上泛而吐。反不得其藥性。徒耗胃陽。豈非促病之危劇于旦夕乎。急宜加味附子理中湯。固正回陽。兼以止嘔爲法。

人參三錢　炙甘草二錢　人尿一小杯　熟附塊二錢　乾姜錢半　猪胆汁少許　白朮三錢

洞達病情深合治理　（秦伯未評）

關于陰陽五行之定義說幾句話

講習院陳中權

陰陽五行之于中醫學術。幾于無人不曉有密切關係。余故不欲以一已之私見。斷定其有價值與否。試觀下列二家言陰陽五行之定義。其價值也可想而知了。

陰陽是相對性理論

日本醫學博士渡熙邊氏。於東亞醫學雜誌第二卷三號發表一論文。贊美漢醫之精博。題爲皇漢學研究與本草科設置之急務。彼謂漢醫方乃一種原理所成實驗的產物。中國先代醫術及軍事航海文化發達之跡。實以陰陽「相對性理論」五行爲基礎。

五行是代數之比例

章太炎氏于杭州中醫專校演講。謂張仲景傷寒論。其于病機。悉由實驗而來。所有五行之說。不過代數之比例耳。故論中必先說明病狀。而後以五行比例之。若後人葉天士之流。動輒于病狀尚未敘明。一味以五行之談爲鋪張。則簡直油腔滑調矣。五行六氣之意義。本卽牴牾。譬如五行肺爲金。胃爲土。言六氣。則太陰爲溼土。陽明爲燥金。絕對不同。故五行之說。祗可作比例觀也。

權按五行陰陽之定義。經兩先生一語破的。千古迷雲。一掃而空。此眞不刋名論。吾人當貫絲而繡者也。彼不學俗醫。動以吾國醫學之眞精神。卽在五行陰陽。舍此無從着手者。使其一讀兩先生言論。當亦赧然知所返也夫。

抉別是非。非心細眼明者不辦。（葉勁秋評）

談談洪範所謂五行

講習院陳中權

余草陰陽五行之定義。竟復覺後世言五行生剋。推原于周書洪範。實非確論。爰作斯篇。

洪範所謂五行。重在物質方面。並非知後世之專主生剋。重氣化方面。故其文曰。『水曰潤下。火曰炎上。木曰曲直。金曰從革。土曰稼穡。潤下作鹹。炎上作苦。曲直作酸。從革作辛。稼穡作甘。』曰潤下。曰炎上。曰曲直。曰從革。皆以其性言也。曰稼穡。以其功用言也。鹹、苦、酸、辛、甘五行（行作物字解）之味也。尙書蔡沈集傳謂五行有聲、色、氣、味。而獨言味者。以其切於民用也。由此可知洪範純以五行爲五物。爲人類生活必需之品。非如後人附會。以五行成爲災祥讖緯之學。荒誕不稽也。林履信洪範之社會學的研究——見臺灣詩薈第十號——『……所謂五行者。物質的要素。爲人類社會資話之源。不可一時或缺者。大禹以金、木、水、火、土、穀爲六府。府即聚之之意。所以利用厚生也。如左傳稱天生五材。民并用之。廢一不可。夫五材不外乎五行。若以五行爲氣。推演其說。轉爲災祥讖緯之學。其流弊成爲迷信。貽禍不淺。此種思想。決非中華民族所固有。蓋指凡爲君長者。對此物質的要素之五行。誠不可不首先注意焉。』林君以社會學原理析論洪範。以洪範是「體系的社會思想。」實屬創論。然亦言之成理。吾人當認爲有價值之言論。至論五行爲「物質的要素。」眞足一掃醫家以洪範之五行。「爲氣化的」之謬談。是以不佞對于整理中醫。具有二大志願。（一）陰陽五行之眞理。必重新審定。（二）蘇派醫生之流毒。矢根本剷除。懼俗醫誤認洪範之所謂五行。勉作無根據之辯護。

梁任公曰。迷信之流毒。以五行爲大本營。按我中醫界之受其流毒亦深矣。二千年來不特阻止學術不進步。且爲不學無術者避實就虛之遁辭。持爲欺人利器。殊堪太息。作者洞燭其奸。據理爭辯。有如半空霹靂。驚醒磕睡幾許。（章次公評）

醫不三世不服其藥辨

講習院陳中權

天下有繩墨之論。而阻中醫學術思想之發展者。如周禮所謂醫不三世不服其藥是也。況乎狃于守舊之說。而不察于確然之理。以良好之學術。不思共同研究。謀刷新。而反私立門戶。拘于思想。以定優劣標準。則何以爲後之習醫者法也。醫不三世不服其藥。有二訓。一以論經驗者。如父子相繼爲一世。循是相遞。訖于三世。然後服其藥而無誤。一以論學識者。以神農本草黃帝針灸素女脈訣等書爲三世。謂學醫必通乎此。而後可行其道。余以爲由後之說。尚不悖于理。由前之說。則荒謬殊甚。夫醫之所重者。固在經驗。然經驗苟以家傳論。父傳子。子傳孫。其子若孫必墨守成法。不思研究。而家自爲教。人自爲學。詡詡然誇耀于人。不以他山之石。作攻錯之具。卒至各立門庭。互相排斥。于醫學會無纖介之建白。即爲醫果有三世。能保其必爲良醫。必活人耶。起身爲醫。能斷其必庸工。必不活人耶。要知行醫重實際。不尚形式。必若周禮所言醫必家傳。而其原始之祖。又將何所傳乎。古名醫如和緩扁鵲輩。吾未見其有三世也。此不能不辨。至若長學識必讀古醫書。此說未嘗不是。然古書之佳處固多。錯謬之處亦不鮮。要在存其精華。去其糟粕。理以科學方法。加以正確判斷。斯無悖于讀書之眞諦。而收效實大。若死必服古。以爲古人之僻。乃玉乃金。不可侵犯。盲從盲聽。則亦古書奴隸耳。又何增廣學識。救人濟世之足云。誠以書無全善無全不善。書之合于古者。不皆合于今。要能知所取捨。斯可矣。然不能謂不讀上述三書。必不能生人。醫家學識之充足與否。初不在此三書也。總之爲醫。學識經驗。二者綦重。徒特學識。失之空。徒特經驗。失之陋。個人確有發明。當公諸全體。則不三世可服其藥。若藉家傳秘方爲能事。雖十世亦不可服其藥。果能讀書知所取捨。而融會貫通。雖未卒讀。猶可行其道。食古不化。雖胸羅萬卷。終不可應世。若是者。一則株守舊法。不思發明。一則徒讀古書。不知變通。皆爲後醫牢不可破之惡習。而爲中醫學術進步之障碍。實周禮一語階之厲也。經驗云何。學識云何。

識見超卓。高人一等。（葉勁秋評）

大受堂醫學札記

武陵徐　珂仲可著　講習院陳中權錄

學書廢（廢一作費）紙。學醫廢人。見蘇軾墨寶堂記。今懸壺于市。名震一時者。學果皆優耶。廢人多矣。

美洲華僑。有以醫致富者。鬻王大吉茶也。王大吉茶每包值錢二十文。鬻于美人。乃美金二圓。

開解生物之軀體。檢其骨骼筋肉。及各器官之位置。或全身。或一部。曰解剖。今醫院于人之有疾者。輒剖解之。以供研究之資料。古亦有之。元之王氏也。元楊瑀山居新話。松江府下砂場第四竈鹽丁顧壽玉妻王氏。始笄適顧。生子女五人。至大辛亥復有孕。及期臨蓐。七日不娩。仍如故。腹亦不加長。母囑之家人曰。我死後焚我。勿待盡。必取腹中物視之。以明此疾何也。至正庚寅十月二十五日。因胎動腹痛而死。越二日火化。家人果取物視之。則胞帶綑束甚緊。剖之乃一男胎。其肋骨如鐵之堅。計之懷胎四十年矣。其婦申戌生。死年七十有七。珂按珍惜遺體。人之恒情。王氏之達。卽在今日。亦鮮有所聞。

疾之易染者。宜入醫院。與家屬隔離。否則家屬至人家。人避之。以是知晉制之善。宋朱翌猗覺寮雜記。江南病疫之家。往往至親皆絕跡不敢問疾。恐相染也。晉王彪之傳。永和末多疾疫。舊制朝臣家有時疫。易染三人以上者。身雖無疾。百日不得入官。

伯牛有疾。先儒以爲賴也。賴與癩通。史記索隱賴惡瘡疾病也。癩本作癘。卽痲瘋。爲全體皮膚發生斑點之惡疾。有傳染性。宜孔子之于伯牛。有斯人斯疾之嘆。昌黎之懼誣也。唐語林韓愈病將卒。召羣僧曰。吾不藥。今將病死矣。汝詳視吾手足支體無誑。人云韓愈癩死也。

吾國傷科。能以斷骨接之如舊。乙丑三月。張德意（紹興八十四代之傷科）偕其婦設謙益傷科專門醫院于滬。凡未傷內部者皆可治。不至殘廢。西僑之受療而痊者且五人。

西醫皆自備藥餌。中醫古亦有之。唐李肇國史補王彥伯自言醫道將行。列三四灶。煮藥于庭。老幼塞門而請。彥伯指曰。熱者飲此。寒者飲此。風者飲此。氣者飲此。各負錢帛來酬。無不效者。

歐美之兒童。食不使過飽。衣不使過暖。所以使消化鍊肌肉也。吾國古亦有言之者。元李冶古今黈。小兒欲得安。無過飢與寒。

按杭縣徐仲可先生名珂。爲清季名孝廉。從譚復堂學詞。詞名甚著。純飛館詞集。傳誦一時。官內閣中書。旋入袁項城幕任書記。未幾即去。政變後居海上。率意著述。刊物甚夥。大受堂札記其一也。中多通達語。余與先生未謀面。曾通函以塡詞請益。多蒙諄誨。竊自附于遙從弟子之列。師薨于今歲二月。權學殖荒落。愧負師門。偶誦遺書。不禁動山木之悲矣。因于其札記中擇其關于醫者。錄數則爲左。名之曰大受堂醫學札記。亦聊以誌哀悼之思云爾。　中權附註

詠並蒂白牡丹有序

講習院陳中權

同邑李培卿醫士家後園植有牡丹數本今春忽放並蒂白牡丹一朶往觀者均賦詩紀事獨予負笈滬濱不得與然以不偶然之事偶然得之不可無詩爲賦二律倘亦許附于作者之林乎然竊自負于曾氏之異撰也詞曰

羞與天桃比態妍。會從春莫洗朱鉛。隋宮婉妙同心結。秦女分明攜手仙。金帶兩圍翻粉本。玉盤雙報溯華年。素懷共向東風白。庭下鴛鴦不獨眠。

分明色相妙蓮花。生植同根玉不瑕。解珮漢臯神女夢。觀書吳郡二喬家。素雲春影闌干曲。迴雪淸歌步障紗。終是李園兆嘉瑞。漫將一紙畫圖誇。

新秋

講習院陳中權

一雨盡殘暑。金飆代蓐收。梧桐寒井夜。風月渡江秋。遠雁隨涼信。枯蟬響暮愁。天涯初落葉。莫上最高樓。

秋宵吟效長吉體

講習院陳中權

寒蛩啼瘦秋林煙。油燈照人愁不眠。雨絲到地剪不斷。幾時從風還上天。夢入神仙最深處。桂華化作迴風舞。虛堂昏黑不見人。蕉露零零作鬼語。

端陽

講習院陳中權

節屆端陽景物新。朮羹艾酒鬭芳晨。不須更說靈均事。湘水蕭蕭愁煞人。

秋晚偶成

講習院陳中權

蕭條景物亦堪憐。木落江崖欲暮天。雁字不來秋又老。夕陽寒雨亂山煙。

落花

講習院錢松柏

落花片片逐江流。江上燈昏動暮愁。一自飄零渾似絮。沾泥無復上枝頭。

旅夜偶成

講習院黃彝鼎

月透紗窗滿地霜。小樓獨坐晚風涼。東鄰一夜吹長笛。多少征人憶故鄉。

江上

講習院黃彝鼎

一帆風送大江東。四顧蒼茫眼底空。兩岸雲山青不斷。夕陽微絢樹梢紅。

寒食踏青

講習院女生景芸芳

四望煙郊雨乍晴。踏青兒女出春城。白楊深處悲聲起。踵墓誰家念故情。

春游

講習院女生景芸芳

攜手此登臨。蘭芳滌素襟。雨餘荒磵靜。春暮亂山深。掃石無人跡。臨流見道心。與君下山去。乘輿一長吟。

菩薩蠻

講習院陳中權

楊枝欲綰青春住。落花低逐東風去。往事怕重提。莊生曉夢迷。　天涯芳草綠。只恨流光促。淚眼問斜暉。送君君不知。

酴醾開後流鶯老。柳絲無力東風裊。兀自動相憐。黃昏疏雨天。　畫闌深屈曲。芳草垂垂綠。心事逐花飛。春歸人未歸。

統觀諸生詩詞。均屬可誦。而景生春游之渾厚謹嚴。陳生菩薩蠻之宛約細膩。直欲上追晚唐北宋。本院多才。爲之狂喜。

（秦伯未評）

百字令 三秩初度

許半龍

挑鐙看劍。問今夕何夕。人間何世。花甲平分剛過半。贏得頭顱如此。宋玉工愁。唐衢善哭。短盡英雄氣。婦人醇酒。信陵應更無計。堪歎小刦華鬘興亡閱遍。難把河淸俟。安得橫磨揮十萬。整頓殘山賸水。人柳眠遲。江梅春早。髮白東風裏。一尊無賴。泥人花作如意。

百字令 和半龍三十感懷

秦伯未

如龍豪氣。枉手高元白。眼空飽謝。三十華年成隔世。消散易于冰化。明月今宵。酒痕前度。幾抵黃金價。淸愁無賴。笛聲呼起遙夜。且看阮籍狂歌。劉伶荷鍤。莫問人譽罵。天縱多情生亦贅。贅又年年作嫁。一片心孤。三分骨傲。誰更知眞假。海涯相對。劍芒爭聚心下。

次韻酬朱邈叟

許半龍

吾道眞難問。偏傷羈旅情。雲霄看龍畫。風雨憶雞鳴。投老得徵士。塵詩走步兵。年來興替感。何處賦蕪城。

坐雨韜光寺觀竹

秦伯未

千年韜光竹如海。翠煙瀞漾浮光彩。老龍長嘯龍孫眠。中有仙子誰爲宰。倏忽掃落北山雲。化作風雨勢紛紜。羣龍俛仰盤旋舞。岩阿欲拔聞砯磤。海水人立。波瀾怒。魑魅驚逃。愁無渡。天地隔塞日月昏。湘妃抱淚迷歸路。我欲乘龍上高天。高天多寒龍不前。龍性奇崛何時馴。鞭之叱之心憂煎。吁嗟乎。仙人遺下龍種子。龍長仙化難睨視。雲中仙子手相招。龍兮龍兮將安止。

次韻酬周芷畦

許半龍

欲遣三釀與。鶯花春暮愁。常懷公瑾醴。還上仲宣樓。豪氣殊今昔。羈情任去留。數行憂國淚。未擬付清流。

各科講義一班

中醫素無相當課本。致于教學方面。時生窒碍。此編者任職某醫校教務時。所以屢有編輯課本之提議。蓋該校所採譯者。內經則取醫經原旨。章節不明。卒難領悟。傷寒金匱則取醫宗金鑑。學說龐雜。無所適從。生理則取唐容川醫經精義。亦多簡略謬誤。而幼科婦科等。取幼科心法婦科心法。尤覺陳腐不切實用。甚至以陳修園醫學三字經。亦列一學科。苦無適當之教材。蓋可想見。然卒以輦有難色。一得之愚。因循迄未實現。本院創設之初。有鑒于此。故所聘教授。不特對于醫學上務求有確實之討論。即文學上亦務求有深刻之研究。迨開學之後。所有課程。一律改用講義。時期雖僅半載。而攷查學生成績。進步之速。遠非昔比。此實驗所得。差敢自慰者也。茲將各科講義。擇要摘錄于後。非徒感諸教授辛苦從事。亦以就正于海內醫家及教育家。俾有所改進焉。 編者誌

一 藥物學講義上

教授章次公

藥物課本以切于實用為第一要義。本講義逐項詳述。而對于各藥之特效。尤闡發無遺。可謂開藥學書籍中新紀元。茲錄其論阿膠蚤休二藥于後。尚有課外講義從略。 編者

阿膠

性味　甘平微温。

產地　相傳此藥以魯省兗州東阿縣。阿井之水。與黑驢皮煮燉而成。其實真者絕少。近世多雜牛馬皮。或舊革鞍靴之屬。其氣濁穢。不堪入藥。當以光如瑩漆。色帶油綠者為真。真者折之即斷。無臭氣。雖夏月亦不軟濕。

功用　止血養血滋陰潤燥。

泡製　潤肺蛤粉炒(阿膠珠)止血蒲黃炒生用(清阿膠)酒蒸烊開冲服

處方　同天麥門冬肥玉竹桑白皮生地黃炙兜鈴川貝母甜光杏治肺虛咳嗽。或肺燥咳血。——同杜仲枸杞子白芍艾絨黃芪續斷治婦人崩中下血。

古方　「和劑局方」治腸胃氣虛。冷熱不調。下痢赤白。裏急

後重。腹痛小便不利。用阿膠二兩。炒黃連三兩。茯苓二兩搗丸。

千金翼方吐血不止。阿膠炒二兩。蒲黃六合。生地黃三兩煮服。兼治衄血。

梅師方妊娠下血不止。阿膠三兩。炙爲末酒一升煎化服。

禁忌

此藥氣味雖平和。然性粘膩。胃弱作嘔。脾虛溏瀉。均勿用。

雜論

張石頑曰。阿井本淄水之源。色黑性輕。故能益肺補腎。煎用烏驢。必陽谷山中。驗其舌黑。其皮表裏通黑者。用以熬膠。則能補血止血。本經治心腹內崩。下血安胎。爲諸失血要藥。勞證咳嗽喘急。肺癰肺痿。潤燥滋大腸。治下痢便膿血。所謂陰不足者。補之以味也。

附錄

據日本藥家。猪子氏和漢藥論云。阿膠者。漢醫之强壯劑也。古方藥物考云。專主補益。可療虛煩。在泰西往時。亦供治療之用。

編者意見

阿膠之止血。事實上不誣。然根究所以能止血之原理。據前人記載。則殊不能滿意。如「紅見黑止。」「滋陰降火。」純屬想像。吾人從生理學研究。人身所以出血之故。則阿膠之能止血不難了然矣。

康健之人。血液循環。無滲漏之患。以血液運行血管之中。若車之于軌。相安無事。設以種種原因。血管受傷。於是出血之症乃起。

平日最多見之出血症。厥爲吐血、咯血、尿血、婦人崩漏等。各種病症之起。原因雖多。要不外體內各部血管。有破烈處。治療方法。因症施治。亦有多種。而用藥收斂血管。阻止血液分泌。誠屬要圖。

阿膠非收斂藥。無收縮血管之功。然亦呈止血之效者。徒以此藥富於膠粘性質。使破烈之血管。易於凝結而已。

阿膠止血作用在膠質上。僅能使破烈血管。易於凝結別無他效。準此以觀。阿膠之止血。跟於出血症之輕者。血管破烈處不大。其若吐血盈碗。湧湧而至。決非阿膠之所能爲力。

編者近二三年。用阿膠治血之經驗。吐血之輕者。用阿膠多愈。咯血用之亦效。特較吐血爲緩。嘗思其故。

良以吐血屬胃。阿膠入胃。直接凝結胃粘膜血管破烈處。故其效易見。咯血因肺絡損傷。用阿膠治之。不能直達病所。必待胃之消化後。循血液達行至肺。而其效始見也。

根據阿膠止血作用。全在膠粘之質液上。則阿膠不當炒用。炒之既喪失其固有之膠質。更不易烊化。實際上等於無用。嘗攷仲景所用之方。必先煮他藥再納阿膠烊盡。無用炒用者。千金外臺始炙用之。大失仲景之舊矣。

近世視阿膠爲補血要藥。按之此藥之構成。恐未必爾。吾人此後。認其具有「止血」之功足矣。

附錄吐血咯血之異點

胃出血	肺出血
（一）血液由吐而出	（一）血由咳嗽而出
（二）有胃病或肝臟病之既往症出血前作嘔及上腹壓	（二）有肺臟病或心臟病既往症出血前胸內有溫液上升之感覺
（三）血液呈暗色或黑色凝固成塊	（三）血色鮮紅含有泡沫而不凝固
（四）反應酸性	（四）反應鹽基性
（五）往往混有食物成分	（五）往往混有粘液或膿
（六）俄然發生持續時間短出血後大便呈Jeer樣色	（六）久持續而徐徐消失

蚤休——草紫河車——重樓金線

性味　苦微寒有毒。

主治　本經主驚癇搖頭弄舌。熱氣在腹中。——近世通作瘍科疔毒要藥。

產地　江南卑濕之區。

用量　錢半至三錢。

禁忌　元氣虛者禁用。

處方　同菊花地丁草粉丹皮赤芍蒲公英治疔毒初起。蚤休散疔毒初起白蜜菊花露調敷藥品蚤休研末

雜論　蚤休足厥陰藥。能治驚癇、瘧疾。瘰癧、癰腫。詳本經主治。總取開結導熱。而驚癇搖頭弄舌之熱邪自除。醋磨勢癰腫蛇毒有效。錄張石頑說。

補處方　衛生易簡方治小兒胎風。手足搐搦。用蚤休研末。每服半錢。冷水下。錢乙小兒方治慢驚發搐。帶有陽證者。白甘遂（即蚤休）末一錢。括蔞根末二錢。用於慢火上炒焦黃。研勻、每服一字。煎麝香薄荷湯送下。

編者意見　現今內科中無用蚤休者。於是本經治小兒驚風搖頭弄舌之功。遂湮沒不彰。（弄舌幼科謂之魚口。謂

病兒之唇脗作勢。前努唖弄不已。恰如魚之努脣唼喋也。）吾友徐衡之。爲道其業師。惲鐵樵先生自製縷金丹。即蚤休一藥研末。用於小兒急驚初起。頭反折。目上視。手作有規則之動搦。是熱將入腦神經被灸。蚤休之功用。泄內熱。熱減則神經得以弛緩。而驚風止。——信如徐君所述。則吾人對於蚤休之定驚。應具兩種觀念。一其所以定驚。爲簡接作用。直接爲除熱。二其定驚。僅限於急驚初起。

編者因鐵樵先生用蚤休定驚。而竊有所感。夫本品自本經而後內科方劑無用之者。遑論定驚。而惲先生於本經「搖頭弄舌」一語。別有會心。讀書具此等眼光。有足當吾人贊嘆者矣。

驚風一症。昔人不知屬於腦病。誤以爲痰閉、痰厥、一見驚風。莫不以香燥、開泄、痰涎、爲不二法門、於是因熱甚而緊張之腦神經。經此辛香竄散。其熱益熾。而緊張之神經益愈甚。小兒枉死於此者多矣。——鐵樵先生。以蚤休治驚風初起。其着眼處在泄熱。更以柔緩神經之湯劑佐之。當然有效。此實關係中醫病理。因蚤休而連類及之。

二　藥物學講義中

教授葉勁秋

本講義用于講習院。以分析的方法。明各藥之功能。庶臨床時。易于支配。下爲研究附子之一節。　編者

附子主治

脈沉微

四逆湯……脈微欲絕脈弱脈沉

四逆加人參湯……脈微

通脈四逆湯……脈微欲絕

通脈四逆加猪胆汁湯……脈微欲絕

乾薑附子湯……脈沉微

白通加猪胆汁湯……厥逆無脈

附子湯……脈沉

麻黄附子細辛湯……脈沉

白通湯……脈微

下利

四逆湯……清穀不止下利清穀自利不渴

四逆加人參湯……惡寒脈微而復利

通脈四逆湯……下利清穀
白通湯……下利
眞武湯……下利

體痛

桂枝附子湯……身體煩疼不能自轉側
四逆湯……身體疼痛四支疼
四逆湯加減法……腹中痛者加附子
眞武湯……四支沉重疼痛
附子湯……身體疼
甘草附子湯……骨節疼煩

拘攣

桂枝附子湯……身體疼煩不能自轉側
桂枝加附子湯……四肢微急難以屈伸
通脈四逆加猪胆汁湯……四肢拘急不解
眞武湯……身瞤動振振欲擗地
甘草附子湯……骨節煩疼掣痛不得屈伸
四逆湯……內拘急四肢疼四肢拘急

汗出

四逆湯大汗出
通脈四逆加猪胆汁湯……汗出
甘草附子湯……汗出
桂枝加附子湯……發汗遂漏不止
附子瀉心湯……汗出

厥冷

四逆湯……厥逆厥冷手足厥冷手足寒
通脈四逆湯……汗出而厥
通脈四逆加猪胆汁湯……汗出而厥
白通加猪胆汁湯……厥逆無脈
附子湯……手足寒
烏梅丸……藏厥

惡風寒

四逆湯……惡寒
四逆加人參湯……惡寒
附子湯……其背惡寒
通脈四逆湯……乾嘔
理中丸……喜唾久不了了

乾姜黄連黄芩人參湯……食入口卽吐

下痢

眞武湯加減法……下痢者加乾姜

生姜瀉心湯……下痢

甘草瀉心湯……下痢

四逆湯……下利淸穀……淸穀不止……下利

四逆加人參湯……脈浮而復利

白通湯……下利

桂枝人參湯……下利不止

桃花湯……下利

通脈四逆湯……下利淸穀

心下痞硬

桂枝人參湯……心下痞硬

生姜瀉心湯……心下痞硬

甘草瀉心湯……心下痞硬而滿

半夏瀉心湯……心滿而不痛者此爲痞

附子之性。諸本草槪曰大熱純陽。補火逐寒。惟其大熱純陽。所以用附子以補火。必防涸水。考傷寒用附子者。十有餘方。掇其

大要。不外治脈沉微。下利。體痛。拘攣。汗出。厥冷。惡風寒各症。傷寒曰。脈沉濇弱弦微。此名陰也。沉爲在裏。寸口脈微。名曰陽不足。少陰病脈微。不可發汗。亡陽故也。平脈篇亦曰諸微亡陽。微則爲虛。微者衛氣衰。是附子回陽之力可知矣。下利症雖有太陰少陰之別。其大槪則屬於虛寒者爲多。論曰。

自利不渴者屬太陰。以其藏有寒故也。當溫之。宜四逆輩。

自利而渴者。屬少陰也。虛故引水自救。若小便色白者。以下焦虛有寒不能制水故也。

下利脈沉而遲。面不赤。身有微熱。下利淸穀者。必鬱冒汗出而解。病人必微厥。所以然者。其面戴陽下虛故也。

惟下利屬虛寒者多。所以下利見發熱。爲有向愈之兆。

下利脈數有微熱。汗出令自愈。

下利有微熱而渴。脈弱者令自愈。

風寒雖爲六氣中之二氣。但多相因而少相離。有寒時不皆無風。有風時不皆無寒。冬月風寒本同一體。故中風傷寒。皆惡風惡寒。營病衛必病。中風之重者。卽是傷寒。傷寒之淺者。便是中風。不必在風寒上細分。須當在有汗無汗上着眼。其惡寒惡風之分

際。大概如下。

惡寒者雖發熱而不欲去衣。甚至被覆向火。而猶不能遏其寒也。

惡風者。謂常居密室之中。帳幃之內。則舒緩而無所畏也。一或用扇。一或當風。則漸漸而惡。此為惡風也。

此外須知先天之陽。必藉後天水穀之陰。方足以資生。是以用姜桂附以驅陰霾。而溫暖其藏府。所以益後天之熱。以接引先天之陽。凡有質之物皆為陰。炭油是也。無質之物皆為陽。火是也。炭油不足者。可以他炭油加之。以其有質也。有質便有虛實。有虛便可補。火不足者。不能以他火加之。以其無質也。無質便無虛實。無虛便不可補。炭油有質。便可以多少計之。少者加之。是補之義也。火無質。便無多少之別。只問有無耳。有則一星之火。可以燎原。烏用補為。醫能知火之托根於炭與油。便知先天之陽。托根於後天水穀之陰。知加炭油。便是補火。便知補後天水穀之陰。便是補先天之陽。聖人知陽之不可以單補也。故不立補陽之劑。知陽之衰也。非陽之虛實。因性之未遂耳。故遂其性。其陽自旺。庸俗之意中。以為八味鹿茸之熱。即可變為腎陽。不知後天之熱愈增。腎陽愈不可救。假如煙突不通。有物梗之。去其梗物。則炎上之性遂矣。爐底積灰。則底火不達。去其底灰。則下達之性遂矣。炭少則火無所附。加炭則燃燒之性遂矣。惟炭過陰濕。不能接引本火者。方用外火以烘去其濕。去其濕。所以遂其就燥之性也。傷寒金匱之法。皆遂其性之法也。其方皆遂其性之方也。腎火之閉塞於上者。諸汗吐之劑。可以開之。開之則炎上之性遂矣。腎火之壅遏於下者。諸攻下之劑。可以通之。通之則下達之性遂矣。陰不足則陽無所麗。諸汗吐下劑中兼用參朮棗草。以益其陰。益其陰則腎火之根固矣。寒濕在下。腎陽被陷。諸辛熱之劑。可以驅其寒而去其濕。驅之去之。所以遂其就燥之性也。遂腎陽之性。便是補腎陽之無上妙法。

三 藥物學講義下

教授葉三多

本院于教授中國藥物學之外。兼采西藥學。請藥學專家任之。俾相引證。茲擇其緒論如下。　編者

西藥學者。乃選擇西醫通用之中國藥物。參以歐美學說。解釋藥物之來曆、產地、形狀、性質、顯微鏡構造、化學成分、治療用法、製造法、採集法、貯藏法等之科學也。

藥物之分類　藥物大別分下列三類。

(一)生藥　係採集動物或植物之全部或一部或其分泌物等。

而供醫藥應用之藥物。須精選之。或乾燥之。間或加以截切、搗剉、粉碎、等機械操作。

(二)化學的製劑　爲有機無機物。或由動植物卽生藥而析出者。或由化學的合成法而製成者。

(三)藥學的製劑　乃由生藥或化學的製劑施以浸出、蒸溜、溶解等方法。即所謂藥學的方法而製出者。如丁幾、(濃厚藥酒。)越幾斯、(抽出藥膏。)藥酒、藥醋糖漿劑、等是。又據一定處方而調劑爲下列諸種者。亦屬之。

(甲)乾燥性藥劑

1.茶劑Species　爲通常生藥截剉、搗碎、作均等之小片。除去細粉而製浸劑或煎劑。以供內外用。或作燻烟料及外用之藥草囊。

2.丸劑(藥丸)Pilula　作球圓形。通常大如豌豆。重約01gm內服用之。

3.散劑(藥粉)Pnlvis　爲粉禾狀。乃內服或外用之藥。

4.錠劑(藥片)Patilla　通常爲扁圓形。重約1gm.概爲內服料。間或溶解爲外用。及皮下注射用。

5.囊劑Capsula　通常用膠囊。乃內服藥。

6.挺子劑Bacillus Siglus 爲桿狀之外用藥。

7.坐劑Suppositoinm　其形狀大小。因所用目的而異。例如肛門坐劑重量2,0－30gm.爲維形。膣坐劑重4－6gm.爲卵圓形。

(乙)柔軟性藥劑

1.舐劑Electnarium　爲內服之果泥狀藥劑。

2.軟膏劑(膏藥)Unguentum 有猪油之稠度。爲外用藥。

3.硬膏劑Emplastium　在常温爲固塊。遇體温則漸化爲液體。乃外用藥。

4.擦劑Linimentum　有糖漿之稠度。爲外用藥。

5.泥膏劑Pasta 有粥狀之稠度。爲外用藥。

(丙)流動性藥劑

1.溶劑及合劑（藥水）Solutio et Mixtura通常者爲澄清之液。供內服、外用、注射、灌腸等用。又有所謂振盪合劑。Mixtnra Agitianda 爲混有不溶性沈澱之合劑。使用時須振盪者是也。

2.抽出劑Extractio　由抽出法而製出者。有冷浸劑。Maceratio 浸劑Infutum 及煎劑Decoctum之三種。區別爲內服或外用藥。

3.乳劑Emulsoi 爲極細微之不溶解物。且有脂肪小球浮游於其中。乃內服水劑。

四　生理學講義

教授費澤堯

西醫之譏中醫者每謂不明生理。實則中醫未嘗無生理。特散見各書。無人整理敘述耳。本講義分中說西說兩大綱。以資參攷匯通。茲節錄一則于下。　編者

呼吸器之解剖

呼吸系統之器官分三種。一喉頭。二氣管。三肺。肺之形狀。却似海綿。使血液與空氣交換。空氣之出入呼吸器。恃乎胸廓及橫隔膜之運動。氣管及聯於氣管之兩氣管枝。接於肺。喉頭卽氣管之上端。呼吸器上部有二腺。一名甲狀腺。一名胸腺。

(一)喉頭　喉頭除通氣外。尙有發音之作用。其位置在前頸之中央。上通咽腔。下接氣管。其壁以可動性軟骨所組成。內部有聲帶。或緊張。或弛緩。皆由喉頭肌之作用。喉頭位於第四至五頸推間之前。後方與咽頭壁爲隣。前方除正中部直接皮下外。均爲胸骨舌骨肌及甲狀舌骨肌所被。側方有甲狀線及頸血管幹。安靜呼吸時。空氣通過喉頭之狹隙。但如強度呼吸。如演說唱歌時。則會厭軟骨直立。喉頭成一不規則之大腔。名喉頭腔。喉頭腔之上半部爲漏斗狀。名喉頭前庭下半部較狹小。名下喉頭腔。中間部分安置聲帶。藉空氣經過。振動以發音。

喉頭軟骨　喉頭軟骨有八。卽甲狀軟骨。環狀軟骨。披裂軟骨。小角軟骨。楔狀軟骨。會厭軟骨。麥粒軟骨。及種子軟骨。

(1)甲狀軟骨　爲喉頭軟骨中之最大者。成自二方形板。名甲狀軟骨側板。於前方正中線以銳角結合。而突出於前方者。曰喉頭結節。在男子甚爲顯明。其上有深截痕。名上甲狀截痕。側板外面有斜痕之線。爲肌肉之附着部分。後緣鈍圓。上下延長。上方名上角。下方名下角。下角短而末端有環狀軟骨關節面。

(2)環狀軟骨　狀如指環。角部曰環狀軟骨弓。在甲狀軟骨之下。後部曰環狀軟骨板。位於甲狀軟骨側板之間。弓細板闊。板之上緣。中央部分。有小截痕。其下側有橢圓形關節面。稍突。與披裂軟骨相關節。名披裂軟。關節面。板後面之正中線。有一縱隆起。隆起之兩側。各有壓痕。名軟窩。後輪狀披裂肌起於此。此外兩側面。與甲狀軟骨下角相關節。

(3)披裂軟骨　成對。係三面錐體形之小軟骨。以其底面

坐於環狀軟骨之上。尖端向後。分為四面。後面向下陷。前面有向上彎曲之縱隆起名弧形櫛。此櫛之上端。終以小丘。又弧形櫛之下方。有一長窩。內甲狀披裂肌附於此。內面最小。與對側者相並行。下面即基底。稍凹陷。有環狀軟骨關節面。基底外端頗突名肌突。起諸肌附於此。前端銳利。名聲帶突。起聲帶附此。

(4)小角軟骨　係兩個黃色小軟骨片。形如圓錐。位於披裂軟骨之上。其尖端向下。

(5)楔狀軟骨　為二小扁平軟骨。位於披裂軟骨至會厭軟骨之粘膜。皺壁中。

(6)會厭軟骨　狀似薄葉。上緣廣。游離於咽腔中。下方狹。名會厭莖。以強勁結締質聯接於甲狀軟骨內面。上甲狀截痕之下方。此軟骨之緣及面。有多數小窩及空隙。所以容小腺。前面橫徑凹陷。後面縱徑凹陷。

(7)麥粒軟骨　為小軟骨。大小不一。位於側甲狀舌骨韌帶中。

(8)種子軟骨　有前後二種。前者聲帶之前端。長圓而有彈力性。後者位於披裂軟骨與小角軟骨聯接部外側。

喉頭軟骨之主要者。至高年均化骨。

喉頭肌肉及韌帶　喉頭肌位於喉頭與鄰接器管之間。有作用於喉頭全部者。有便軟骨互相變位者。

(1)環狀甲狀肌　係方形之肌。位於喉頭前側。起於環狀軟骨弓。向外上放散而附於甲狀軟骨下緣。

(2)後環狀披裂肌　為三角形肌。起於環狀軟骨後面。向外上而集合於披裂軟骨。

(3)側環狀披裂肌　亦三角形。起於環狀軟骨側方。向後上而附於披裂軟骨。

(4)橫披裂肌　此肌方形。橫走於披裂軟骨之後面。

(5)甲狀披裂肌　此肌形方而廣。起於甲狀軟骨內面。向彼走而附於披裂軟骨外緣及前面。此肌之下部。分為內外二部。內部小。名內甲狀披裂肌。外部名外甲狀披裂肌。

(6)甲狀會厭肌　起於甲狀軟骨內面。回以上方而附於會厭軟骨。

(7)披裂會厭肌　扁平縱定。起於披裂軟骨外緣下部及環狀軟骨上部。走會厭軟骨緣。

喉頭肌之作用　合言之。使聲門之開閉。及聲帶之弛張。分之。（1）使甲狀軟骨向下牽引。以緊强聲帶。（2）使披裂軟骨向後下牽引。以開張聲門。（3）分披裂軟骨向前下牽引。以閉鎖聲門。（4）使披裂軟骨左右互相援近。以閉鎖聲門。（5）使聲門收縮。聲帶弛緩。詳言之。外甲狀披裂肌使聲門狹隘。內甲狀披裂肌反使聲門緊張。以發高音。（6）舉上會厭軟骨。（7）使會厭軟骨下掣。

喉頭靭帶　喉頭靭帶有六。即環狀甲狀靭帶。會厭莖靭帶。環狀披裂靭帶。環狀小角靭帶。披裂小角靭帶。甲狀披裂靭帶等。其始終點均如其名。

喉頭之構造　喉頭粘膜與咽頭氣管之粘膜相聯接。其中以喉頭粘膜爲最特別。即其表層爲複層氈毛上皮細胞。氈毛運動向上。而細胞之形狀大抵爲圓柱形。粘膜之下。有微細菌纖狀層。此層含有粘液，漿液小腺。較之大腺存於會厭軟骨。而開口於前面聲帶附近部。富有彈力纖維。此種部分。往往無腺。

五　病理學講義

教授王潤民

中醫對于病理學素無專書。夫不明病理。何以識疾病之原委。而施以精當之治療。實爲基本上疎陋之一點。本講義先概論次各病專論。茲將概論中細菌能成病之理一節。摘錄于后。　編者

細菌能成病之理

難之者曰。如子所言。則西醫「菌爲病源之說」爲本末倒置。何以人之不感六淫者。但將某種病菌注入其體。亦能成病。如將白喉菌移殖健康人之喉間。亦能成白喉。何也。余應之曰。欲解答此問題。須先識得一謎。謎者何。即天下事「因必有果。果還爲因」是也。

如前所論。最初之人類。爲氣化。因其時氣勝於形。故盈天地間之萬物。無不以氣化而成形。迨後以形化。則生生不已矣。是故能爲病之六氣。產生細菌。迨此細菌產生後。又還能致人於病。所謂「因必有果。果還爲因」也。審此又何疑乎。又何疑乎。」況乎病有傳染與不傳染之異。急性傳染之病（如霍亂如鼠疫）菌之爲患。甚於氣化。不傳染之病。則氣化之重要。遠非菌可比。若更嚴格言之。則雖急性傳染之病。不藉六氣之偏。亦不能爲病。證諸昔日美國醫師爾立芝司氏之吞服霍亂菌。可以知矣。氏曾於身體强健之時。天氣晴明之候。試飲霍亂菌一小杯。其結果僅微瀉

而已。毫未發生霍亂症狀。此固由其抵抗力之强。無亦氣候與健康。實有絕大之關係歟。關於此點。川醫祝味菊君曾著文討論。其信極切當。可爲吾說之佐證。試更列之如下。

「夫細菌足以致病。固也。然細菌之繁殖傳布。雜於飲食。飛揚於空氣。附著於衣服器皿之中者。無處蔑有。人食息其間。隨在可以吸受。試問向吸受細菌。而或病或不病。則何故。答之者將曰。人體之抗毒力有强弱故。抗毒力弱者病。强者不病。試問一人之身。日日吸受細菌。昔者不病。而今日病。則又何故。答之者將曰。昔日抗毒力强。今日抗毒力弱也。試問今日抗毒力何以弱。答之者將曰。今日衣食寒暖。必有不適當故也。若使答者之言爲不誤。吾得而折之曰。然則疾病之源。乃六淫。非細菌也。何以故。以感受六淫。即是衣食寒暖不適當故。六淫者。時令氣候之代名詞也。人之生活。夏則飲水而葛。冬則飲湯而裘者。所以適應時令之氣候耳。反其道。則人體必感不適而病。病則抗毒力衰減。而細菌得以猖獗。」

觀於此。則細菌所以能成病之理由。及其與六氣之關係。皆不待煩言而決矣。

細菌之能爲病。人皆謂爲西哲所發明。然吳又可氏曾言之矣。其温疫論中。屢稱傷寒感天地之正氣。時疫感天地之戾氣。又著雜氣論其言曰。「雜氣爲病最多。然舉世皆誤認爲六氣。假如誤認爲風者。如大痲風。鶴膝風。痛風。歷節風。老人中風。腸風厲風之類。概用風藥。未嘗一效。實非風也。皆雜氣爲病耳。又誤認爲火者。如疔瘡發背癰疽流注流火丹毒與夫發疹之類。以爲痛癢瘡瘍皆屬心火。投芩連知蘗未嘗一效。實非火也。亦雜氣之所爲耳。至於誤認爲暑者。如霍亂吐瀉瘧痢暴注腹痛絞腸痧之類。皆誤爲暑作暑證治之。未嘗一效。與暑何與焉。至於一切雜證無因而生者。並皆雜氣所成。蓋因諸氣來。而不知。感而不覺。惟向風寒暑濕所見之氣求之。既已錯認病原。未免誤投他藥。劉河間作原病式。蓋祖五運六氣百病皆原於風寒暑濕燥火無出此六氣爲病者。實不知雜氣爲病更多於六氣。六氣有限。現在可測。雜氣無窮。茫然不可測。專務風寒暑濕燥火。不言雜氣。豈能包括天下之病歟?」云云。

吳氏之所謂戾氣雜氣。即西哲之所謂細菌原蟲也。此決非附會之言。試思篇中屢謂時疫能傳染於人。又謂病偏於一方。延門闔戶。衆人相同。此非細菌學說而何。特是其時顯微鏡尚未發明。無以發現物質上之病原體。祇得稱之爲戾氣或雜氣耳。卓識吳氏。非天下之巨眼。其孰能言之。不可謂非中國醫昕之發明家矣。彼盲目昧心之徒。居今日而猶反對細菌。抑何夢夢乃爾。同時並可知「在急性傳染病。細菌之爲患甚於氣化」之言。爲不誣矣。故吾不反對細菌之說。且極力主張研究細菌。特笑世之謂「百病幾皆由菌」「疾病與氣化無關」者。爲未聞大道。執一不通耳。

六 細菌學講義

教授瞿直甫

西醫論病。以細菌爲能事。本院志在昌明醫學。不分畛域。特請西醫專論細菌學一科。以資致證。下爲細菌一般形態學之一節。 編者

細菌之一般形態學

Allgemeine Morphologie der Bacterien

細菌爲單細胞之最小生殖物由分裂而增殖故又有分裂菌之名其分裂先將菌體延長中央漸次狹小遂分爲二個之菌體然分裂之方法亦有種種或向二方面分裂或向種種方面分裂而細菌之大多數皆不含葉緣素也

第一節 細菌之大小Grossenverhaeltnisse

通常細菌之大小以mikron表示之1 mikron 1/1000 mm millimeter 其略字爲u(希蠟字)

細菌平均長凡2-5 u 闊凡0.2-0.5 u如化膿球菌普通直徑爲0.8 u- 一滴之水(0.5cc)內約有六億個之菌芽

第二節 細菌之分類及形狀Einteilung normalund normale Formen der bakterien

細菌之形狀及種類極煩天然系統的分類甚爲不易故無一定之科學的分類法茲姑就Chon 氏人工的分類區別如次之三種卽

(1)桿狀菌Staeb-cheu Bakterien(bacillus)bazillen

(2)球狀菌Kugelbakterien(Coccus)kokken

(3)螺旋狀菌Schraubenbakterien(spirillun)Spirillen

如上三種各具特別之形態常一定不變故球菌常生球菌桿菌必發生桿菌然有位於三者之間者如Pest菌爲桿狀菌而呈卵形恰如球菌故稱之曰球桿菌 Kokkobazillen 又有變形菌Proteus 同時具三種之形態忽成球狀忽成桿狀或螺旋狀者也

I桿菌Bazillen呈圓柱狀長短大小不一通常長凡 0.4-30 u 其最大者爲脾脫疽菌厚凡 1 u 長凡 3-10 u 其最小者

為流行性感冒（Influenza）菌及百日咳菌厚凡0.1 u 長凡0.4 u 其菌之兩端多鈍圓偶有如刀切之平坦或尖銳者又兩側面多平行然亦有如棍棒狀或楔狀者也

桿菌橫向分裂長軸延長往往數個或數十個相連其境界不明如長絲狀謂之假絲 Sche-in-aden 病原菌中桿菌最占多數

II球菌Kokken呈球狀直徑小0.3-3. U因其分裂方法不同故或呈球狀或二個相連或如索狀或呈葡萄狀或二個以上併列失其球形而成腎臟形或燭焰狀或骰子狀等故更分為次之六種即

（1）單球菌Monokoken 為單一之球狀菌雖分別亦必各個獨立病原菌殆無

（2）雙球菌Diplokokken 兩個球菌必相結合雖經分裂而不失其原性其兩菌或呈正球形或半球狀或腎臟形或亂切刀狀切等不一病原菌居多如肺炎球菌淋菌脊髓膜炎球菌等

（3）連鎖狀球菌Streptokken 數個球菌相連結恰如珠數狀短者數個長者數十相連其相連各菌往往大小不同或呈圓板狀恰如緡錢狀者有之屬於病原菌者為化膿連鎖狀球菌丹毒連鎖球菌等

（4）葡萄狀球菌Staphylokokken多數之球菌不規則密集恰為葡萄房狀雖經分裂不失其特性其球菌各個之大往往不明屬於病原菌者如化膿葡萄狀球菌等

（5）四連球菌Tetrakokken 四個球菌相結合即一個球菌向前後左右分裂而為四個之菌互相排列病原菌少

（6）八聯球菌Sarcina 八個球菌二重結合恰如四聯球菌相重疊也故一名束球菌Packkokken

III螺旋狀菌Spirillen 大小種種不一或須千倍擴大方得明視或百倍擴大即甚明瞭菌體灣曲或呈弧狀或S字狀或8狀或螺旋狀菌體之兩端或鈍形或尖銳更分次之三種即

（1）弧菌Vibrio多少弓狀灣曲有一二個端立鞭毛

（2）螺菌Snirillen呈螺旋狀由數多之端立鞭毛而運動

（3）波菌Spirocheeta螺旋而成波狀無鞭毛由被膜運動

七　古醫講義上

教授秦伯未

古醫學包含內難等諸書。第一編為內經分生理解剖診斷病理治療方劑哲學等數類。茲錄其內經之治療學中二則。以見大概。夫內經之註釋甚多。而編制上求其合于教學者。絕無僅有。

本講義實不可多得之作也。 編者

正治法

寒者熱之。熱者寒之。微者逆之。(逆逆治也。如以寒治熱。以熱治熱之類。)甚者從之。(從從治也。如以寒治寒。以熱治熱之類。)堅者削之。(堅堅積也)客者除之。(客外感客氣也)勞者溫之。(溫溫養也)結者散之。留者攻之。(留滯着也)燥者濡之。(濡潤也)急者緩之。(急拘急也)散者收之。損者益之。(益補益也)逸者行之。(逸不活動也)驚者平之。(驚則氣上也)上之下之。(上下猶言升降。)摩之浴之。薄之刼之。(薄迫其隱藏也。刼奪其強盛也。)開之發之。適事爲故。逆者正治。從者反治。從多從少。(多少指所用從藥言)觀其事也。(相機而行之。)因其輕而揚之。(輕者浮于表。揚散也。)因其重而減之。(重者實于內。減瀉也。)因其衰而彰之。(衰者氣血虛。彰者補之益之。使復彰也。)形不足者。溫之以氣。精不足者。補之以味。其高者因而越之。(越發揚也謂升散之溢湧之也。)其下者引而竭之。(竭袪除也謂蕩滌之疏利之也。)中滿者瀉之于內。其有邪者。漬形以爲汗。(邪指外邪。漬浸也。)其在皮者。汗而發之。其慓悍者。按而收之。其實者。散而寫之。血實宜決之。(決謂泄去也。)氣虛宜掣引之。(掣謂挽回也。)

此章論一般之正治法也。正治者用與病氣相反之藥治之。使病菌因而撲滅。雖病氣與藥相反。而實合治療之原則。所謂逆者正治是也。上列諸法。爲徐子才十劑之藍本。十劑者。一補可扶弱。如先天不足宜補腎。六味丸腎氣丸二仙膠之類是。後天不足宜補脾。四君子湯歸脾湯補中湯之類是。氣弱宜補肺。人參是。血弱宜補肝。當歸是。神弱宜補心。棗仁是。二重可鎮怯。如怯則氣浮。重以鎮之。有四等。驚氣亂宜琥珀定志丸至寶丹之類是。恐氣下宜二加龍骨湯磁珠丸之類。怒氣逆宜生鐵洛飲蘆薈丸滾痰丸之類。虛氣浮宜安神丸之類。三輕可去實。如風寒之邪。中于人身。癰瘡疥痤。發于肢體。宜輕揚之使從外解。仲景用麻桂一湯。今人用人參敗毒散香薷飲香茹白芷薄荷荊芥之類。四宣可去壅。如頭目鼻病。牙噤喉塞。實痰在胸。水火交結。氣逆壅滿。法當宣達。或嚏或吐。或令布散。取嚏如通關散。取吐如胆礬甘草薄荷。布散如越鞠丸逍遙散之類。五通可行滯。如火氣菀滯。宜用通劑。利其小便。滯于氣用木通滑石六一散之類。滯于血用防己導赤散五淋散之類。六洩可去閉。如邪盛則閉塞。必以泄劑。從大便奪之。備急丸瀉寒實。三承氣湯瀉熱實。葶藶瀉肺湯是泄其氣。桃仁承氣湯是泄其血。十棗湯洩水。化滯丸攻積之類。七滑可去着。如痰粘喉。溺濁淋。大腸痢等症。宜滑澤以滌之。瓜霜冬葵子散榆皮飲痢症[illegible]方之類。八澀可固脫。如開肺洞瀉。溺遺精滑。大汗亡陽等症。宜收濇以斂之。理中湯桃花湯固精丸天雄散參芪朮附湯之類。九濕可潤燥。如風熱怫鬱。則血液枯竭而爲燥病。上燥則渴。或爲肺痿。宜人參白虎加花粉瓊玉膏救肺湯。下燥則結。麻仁丸蓯蓉丸。陽燥則膈食。宜當歸芝蘇丸。筋燥則縮攣。宜阿膠竹茹湯之類。十燥可去濕。如外感之濕神朮湯汗之。濕泛爲痰。二陳湯降之。濕停不溺。五苓散利之。胃濕宜平胃散。脾濕宜腎着湯之類。

十劑爲藥之大體。詳之可無遺失。特缺寒熱一端。寒熱者證治之大端也。寒能制熱。熱證如傷寒溫瘧虛勞。何一不有。當以寒藥治之。甘寒之劑。白虎湯甘露飲之類。苦寒之劑。金花湯龍胆瀉肝湯之類。大抵肺胃肌熱宜銀翹石膏。心腹熱宜芩連。肝腎熱宜黃柏知母胆草。熱可制寒。當用辛溫之品。附子湯附子細辛湯治太陽少陰之寒。四逆湯理中湯治脾腎之寒。吳萸湯烏梅丸治肝寒。青龍湯治肺寒。薤白治心胸之寒。回陽救急湯統治裏寒。桂枝湯統治表寒之類。方劑雖繁。不越此補重輕宣通洩滑濇濕燥寒熱十二字。神而明之。可以統治百病矣。

外邪治法

邪風之至。疾如風雨。（疾速也。）故善治者治皮毛。其次治肌膚。其次治筋脈。其次治六府。其次治五藏。治五藏者半死半生也。（邪愈深則治愈難也。）天之邪氣（風寒暑濕火燥無形者也。）感則害人五藏。（喉主天氣而通于藏也。）水穀之寒濕。（水穀有形者也。）感則害人六府。（咽主地氣而通于府也。）地之濕氣。感則害人皮肉筋脈。（濕性凝滯。營衛因之不利也。）善診者。察色按脈。先別陰陽。審清濁而知部分。（望色也。）視喘息。聽音聲。而知所苦。（聞聲也。）觀權衡規矩而知病所主。（本經論脈有春應中規。夏應中矩。秋應中衡。冬應中權之文。）按尺寸。觀浮沉滑濇而知病所生。（切脈也。）以治無過。（過過失也。）以診則不失矣。

此章論治外邪之程序也。邪從外至。治必先表。以止內傳。即聖人不治已病治未病之旨。張仲景曰。時氣不和。便當早言。尋其邪由。及在腠理。以時治之。罕有不愈。患人忍之。數日乃說。邪氣入藏。則難可制。扁鵲見齊桓公云。病在腠理。三見之後。則已入藏。不可治療而逃。可知外邪之症。斷非早治不可。蓋病之始入。風寒旣淺。氣血藏府未傷。自然治之甚易。至于邪氣深入。則邪氣與眞氣相亂。欲攻邪則碍眞。欲扶眞則碍邪。卽使邪漸去而眞已不支矣。若得病之後。更或勞動感風。傷氣傷食。尤爲危篤之漸。

治外感如將兵貴神速。機圓法活。去邪務盡。蓋早平一日。則人少受一日之害。故外感內傷。爲證治兩大關鍵。而去其所本無。復其所固有。兩言可盡之。如六淫外襲。身中氣血。日失和平。一切外感有餘之症。有須汗吐下和之法。皆是去其所本無也。若七情受傷。臟腑有損。身中氣血。日就虧耗。一切內傷不足之症。有須滋塡培補之治。皆是復其所固有也。特外感病挾食者頗多。當思食爲邪裹。散其邪則食自下。若雜消導于發散中。不專達表。胃汁復傷。因而陷閉者有之。至若風多挾暑濕寒。或挾燥火。或惱怒。或勞倦。或房事。及肝氣宿瘀諸血證。皆外感病之不無有挾者。所貴隨症制宜。斟酌盡善耳。

八　古醫學講義下

教授秦伯未

本講義施用於講習院。專就內難各經中之論疾病者。分類編纂。以期速成。而切實用。下爲論內經中厥逆證之一部分。其註釋偏重于攷據與校正。又較醫學院所用。有不同之點。　編者

厥逆

第一章　通論

（一）血凝于足者爲厥。（眞氣失其順接。或邪氣橫逆無制。通曰厥。厥卽逆之謂也。能明此義。方許讀本經。後人均作逆冷解。宜其每格格不相入也。）

（二）淸濁相干。氣亂臂脛。則爲四厥。（四厥言四肢厥也。）亂于頭則爲厥逆。頭重眩仆。（此泛舉厥逆之上下旁行二例。然便可悟厥逆決非逆冷之謂矣。）

（三）厥逆之爲病也。足暴冷。胸若將裂。腸若將以刀切之。煩而不能食。脈大小皆濇。（此皆陽虛寒勝之候。乃舉厥逆病症之一斑。）

（四）厥若令人腹滿。或令人暴不知人。或至半日。遠至一日。乃知人者。陰氣盛于上則下虛。下虛則腹脹滿。陽氣盛于上。則下氣重上而邪氣逆。逆則陽氣亂。陽氣亂則不知人也。（此亦舉厥

逆之病症也）

第二章　寒厥

（一）陽氣衰于下。則爲寒厥。（陽衰卽陰勝故也。不曰衰于上而必曰衰于下者。以物之生氣。必自下而升也。）

（二）寒厥之爲寒也。必從五指而上于膝者。何也。（五指爲陽氣之所起。寒爲陰邪。反從陽分而上。故發問。）陰氣起于五指之裏。（裏言內也。）集于膝下。而聚于膝上。故陰氣勝則從五指至膝上寒。其寒也。不從外。皆從內也。（此言寒厥之症候。）

（三）寒厥何失而然也。（何失而然。猶言何物損失而致此。）此人者質壯。以秋冬奪于所用。（謂秋冬陽藏之時。而耗傷其眞氣。如遠行強用力之類是也。後人均指情慾解。所見未免淺鮮。）陽氣衰。不能滲營其經絡。（陽氣衰。卽指奪于所用者言。張景岳訓陽氣爲陽明胃氣。不特與經文不合。卽與所謂情慾亦無涉。）陽氣日損。陰氣獨在。故手足爲之寒也。（此證恒見四肢逆冷。身冷面青。蜷臥。指甲青暗。腹痛不渴。小便自利。大便溏。完穀不化。不省人事。脈微遲。通治宜附子理中湯。（附參朮薑草）及四逆湯。（薑附草）按金匱有赤丸。治寒氣厥逆。後人均與寒厥並提。實屬不然。夫寒厥乃症名。寒氣厥逆。乃泛言寒氣上僭之候。故方中用烏頭細辛以溫散寒邪。復用茯苓半夏以降泄逆上之氣。其致誤之由。正坐不解厥逆二字之意義。）

第三章　熱厥

（一）陰氣衰于下。則爲熱厥。（陰衰卽陽勝故也。）

（二）熱厥之爲熱也。必起于足下者。何也。（足下足心也。熱爲陽邪。而反起于陰分。故發問。）陽氣起于足五指之表。陰脈者集于足下。而聚于足心。故陽氣勝則足下熱也。（凡人病陰虛者。足心多熱。亦由此也。）

（三）熱厥何如而然也。酒入于胃。則絡脈滿而經脈虛。（酒爲熟穀之液。其氣悍疾。故先充絡脈。經虛者以酒能傷陰也。）脾主爲胃行其津液者也。陰氣虛則陽氣入。陽氣入則胃不和。胃不和則精氣竭。精氣竭則不營其四支也。此人必數醉若飽以入房。氣聚于脾中不得散。酒氣與穀氣相薄。熱盛于中。故熱遍于身。內熱而溺赤也。夫酒氣盛而慓悍。腎氣日衰。陽氣獨勝。故手足爲之熱也。（此證恒見四肢厥逆。身熱面赤。唇燥口苦。舌乾目閉。或不閉。小便短澀。大便燥結。不省人事。脈滑數。通治宜四逆散。（枳柴芍草）及升麻大黃湯。（升柴連知膏黃硝）按寒厥熱厥。根本不同之點。一在陽氣式微。陰霾內佈。一在陽氣怫鬱。不得外達。）

第四章　煎厥

（一）著怒者。名曰煎厥。（怒則肝火內燔也。曰煎厥者。以此證積久。則陰血漸耗。有如煎熬乾涸也。

（二）陽氣者。煩勞則張。（張字上當脫一筋字。觀王冰註筋脈䐜張。精氣竭絕。可以推見。詳讀內經記。）精絕。（陰精涸也。）辟積于夏。（辟譬通。謂假定病積炎夏也。）使人煎厥。目盲不可以視。耳閉不可以聽。（精氣不升而竅穴廢也。）潰潰乎若壞隮。汩汩乎不可止。（隮原作都。今校正。隮邱水中高者也。字通作渚。渚小洲也。壞則水溢。故曰汩汩不可止。詳讀內經記。蓋狀陰液被煎。不可收拾之象。王冰高世栻輩訓如國都之敗壞。望文生義。坐小學之疎。宜黃芪人參湯。（參芪二地二冬五味柏朮歸陳））

第五章　薄厥

（一）陽氣者。大怒則形。（怒則氣逆上形。形者悖悖然見于面也。）氣絕。（怒則氣上不按于下也、按歷來註釋者形氣絕作一句。今校正。詳讀內經記。）而血菀于上。（血隨氣逆也。）使人薄厥。（薄厥言相迫使然也。）有傷于筋。（血菀而不榮其筋也。）縱。（不榮則失其自如矣。）其若不容。（此狀筋傷縱緩不收。手足無措之象也。）宜薄厥湯。（香附枳芎青皮木香芍沉歸乳香）

以利氣和血。或用犀角地黃湯。（犀地芍丹）未妥。

第六章　暴厥

（一）脈至如喘。（喘言其急促。氣亂之候也。）名曰暴厥。（暴言卒然也。）暴厥者。不知人與言。（一時氣閉故也。）

（二）絡之與孫脈。俱輸于經。血與氣幷。則為實焉。血之與氣。幷走于上。則為大厥。厥則暴死。氣復返則生。（氣復返指血與氣之走于上者。能下散也。按暴厥雖一時氣閉。終屬危候。若厥後未出一時。而心腹溫。目中神彩不轉。口中無涎沫。卵不縮者可救。急以薑汁調蘇合香丸（安息犀冰麝香附木香乳丁沉朮硃砂）灌之。然後審其目張口開手撒遺尿為虛。目閉口噤手拳為實。而酌量補瀉可也。）

第七章　尸厥

（一）邪客于手足少陰太陰足陽明之絡。此五絡皆會于耳中。上絡左角。五絡俱竭。令人身脈皆動而形無知也。其狀若尸。或曰尸厥。鬄其左角之髮。（鬄鬀本字剃也。）方一寸。燔治。（猶言灸灰也。）飲以美酒一杯。（髮灰以去瘀。醇酒以通氣。）不能飲者。灌之立已。（按仲景論尸厥曰。少陰脈不至。腎氣微少。精血奔。氣促迫。上入胸膈。宗氣反聚。血結心下。陽氣退下。熱入陰股。與陰相動。令身不仁。合之本經治法。正相樊切。有用硃犀散（硃犀麝者亦可。）

（二）神遊失守其位。（猶言五藏精氣虛也。）即有五尸鬼干人。（意謂易于中厲邪。）令人暴亡也。謂之曰尸厥。

第八章　臂厥

（一）臂厥主心所生病者。臑臂內後廉痛厥。（手少陰經爲病。責之血虛。）

（二）交兩手而瞀。（瞀悶亂也。）此爲臂厥。是主肺所生病者。臑臂內前廉痛厥。（手太陰經爲病。責之氣滯。按此症輕微。僅兩手臂攣急。屈伸不利。爪甲枯厥。不牽及于內藏。宜忍冬藤散。（忍冬歸芎桑枝良薑木香）消息增損之。）

第九章　骨厥

（一）腎足少陰之脈。是動則病飢不欲食。（命火衰也。）面如漆柴。（言其黑而枯也。）欬唾則有血。（損及肺也。）喝喝而喘。（不能納氣。）坐而欲起。（陰虛內煩。）目䀮䀮如無所見。（陰氣不升。）心如懸。（如懸猶言心易悸也。由于心腎不交泰。）若飢狀。（狀心悸懵雜貌。）氣不足則善恐。心惕惕如人將捕之。是爲骨厥。（按腎主骨。此曰骨厥。實指腎氣之厥。其主因歸于腎藏衰弱。嘗予河車大造丸。（地杜歸五味膝蓯杞冬河車瑣陽））

第十章　踝厥

（一）膀胱足太陽之脈。是動則病衝頭痛。目如脫。項如拔。脊痛腰似折。髀可不以曲。膕如結。踹如裂。是爲踝厥。（此循太陽經發病。太陽屬寒水。宜加味二陳湯（夏歸苓枳桔杏砂桂草薑良薑木香）利其氣。通其陽。）

九　雜病學講義

教授哈受百

本院雜病學以金匱要略爲主。而參以歷代各家學說。間復廣摭臨床實驗。印發課外講義。下卽課外講義之一斑也。　編者

痘症方案病原

凡人之生。原稟受氣於父。成形於母。而父精母血之毒。凝聚胎源初成之時。蘊蓄胞內。先生命門。猶混沌初分。先有太極。而陰陽之毒。潛伏命門。後因四時之氣失序。感受不正之氣。邪正交攻。而命門之伏毒被觸動。臟腑之眞氣外泄。痘疹由此而發。陰毒出於五臟。陽毒出於六腑。輕淸重濁之形象明矣。但不正之氣。由鼻入肺。肺傳於腎。腎不受邪。卽傳于肝。肝傳於心。心傳於肺。一晝一夜。運轉一週天。次日依然。母子相傳之義也。五日五夜。五藏之毒全賴血氣送出皮膚之外。而成痘點。點齊則灌膿成漿。斯時也。精

詳其氣盈虧。形色順逆。溫凉補瀉。了然于心。症確自能治療。不然束手無策。此是痘症受病之源。治法各有專科經驗之學。茲見治痘方案一則。方藥頗合借鑑。詳列於後。以爲學者之津梁。

戊辰年春。楊君之女患痘。生甫一載。痘點細密不勻。由足而至頭部。延兒科專家診治。得以痊愈。

（一）狀元二朝。點密欠勻未齊。身熱煩燥舌膩。時邪引動元毒。風波重重。須慎之。

製僵蠶二錢　炒枳殼錢半　茯神三錢
炒大力子錢半　苦桔梗一錢　生草三分
蟬衣一錢　絲瓜絡二錢　引冬筍尖去殼三個

（二）狀元天花。三朝點齊。粗細不勻。已齊未起脹。顆小花多。恐起風波。當慎之。

製僵蠶二錢　升麻一錢　紫地茸錢半
炒牛蒡一錢　赤芍錢半　炒丹皮錢半
苦桔梗一錢　炒枳殼錢半　炒查肉三錢
冬筍尖去炒三個　原紅花三分　生草三分

（三）狀元四朝。漸在起脹。尚未行漿。惟面部花多。須觀八九朝形色。再定方針。茲擬益氣活血助漿。

生黃芪皮二錢　炙山甲片錢半　原紅花三分
當歸鬚錢半　皂角針一錢　赤芍錢半
紫地茸錢半　升麻一錢　炒丹皮錢半
血燕根錢半　茯神三錢　生草三分

（四）狀元五朝。漸在起脹放白。再以內托催漿。看護須慎之。

生綿芪二錢　紫地茸錢半　苦桔梗一錢
白歸身二錢　製僵蠶二錢　皂角針一錢
炙甲片錢半　升麻一錢　生地三分
山東地龍乾錢半　血燕根二錢

（五）狀元六朝。全起脹。漿尚式微。神識尚爽。仍當內托。須調補充足。方能毒化。

炙綿芪三錢　炙甲片錢半　原紅花三分
白歸身二錢　皂角針一錢　炒枳殼錢半
紫地茸錢半　升麻一錢　炒大力子錢半
山東地龍乾錢半　茯神三錢　生草三分

（六）狀元七朝。當正漿之時。尚未全充。神識頗好。再以內托催漿。俾充足毒化。

炙綿芪三錢　紫地茸錢半　升麻一錢

白歸身二錢　苦桔梗一錢　赤芍錢半
炙甲片錢半　皂角針二錢　原紅花三分
大川芎一錢　生地四分　川牛膝三錢
山東地龍乾二錢

（七）狀元八朝。漿色較稠。惟尙未充足。色欠老黃。紅暈未退。便泄不實。質小元虛。再以扶內爲托。

炙綿芪二錢　炒黨參三錢　生地五分
白歸身二錢　製冬朮錢半　茯神三錢
紫地茸一錢　懷山藥三錢　茯苓三錢
炙甲片錢半　皂角針一錢　升麻一錢
山東地龍乾二錢

（八）狀元九朝。漿充色黃。磨牙泛嘔便泄。此屬內虛有火。再以扶元。俾徐徐收斂。仍須愼之。

炙芪二錢　米炒潞黨三錢　茯神三錢
歸身二錢　土炒冬朮錢半　連翹三錢
土炒白芍二錢　淮山藥三錢　青蒿錢半
料豆衣三錢　炒枳殼錢半

（九）狀元十朝。花多漿充。尙未收斂。火漸逐起。舌前光。再當扶元清火。收斂結痂。乃要。否則恐放漿。

穭豆衣三錢　米炒潞黨參三錢　益智仁一錢
厚金斛三錢　製於朮錢半　土炒白芍三錢
青蒿三錢　淮山藥三錢　硃茯神四錢
白薇二錢　炒淡芩一錢　炙草四分

（十）狀元十二朝。漿雖充。惟元虛無力收斂。泛嘔時作。舌光已澤。症屬放漿。有倒陷之慮。

料豆衣三錢　熟附片三分　米炒潞黨四錢
原金斛二錢　茯苓神各三錢　製於朮錢半
香白薇錢半　益智仁錢半　淮山藥三錢
土炒白芍三錢　黃獨子三錢

黃獨子（土芋根之別名）（性）甘辛寒小毒（功用）治熱欬解小兒痘毒及諸藥毒（附註）此物功能稀痘解小兒痘毒甚效。

十　溫熱病學講義

教授費澤堯

溫熱與傷寒不同治。而溫熱病又複雜異常。本院特設一科。以便專心研究。講義采取甚廣。不限一家學說。藉廣見聞。而期融會。下係論傷寒與溫熱辨別方法之一節也。　編者

論温熱五種辨法

（一）辨氣　風寒之氣。從外收斂入內。病無蒸氣觸人。間有作蒸氣者。必待數日後。轉入陽明府證之時。温熱及濕温症。其氣從中蒸達於外。病卽有蒸氣觸人。輕則盈於牀帳。重則蒸然一室。以人身臟腑。氣血津液。得寒氣則內斂。得火氣則上蒸。温熱火氣也。人受之自臟腑蒸出於肌表。氣血蒸津液逢津而敗因敗而溢。溢出有盛衰。充達有遠近。非鼻觀淸者不能辨之。辨之既明。治之毋惑。知爲温熱。而非傷。。則凡於頭痛熱發諸表證。不得誤用辛温發散。於諸裏證。當淸當下者。不得遲回。

（二）辨色　風寒主收斂。斂則結。面色多繃結光而潔。温主蒸散。散則緩。面色多鬆緩而垢晦。人受蒸氣。則津液上溢於面。頭目之間多垢滯。或如油膩。或如烟薰。望之可憎者。皆温熱之色也。一見此色。雖頭痛發熱。卽不得用辛熱發散。一見舌黃煩渴諸裏症。卽宜攻下。不可拘於下不厭遲之說。

（三）辨舌　風寒在表。舌多無苔。卽有白苔。亦薄而滑。漸傳入裏。方由白而黃。轉燥而黑。温熱一見頭痛發熱。舌上便有白苔。且厚而不滑。或色兼淡黃。或粒如積粉。或兼二三色。或白苔卽燥。又有舌黑不燥。則以兼濕夾痰之故。然必按之粗澀。或兼有朱點。有鏬紋。不可認爲裏症寒結也。治温熱者。能先於表症辨之。不用辛温發散。一見裏症。卽用淸涼攻下。斯得之矣。

（四）辨神　風寒之中人。令人心知所苦而神自淸。如頭痛寒熱之類。皆自知之。至傳裏入胃。始或有神昏譫語。緣風寒爲病。其氣不昏而神淸。温熱初起。便令人神志異常。而不知所苦。大概煩燥者居多。甚或如凝如醉。煩亂驚悸。及問其所苦。則不自知。卽間有神淸而能自知者。亦多夢寐不安。閉目如有所見。此則譫語之根也。此亦以始.初不急從涼散。遷延時日。故使然耳。

（五）辨脈　温熱之病。傳變後與風寒頗同。初起時風寒迥別。風寒從皮毛而入。一二日脈多泳。或兼緊緩兼洪。無不浮者。傳裏始不見浮脈。然其至數淸楚而不模糊。温熱從中道而出。一二日脈多沉。迨自裏出表。脈始不沉而數。或兼弦兼大。然總不浮。其至數則模糊而不淸楚。凡初起脈沉遲。勿認作陰症。沉者邪在裏。遲者邪在臟也。脈象同於陰寒。而氣色舌苔神情。依前諸法辨之。自有不同者。或數而無力。亦勿作虛視。因其熱蒸氣散。脈自不能鼓指。但當解熱。不當補氣。受病之因各殊。故同脈而異斷。

十一　外科學講義

教授 許半龍

外科書籍不一。而編制方面。不能盡美。遂使學者往往茫無

各科講義

頭緒。本講義局部與非局部分述。眉目清朗。于教學方面。事半功倍。玆錄其第二編各論第一篇局部各病第一章外瘍第一節頭項部第一款頭部之一部分頭部病凡十有九種。此其三之一也。

頭部各病

一、頭部之一般病理。——頭乃至高之部。爲百骸之主宰。諸陽之統會也。其受病屬風火者居多。火性炎上。薰蒸上部。風邪客感。每於頭額當之。然風火之爲患。必乘虛而入。傷於頭都。無從疏解。所以結聚而成癰腫也。

二、頭部各病之臨牀診斷及其療法大概。——治療頭部之病。須明辨其風火之形症。受病之淺深。老幼吉凶之別。病因火而發者。煩熱。脈來洪數。其腫多焮赤也。因風而生者。惡寒。脈來浮弦。其腫多浮白也。若稺子之病。頭患腫毒最多。壯者罕有。蓋小兒純陽多熱。熱氣上蒸。頭患瘡腫。宜也。故有鱔拱頭癩頭瘡等症。年近二十。精氣實。腦髓足。毛髮長。故無此兩症。若老者。陰血衰少。腦髓枯虛。相火無制。上攻於頭。熱毒深陷。病出腦髓。發爲惡症。往往難治。凡治幼稺之頭病者。宜降水疏風。老弱者。宜生精補血。此其大概也。

三、頭都各病之地位症狀原因及療法處方。

1. 百會疽——一名玉頂疽。在巔頂正中。屬督脈經百會穴。（在前頂後一寸五分頂中央毛旋中）由膏粱太過。火毒凝結而成。初起形如栗米。焮疼寒熱。紅色腫硬。頂尖膿稠者。屬氣實。用黃連消毒飲。外敷金黃散。若瘡頂低陷。根脚漫腫。脈細數惡寒者。屬陽虛。宜十全大補湯。外敷冲和膏。此症潰後難治。

黃連消毒飲　蘇木　甘草　陳皮　桔梗　黃芩　黃柏　人參　藁本　防己　知母　羌活　獨活　連翹　黃連　生地　黃耆　澤瀉　當歸尾

金黃散　冲和膏（俱見下製藥法）

十全大補湯（見上潰瘍）

2. 透腦疽——生於百會穴之前。顖門之際。屬督脈經。其症狀原因及療法處方。與百會疽同。

3. 侵腦疽——生於透腦疽側下五處穴。（俠上星旁一寸五分）屬太陽膀胱經。膀胱爲腎之府。因腎水虧少。相火無制。火邪獨旺。上蒸血肉。經脈壅結爲腫。色紅高起。膿順者易治。初起三四日前。可施內消。六七日外。當用托裏。十數日外。當用排膿。

荆防敗毒散　荆芥　防風　羌活　獨活　前胡　柴胡
桔梗　川芎　枳殼　茯苓　人參　甘草
托裏透膿湯　人參　白朮　穿山甲　白芷　升麻　甘草節　當歸　生黃耆　皂刺　青皮
托裏排膿湯　當歸　白芍　人參　白朮　茯苓　連翹　金銀花　土貝母　生黃耆　陳皮　肉桂　桔梗　（胸之上加入）牛膝（下部加入）白芷（項之上加入）
甘草
內疏黃連湯（見上腫瘍）

4.佛頂疽——一名頂門疽。生於透腦疽之前上星穴。（在神庭後入髮際一寸）屬督脈經。由臟腑陰陽不調。熱毒上壅而成。療法處方全上百會疽。若潰破腦膜。及脈大神昏。二便閉結者。不治。又小兒積壅暑熱。頭部生癤。紅腫如桃李。膿血相雜。往往類此。不可誤作佛頂疽治。

5.額疽——生前額正中者。屬督脈經。生左右額角者。屬太陽膀胱經。皆由火毒而成。此處乃骨多肉少。潰後最忌襲風傷水。雖貼膏藥。亦須遮護。庶無破傷風之患。療法處方全上百會疽

6.勇疽——一名太陽疽。發於左右太陽穴。屬足少陽膽經怒火而成。初起如粟。漸腫如伏鼠。面目浮腫。七日信膿不潰。火毒攻睛。腐爛損目。初服仙方活命飲清解之。毒甚服內疏黃連湯。外敷金黃散。潰後亦須避風忌水。
仙方活命散　內疏黃連湯（俱見上腫瘍）　金黃散（見下製藥法）

7.鬢疽——發於鬢角。屬手少陽三焦。足少陽胆二經。由於相火妄動。外受風熱。更因性情急怒。慾念火毒凝結而成。初起寒熱交作。頭眩痛徹太陽。甚則耳目連鬢通腫。治宜清肝養血。膿成者托裏消毒散。若膿而不潰。潰而不斂。氣血俱虛。身涼脈細。飲食少思。口淡無味。形體消瘦者。宜參苓內托散。按此二經多氣少血。肌肉澆薄。最難腐潰。
柴胡清肝湯　柴胡　生地　當歸　赤芍　川芎　連翹　牛蒡子　黃芩　生梔子　花粉　生草節　防風
清肝解鬱湯　熟地　當歸　白芍　白朮　茯苓　貝母　梔子　人參　半夏　柴胡　丹皮　陳皮　川芎　香附　甘草
加味逍遙散　白朮　花粉　柴胡　丹皮　貝母　茯苓

當歸　白芍　陳皮　山梔　羚羊角　紅花　甘草

參苓內托散　人參　白茯苓　川芎　歸身　熟地　生黃耆　山藥　白芍　白朮　陳皮　丹皮　肉桂　地骨皮　甘草　熟附子

托裏消毒散（見上腫瘍）

十二　婦科學講義

教授王潤民

本講義分三大部論述。第一編爲月經。第二編爲胎產。第三編爲雜病。以中醫爲經。西說爲緯。較之普通陳腐之婦科書。實未許相提並論也。下係論內分祕之一節。　編者

內分泌概要

內分泌學一科。發明未久。極饒趣味。茲因其與月經有重大之關係。爰略述之。不能詳也。（以下係參考諸家著作而成。尤以李武城先生之說爲多。特此誌之。）

（甲）內分泌腺之定名　內分泌腺之定名。根據外分泌腺而來。蓋吾人體內有兩種腺。一則在其製就分泌液時。由輸出管向外排洩。例如吾人口腔內。有三對唾液腺。專司製造及分泌唾液。以混和食物而助消化。此種有輸出管之腺。名曰外分泌腺。此爲吾人所熟知者。更有一種腺體。亦製造液體。惟

此種液體。並不由輸出管輸出。而直接入其周圍之微血管周流全身。此種腺體名曰內分泌腺。其製出之液體。吾人名之曰呼兒夢納Hormone此種呼兒夢納之化學成份。尚不能詳細明瞭。

（乙）內分泌腺之種類　內分泌腺之已經確實爲醫界所公認者有八。曰甲狀腺。曰副甲狀腺。曰胸腺。曰副腎腺。曰粘液腺。曰松菓腺。曰胰腺。曰胚胎腺。（潤民按即青春腺其實青春腺之名殊不妥。不如易作生殖腺爲妥）

（丙）內分泌腺之部位　各腺所在之部位。當口授不贅。

（丁）內分泌腺之重要　內分泌腺之重要。殆尤甚於眼耳胃腸。人可以去其眼耳及截去腸之一部分。雖喪失幸福樂趣。而成殘廢。然於其生命並無危險。惟試將上述之八腺。任擇其一而以手術去之。身體中因失去呼兒夢納之供給。於新陳代謝上。即起異常之變化。甚至不能保持其生命焉。於時若喂以相當之呼兒夢納。如新鮮之內分泌腺或其製劑。則身體物質循環之異常。得復入於正軌。根據此種事實。吾人可知內分泌腺關係之重要矣。不特此也。內分泌腺可以使人癡愚。使人蠢肥。雄者可以雌化。雌者可以雄化。可以返老弱

者何復壯年之氣概。可以使童子有成人之思想與行為。其重要如此。吾人安可不研究之乎。例如將甲狀腺全部割去。則易發沉重之疾病。甚至於死。即幸而不死。亦必性情愚蠢。動作不靈。皮膚乾糙。失出汗之機能。毛髮脫下。筋肉虛弱。智力萎縮。缺乏感情。反之若甲狀腺功能過度。則起精神不安。易受刺激。睡眠不佳等現象。繼則脈跳加速。甲狀腺腫大。兩手顫震。眼珠突出。輕度發熱。體重減輕。精神性下痢。其他各腺。皆各有其功用。若割去之。亦各發特殊之現象。茲不細述。考其所以如此者。則因各腺所製出之液體。皆各有特殊功能。而又往往互相牽制。互相調濟。缺一不可。例如粘液腺之功能與松菓腺適相反。粘液腺主促進身體及生殖器之作用。而松菓腺則對上列諸作用一一加以節制。若在七歲時將松菓腺割。則此幼童之生殖器及思想頓與成人無異。蓋因祗粘液腺獨面功作也。

人當幼時。男之與女。除生殖器形式不同外。其精神上實無異致。迨入青年時期。始漸起愛慕異性之觀念。且同時男能射精。女有月事。此何以故。則因受生殖腺之內分泌故。生殖腺之內分泌若何。曰、男女至於青年。其睪丸卵巢中內分泌增盛。其所分泌之液體。流入血中。刺激身體及精神。而種種顯著之變化以起。惟是時期何以必至十三四歲以後。豈因幼時臟腑未充。各部發育未足。故略有所待歟。試自然之妙理矣。

夫男女知愛慕異性時。西醫稱為第二性徵。（第一性徵。指男女幼小混混噩噩之時。）此第二性徵。純為生殖腺內分泌之影響。已如前述。故如此種內分泌功能缺乏之時。則男子生殖器渺小。慾心衰退。而精蟲缺乏。或雖有而無活潑之趣。在女子則月事稀少。子宮發育不良。亦必較小。此時之治法。惟有男服（或注射）睪丸類製劑。女用卵巢製劑。更輔以種種健身之術。或稍有效於萬一歟。（陽痿一症。絕少特效之方。自發明內分泌以來。恒以內臟器製劑治之。往往奇效。）考此法始於一八八九年法國不勞色卡氏（Brown Seqard） 按氏可謂為返老還童術之鼻祖。彼曾主張用動物睪丸之汁。注入病人體內。以治陽痿之症。彼並曾於七十歲時。躬親試驗。結果竟獲奇效。是以此法為治陽痿有效法中之一。惟是此種製劑。類多昂貴。貧者恐不易購。余謂是當變通其法。用猪或牛之睪丸生者擠汁服之。必能有效。

若煮熟或加鹽食之。則必無效可言矣。世有陰痿或患天閹。服藥無效者乎。盍一試余言。此因連想所及。故附錄于此。

於此有須注意者。內分泌與身體之關係。並非因神經之連絡。完全爲一種化學的刺戟作用。試將主宰子宮之神經。完全切斷。並不發子宮痿縮。亦不妨妊娠作用。但如將兩側卵巢剔出。則發生子宮痿縮矣。又如胎兒與母體。並無神經連絡之關係。然母體受胎兒之影響。而發生乳汁。此亦其一證也。

內分泌說倡自色卡氏。呼兒蒙(Hormon)名稱之發現。始于英之生理學者史泰林(Stalins)婦人科內分泌臟器製劑之應用始創自克羅白氏(Chroback)之卵巢製劑。

十三　產科學講義

教授沈志成女士

中醫對于產科一門。漠不注意。大半委之于產婆之手。不特手術上諸多悖謬。且不明生理病理。往往釀成絕大危險。本院以革創期內。未能設立產科專級。而女子之負笈來者。頗不乏人。因思女子當以婦幼產三科爲最需要。因請產科專家。專任教授。下爲講義中論產之勢力之一節。　編者

產之勢力

產之逼力。共有數種。

(1)子宮肌陰道肌及盆肌之縮。

(2)腹肌與膈之縮。

(3)地心攝力。

子宮肌陰道肌及盆肌之縮

子宮縮　夫逼出之要。在於子宮縮。其作用乃屬不隨意肌。非關於孕婦之意志。然有時因受外男之感觸。亦能令其縮力弱或被阻。如果痛。醫士及外客入室。或他種感觸是也。直腸與膀胱漲滿。或亦有激反應之能。致阻子宮縮之功。

子宮縮爲蠕動性。起於子宮底。落至子宮頸。每產痛時。蠕動浪實佔產痛時間三分之一或三分之二。子宮縮亦屬陳縮性。初則漸縮。縮極速。後則漸弛。產痛時。按之腹壁。則覺子宮漸硬。但不久復鬆而變軟。　縮期均約計一分鐘。於分娩之最早級。祇數秒鐘。迨至遲級(即第二級)時。子宮縮力增而時亦加長。且縮止有節。子宮縮愈頻。爲時愈長。產痛之間歇。始或至十五分鐘。至產末時之間歇。則數秒鐘而已。雖有止痛。但時間短促。故人覺相連不絕也。

產痛者。乃因子宮頸及其相連處受橫張。以次而至陰道女陰。又因子宮縮與抵力相拒。猶腸塞時有抵力相相拒致痛也。產痛多覺在纖處。而於早級爲尤甚。末幾則胎前進。而骶腦經受壓。其痛射至下肢。子宮肌纖維縮時。較弛時短而厚。

縮復一事。大抵關乎不隨意肌纖維。而於子宮肌纖維。尤覺顯然。故肌纖維縮短之後。乃得不復如前之長。徒見其略短而略厚。亦有由肌纖維之排列改變。而致縮復者。蓋產時之縮復。實關乎子宮上段之肌纖維。當胎被擠下時。子宮上段之壁漸變厚。故令縮時逼力愈加。使子宮上段之壁。堅附于胎之下端。則胎由子宮上段逼下。　胎被逼過子宮下段時。該處因無縮復之能。漸薄而擴張。夫子宮縮逼胎兒產出之效力。雖弛緩時亦不失者。賴有縮復之功也。

孕期內子宮體之肌不發力。惟子宮頸不然。其內口環肌硬縮。至產時則功用相反。乃子宮體縮而子宮頸舒也。

子宮縮之效驗。乃令子宮之形狀方位變易。縮時。縱徑與前後徑加長。橫徑減短。全子宮略作圓柱形。其底略凸現於腹壁。斯時子宮之長軸與盆上口之軸相對。子宮與胎盤之血循環當縮時。其血竇暫沒而空。及縮既過。血復充盈。但胎盤屬胎之份。無此改變。孕期內子宮之血循環。乃借子宮節律的縮動而進行焉。胎盤處受壓。胎之血壓大。故胎心心跳緩也。子宮縮時。母脈搏之數。有加十或二十至者。與胎脈搏相反。動脈血壓亦甚大。

陰道及盆之肌　此等肌於逼胎與胎盤出之工無甚緊要惟產末時始稍發力耳。

腹肌與膈之縮

腹壁與膈諸肌齊縮時。在使腹內壓力加大。助子宮之縮。以此爲最要。其發力也。產婦始作深吸。膈縮而下降。繼閉喉而令膈定。於是腹壁之肌亦縮。當膈降時則擠子宮底向前。而腹壁之肌復縮以抵抗之。一擠一抵。遂成兩方合作之壓力。而壓出向子宮之長軸。令其降而依乎盆上口軸焉。

然此等肌之作用。至第二級（逼級）始顯。初屬隨意的。比至此級之末。則完全屬不隨意肌。其始惟於產痛至極時。產婦自隨意下努。此爲有意之動作。迨產痛愈久。縮時愈長。則婦欲呼吸。姑強開喉。致壓力稍弛。隨後吸氣。腹肌仍如前發力。故常見每陣痛一次。腹肌則縮數次。

地心攝力

夫以產之勢力而論。胎與羊小之重。有助於逼力者甚少。惟分娩第一級。產婦站立或半臥。其時或可稍助耳。

十四　幼科學講義

教授嚴蒼山

本講義分概論診斷初生雜病等各編。蓋幼兒診斷。不同于大人。而初生時及兒期內各種調養及治療。尤非泛泛者所能收效。故特殊注意及之。下卽初生通論中之一節。　編者

初生通論

小兒呱呱墮地。即爲有生之始。將來爲聖賢爲豪傑。雲龍變化。亦豈可逆料哉。吾人固不能因其幼小而忽之也。小兒初出母腹。如蠶初孵。草初芽。偶一不愼。即致夭折。推其病源。不外三端。一則母胎受毒。從內而發。一因風寒水濕。從外而受。一因乳母粗疏。將護失宜。苟能於此三端。無病時爲之預防周密。有病時爲之治療得法。則普天下自無不長大之小兒矣。

第一節　預防胎毒

拭口法　嬰兒初生。即須用軟棉裹指。拭淨口中不潔。繼蘸甘草銀花湯。輕擦口舌齦頰之間。則口病自少矣。(按)古人云。子未啼時。先取口中穢血。語似不經。予所經驗。間亦有之。然不能謂其必有耳。

斷臍法　凡將斷臍。必須先用熱湯浴過拭淨。不使水氣入內。一手握臍帶。一手將臍帶向臍推擠三四次。使胞血貫滿臍穴。離胞寸許。用線紮緊。以磁鋒烘熱割斷。或隔布咬斷。勿使臍血外流。則兒血旺易育。又將暖氣呵七口。以免臍風之疾。不用刀者。蓋鐵器寒冷。恐傷生氣也。或用香紙油燃撚艾絨。將臍帶燒斷。使暖氣入腹。爲尤妙。臍帶剪斷後。用後藥敷之。

摻臍散　枯礬　硼砂各二錢半　硃砂二分　冰片　麝香各五厘　共爲末。凡小兒下地洗過後。將此末摻臍上。用軟絹新棉封裹之。每日換尿布時。仍摻此末。摻完一料。永無臍風等症。

浴兒法　兒生三日。以桑槐榆桃柳各取嫩枝三寸長者二三十節。煎湯看冷熱。入猪胆汁二三枝浴之。臨浴時。須擇無風處。適可而止。不可久在水中。浴畢。以乾軟布或棉花拭極燥。再撲以六一散。或市上所售之爽身粉。

開口法　新產小兒。飲食未開。胃氣未動。是混一清虛之府。雖有胎毒。未可遽服苦寒之藥。茲列方於後。先以甘草湯。次第服之。庶不戕及胃氣也。

(一方)生甘草八分　水煎濃。以棉纏指蘸水。令兒吮之。(按)甘草味甘平。和五藏。解百毒之藥也。故第一次開口。最

爲相宜。

(二方)川黃連三分　湯浸出汁。時時滴兒口中。以臍糞下爲度。(按)黃連苦寒。清熱解毒之要藥也。看兒胎熱而赤者。恐熱蘊於中。變生百病。宜服此方。

(三方)硃砂(大豆許一粒)　研細水飛過。煉蜜調勻。乳汁化服。(按)硃砂鎭心定驚。兼能除邪。蜂蜜解毒潤腸。更能清熱。一鎭一潤。功效殊常。

(四方)淡豆豉　生甘草各三錢　濃煎汁。頻與兒服。(按)淡豆豉。輕腐宣發之藥。甘草和平解毒。凡怯弱之兒。此方最宜。既能解毒。又能助養脾氣。且兒驚風。

惟以上四方。均宜於有胎熱之小兒。倘若產母素體虛寒。小兒瘠弱者。及產時收生遲慢。致受風寒者。兒必面色皖白。唇色淡紅。只可以淡薑湯服之。功能溫胃祛寒。而免吐瀉。

臍預防法

臍帶散　小兒臍帶落下。即用板刷洗淨。放於新瓦上。四圍用炭火燒逼。待至烟將盡。取出。研爲細末。每用四分。加入飛淨硃砂二分。和勻。蜜拌。塗敷乳母乳頭上。令兒吮食。限兩日食完。功能解毒補腎。誠保赤要法也。

茶鹽湯　茶葉一撮　食鹽少許　湯泡。每日用棉花醮洗兒口二三次。可免鵝口重舌木舌等症。因口病生於粘涎。粘涎淨則胎毒去。一切口病自不生矣。此方至穩至便。毋忽視爲要。倘兒面唇皖白無火者。以淡薑湯代之可也。

剃頭法　俗尚剃須。向於滿月後行之。剃時須就暖無風處。剃後用薄荷葉三分　杏仁去皮尖三粒　搗爛入生麻油三四滴。和勻擦頭上。可避風邪。又可免生瘡癤。(按)小兒剃頭最好在三四月後。因此時頭顱較堅。顖門較固。不易受水濕風寒也。

第二節　胎疾治療

不能啼　兒生下地。即不啼哭。不能吞乳。奄奄如死者。急看喉間懸壅前腭上有一泡。用指摘破。或帛拭去惡血。勿令嚥下。即能出聲吮乳。

小兒初生。氣絕不能啼者。必是難產。或冒寒所致。急以棉絮包裹。抱懷中。且勿斷臍。用紙蘸油。點火於臍帶下往來熏之。令火氣由臍入腹。寒得溫散。氣得暖通。啼聲自出矣。

小兒有臥胞生者。可用左手掬兒右手。攔其背。嘗噓下而醒。

小兒氣悶不啼者。以葱一束。輕鞭其背。氣通即啼。如無葱時。可捻小兒雙足。令其倒轉。以手其背。屢試多驗。

凡小兒初生不啼者。可取貓一隻。以布袋裹其頭足。使伶俐婦人拿住貓頭。向兒耳邊。以口咬貓耳。貓必大叫一聲。兒即醒而開聲矣。

凡小兒生下未啼時。萬不可先斷臍帶。臍帶一斷。即不可復治矣。須切記之。

不能乳　兒初生一二日。用藥開口後。產母即宜哺之以乳。若小兒不肯吃乳。必其痰熱內蘊。臍糞未下。以致腹脹不食。其形症爲面紅舌赤。哭能壯厲。宜一捻金散主之。

一捻金散　生大黃　黑丑　白丑　人參　檳榔各等分　共爲末。每少許。蜜水調服。

若小兒形症爲面色青白。多啼聲低。此乃產母過食寒涼。胎受其氣。以致中寒腹痛而不乳。宜勻氣散主之。倘四肢厥冷者。理中湯主之。

勻氣散　陳皮　烏藥各一錢　炙甘草六分　廣木香四分　炮薑　砂仁各五分　右共爲細末。每服五分。紅棗煎湯調服。

理中湯　人參　炒白朮　乾薑　炙甘草　引用紅棗。水煎服。

眼不開　小兒初生目不開者。因孕婦飲食不節。恣精厚味。熱毒

熏蒸。以致熱蘊兒脾。眼胞屬脾。其脈絡緊束。故不能開也。或因目痛畏明者。乃肝經火旺之故。列方於后。

生地黃湯　治脾熱目不開。

生地黃　赤芍藥　全當歸　川芎　生甘草　花粉各一錢　水煎服。

（自製）瀉肝湯　治肝經胎火上升。目痛不能開。

小生地二錢　潼木通六分　黑山梔八分　甘菊花一錢　冬桑葉一錢　生甘草六分　小川連四分　龍胆草六分　全當歸一錢　共爲細末。每八分。硃燈芯湯調服。

經驗方　生甘草八分　用猪胆汁拌過。焙乾研末。每用一二分。乳汁調服。

又方　蚯蚓泥　搗敷顖門。乾則再換。三四次即效。

洗目方　熊胆　川黃連各少許　用開水浸洗之。

吐不止　兒生後即嘔吐不止。其故不外四端。一因臍糞未下。腹中穢惡不淨。令兒腹滿作吐者。一捻金散主之。一因產時感冒風寒。邪入於胃。曲腰啼哭。吐沫不止者。香蘇飲溫散之。一因胎前受熱。面黃赤。手足溫，口吐黃涎酸黏者。二陳湯加川連竹茹主之。一因胎前受寒。面青白。四肢冷。口吐清稀白沫者。理中湯

進服。

一捻金散（方見不乳）

香蘇飲　藿香　蘇葉　製厚樸　陳皮　炒枳殼　茯苓　炒甘草　廣木香煨各五分　引用生薑。水煎服。

連茹二陳湯　製半夏六分　陳皮五分　茯苓生八分　甘草四分　黃連薑汁炒三分　鮮竹茹八分　引用生薑水服。

十五　醫案講義

教授王一仁

本講義分內外科兩大部。各由內外科專家任之。茲錄內科醫案講義中通論及流變體例作法二章于下。第三章係選案。不贅。　編者

通論

醫之有案。猶刑家之有判決主文。在最早時期之治病。某病用某藥。其法簡捷了當。原無所謂醫案。効則以之而喜。不効亦不明其故。即今俗傳單方及草頭郎中之藥。依然在混沌時間。以其無組織。無理論。有似一團黑漆。使有實効。亦屬尋常幸運。考醫案之緣起。實脫胎于傷寒金匱。因其理法包具雛形。並非空洞亂投。是以張仲景乃立醫案之始祖。如某某病症。主以某某方藥。按圖可索。然亦偏重寫實方面。而于抽象理論方面則甚略。後人踵事增華。大有超出前人之處。其弊又流于理論多而實効少。吾人斷章取義。應拾其長則見智見仁。良多裨益。今將醫案一類。大別不外下列種數。一、寫實醫案　醫案所以定病處方。祇須直說便是。原不必委婉曲折。以悅耳目。醫案中當以寫實者最為切近情理。如曰。太陰病腹痛下利。嘔吐。脈濡細舌白。接書理中湯原方。用人參白朮炮姜炙草或加木香烏藥等味。只須對病用藥。不涉絲毫理論。此為寫實。有如法官定讞。某事判某刑。初無所用理論也。此類寫實醫案。在當時固最為允當。惟傳之後世。又必啓人揣測。以其于理論不明。必窮究其所以然而後可得其眞象。即如傷寒中下利一症。有用理中湯。有用四逆湯。有用小承氣湯。有用大柴胡湯。有用十棗湯。有他項脈症折衷。亦復不致謬誤。然當時理論之少。或者于所以然之理。亦有未明。從經驗相傳。陳陳相因。對症用藥。依然不脫單方與草頭郎中性質。猶幸人民醫學常識。亦不發達。于醫者所立之方。奉命唯謹。不敢不服。如現今之粵東雲貴等處。並有無醫案而祇有方藥者。古今風氣。固大同小異也。更如新安一帶。常有病人覆診至三四次。但于方後加減藥味。既不言其病。又不明其理。此為民間習用趨于簡便。然分斷不清。頗影響于

學術之進步。故寫實醫案。可法而又未可盡法也。二、抽象醫案醫案而用抽象方式。其品至高。但其用不切。如空論外感內傷。以及治療方程。而于神情苔脈[illegible]症。不着一字。在學[illegible]根底者。固一望而可推明其症候。然在常時實不切于用。此類抽象方式之醫案凡屬古傳名醫。多有以此自負高貴者。非可以爲法則。蓋知者謂之抽象玄妙。不知者將謂遁詞。且理論懸虛。更何裨于實用。醫案最要爲平正通達。于眞憑實據。尤須描寫出來。否則謂之醫論醫說。均無不可。但不得謂之醫案也。三、筆記體醫案　此非診病時用。每于一病之終。記其顛末。頗便推敲取法。然非醫案之正體。如王孟英醫案徐靈胎醫案。多屬此體。其尤著者。爲古今醫案按一書。搜採甚博。如儒家學案一類。每爲前人精神結晶之處。然亦不無附會假設之談。過信盲從。反致搖惑。有奇險大病。經其治愈。亦有景過情遷。非第二人可再用者。其偏鋒銳利之處。每趨于怪險。學者必須以十分審愼工夫。而後可得萬全之効。四、議論體醫案。每治一病、寫一症。議論繁多。上窮碧落。下通黃泉。有非題中應有之義。亦復牽入。以是胡帝胡天。雖自完其說。究于病情少貼切工夫。如狂論五行以及干支生尅。並將各種議論印證。此類醫案。約以自命儒醫者。最多此弊。善者、爲喻嘉言寓意草。不無精微。其不善者。則如太醫院御醫。專事咬文嚼字。敷衍成章。藥案是否貼切。概置不問。是眞醫案之流弊。無効法之必要也。醫案大別分上列四種。至其源流變遷。以及體例作法。可得而言。關于各家醫案之選粹。俟將分述于後。

醫案之流變及體例作法

醫案之源流。固出于傷寒金匱。然其變遷。則代有移易。在漢晉魏齊唐宋金元時代。本無醫案專名。其間著述方書。詳略各殊。至明代之戴元禮著證治要訣。證治類元。類證用藥等書。亦頗具醫案雛形。薛立齋有薛氏醫案。汪省之有石山醫案。有醫案之名。實始于此。生生子孫文垣亦有三吳醫案新都醫案等。然而體例不完。有似筆記體。喻嘉言之寓意草。魏玉璜撰續名醫類案六十卷。亦僅配其驗案而已。非似近代醫案之症源方藥。分列朗然者。即如張璐玉汪訒庵柯韻伯張隱庵諸家。亦無醫案形式。乾嘉中醫之最著者。當推葉天士。及後吳鞠通王孟英醫案。凡經門弟子編輯者。內多蕪雜不純。或不免于應酬世故者。或不免修改點綴者。求其案語之平正通達。方治之切實熨貼。殊爲鮮見。其體例格式。既以意出入。則欲强爲規定。有所不能。但病有來源。現症體實。神情苔脈及其病理之所以然。反是則爲籠統。或其間不能俱備。亦必有扼要敍述之處。藥必合貼有効。而非近于敷衍者。方得有醫案之價值。至于作法。常有用四六韻文。以炫華麗。在醫家就名門之聘。非是不足以重身價。要無學術之意味。則亦可存而不論也。歷觀各家醫案。選其精警透闢。而可以之爲則者。分類纂集。藉使觀摩而資印證。

十六 醫學史講義

教授 王潤民

中醫無醫學史。久爲醫界所深惜。本院特爲編纂教授。茲錄其導言於下。亦可見大概矣。 編者

導言

夫史者。所以述往古。詔來茲。導社會一切之增長發達者也。故政治有史。文學有史。美術有史。宗教有史。乃至凡百學術。莫不有史。醫學亦何獨不然。我國醫學。肇有上古。神農黃帝實爲世界醫學之祖。其時名醫有岐伯雷公諸人。此爲中國醫藥之萌芽時期。厥後秦越人崛起於戰國。和緩蜚聲於春秋。洞燭膏肓生死肉骨。此爲中國醫學發達時代。迨乎兩漢。名師哲匠列名史記漢書者甚多。而張仲景華元化。尤爲希有之傑。漢書稱元化有理腦剖腹湔腸續骨之能。又凡病發結於內。鍼藥所不能及須剖割者。先飲以麻沸湯等。後世或疑其僞。余按方技列傳班氏自序。謂「漢世異術之士甚衆。雖云不經。而亦有不可誣者。」云云。則不可因其術失傳。而遂決爲必無其事矣。況乎中國民族。實爲一退化民。族事事今不如古。（關於此節。容有不以爲然者。但事實如此。其奈之何）不能以子孫之不肖。而遂遽謂古人之亦必無發明能力也。審此又何疑乎。仲景姓氏。不見漢書。後世多有疑之者。然中國古代史家之荒唐。何所蔑有。醫如司馬遷良史也。而竟不爲一代大哲之墨子立傳。則仲景之無傳。似亦不足深怪。要之其術足以活人。其方用之極效。爲古代醫籍中第一有價值之書。舉凡後世諸家。無有能出其範圍者。又安可以無傳而少之。故有漢一代。爲中國醫學極盛時期。下此六朝隋唐。其光漸微。雖有王燾孫思邈輩。亦不過蒐集古人成方。無多發明。此爲抱殘守缺時代。宋代雖重醫學。而「無極太極」之說興。開後世玄談之端。金元諸家。競崇空論。盛說五行。其論病也。各逞臆說。如中風一症。觀於劉朱張李之論。何異囈囈也。故昔日醫丹波元簡謂漢醫自宋以來。即漸漸退化。近賢惲鐵樵氏謂自唐以後。簡直無醫書。而西醫余雲岫氏亦斥金元諸家爲龐雜。善哉善哉。先得我心。雖世有欲爲朱丹溪李東垣辯護者。亦末由矣。加以諸家各立門戶。觀四庫全書提要醫家類云。「儒之門戶分於宋。醫之門戶分於金元。觀元

好問撰傷寒會要序知河間之學。與易水之學爭。觀戴良作朱震亨傳。知丹溪之學與宣和局方之學爭」云云。是吾國醫學流派自金元始也。故此之時。可名爲黑暗時期。亦可謂爲門戶分立時期。其餘毒直至今而未已。明代諸家如戴思恭虞摶薛已輩。咸承金元緒餘。都不足道。惟吳又可發明溫疫。著雜氣之篇。實開中國醫史上一鴻濛。李時診著本草綱目。集千餘年本草之大成。厥功尤偉。可記者如斯而已。至於有清派別綦多。如徐靈胎陳念祖黃元御陸九芝輩。皆爲復古派領袖。而葉天士吳鞠通王孟英之徒。則肆力溫熱。欲於仲景之外。別樹一幟。而適流爲淺薄。宗之者往往習爲不生不死之術。市醫之養成。實自此啓之。惟王清任氏。有高人之見。力闢蠶叢。獨開新境。實爲超越環境之傑。惜乎曲高和寡。其學湮沒而不彰。亦時勢使然歟。迨咸同間。西學輸入。醫風爲之一變。故清季可名爲復古時期。又可名爲開新時期。總此六期。而中國醫史之大概盡之矣。嘗論中國醫學何以自漢以後。卽停止進步。此其因固由科學之不發達。及醫師之墨守舊章。而醫史缺如。實亦爲其重大原因之一。（數千年來。曆朝醫事之沿革。足以存掌故資考證者甚多。而史之所載。惟曆代方技傳。紀述個人之事略而已。其略具系統者。如李濂醫史。廿伯宗名醫傳。然成秉傳體。不過較方技傳爲稍詳耳。不足以言有系統之醫史也。）普夫伍連德先生之言曰。「我國醫學之居人後。其中原因雖多。而醫史缺如。亦其一也。蓋系統既不可稽。斯沿革莫由參考。年湮代遠。可資科學之研究者。祇有陳陳相因各立門戶之舊籍耳。夫豈聖哲日日求新之本旨耶」云云。若是則醫史之作。誠爲刻不容緩矣。

距今七八年前。丹徒陳邦賢氏。篤志攻醫。毅然發奮。有中國醫學史之作。述歷朝之醫政。記歷代之名醫（及其著作）考疾病之沿革。上窮遠古。下迄近代。搜羅美富。洋洋大觀。屬稿凡八年而始成。自其書出。而後吾國始有醫史矣。顧其書刊於民國九年。迄今尚未見有類似之書出。殆所謂日月出矣。爝火難爲明歟。抑亦此類材料。收集匪易。非博稽載籍。實未許遽爾命筆歟。

鄙人謭陋。不足以當著作。且爲時間所限。未能博考。茲編所述。略本陳書。時參管見。期在說明歷代醫事沿革之大概而已。

中國醫學史上之六個時期

（1）萌芽時期——約自神農黃帝迄夏商兩朝
（2）發達時期——始春秋終戰國
（3）極盛時期——自西漢迄漢之末年
（4）抱殘守缺時期——魏晉六朝及隨唐
（5）黑暗時期——（或門戶分立時期）肇於宋極於金元
（6）復古及開新時期——前清一代

說明。(一)或疑伊尹作湯液經。啓仲景氏之先河。似商代不應列入萌芽時期者。不知西周以前。醫藥雖漸發明。而治法實甚簡陋。此可考諸歷史而知。况其時醫學家之治療成績。今多無從稽考。無徵不信。故有周以前。祇能列之萌芽時期矣。

說明二。國醫自唐以後。逐漸退化。至於清末。晦盲否塞。達於極點。事實如此。無可諱言。考其故實由於無比較無競爭。故得此當然之結果。

今後借助於科學。整理國粹。不患無方。同時復吸收西醫之特長。融合而光大之。必有新中醫產出之日。此亦當然之結果。故吾敢正告於我同學曰。「國醫前此爲退化時期。自今以後。將復爲進化時期。惟在學者之自勉耳。」

十七　物理學講義

教授沈嘉徵

本院以物理化學與醫學有密切之關係。爰于醫學院中請專家教授先物理。次化學。下爲論物質與物性之一節。　編者

物質與物性

物質與物體　物質指物之質料言。物體則指物之實體言。如檯櫈由木製成。若言檯櫈。即指其實體。是謂物體。若言檯櫈之木。則非指其實體。乃指其質料。是謂物質。

現象　如水流火炎風吹木長等。凡宇宙間所現之象。科學上謂之現象。

物理學的現象　日常所見者。如物體由高處墜落。天平之稱輕重。温度之記寒暖。氣壓表之示晴雨。在空中之諸種現象。如風起雲集。雨落虹現。雪降霜結。電閃雷鳴。以及磁針之指南北方向等。凡與物理學相關者。皆爲物理學的現象。

物質不滅　宇宙間之物質。無生無滅。謂之物質不滅。

質量　物體中所含實質之量。謂之質量。

不可入性　用玻璃杯盛滿清水。將手插入水內。水必溢出。又將玻璃杯倒覆水中。因杯內有空氣。水不能徑入。由是而知無論何種物體。皆有容積。故皆佔有位置。不許他物體同時佔其位置。此性卽謂之不可入性。

慣性　靜止之物體。常保其靜止。運動之物體。常保其運動。非有外力加之。而不自變更者。是爲慣性。亦稱恒性。如人乘火車。車行則人向後倒。倏止則人向前倒。此卽慣性之例也。

重力　地心吸引地球上各物體之力。謂之重力。如雨點下降及果實墜落等。皆本此理。

重量　重力作用於物體之强度。即爲該物體之重量。

宇宙引力　天地間各物體互相吸引之力。謂之宇宙引力。又稱萬有引力。

物體三態　物體雖有種種狀態。然大別之則爲固體液體氣體三種。又位於固體與液體之間者。謂之黏體。如飴糖是。

固體　堅固之物體。如木石金銀等。有一定之體積與形狀。不易更變者。謂之固體。

液體　液體者流動之物體。如水油等。無一定之形狀。惟有特別之表面。不易變其體積者也。

氣體　最易流動之物體。如空氣水蒸氣等。無一定之體積與形狀。而常能補充滿於任何大小之容器內者。謂之氣體。

物體三態之變化　物體三態。並非一定常互相變化。故一質又爲數體。如水在常温度時爲液體。遇熱則化爲水蒸氣。是爲氣體。遇冷則結爲冰。是爲固體。又鐵錫等原爲固體。加强熱則溶解。是爲液體。更加猛熱。則亦可化爲氣體。

彈性　某物體加以外力。則變其形狀或體積。去外力後。即復爲原形。或原體積者。此性謂之彈性。如以手曲鋼條。或延長橡皮。放手則恢復原形。又以活塞塞圓筒。壓縮其中空氣。加壓力時

空氣之體積縮小。然一去壓力。則空氣復擴張。能使活塞上行。此皆因物體之有彈性也。

分子力　物體各分子互相吸引之力。謂之分子力。同質分子間互相吸引之力。謂之凝集力。異質分子間互相吸引之力。謂之附着力。

分子力作用之現象　分子力之作用其現象雖多。然大別之約分溶解擴散滲透吸收四種。

藥名詩

拙巢

延佇情殷澧澤蘭　啼烏梅嶺夜闌干
山橋落木通途出　野渚增冰片月寒
薑桂心情惟老辣　筠松節操屬艱難
共浮萍梗申江滸　故紙堆中寄永歎

雨過園林梔子肥　當階芍藥駐春暉
阿膠難止河流濁　大戟能痊水病稀
幾見謝安甦遠志　似聞孟德寄當歸
單衫杏子風塵色　白盡烏頭感式微

雜載

本院學生實習計劃大綱

許半龍

本國青年從師習醫。除抄讀舊書外。爲師寫方而已。出門隨診而已。附名方尾而已。即一二中醫專校學生之實習。亦不過案頭錄方已矣。習西醫者。雖不錄寫方案。僅僅塡記三測。從旁服勞已矣。無所謂計劃。無所謂參觀參與試診。更無所謂院政之實習。不知科學方法。首重分析。其第一步在事實之獲得。而獲得事實之道。不外二途。一曰觀察。二曰實驗。本觀察之原則。以爲參觀參與之方法。用實驗之精神。爲試診及院政之實習。爰就個人之見解。略定本院學生實習之計劃。即爲我新中醫掃除進行之障礙。而願與全國醫學界討論者焉。

(一)目的

1 就實施之結果。以證驗學理。

2 練習觀察力。而增加實驗之正確度。

3 使之有處理藥物。運用方劑。及指導民衆衛生之知識與技能。

4 使之樂於研求實際問題。及與人合作之志願或習慣。

(二)原則

1 實習之範圍。不限於醫室之寫方。醫院之助理。中藥之化驗。西法之應用。舉凡衛生行政。醫院組織。家庭保康機關顧問等等。一切包括在內。

2 實習之進程。第一步參觀。第二步參與。第三步試診及院政實習。

3 實習之性質。分片斷的爲門診實習。系統的爲臨床實習二種。得單獨或交互行之。

4 實習之時量。自第三學年下學期起。逐漸加多。乃至長期的系統實習。

5 實習之場所。不限於附設之醫院藥房。即著名中藥行舖。西醫院。醫學校。製藥廠。名醫診所。衛生局所。均須設法到達。

6 實習之材料。由特定人員負責指導。并不得與所教所學完全相反。或絕不相干者。

(三)方法

第一——參觀

1 時期。——第學三年下學期爲普通參觀期。第四學年上學期。爲討論參觀期。以後醫案功課。逐漸加多。

2 時量。——普通參觀期每週至少二小時。討論參觀期每週至少四小時。

3 範圍。——普通參觀就重要問題。及與教學相關者。特別指出。令學者注意。并筆記之。——討論參觀則依特殊目的。用客觀的眼光。詳爲記載。上課時得據之爲討論資料。

(甲)參觀過程

(子)準備

1 確定目的。——依教學上必須證驗及補充者。或討論之不能解決者定之。

2 場所選擇。——除原則(5)項所定外。即如江湖賣解。走方醫藥。雖應詳細觀察。搜集資料。然須就實用所需。愼爲選擇。

3 分組觀察。——酌分全部爲幾小組。每組三人或五人。各舉組長一人。既免擁擠之現象。復得注意專一。即組與組之間。又可爲比較之競賽。

4 記錄表簿。——遊覽式之參觀。決不以圓滿需要之志願。故必預定綱要。詳訂細則。精製表冊。以便應用。

(丑)態度

1 初抵選定場所。無論滿意與否。不宜即有表示。仔細視察。逐項記錄。始終保持其謙虛及誠摯之態度。

2 每組由組長。收集該組重大疑點。依次向當局者發問。回答時。必須靜聽記錄。勿同時有幾人發言。已問過者。不宜再問。均須誠懇的表示謝意。

3 參觀者旣由指導人或爲當局所允許分配至一定場所。不宜亂行亂跑任意談笑。

4 參觀病房時。尤宜審愼以免驚動。

(寅)整理

1 報告。——就各人所認定担任觀察各點。以簡潔明暢之方式。爲圖表或筆記式的系統報告。

2 討論。——就報告之性質與教科之某種有直接之關係者。討論之。

3 復觀。——或討論中發現緊要疑點而有復觀之必要者。條錄要項詳細復觀。以了解爲度。

第二——參與

參與有兩方面之辦法。(一)參與醫院行政及衛生的活動。(二)爲診斷治療之助手。其時期自第四學上年學期起。步驟由淺而深。由簡而繁。由局部而全體。由受指導而獨立。

第一工作

1 寫方錄案。

2 外科之揩膿消毒。揭貼膏藥。洒佈藥粉。包裹患部等等。

3 應用藥品之準備。

4 每月得計治愈轉治死亡之病症及人數。

5 其他輕易事項。

第二工作

1 幫助醫士舉行望問聞切之測驗。

2 合製外治藥品。

3 診治普通疾病。

4 幫助種痘及一切救急醫療。

5 參加地方衛生運動。

6 幫辦家庭機關等一切保康醫務及檢驗體格事項。

(注意)——每當一次參與終了。必詳爲記述。指導者即依之爲學級升降之根據。

第三——試診及院政實習

自第四學年起。即就其數年來研究之學理。及所積之經驗。在此時期。完全脫離教室教育。而爲獨立的。長期的。整個的。……實地試驗。(一)以完成其治療技能。(二)即爲將來服務之準備。

甲——試診工作

1 時量。——第四學年下學期起、每週六至十八小時。餘爲研究批評及其他一切之活動。

2 分業。——(一)分若干人爲一組。辦理一型式醫院。設醫務主任一人。科任醫士若干。(二)在病家需要範圍內。就其所長內外婦幼各科。選擇診治。并伸縮其診斷時間。(參照一次院政實習)

3 成績。——(一)週表爲每週報告辦理狀況。及治病之全愈轉治死亡之統計。(二)醫案爲治病之方案。二者均爲考查獨立效能之一。

(乙)——院政實習

醫院行政。約分醫務。事務。藥務。養護。四部。

1 醫務。——如設備。——稽核。——統計。——保管。——等。

2、事務—如會計。—庶務。—掛號。—管理院工。—建設環境。—等。

3、藥務—如採辦。—製藥。—配方。—保藏。—整理。—等。

4、養護—如護士之支配。—病房之處理。—消防之預計。——等。

第四——結論

實習生之參觀。參與試診及院政實習應用之筆記。表冊醫案材料。之指導。及批評方法。概由指導員就實際之狀況。依原則目的。而酌定其施行細則。固不能預爲之懸擬者也。

總務報告

王一仁

本院的創立實迫于中醫之環境。社會之需求。有改進振興之必要。所負振興中國醫藥之使命。是非常重大。我們的醫理。人家說是玄虛的。我們的藥物治療人家說是非科學的。固然。談醫理不能運用架空的筆墨。論藥治更不能以神秘欺人。要反玄虛爲實在。易神秘爲科學。我以爲有三種先決問題。其一爲整理舊學說之系統。其二爲吸取老師宿醫傳承之經驗。其三爲採新說以證明舊說。更吸收吾之所未有者以補不足。（中醫之缺乏。尤其是物質與分晰理論方面）是以本院學課根據此點。雖然因種種關係不能一蹴而幾。可是依此的向前進行。爲本院之原始宗旨。固定方針實顯而易見的。現在我要將本院的根基以及進行的大略說幾句。

一、創造新醫藥事。是公的而非私的。故本院的創立。以經濟扶助者。有葉心農先生王仲奇先生陸挺芝先生周緒記先生胡乃封先生楊富臣先生。以熱忱表同情者。有傅雍言先生秦硯畦先生曹味蒓先生王一亭先生。既然是集各方面的經濟與人才。共謀建設。對于各方的扶助與加入。是歡迎而非拒絕的。至于我們要創造中國新醫藥。是應該以計劃能力爲中心。而不以個人爲重心的。願本院爲將來革新中醫之大本營。不似其他的流而爲私家之附屬品。

二、經濟爲辦事之母。各種物質的建設。賴精神之運用。尤貴有經濟之匡扶。我們于組織有力之校董會外。更共應該組設籌募基金委員會。要將本院基礎建築穩定。這個問題應當是首要的。就我的觀察。五行在中醫學理上有相當價值。是全靠化學分晰出來的。大規模的分晰。非有精深之化學細菌學。是不能促中醫之進步的。非有鉅款。難以着手。

三、本院的教課。側重在以原有中醫藥爲基礎。而採吸西醫藥的長處。臨證的方面。有本院所立之中國醫院。更商定四明醫院。至於其他醫院或醫界個人遇有奇險大病。能有機緣。應該儘量商洽。以爲本院高級同學增加經驗之地。

四、本院原有研究院之設。雖一時未有表异。然教課成績可觀。學生亦受相當指導而研究。更確信此爲本院研究最高學術機關。關係中醫學術及本院前途。萬分重要。當於本院教授外。延聘學術高深者。擔任撰述演講。以爲攻錯之資。一洗門戶之見。共策上進。至于將中醫學術。移向科學化途徑。不致常在陰陽五行六氣當中兜圈子。尤其是研究院所應該負的責任。

五、末了。我以爲一件事。一個團體辦得好。必定要有熱心同志的份子。肯羣策羣力的合作。所以教授治校的精神。應該由本院的同人發揚起來。校董方面負相當的經濟責任。教授同人負策劃進行之責。本院的前途。自然有蓬勃的氣象了。我因爲家母時常多病。不欲遠出。不能不回去一次。初時很以醫學院爲牽纏。爲厭苦。好在諸同志皆能分擔責任。尤其可感謝的。是秦伯未先生。努力前進。不辭勞瘁。那麽我此時分別是很放心的。以上學期初辦成績觀之。則以後本院之進展。同學之增加。是可操左劵的啊。

教務報告

秦伯未

教務報告。可分兩點。一點爲編輯講義。以求教學上之適用。一點爲名人演講。以輔教學上之不足。蓋欲求教學上之便利。及學生進步之迅捷。第一步當注意于相當之教材。而回顧國內。對于中醫學生用書。竟可言絕對未有產生。民十二時江蘇全省中醫聯合會因有編輯課本之提議。然卒爲經濟人才所限。未能促其實現。本院既一方面以培養人才爲宗旨。一方面抱改進中醫之使命。爰於創辦之初。對于課本一項。經幾度精密之考慮。毅然從事自行編輯。以求完美。編輯之標準。定下列數原則。

1 化無系統爲有系統。

2 避空虛之理論。傾向于實際方面。

3 博採名家之學說而歸之于一。

4 打破中西成見。惟眞理是求。

5 學理之外以經驗爲大前提。

6 深淺視學生程度。酌量支配。

根據此六原則。始分別從事編纂。其大概已見本刊各科講義欄中。茲不復贅。其次。本院教學方面。既傾向于實際。而尤提倡學生自動研究。研究結果。亦已選揭于學生成績欄中。又慮見聞之不廣。定于每星期六二時至四時。延請海上中西著名醫士蒞院演講。講題由演講者自定。雖時間短促。而頗能引起一般之興趣。姑選錄丁胡二君講詞于下。以見一斑。

中醫簡易療法及醫生道德問題

十七年二月十八日　丁福保先生講

中國醫藥。實在很有神秘的特長處。所以今日尚含有多大的勢力。爲一般人所信仰。所恨草頭單方。嘗散處于草野之中。而未能窮詰其至理。因此遞遭相傳。頗多失眞。曾遇一症。在六〇六未入中國之前。患極沉重的花柳毒。現噁心煩躁潰瘍諸狀態。遍醫之效。嗣服單方僅四十餘日。霍然而愈。似較六〇六爲穩妥而簡便。于此可知六〇六不足爲獨一無二治療花柳毒之聖品矣。相傳脚魚能療脚氣。予初意爲不過以脚治脚之戲言耳。然證諸事實。確著大效。于此可知「以土補土法」一若伏龍肝的止泄瀉。殊有意義。未可厚非。苦參子之于痢症。蜒蚰之于喉腫。常人類能知之。此等神秘似的特長處。祗須加以提綱挈領的整理法。旁參互考的闡明法。不特中醫可博多人的采聲。而世界醫學從可改觀矣。又爲醫者務要注意道德與修養內心。然時下醫生難免學力欠足。或粗疏從事。或故意欺詐與傲慢。或攻人短劣之弊。嘗曆觀以前名醫。大都身後蕭條。不堪言狀。古語云。名醫無後。洵不誣也。要知世上萬事。終跳不出因果之律。而爲醫者尤須具菩提心腸。超脫人類一切的痛苦爲念。斯庶可告無罪于人類矣。

歐洲公衆衛生之特點

十七年三月廿五日　胡定安博士講

在未講本題之前。應知中西醫不可互存私見。當從學術方面着想。尤宜力避攻訐。虛心探討。觀察現在情況。實有十之六七。深信中醫。以中醫自有獨立之精神。如金鷄納霜之于瘧疾。中醫方面之小柴胡湯。可以等量各觀。總之各有短長。互有得失。在現在之中醫界。自宜採取他人之所長。以補己之不逮。歐洲之得有今日衛生之成績。自然得之政府之功爲多。我國政事未上軌道。自然一切難以實施。尤其民衆衛生智識太不發達。在歐洲則童蒙時巳強迫的灌以衛生智識。自小培植。養成善良習慣。自然人人能守秩序。不致有軌外舉動發生。我國衛生行政當局。又太不明瞭衛生的智識。所以常有違反衛生原旨者。不論中西醫生。都負有民衆健康之責。以醫生于民衆生命。有直接之關係。那末我國實在人口太多。未有精密的調査。當然無可統計。在歐洲則異是。再飲料—水—于衛生上尤有多大直接的關係。傳染菌每假水爲媒介。在世界上有三大著名飲料。應推美國之水爲獨步。嘗沃清水以饗客。其二德國之啤酒。其三我國之茶葉。但是我國常得不到虎跑之泉源。與龍井之嫩牙。亦是徒負虛名罷了。其次爲肉類。我國現在雖有衛生警察之監察與檢驗。可是衛生智識幼穉。安保其無賄賂行爲。其次爲性病。在歐洲則有性病救急所。組織完善。隨時可以治療。其次勞工保護法上之優待條件。如孕婦產婦之修養。工作之調節。不但減少若干苦痛。而于優生學上亦有莫大之效力也。再垃圾桶之目的。在清潔街道。使一切穢濁歸納一處。不致四溢。試觀我國的垃圾桶。能收相當的效果嗎。在外人之視我國糞便之處置。一如非洲野蠻民族之不衛生。對于小學之傳染病—天花—。當施強迫療治法。齒牙爲消化系第一道要部。在歐洲隨處有齒牙衛生處。產婦而發生產蓐熱。完全歸產婆負專責。我國產婆智識之若何。想大都可以明瞭。或有感覺改良產婆之必要。應請注意。要知善善從長。方不斷學者本色也。

其他關于課程之支配。及學生研究之程序等。均以限于篇幅。不能盡量陳述。閱者諒之。

事務報告

徐渭漁

渭漁承乏事務主任之職。值本院草創時期。對于措施設置方面。殊無有系統之陳述。報告于關心本院者。茲僅就議事錄中擇其犖犖大者。爲誌一二。查本院成立之初。計開籌備會凡四次。其重要各件。彙舉如左。

（一）推舉王一仁秦伯未章次公許半龍嚴蒼山徐渭漁七君爲籌備員。
（二）推請秦伯未王一仁二君爲院章起草委員。
（三）組織招生委員會推請曹穎甫章次公許半龍三君爲委員。
（四）聘請各科敎授及職員。
（五）規定院務行政系統。
（六）定二月十三日行開幕典禮。

本院于困苦艱難中更于短時期內得以開學之後。即將籌備會結束。而一切事宜。歸院務會議決定之。茲亦舉各屆會議中之重要各件于后。

（一）組織院董會。
（二）各股主任任務之分配。
（三）訂製各種圖表及擬訂各項規則。
（四）添建三層樓宿舍。
（五）審查學生會章程。
（六）推請王一仁秦伯未葉勁秋哈受百費澤堯五君籌辦中國醫院。
（七）推請章次公王民潤政起豪三君籌辦圖書館及藥物標本。
（八）推請王潤民政起豪二君起草向大學院呈請備案文稿。
（九）推請秦伯未王潤民許半龍三君爲本院院刊編輯委員。
（十）組織學生軍由學生會負責辦理。

本學期事務方面。大要如上。至下學期之進行計劃。刻正在擬具中云。

本院創辦人

王一仁　秦伯未　許半龍　嚴蒼山　章次公

本院現任院董

秦硯畦（主席）　丁福保　錢龍章　傅雍言　王一亭　王仲奇　毛子吉

陸挺之　朱少坡　葛虞臣　奚萼銜　楊富臣　葉心農　葉惠鈞

殷受田

本院現任講師

丁福保　江蘇無錫　前北洋大學教授

張天方　浙江嘉善　法國巴黎大學文學博士國立暨南大學及復旦大學大夏大學教授

顧惕生　江蘇武進　前國立東南大學教授現任滬江大學教授

謝利恒　江蘇武進　前上海中醫大學校長

蔣文芳　江蘇寶山　長壽報編輯主任

許太平　江蘇吳江　吳江縣教育局教育委員

傅雍言　江蘇太倉　前劉河醫學會會長

陳无咎　浙江義烏　丹學溪社主任

蔡北崙　福建晉江　日本早稻田大學政治經濟科學士

程門雪　安徽婺源　衛生報編輯

本院現任職教員

章太炎	浙江餘姚	院長	華國月刊社主任
秦伯未	江蘇上海	研究院主任兼內經學教授	新中醫社總務主任前江蘇全省中醫聯合會編輯
戎明士	江蘇江陰	醫院主任	四明醫院駐院醫士
嚴蒼山	浙江甯海	醫院副主任兼幼科教授	四明醫院駐院醫士新華藝術學校校醫
王潤民	江泰蘇縣	教務主任兼婦科及病理學教授	大同大學畢業新中醫社編輯主任
芮達吾	安徽當塗	羣務主任	前上海神州中醫大學監學
秦槐新	江蘇上海	羣務副主任	上海縣教育局教育委員
徐渭漁	浙江甯海	事務主任	前國軍東前總指揮部後方病院書記官
章次公	江蘇丹徒	圖書館主任兼藥物學教授	世界紅卍字會醫院醫士
王一仁	安徽歙縣	醫案教授	上海特別市衛生局第一次醫士試驗委員中醫雜誌主編
許半龍	江蘇吳江	外科學教授	四明醫院醫士前上海中醫大學教授
祝味菊	四川成都	生理學教授	神州醫學總會執行委員
諸文萱	浙江孝豐	胎生兼人種學教授	浙江中醫專門學校畢業
葉勁秋	浙江嘉善	花柳學教授	前楓涇新中華醫院院長
陸淵雷	江蘇川沙	傷寒學教授	鐵樵中醫函授學校教務主任
方公溥	廣東普寧	溫熱病學教授	中國廣濟醫院主任
徐衡之	江蘇武進	金匱教授	鐵樵函授中醫學校教授

曹尹甫	江蘇江陰	文學教授	曾任新華藝術大學詩[illegible]教授
政起豪	江蘇太倉	文學教授	無錫國文大學畢業昌世中學教授
曹咏純	江蘇上海	醫學常識教授	上海中醫學會執行會員
葉三多	浙江平陽	西藥學兼德文教授	法國巴黎大學藥學士
哈受伯	江蘇江甯	治療學教授	上海中醫學會監察委員
楊素貞女士	江蘇上海	產科教授	北京協和醫科大學畢業上海婦孺醫院醫師兼教授
沈嘉徵	江蘇上海	物理學教授	上海公共理科實驗室副主任
盛伯鈞	江蘇松江	解剖學教授	亞東醫科大學醫學士瞿直甫醫院醫師
張贊臣	江蘇武進	診斷學教授	醫界春秋社總主幹
李純珊女士	江蘇武進	組織學兼寄生蟲學教授	前江蘇省立醫科大學修業
王式軒	江蘇太倉	藥物學教授	無錫國學專門學院畢業太湖水利局顧問
童佑民女士	浙江吳興	秘書長	上海學院教員
唐益之女士	江蘇奉賢	秘書	松江慕衞女學畢業上海職業中學教員
王撫人	浙江寧海	書記兼庶務	前浙江警備第六統部書記
范梅清女士	江蘇嘉定	書記	南洋女子師範畢業

本院學生通信錄

丁成萱	江蘇如皋	如皋李堡鎮
王孟圓	江蘇松江	松江東門外六九號
朱燮章	江蘇丹徒	鎮江月堂巷朱寓
汪汝椿	江蘇青浦	上海小西門學潔里十二號
沈恂如	江蘇海門	海門麒麟鎮西市沈宅
沈順宣	江蘇崑山	崑山北城河岸沈玉峯米行
李雲超	浙江海寧	浙江斜橋轉郭店祥豐油坊
李詩雄	江蘇吳縣	蘇州花駁岸三七號
吳國鈞	江蘇無錫	上海愷自爾路裕福里三號
岑冠華	浙江餘姚	上海赫德路電車公司對過葆生堂藥號
金雲俠	江蘇吳縣	上海北四川路廣吉里七〇九號
邰家驪	江蘇江都	揚州多子街
胡　康	江蘇吳縣	上海孟納拉路六四號
姚志敖	江蘇松江	松江西門外秀野橋南首
姚汝元	江蘇無錫	無錫陳墅德茂暢號
姚錫韓	浙江永康	永康瑞生堂轉
徐承達	江蘇上海	上海大東門內火神廟街十九號新牌
徐人龍	江蘇嘉定	嘉定西門大街
徐庚和	江蘇丹徒	上海九江路二二號復新麵粉事務所
郭榮生	江蘇丹徒	鎮江九如巷郭醫室
陳人録	浙江諸暨	上海呂班路一八八號
陳中權	江蘇崑山	崑山東南門外南城河岸三號
陳允亨	江蘇寶山	上海赫司克路內九〇八號
陳敬先	廣東潮陽	潮陽縣豪山鄉致和堂
黃　華	江西南昌	南昌倫昌行
黃昭光	浙江鄞縣	甯波東南鄉徐東埭鑫和祥轉交
黃彝鼎	江蘇江陰	無錫楊厍福興鎮貫信泰號
陳周庠	江蘇海門	海門獅子鎮
張友琴	江蘇川沙	浦東川沙小灣鎮春和堂號轉交
張漢傑	江蘇南匯	浦東祝家橋鎮
許莘耕	江蘇宜興	宜興徐舍恒益局
許登甲	廣東樂會	廣東香港西江碼頭瓊會安
傅永昌	江蘇上海	上海老縣基路傅家街七號
馮幼珍	湖南湘潭	上海勞神父路順鑫里二號

景芸芳	江蘇太倉	上海城內石駁岸街四五號
項　恕	浙江海門	海門杜下橋項大德藥號
葉炳成	江蘇江陰	江陰華市
楊忠信	福建泉州	本院
趙公尚	江蘇丹徒	鎮江雙井巷十號
趙振業	江蘇崇明	崇明向化鎮東二里第三初級校
趙錫庠	江蘇丹徒	鎮江大港鎮大興宅交
劉子玖	安徽當塗	當塗西十字街南首
劉壽康	江蘇無錫	上海高昌廟新廣街劉養和藥號
劉　濬	江蘇寶山	寶山羅店乾豐號轉交
錢競春	江蘇武進	無錫運村
謝棐予	江蘇武進	上海山東路一九八號
謝秉普	江西廣昌	廣昌縣城
錢松柏	江蘇奉賢	南橋東街徐永興號
韓國鏞	浙江吳興	江蘇海門麒麟鎮洽昌典
顧應龍	江蘇川沙	浦東川沙小營房張長順號轉
顧兆奎	江蘇崑山	崑山北柵澗十一號
胡九功	浙江餘姚	餘姚牌仙下魯永昇號交
倪培鶴	江蘇無錫	無錫東亭懷下市長大厦倪宅
馬伯孫	江蘇寶山	上海海甯路一七八七號內
徐梓材	江蘇寶山	上海戈登路七一三號半

壽太炎先生六十

王一仁

眼底誰堪並。才華海樣深。雄心傳古道。孤憤托醫林。甲子更番度。丹方午夜尋。斯人終不老。吾輩有知音。

贈徐善伯

嚴蒼山

灼灼露井桃。榮榮砌下蘭。百族媚春陽。飛鳥天地寬。出門野草綠。感此獨盤桓。旨酒誰與斟。鳴琴誰與彈。同心而異居。廢然發長歎。

飄萍寧有蒂。流水初無因。萍水大有緣。結交淞滬濱。聯榻共夜話。相餉如飲醇。三月遽言別。倏忽十一春。人生感別離。夢想託遊塵。年命如晨霜。金石空笑人。結念在遠途。愧非無懷民。

中華民國十七年六月十五日出版
中華民國十七年七月二十日再版

中國醫學院院刊

每册實售洋一角
函購加郵費一分

編輯者 編輯委員會
出版者 中國醫學院
發行者 中國醫學院
印刷者 協和印刷局

院址 上海小西門外黃家闕路

章程 印有詳細章程函索卽寄

上海姜衍澤堂發記老藥鋪聲明

本店開設小南門外裏倉橋東首第一家已曆二百餘年聲聞遠近名傳中外毋庸贅述新近仍在原址翻建高大樓房石庫門面賜顧者請認明姜衍澤堂發記字樣庶不致誤

本號祖傳秘方寶珍膏藥料精良治效神效專治風寒濕氣跌仆閃挫傷損或胸脅肩背拘緊作疼或脚腿腰膝酸軟無力此膏能除濕去風溫經行滯和血脈壯元陽一切負重作勞筋骨疼痛但貼患處無不全愈又阿魏膏（俗名狗皮膏）專治氣塊癖塊血塊各症本堂因見用狗皮毫無實益有傷天和故仍攤在布上不用狗皮識者諒之今將各種膏藥價目開列于下（一）神驗寶珍膏——紅布加料每張洋兩角藍布加料每張洋一角紅布大號每張洋陸分中號三分藍布大號每張洋三分二厘中號一分六厘紅布頭瘋膏每張洋八厘藍布頭瘋膏每張洋七厘紅緞寶珍膏每張二角二分（二）癖塊阿魏膏——大號每張洋二角中號每張洋一角（三）秘方千搥膏——加料藍布大號每張洋二角中號一角小號六分單料油紙每張洋計分二分五厘一分六厘一分二厘八厘五厘二厘半六種（四）轉筋霍亂至寶膏——每張洋二角八分

本號發記老店只此一家無論本埠外埠南市北市並無分出近有狡猾之徒希圖射利私造假膏以偽亂真或在南市或在北市戮稱發記所分凡招牌仿單及一切圖記無不摹仿畢肖以致外商遠賈不知其中作偽紛紛誤買受害匪淺故由本堂於前年嘗經稟請警察審判兩廳懲辦在案茲恐月久玩生爲再鄭重聲明請購者注意

再本號精製丸散膠丹花露飲片各種痧藥

中國醫學院月刊

第三期特刊號

潘公展題

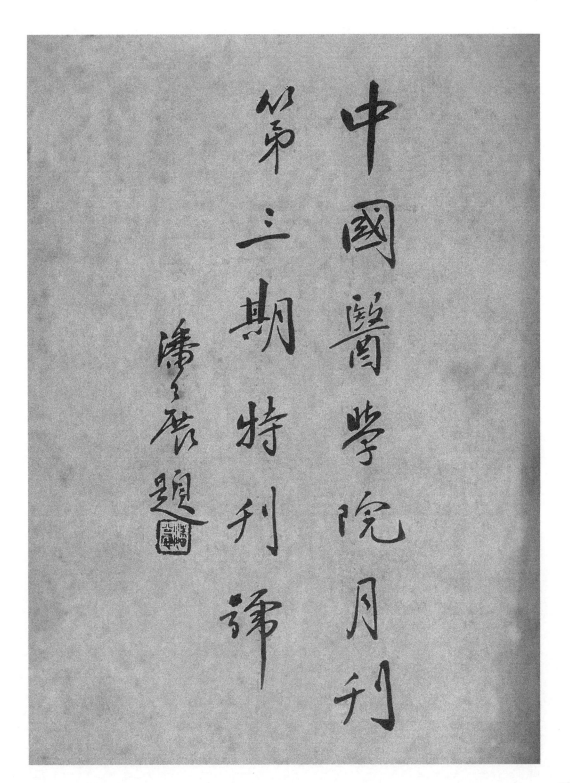

卷頭語

朱鶴皐

鶴皋受命于國醫公會。囑爲主持本院院務。皐能確認中國醫學有特殊之價值。更能確認中國醫學有設院共同教學之必要。是以直受不辭。除一方負學院經濟之全責外。一方聘請飽學之教授。以期增進教學上之效率。現當民國廿一年之終。本院出版特刊。以宣佈學院之內容。講義之樣張。以及師生之作品。維希愛護中國醫學者，不吝指教。是所至幸。

中國醫學院院刊第三期特刊號目錄

教授雜著

中醫與科學
中西醫比觀餘論
白痦古訓
論傷寒温病治法之不同
六經外感之我見
丸藥之分類及其治法
非非醫話

講義一斑

一 生理講義片斷
二 病理學講義
三 藥物學講義
四 方劑學講義
五 傷寒論講義
六 雜病論講義
七 傷寒方講義
八 温病講義
九 雜病講義
十 外科講義
十一 婦科講義
十二 兒科講義
十三 內科醫案講義
十四 外科醫案講義
十五 醫事法規講義

學生成績

慢驚風論治
石膏治肺結核之經驗談
糖尿病淺說
煩躁應實論治
痧疹防陷論
桂枝去芍與桂枝加芍合論
論疾病之遺傳
小青龍與五苓散之證治論
論孕與積血最易混淆應
如何辨治而使萬全
中醫宜習化學細菌說
臨診方案一斑

本院概況

計劃大綱
擴充院舍
續辦醫院
課程支配表
歷屆畢業生姓氏錄
二十一年度第一學期各級學生姓氏錄
招生簡則
餘瀋

包識生先生著

包氏醫宗

第一集傷寒　第二集雜病

本書理解獨新。註講詳晰。有系統。有條例。綱目分明。能融能化。欲研究仲景傷寒雜病者。讀之可以無師自通。（第一集六元第二集五元）優待七折第一集四元二角第二集三元五角寄費加一

第三集診斷學　第四集國醫學粹

兩書爲先生最近得意之作。數十年心得。盡匯萃於此中。內容分辨症。辨脉。治法。處方等。以及國醫理論之精華。無不備列。（每集定價二元）預約二集合收兩元寄費加一預約本月底截止

上海北泥城橋新閘路五十七弄三號

包氏醫宗出版部總發行

國醫界空前之創作
古今經絡圖之超品

本學院教授 包天白先生創製

最新考正 **經脉經穴圖** 全套四大幅 五色版精印

有肉體　有骨骼　有正面背面側面之分

有經脉　有經穴　有奇經八脉經穴各異

研究醫學之經絡辭源

可作個人研究之南鍼

鍼灸醫生之實用地圖

可作會社診室等掛圖

附袖珍說明書一册　內容豐富　攜帶便利

全套售銀叁圓　特價一月實洋兩元寄費加一

上海 梅白格路中新閘捕房對面松柏里五號 中國醫藥社總發行

教授雜著

本欄係本院教授作品。各就所長發爲言論。惟時間怱促。未能精心結撰。尚希讀者諒之。

編者

中醫與科學

蔣文芳

「中醫不合科學」西醫創之。一般人信之。同道用之。而徬徨不知所措。曰中醫應「科學化」一若中醫其眞不合科學者。所以欲從而化之。不亦惑乎。夫科學爲人生應用上之學問。舉凡人生所應用之事物。離乎科學。決不能成立。卽一飲一食之微。雖至野蠻民族。僅能謂爲不知利用科學而演進。不能謂爲不合科學也。譬諸我人舉杯飲酒。決不仰脖張喙而傾注。必以兩頤伸縮。而使口腔中形成眞空狀態。俾杯中之物。賴空氣之上壓力而吸引入口。科學方法也。況乎中國醫學。有數千年之實驗與演繹。其著作既可汗牛而充棟。其功效又復家喩而戶曉。中間迭用皇家力量爲之提倡。爲之整理。而成完美之人生應用上之學問。特我國醫學。在科學上之觀察起點。不盡與西醫相同。故於療治方法。一則注重於間接病因之六氣。一則注重於直接病因之病灶。故謂中醫不合西醫則可。謂中醫不合科學則不可。文芳竊恐「中醫不合科學」之一語。足以惑世。爰檢出「中醫與科學」舊作一篇。刊諸本刊。俾懷疑者知所憬悟云爾。

在這業務競爭劇烈的時代。各業的人們。爲着麵包問題。拚命地宣傳自己所營業務的長處。譬如開大菜館的館主一定要說我所辦的材料完全是頂上的來路貨。我烹調的方法完全採取歐美。開洋服店的老闆一定要說我所辦的材料是揀選歐美頂上的出品。縫成的式樣全是巴黎紐約最時髦的翻。與像這樣的宣傳。我們用冷靜的眼光。把恕道來把批評他。與其說他可笑。還是說他可憐。可是洋服店和大菜館的主人。究竟是一種商人。並非知識階級。所以頭腦還狠簡單。他們只知道做正面文章。沒有做過反面文章。說中菜館的酒菜粥飯吃不飽肚子。甚而說他沒有營養料的。含有毒質的。中國衣舖和裁縫店裏出賣和做成的衣服不合國際化。甚或說他沒有保護體溫的能力。穿了要凍死人的。的確我們貴國裏生長出來反對中國醫藥的西醫。是受過高等教育的西醫。他們的頭腦和手段比較大菜館洋服店的老闆高明得多了。他們知道自己缺少創造的能力。倘若單備正面文章。說外國醫藥怎樣好到極點。似乎負着一種包銷外貨的嫌疑。就是飄洋過海受過鍛煉的面皮上。恐怕也要發生不自然的感想。所以狠聰明地狠乖覺地掉轉筆頭去做他的反面文章。說中國醫藥怎樣不好。應該消滅。橫使人們終久免不了要生病。如果反面文章發生效力。把中國醫藥消滅之後。逃不了要來請教西醫西藥的。他們更知道要說中國醫藥的壞處。終得加上他一個罪名。才行。在十年之前。「中醫重理論西醫重實驗」這句話。麻醉了不少民衆。這件罪案。確實足使中國醫藥死有餘辜。那時我剛從學校裏跨到中醫界來。開始讀幾部醫書。覺得中醫的學說。並不偏重理論。譬如內經裏說「熱如燔炭汗出而散」完全紀述實驗上病愈的經過。一點不參加理論。仲景傷寒論開場就說「太陽之爲病脈浮頭項強痛而惡寒……發熱汗出惡風脈緩者名爲中風……桂枝湯主之」記述病狀病名治法。絕無一句理論夾在中間。後來根據了中國醫學書籍實驗上的記載。去療治人們的疾苦。更復得到不少實驗上的結果。覺得加給中國醫藥的罪名。完全是虛搆誣陷。所謂不平則鳴。到了現在。不但社會上的觀念漸起變化。就是西醫也承認中國醫藥的發明。完全根據實驗了。

但是西醫——生長在中國而反對中國醫藥的西醫。畢究是狠聰明的。狠乖覺的。受過高等教育的學者。決不會因爲誣陷的失敗。就此灰心罷手。眼看中國醫藥在事實上繼續進取。而且治愈大多數人們。確實難以硬派他只有理論說空話。沒有實驗不能治病。

覺得理論實驗兩個名詞。難不倒中國醫藥。麻醉性不能繼續的延長下去。而且這兩個名詞太質實而容易拆穿。於是乎揭出「科學」兩個字來說中醫。不合科學。不能立在科學時代。好在科學兩個字。牌頭十分紮硬。是天之驕子。是金科玉律。說你不合科學。任你有十分成效。總覺得不合科學就是違背了金科玉律。決不許你有立脚的餘地。更好在我們中國人。尤其是可憐的中國醫藥界。大多數還沒有曉得科學兩字到底是甚麼東西。不合科學這件罪名。可以使中國醫藥界吃了官司還沒有曉得到底自己的行爲是否犯了「不合科學」的法。這啞謎兒眞也滑稽透頂了。我們中國醫藥界雖然沒有曉得科學兩字到底是甚麼一件東西。然而總覺得這種「不合科學」的罪名。確實可怕。在無法之中。想出一種對付的方法出來。說中醫是「哲學的。」希望卸脫罪名。減輕罪案。但是究竟什麼叫做科學。甚麼叫做哲學呢。恐怕他們已經在旁邊拍手大笑着了他們的道兒了。

甚麼叫做哲學。是我們自己第一要先明白的。Philosophy 菲羅涉菲原是從希臘文裏出來的。我們中國人譯他叫做哲學。這個名詞——也可以說這種學問。發現在西歷四百年之後。距今大約要有一千五百多年。那時人類求知的欲念。漸漸亢進。希望從萬物的 Hppearance 現像上。求到 Reality本體來。同時並感覺到上帝創造萬物的一句話——神學不可靠。豎起哲學的旗幟來和神學宣戰。擺脫迷信的桔桎。追求最後的眞理。要想從現像上直見到眞確的本體。除開宗教上的見解。窺見宇宙與人生的眞面。目這是創立哲學的意義。後來哲學的責任。日漸嚴重。哲學的工作。日漸繁劇。治哲學者基於分工的原理。把從天文界現象尋求眞理的工作。闢成天文學。把研究物質變化和作用的。闢爲物理學……。就此成立了分科的學問來。所以哲學打倒神學之後。把各種可以分科研究的學問。分科研究而成立了科學。但是宇宙間的萬物。有非分科所能研究的。就是科學能力還不敢接受的。仍要用哲學來解決。同時對於各科學研究結果不同和錯誤的地方。還是要用哲學來批評糾正。使他更爲圓滿。所以哲學打倒神學。而科學打不倒哲學。因爲哲學既將能分的各種工作。分配給科學去研究。而科學仍將研究的結果。供給哲學的材科。是相互爲用的。CDBroad 伯樂德把哲學分爲二大部分。一種叫 Speculatwe philosoply 冥索的哲學。一種就叫 Critical philosoply 批評的哲學。可是哲學的界說。太汎泛廣大了。治哲學的人。用最歸納的方法。把他別爲三門。一 Theory of Knowledge 知識論。

二|Theory of Reality實體論。三| Theory ofCondnct or Value 行爲論或價値論。除開用冥索的哲學追求最徹底最後的眞理外。還用批評的哲學或是哲學內的學。(Hristntle亞里斯多德所謂Ppilsophiai)研究任何科學不能單獨佔領的。包含數種科學的。科學方法不能盡的。及在各科學以外的各種問題。但在主張科學萬能主張打倒哲學的人。以爲哲學的存在實在無俾實用。徒靠着幾個哲學上久懸的問題。什麽人生觀呀宇宙觀呀發表些 Jentative answers .嘗試的答案。什麽唯心論。唯物論。一元論。多元論。鬧得烏烟瘴氣。就是我國的莊老楊墨也無非在人生觀上發表些嘗試的答案罷了。

甚麽叫做科學。是我們現在急須應當曉得的。根據前段文字上看來。科學是從哲學裏分析出來。希望更詳細地分科研究。但是依舊沒有澈底解决宇宙間萬物的一種學問。在英文裏 Science 賽音斯一個字。是從拉丁文產生出來的。他的意義無非說「知識」或是「學」但是現在所稱的賽音斯。就是我國意譯的科學兩字。大概認爲是有統系的分科的學問。T A Thomson 湯姆生在他的 Hn Yntrodwction to Science 科學序論裏對於科學下了一個狠簡括的定義說「科學是對於經驗上的事實用極簡括的法式作自圓的記述」我們看了湯氏的定義。科學到底是甚麽東西。大概也可以曉得了。G. T. M. Patrick 派特里克把科學的工作。列成一個狠明確的表式。現在抄在下面。

科學的工作
- A 事實的尋求
- B 事實的記述
  - 一 定義與總述
  - 二 分析
  - 三 歸類
- C 事實的說明
  - 一 尋求其不變的前因
  - 二 歸納爲齊一的法則

更可把科學的方法。列表如下。

科學的方法
- Technicalmethod 技術方法
  - Eimple Experiment 簡單的實驗
  - Experiment with Apparatus 器械的實驗
- Logical Method 名學方法
  - Observation 觀察
  - Inperenee 推想
  - Hnalysis 分析
  - Comparision 比較
  - Classipication 分類
  - Induction 歸納
  - Statiotics 統計
  - Measuremetnt 測量
  - Genetic Method 沿革法
  - Peductioe-Iniductive Method 演繹歸納法

科學既有替代哲學研究宇宙間萬物的奢望。依照第一表式科學的工作——職務是尋求到事實之後。記述起來。說明他所以科學要給事實服務。並非事實給科學服務。依據第二表式科學的方法。雖然有時借重技術。而技術方面有一部有時要借重器械。然而大部分還是依靠名學。因為科學究竟是人的科學。所以研究科學的人。首先要觀察經驗上的現象。直觀上所不能觀察到的。可以根據觀察到的推想。他再把觀察到的。推想到的。分類分析。開來比較。他末後歸納。他把歸納好的統計並測量他的量數。放眼看看事實的沿革。然後演繹歸納而定出方法。就是所謂中國醫藥是否不合科學。根據湯氏定義。先要問中國醫藥是否有醫好病人經驗上的事實。如果沒有醫好病人——經驗上的事實。然後可以說中國醫藥不合科學。第二要問中國醫學是否有法式和記述。

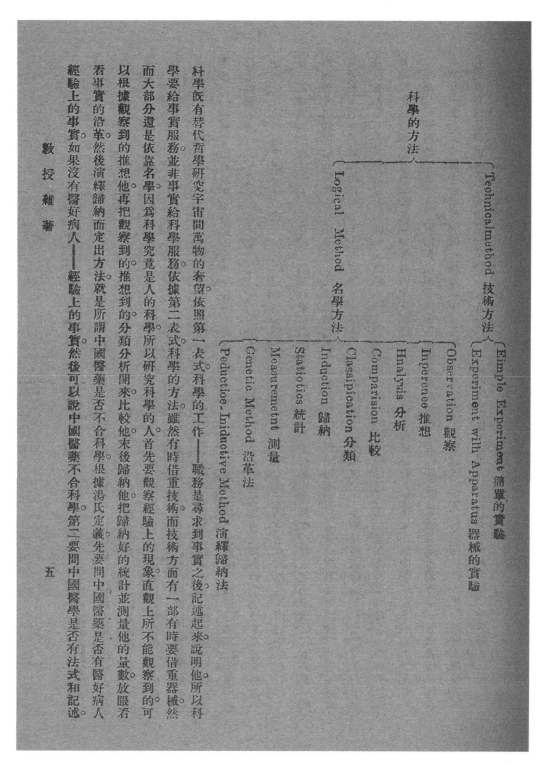

如果沒有法式和記述。可以說中國醫藥不合科學。關於第一個問題。我們可以不必置答。每天自有數千數萬請教我們的病人。替我們證明和答復。關於第二個問題。就要問我們自己。在行使業務替人治病的時候。是否不依記述——醫學書籍。不依法式隨便治療像扶乩般的。我可以負責代表中醫界說。我中醫界並非天賦異秉。生而知之的聖人。沒有一個不依靠記述經驗上事實的醫學書籍。可以行業的。同時可以負責說。沒有一個中醫有這樣的大胆。敢不依法式隨便治療病人的。中國醫藥既有經驗上的事實。醫好病人。而其行為上。又有一定的法式。學說上。又有圓滿的記述。對於科學兩字的定義。適相吻合。甚麼叫做「不合科學」呢。再進一步從中醫國學書籍看去。把最古的來說。黃帝內經他的內容也無非尋求事實。記述事實。並說明事實。他的說明。雖然可以說他多少含一些哲學色彩。但要曉得黃帝距今已有四千六百多年了。這是時代的關係。不能吹毛求疵的。因為那時不要說英美法德日本尚未開國。一般人民還在度着那原始時代的生活。忙着拜太陽拜火。就是希臘羅馬四方文明發源的地方。也正還在神學萌芽時代呢。我們的中國醫學一到漢朝。已經完全在科學上立足了。試看仲景的學說。他幹的完全是科學工作。用的完全是科學方法。一部傷寒論把內科學說得極有統系。綱舉目張。可以列為表式。而且一點沒有神學或哲學的氣味。完全根據技術上的實驗觀察推想。分門別類。把各種病症治法分析和比較歸納起來。用個統計的方法。分配開來演繹成功一部名著中國醫學的正宗。再試看外科學者華陀。他也担任科學工作。用科學方法。展施我高超的技術。中國藥學在二千年前。已經穩穩地在科學上立足。到了現在反有甚麼不合科學的謠言呢。倘若武斷說一句外國來的東西必合科學。中國自己的東西必不合科學。因為「科學」兩字是外國創立的緣故。那麼也可以說吃麵包是合科學。吃饅饅不合科學。吃白米飯更不合科學。所以武斷中醫不合不學。「是欺人之談。」一是提倡外國醫藥的反面文章。目的在消滅中醫推行西醫西藥。希望同道要覺悟這一點。而且還希望把這一點來覺悟一般社會。我在這裏否認中醫不合科學。同時自認近時中國醫學的進步。比較上確嫌遲緩。大部分的原因。雖在歷來的政府不加提倡。但是究竟是他們自己的責任。所希望同道勿因「不合科學」一語的誣陷。自暴自棄。還是要打疊起精神來努力的求進。

中西醫比觀餘論

許半龍

半龍自印發中西醫比觀一書以來。面詢函問。日有數起。乃綜合答語。纂爲餘論。陳言未去。絕無當意。惟賢者教之焉。

國醫（卽中醫下同）與西醫大同而小異。其學說之精到。每不謀而相合。其有國醫相傳之理語也不詳。而西醫却委曲窮源。瞭如指掌。以其說考之則益明。有爲外國發明之事。詡爲新奇。而本國則習用已久。視爲故常者。又以本國之法理證之而益信。是故醫者之工作。在現代不徒能爲人治病而已。必也用歷史的眼光。擴大國醫之範圍。用系統的思想。整理國醫之材料。用比較的研究。輔助國醫之發展。中西醫藥。兼收並蓄。不襲前人故智。不受偶像迷信。本科學的訓練。爲客觀的研究。其有忠實於自己的思想而敢用自力去進展之諍友乎。半龍雖不敏。願執鞭以從焉。茲姑就懷疑國醫無學理者。略述如次

一　生理方面

（甲）心——在胸部中央。爲行血之總機關。與主要之血管相通。故素問曰。心主血。又曰。心爲血之海。又曰。諸血者。皆屬於心。

（乙）肝——西醫向以肝臟爲消化機官。近時始知肝臟於分泌膽汁外。尙有種種複雜之化學作用。血液中使糖分與養素化合之物質。實爲肝臟所分泌。靈樞本神篇謂肝藏血。未始無理。國醫又言肝主怒。膽主決。西醫雖無此說。然人當憤怒驚懼之後。往往發黃疸病。則肝膽之關係於精神狀態者。固有確證也。

（丙）脾——國醫以脾臟爲消化機官。西醫則以爲脾與消化無關。而不明其作用。或則以脾爲全言最大之無管腺。在胃之左下方。卽素問云。脾與胃以膜相連。近時西醫始知脾臟缺損。則脺臟之液變其成分。而不能消化蛋白質。

（丁）肺——肺臟與胸廓之伸縮。而爲吸氣之動作。空氣卽經氣管而入於肺。故素問云。肺藏氣。又曰。肺者氣之本。又曰。諸氣皆屬於

肺。又空氣每由鼻孔吸入。卽素問云。肺主鼻。又曰。其竅在鼻。

(戊)腎——官能及新說詳見拙輯內科概要。

(己)經脈——靈樞經曰。經脈者。常不可見也。脈之見者。皆血絡也。又曰。經脈爲裏。支而橫者爲絡。絡之別者爲孫。蓋動脈深藏於內。目不能見。靜脈之淺露者。最易分別。其謂經、絡、孫者。卽西醫之所謂動脈管、靜脈管、微血管也。

(庚)其他——靈樞經曰。泌糟粕。津液化。其精微。上注於肺脈。乃化而爲血。以奉生身。莫貴於此。是言食物化血。西醫則無此確論也。——外國自發明內分泌以後。始知臟器生活之複雜。則本國醫藏而不瀉之義。證諸西說而無疑。

二　病理方面

(一)氣——國醫所謂氣。不僅指吸氣之養氣。由肺入血。周行百脈。與炭化合。成炭酸氣而呼出。蓋周於一身。通乎表裏。靈妙而不可測。殆卽西醫之所謂神經。推此義以讀本國醫書。則凡所謂氣逆、氣滯、氣結、氣虛、諸症狀。肺氣、腎氣、肝氣、胃氣、諸名稱。理氣、補氣、順氣、散氣、諸方劑。皆可迎及而解矣。蓋神經興奮。則鎮靜之。沈衰、則刺激之。一切病狀與其療法。莫不與神經作用有關係。此稍習西醫者。無不知之。不過譯外籍者。謂之神經。意在指實質。而本國古來所謂之氣。意在示其作用而已。吾人平日於善怒之表示。亦稱之曰喜氣。或怒氣。其他神經作用。以氣呼之者甚多。故稱人之精神狀態。謂之神氣。又本國初譯醫書時。亦稱神經曰腦氣筋。可知氣之本義。實含精神作用。不僅指空氣。及其他氣體而已矣。——推之氣動則成風。風之云者。指神經之變態而言。(1)或神經過於興奮。致痙攣。或癲狂者。如肝風、驚風、瘋癲、(瘋古作風)等是也。(2)或神經過於沈滯。致痺痲或萎縮者。如中風。風濕等是也。(3)或因神經之刺激。過於敏銳。致感痛覺者。如痛風、頭風、等是也。

(二)血——旣知氣卽神經。則氣血並稱。殊有至理。蓋普通常見之病。由於血液循環。受局部之障礙而起者居多。腸胃病中之食傷、下痢。呼吸器病之咳嗽痰喘。及其他一切炎症熱症。皆由於此。然其障礙之所由生。則因其局部之血管。或收縮或擴張之故。動脈擴張則充血。動脈收縮或靜脈擴張。則貧血。靜脈收縮則鬱血。病名不同。症狀斯異。而病理則不外乎此三項。惟血管之或擴張。或收縮。

主於神經興奮則收縮。沈滯則擴張。神經之變調。影響於血脈者甚捷。至其所以變調。或受外物之激刺。（如寒熱及器械藥物之類）或因內部之衝動。（如喜怒哀樂之類）原因於血脈成分之改變。或含有毒素者亦多。

總之。神經之興奮與沈滯影響於血液。而血液之清潔與否。亦影響神經。國醫所謂氣以行血。血以養氣。二語實包括外國病理學之大半部。其所謂血陰而氣陽者。陽爲能動性。陰爲所動性。陽動而陰靜。陽生而陰長。證以今日生理學之理。實爲顛撲不破之論。且國醫之所謂氣。就局部言。則指神經作用。就全體言。則指精神作用。如元氣、精氣、等等氣皆是。故氣者。無往之精神。血者。有形之物質。宇宙萬有。皆此精神與物質相合而成。故天地爲陰陽交合之局。人身卽萬有中之一。亦精神與物質相附麗。國醫謂人身爲一小天地。實與今日哲學之理相當。

三　藥理方面

國醫論藥有入氣入血之分。外國之藥劑分類法。雖有種種。如臟器分類法。臨牀分類法。皆非十分完全。研究藥物作用者。分之爲局處作用。及吸收作用。局處作用者。不必吸收入血。任何局處。皆現其作用。如腐蝕藥之類。常用於外科。而少內服。吸收作用者。於吸收入血之後。或於一定之臟器中現其作用。此種作用。不外使神經中樞。或神經系中之某部。增進其機能。或消退之而已。此卽可謂之（氣分藥）

又或吸收之後。於神經之特殊機能。毫無障礙。惟改變體質之成分。分組織中之新陳代謝機能增進。或減退。如強壯藥。變質藥。清涼藥。及解熱藥中之一部。卽可謂之（血分藥）

或謂國醫藥理。固不如西醫之明晰。然數千年中。經無數醫家之實驗。其效用亦復準確。試取外國之藥物書細勸之。其所言性質。與國醫相符者。殆居十之四五。他如麻黃發汗。半夏止嘔。外國所未知。而其效則甚著。如此類者。亦復不少。又如阿膠生血。爲德醫所發明。而本國早用以治經產勞損鐵質補血。爲外人之新說。而本國久用以療黃疸。古人研究之精深。殊令後人驚異。近時日本醫生就漢藥中析其成分。加以精製。以爲新藥。我之國粹。乃爲他人利用。殊可惜也。

教授新潮

白瘖古訓

盛心如

自顧景文託名葉香巖之溫證論治傳誦於醫界。而濕溫之病。無不死於白瘖。在病家一見白瘖。必以爲症情之危重。而在醫家亦曉曉然詒於病家曰見白瘖乃佳。一若白瘖爲濕溫中。必不幸免者。嗚呼。庸詎知實爲庸醫所製造。乃失汗之變證。失汗之壞病也歟。曩於補註濕病之餘。竊嘗取傷寒論中「病在陽。應以汗解之。反以冷水潠之。若灌之。其熱被却不得去。彌更益煩。肉上粟起。意欲飲水。反不渴者。服文蛤散。若不瘥者。與五苓散。」一節之文。而細玩之。不禁悅然有感於今之醫家。不能勤求古訓。而歷來註傷寒者。幾無一人能明辨之也。讀者諸君。對於此節之文。試閉目凝思。所謂肉上粟起者。果屬何證。詎非近百年來。自命不凡之醫家。所製造濕溫中之白瘖重證耶。小子不敏。謹將管窺之見。詮釋於下。以冀就正於同道。凡外感六淫。初起邪猶在表。所謂病在陽也。邪在於表。無不當從汗解。乃當汗不汗。因外表之發熱。反以冷水潠之。(卽噴之也)(西醫之於發熱證，每用冰罨法、得毋類是、一笑、)因不得汗而內煩。或以冷水灌之。(卽噴水也)一觀下文彌更益煩之語。所謂彌者。須臾之謂。更益者。更覺增進之謂。在須臾之間。而煩躁更覺增進。則在先必煩可知。此則文字中之省筆。從後卽可以見前。且在未曾得汗之先。發熱而煩。亦應有之病象也。邪欲外達。反以寒涼強遏。所謂其熱被却也。鬱遏於表。衞陽不得外泄。遂致肉上有如粟起。而白瘖之證發現矣。試觀近時白瘖之證。其發現也。必待二候三候以後。謂非濕熱之邪。鬱久而不解之故耶。其見證必煩躁脘悶。而渴不欲飲。核以此節之文。庸非絕對準確。彼自命不凡者。偏謂濕溫忌汗。翻偏內經與仲景之書。祇有濕溫可汗。絕無濕溫忌汗之文。一盲引衆盲。誤盡天下蒼生。洎乎白瘖已見。而猶不識治法。徒以不痛不癢之藥。還須冀其透達。往往從三四次。以至二十餘次。徇至於邪正交困。而致人於危殆。良可慨矣。仲師於此有絕妙之方法在焉。一味文蛤。處之裕如。蓋文蛤性燥。而味鹹。鹹以泄水。燥以勝濕。(如汗出未透則宜改投金匱之文蛤湯、)若猶不瘥。則與五苓散。使病從小便而解。由此以觀。白瘖之發現。庸非鬱遏不解。失汗之變證。失汗之壞病也歟。迨既現以後。還希冀其透達。安得不送人於枉死城耶。卽取濕證論治中白瘖之一節觀之。亦爲失汗之故。透而氣液已傷。亦須用甘藥培之。未嘗教人必須見瘖。吾誠不知醫家自命爲葉派者。但耳食其書。而未曾加以口誦也乎。

論傷寒溫病治法之不同

嚴蒼山

仲景傷寒論本可統治六氣。非僅爲寒邪而設。如用麻黃湯之治寒。桂枝湯以治風。白虎湯以治暑。五苓散以治濕。炙甘草湯以治燥。大小承氣以治火。此顯明六氣統治之書。若以爲專治寒邪。本屬錯見。然泥古不化。如非仲景之書不讀。非仲景之方不用。自命傷寒大家。則鮮有不殺人者也。蓋時有古今之不同。地有南北之異宜。仲景漢人。生長北方。吾人治病。自當因時制宜。用仲景之法。化仲景之方。不愧爲善讀書者。否則雖自視爲仲景之信徒。實仲景之罪人也。

南方自葉天士發明溫病治法以來。吳鞠通王孟英等翕然宗之。互有發明。治時病之道。於焉大備。是天士直爲仲景之功臣。詎膚淺之輩。反詆天士爲叛聖背道。目學天士者爲蘇州派。自稱爲長沙派。觀其用藥。一見寒熱之病。概以麻黃桂枝投之。去歲目見有梅醫治一姓章者。病屬冬溫。浪施大劑麻桂羌獨之輩。頓然風火劫津。神糊舌焦。卒致不治。此等醫生。毫無經驗。死守古法。動即誤人。治溫之道。何嘗夢見。可慨也夫。

予曩任四明醫院務診所治時病。歲以萬計。三折其肱。頗堪自信。故敢以經驗所得。大聲疾呼告於人曰。溫病斷不可以傷寒之法爲治也。如仍不信。再用明白曉暢之一事證明如下。

曩有新疆人馬玉珍君。以販皮爲業。就診於四明醫院。色蒼、魁梧奇偉、健於談。予於診餘。與就言該地風土人情。娓娓不倦。旋問伊採皮之法。據云該地奇寒。掘地爲室。冬日備有火坑。人畜同居。設欲取皮。即將諸羊驅諸室外。一夜嚴寒。即凍斃矣。予於此乃恍然大悟於傷寒溫病之道。天生萬物。順乎自然。西北嚴寒。即畜類如羊。因欲抵禦外寒。乃其皮毛堅緊異常。倘非此。即不能生活故也。是以凡屬北方之獸皮。皆可採製爲衣。至南方之獸皮。因氣候溫和。則皮薄毛鬆。既不暖。又易退毛。故無所用。觀此則北方之人。亦何獨不然。皆氣厚體強。皮毛堅實。是以外邪不易侵入。設既患傷寒。自非大劑麻桂等辛溫不去也。（據馬君言彼處服藥分兩極重如麻黃分兩可用半兩一兩藥放鍋中煎服兩三大碗）至南方之人。體弱氣鬆。動則汗出。易被邪侵。一有寒熱。只須荊防葱豉等辛涼發表。便當暢汗而愈。若用麻桂之峻。不大汗亡陽。便恐風火刧津。是不特體質。與北方不同。卽所感之邪亦與北方逈別。其奈何可以同治也。至邪已化熱則無論傷寒溫病。所治略同。如傷寒之白虎承氣。反爲溫病要方。是又不可以一概論矣。

是以治病之道。只求病愈。非可以入主出奴。意氣用事。且學問無止境。而醫生尤重經驗。若徒仗口筆之宣傳。終難取信於社會。

予此種見解。平日於講席中。曾言之屢矣。茲中國醫學院月刊索稿。率草數語以塞責。希明者教之。

六經外感之我見

沈嘯谷

六經者太陽陽明少陽太陰少陰厥陰是也。內經謂六經傳變之日。曰一日太陽受之。二日陽明受之。三日少陽受之。四日太陰受之等文。張介賓謂太陽爲陽中之陽。陽明居太陽之次。太陰居少陽之次。少陰居太陰之次。厥陰居少陰之次。邪之中人。自外而內。所以邪必先於皮毛。經必始於太陽。華陀有一日在皮。二日在膚。三日在肌。四日在胸。五日在腹。六日在胃之說。然徵諸實驗。未有一日傳一經之見。亦未有病起必先太陽而後陽明少陽太陰者也。其曲解可知。蓋先賢泥於內經之說。以釋六經之感。強爲作解。致捉襟見肘。窮態畢露。然則究如何以解。曰六經者。非臟腑經絡之經。亦非標病期所設。乃假其標體中着病之症狀。以分其界限之符號也。傷寒論分六經之證狀。曰發熱惡寒。或有汗或無汗者。此爲太陽病。往來寒熱如瘧者。此爲少陽病。汗出而發熱惡熱而不惡寒者。此爲陽明病。體質衰弱。或經誤治而傷正氣者。此爲少陰病。吐利而屬於虛寒者。此爲太陰病。發熱數日。熱退數日。或利或渴或吐蚘或舌捲囊縮者。此爲厥陰病。斯卽六經症狀之大略也。見此證狀。診斷病屬何經。治卽從其經而投方藥。蓋三陰三陽之病症。不過假以標寒熱表裏虛實之意義。陽剛陰柔。陽動陰靜。陽熱陰寒。陽實陰虛。統言之。病之屬陽屬熱屬實者。謂之三陽。屬陰屬寒屬虛者。稱之三陰。六經之意義。不過如此。然其重要。實資醫者診斷之大綱。我人憑此大綱而投藥。則不爲盲人騎瞎馬。病可得而解。除六經之命意。既如上述。而六經之外感。可據以說矣。觀夫介賓之語。內經之說。華陀之言。則六經感受。始於太陽。而後漸傳於少陽陽明少陰。原其意。爲邪之傳經。必循次計程。如斯。則仲景之義。終晦而不能明矣。庸知六經外感。均有直中之可能。非獨由太陽而始。彼先賢泥於六經爲標明疾病期限之故。致造成若是之說。大凡風寒侵入。當視人之體質以斷。安可以六經定之。假令僅一風寒爲患。而其人體質強壯者。則固有之抵抗力自能應付裕如。最重亦不過微寒微熱。數日後必能自愈。無須借藥力以抵抗。然而因感風寒而病者。則其人必有素因。如食積喜怒。又兼體質不壯。若風寒外束。即不免於病。病且傳變而不易速愈。是乃視其病狀。觀其傳變。而後可定其病屬何經。猶三陽之爲病。爲機能亢盛者。屬於進行性。其爲患也。緣風寒外束。體質雖壯。而素因早伏。因其體壯。故抵抗力強。因其有素因。故邪乘襲。是則邪雖猛侵。而體內固有之抵抗力。亦不遺餘力以應付之。於是或屬表屬熱屬實屬陽之症。若其人體質素弱。正氣衰微。抵抗力薄。而風寒外侵。則此邪可直中於三陰矣。此乃因其抵抗力薄弱之故。實繇機能衰減所致。其病乃屬於退行性。屬裏屬寒屬虛屬陰之症。凡三陽之症。動而相傳。三陰靜而不傳。太陽與少陰爲表裏。少陽與厥陰爲表裏。陽明與太陰爲表裏。太陽虛則是少陰。少陰實則是太陽。少陽虛則是厥陰。厥陰實則是少陽。陽明虛則是太陰。太陰實則是陽明。換言之。邪在表而熱實者太陽也。邪在半表半裏而熱實者少陽也。邪在胃而熱實者陽明也。邪在表而虛寒者少陰也。邪在半表半裏而虛寒者。厥陰也。邪在胃而虛寒者太陰也。非獨由太陽漸進而然者。我之見也。

丸藥之分類及其用法

吳克潛

丸之用途甚廣。取其氣味質三者俱全。功力最宏。且以化力較緩。宜於久病。服法簡便。利於久餌。是以肆中成藥。惟丸最多。然丸之用須適如其病。則服者能倍獲其益。否則不中乎病。或中病而過。皆非用丸之本意也。丸之種類。應區分爲下列十一種。各從其宜以用之。

(一)水泛丸　水泛丸以水泛成。然有鬆有緊。有有衣有無衣之別。各從其宜。鄙意宜分爲下列數種。

(一)鬆丸　藥料之少有粘質。或丸時不用粘質而製時隨手泛成。不用緊力以使其結實者屬之。

鬆丸之用途取其入胃卽化。化後質料甚細。藥力甚速而不礙胃口。胃病宜之。上膈間病宜之。用於發散劑中亦宜之。

(二)緊丸　藥料之略有粘質。或丸時略用糖水。而製時用力緊旋以使其較爲堅結者屬之。

緊丸之用途取其入胃半化。入腸全化。俾緩緩吸收其藥力。停積宜之。痢疾宜之。補劑宜之。腸胃病中所最適用也。

(三)有衣丸　丸有滑石粉爲衣者。硃砂末爲衣者。紅麯爲衣者。米麥粉爲衣者。金箔爲衣者。銀箔爲衣者。種類甚多。

有衣丸之用途其屬於美觀方面者不必論。其屬於藥効方面者。則滑石有滑利清濕之用。夏令宜之。濕令宜之。使藥力達下者亦宜之。硃砂重墜。使藥力深入者宜之。虛症宜之。紅麯助消化。胃力薄者宜之。米麥粉助胃氣。慮藥力之尅伐胃氣者宜之。(惟宜用米麥之皮。不宜用米麥之心。)金箔銀箔重墜迥異尋常。安神鎭納劑中宜之。惟可暫而不可久。稚體及老年均所不宜也。

(四)無衣丸　丸之並不另行加衣者屬之。

無衣丸之用途取其輕浮。取其變化較速。入上焦者宜之。久用者亦宜之。

(五)藥水丸　丸之另行用藥煎湯。以其湯泛成者屬之。

藥水丸之用途。取其藥之不能爲末者。則煎爲湯取其氣味去其質料以入藥。如生地麥冬。炒焦爲末則失其性。石斛之渣。不易消化。旋覆花之刺。能嗆肺作咳。芒硝馬勃之類。不能爲末者皆是也。

(六)酒糊丸　丸之以酒糊入而泛成者。

酒糊丸之用途取其助藥力之行動。無微弗至也。肢節病宜之。疼痛病宜之。攻堅下積之劑中宜之。提神補血之劑中亦宜之。

(七)醋糊丸　丸之以醋糊入而泛成者。

醋糊丸之用途。取其有收澀之力而專其功於一處也。積聚者。則引藥力使專於攻積。疼痛者。則引藥力使專於治痛。產後傷損之劑中宜之。失血勞倦之劑中宜之。開胃醒脾之劑中亦宜之。

他如甘瀾水爲丸。陰陽水爲丸。沃雪水爲丸。淡鹽水爲丸。童便爲丸。各有意義。而用途不廣。姑不贅言。

(一)蜜丸　蜜丸煉蜜丸成。然有大有小。有輕有重。有燥有潮。各從其宜。鄙意宜分爲下列數種。

(一)蠟丸　丸之以蜜煉成而藏於蠟殼之中者。

蠟丸之用途。取其久藏不洩。久藏不變。奏功雖緩。而藥力頗長。調理病宜之。久病宜之。婦女病宜之。通常以大丸爲多。宜剖開分數次服。

(二)重蜜丸　丸之含蜜頗重者屬之。

重蜜丸之用途。不欲其奏效速。而欲其奏効緩。故積年衰頽者宜之。久遺久咳者宜之。中州力弱者宜之。冬令進補者宜之。

(三)輕蜜丸　丸之含蜜頗少者屬之。

輕蜜丸之用途。取其奏効緩速得中。故於病後恢復元氣者宜之。小兒發育遲緩者宜之。婦女胎前產後者宜之。

(四)燥蜜丸　蜜丸之經風而燥。堅如鐵石者屬之。

燥蜜丸之用途。取其在腹中停留最久。藥力最深。故惟久病之實症宜之。然久病胃力多弱。若用堅如鐵石之蜜丸。勢必不能消化。而從大便復下。故惟胃力猶強者宜之。然藥肆盛蜜丸往往過久。皆成燥蜜丸。是通常用者之不可不加以審愼也。

非非醫話

(一)女佩姜

王孟英隨息居飲食譜。「初伏日以生姜穿線。令女子貼身佩之。年久愈佳。治虛陽欲脫之症甚妙。名女佩姜。」·圭按虛陽欲脫。卽心藏衰弱。脉微肢冷之症。乾姜一藥。藥徵曰「主治結滯水毒。旁治嘔吐、欬嗽、下痢、厥冷、煩躁、腹痛、胸痛、腰痛。」漢藥神效方曰「用作健胃、鎭嘔、驅風、消化藥。」據此。乾姜之于虛脫。祇治肢厥吐利煩躁等症。若不輔以附子甘草。恐無挽救之力。而孟英竟謂「女佩姜治虛陽欲脫之症」豈生姜一經女佩。其功遂不可思議耶。此則淺學如余。莫測高深矣。

(二)黃柹

王孟英飲食譜。「乾柹(卽柹餅)甘平。健脾補胃。潤肺濇腸。止血充飢。殺疳療痔。治反胃。已腸風。」圭按文中「止血已腸風」之說甚確。胡常瑛之夫人患痔血。余令常啖黃柹而愈。蓋柹含鞣酸。有收斂腸膜制止出血之效。又飲食譜療熱痢血淋。用柹餅細切。同秔米煑粥食。亦同此理。惟療血淋。恐不甚効。

(三)痢疾忌鴨

拙編醫案選粹第一章痢疾附錄亡友費普炎(普炎字澤堯。嘗任本院教授。)說痢一篇。蓋仿臨症指南之例。以示本病治療之大概也。該文內引本草彙言「瀉病食鴨則成痢。痢疾食鴨爲難治」二語。院生吳湘珠因見有患痢者垂愈矣。以不愼口腹食醬鴨而復發。來叩其故。余搜索枯腸。終不得圓滿之理解。乃效古人「乞醯與人」之法。轉詢高明之朋好。其答詞如下。

痢疾忌食魚肉諸腥。犯者難治。不特鴨也。蓋諸腥難消化。必到腸之下部。始能吸收。而赤痢之病原微生物。又多棲息於腸之下部。其產生之毒素。因吸收諸腥。而一同入血。則令全身症狀加重。孟氏食療本草謂「鴨肉滑中。發冷利脚氣。」則腸部不健全者尤不宜食鴨故令痢初愈者復病耳。

吾友所說深中肯綮特著於篇以告病家并以釋吳同學之疑云。

（四）腸寄生蟲驅除藥

檳榔不但消食下滯爲痢疾要藥又能殺腸寄生蟲（蚘蟲、絛蟲、蟯蟲）法於服藥之前夜斷食一餐使蟲困憊明晨亟煮檳榔紅棗湯食之服後三小時再繼以下劑則死蟲隨糞而出矣。

醫藥評論六十二期有滅蛕一方云係上海仁濟醫院所經驗用使君子、檳榔子、苦楝皮、白丑四味按前三味皆滅蛕藥後一味乃泄下藥配合頗有法度其効當在前方之上也

越醫何廉臣先生云「積熱生蟲爲小兒成疳之原因當以祛積殺蟲爲首要安蟲散最有捷効安蟲散爲胡粉、檳榔、川楝皮、鶴虱各三錢白米粉錢半鐵器內火熬砧杵共爲細末每服三分重則半錢米飲湯送服」主按疳卽腸寄生蟲病方中檳榔楝木皮能殺絛蛔蟯諸蟲鶴虱本草謂殺蚘蟲胡粉醫學大辭典云卽鉛粉治小兒疳痢疳氣。

化無系統爲有系統

打破中西成見惟眞理是求

講義一斑

一 生理講義片段

教授 吳克潛

> 西醫恆譏中醫不知生理。稽之實際。中醫則早已有之。第散見各書。無人整理耳。本院除授固有之生理外。同時教授本講義。以資參攷。匯逐茲節錄一則於下。
>
> 編者

（一）深呼吸之有益於肺

欲強其肺。先須使肺之容量增。則容納清氣多。清氣多。直接受益者爲本藏。間接受益者爲心藏。心藏獲益。則五藏安。六府暢。九竅和。爲強身之本矣。顧何以使肺之容量加增。則舍深呼吸不爲功。先哲之論息也曰。江海之潮。天地之呼吸也。晝夜則二升二降而已。而人之呼吸。晝夜一萬三千五百息。故天地之壽。攸久而無窮。人之壽延者。數亦不滿百也。且也吾嘗察人之脈。脈數者息亦促。脈緩者息亦長。而自來論脈。醫家莫不以和緩爲貴。急促者夭。可見呼吸促者命期短。呼吸長者命期修。此說自古已然。自今言之。卽肺藏小者命期短。肺藏大者命期修也。深呼吸之有益。可以下例證明之。譬如吾人平時。肺中留存之空氣。約二百三十立方寸。而一吸之入則三十立方寸耳。一呼之出。亦三十立方寸耳。清氣濁氣之交換。僅三十立方寸之交換。而其餘之二百立方寸。積存肺中。未能每次有交換之機會。在息促者。一次且不能達三十立方寸之交換。職是肺中之清氣。遂恆虛其少。深呼吸之功用。在使一吸之間吸入之清氣。超過三十立方寸。則一呼之間呼出之濁氣。亦過三十立方寸。若能每吸每次吸入四十立方寸。卽每呼每次呼出四十立方寸。

肺藏中一呼一吸之間。能多吸十方寸之清氣。多呼十方寸之濁氣一日之間。受益之多。不待言矣。積而久之。肺藏漸次擴大。呼吸之。長成爲自然。身體之強。自操左券矣。

(二)循環之途徑

血之周流。謂之循環。心。脈管。迴管。三者爲造成循環之要素。循環之途徑。譬如血液起自心之右上房。入於右下房。其時右下房之膜收縮。血液被壓迫而出。卽由心肺相通之肺脈管。流入肺中。待在肺中周流後。復由心肺相通之肺迴管。流回心之左上房。而入左下房。其時左下房之膜收縮。血液再被壓出。則流入於總脈管中。總脈管有無數分枝之小脈管。偏布於全身各處•故血液自流入總脈管中後。卽四通八達。繞身一週。考此種循環。其由右下房起。以迄回入左上房之一段。通常稱之爲經肺循環。其由左下房起。以迄繞身一週。通常稱之爲全體循環。迨全體循環之後。周身分枝小脈管之血。通入周身微血管中。此種微血管通于迴管。故血液入微血管後。卽通入小迴管。由小迴管通入進肝迴管。是時血遂聚集肝藏。既復當肝流出。自出肝迴管流入總迴管中。再入右上房。再起第二次之循環。但此種循環。實係如環無端。無起點亦無止點。以上所言。不過設爲假定之起迄。藉明循環一周之途徑耳。至于循環一周。歷時幾何。我國古說。謂寅時營氣始于肺。行於周身。周身脉十六丈二尺。約歷水漏二刻。得五百四十呼吸。合二百七十息。行十六丈二尺爲一度。復返于肺。晝行陽二十五度。夜行陰二十五度。一日一夜合一萬三千五百息。西說則以每分鐘當得十九呼吸。每刻當得二百八十五息。每一鐘四刻。得一千一百四十息。每十二小時當得一萬三千六百八十息。是中說息數約當西說之半。昔賢吳玉純以爲內經未免傳寫有誤。倘易合一萬三千五百息之合字爲各字。則中西若合符契矣。（其間僅相差一百八十息。則普通壯盛其者息數。每天容有相差一二百息者。至稚子與成人。則其相差當有更甚于此者。）

三 病理學講義

教授沈石頑

中醫對于病理學。向無專書。夫不明病理。何以識疾病之原委。而施以精當之治療。實爲基本上之弱點。本講義由教授自編。復參以日本和漢醫學之精華。先總論。次各病專論。茲錄總論中之一節。

編者

總論

病理學之意義

宇宙間之森羅萬象之物質與勢力。相磨相蕩。變化不常。而萬有生物之能生存於覆載間者。蓋莫不具有天賦競爭抵抗之能力。得其平則相恃而爲正規循常之運行。不然有所偏勝。則無限之變態。因之而生焉。故吾人類之能長生存於天地中。不歸天演之淘汰者。亦卽持有此靈妙之軀體。極精密複雜之構造。以維正常生活之健康狀態者。是爲康健也。然而人之生活。雖有衣、食、住、行、樂、育等等之處置。以調節體質上代謝、營養、組織、機能之進行。固未始不爲不完備也。但就個體言之。則以有限之本能。無時無日不與外界無窮之勢力相對峙。則所以謀應付抵禦侵襲之措置。殊不易易。反之。人之生體各部臟腑器官。對於保護作用。反射作用。其調節機能。苟有不得其宜。則種種非健康之變化。卽隨之而生。亦卽疾病由之而始。是爲疾病。然則可知疾病之由來。卽因生活體之不能營其正常健康之生活。影響於抗病能力。而從健康生活狀態之下轉入病變狀態也。簡言之。疾病者。卽健康之變態也。今之所謂爲病理學者。非僅言疾病爲健康生活違反常態而發生之變化而已。乃藉吾人智能之所及。以研究探討患病者何以由健康生活之下轉成病的變態之原因和理由也。是卽謂之病理學。西洋醫學稱之爲疾病自然史。

病理學在醫學上之地位

我國醫學。肇自有史之初。神農氏嘗百草。辨藥物之性味。黃帝岐伯著靈素。以論疾病之原理。是後聖賢輩出。代有發明。積古經驗。蔚爲大觀。理法之精嚴。方效之偉速。歷五千餘年而不替者。事非偶然。雖徵異域。當無二議。但綜觀吾國之醫學。崇尚實驗而疏於理論蓋醫者之天職。端在治病。故善治病者。即爲正當合法之醫學。反之。尙理論者。理論固精。不能治病。則何補於醫事乎。近日吾國之西醫詆毀國醫爲空洞巫卜之道。不合稱之爲學術也。誠然、吾國之醫學。固有亟待整理與改革者。五行、六氣。陰陽。固爲玄虛之說。蓋不知古人原以五行、六氣、陰陽爲論病施治之符號。便於行文之術而已。是非國醫學精華之所在也。學者之態度。宜在客觀方面作整個之批判。今彼輩之所言者。類皆空泛過激之談。尙意氣耳。吾國之醫學。素重治療。凡能治病者、即爲上工。故以國醫治療之學與西洋醫學相比較。未必遜於彼也。彼西洋醫之治病。熱者冰之。寒者温之。直視人如木偶。雖有精深之學理。未必即爲萬能之術。但西醫治療之學。固不足。其理論則頗有可取之處。吾輩宜虛心求之。以補吾缺。學問爲天下之公器。原無國際之限止。願與同學共勉之。

病理學之領域

國醫研究病理之學。散見歷代各醫籍中。約而言之。可分爲四期。第一期、爲六氣病機之理想時代。第二期、爲內傷外感分別之時代。第二期、爲證治演進時代。第四期、爲中外醫學融貫時代。今欲知其在醫學上之範圍者。可借鑑西醫之說。以作參照。研究人體臟腑、筋骨、肌肉、皮膚之構造、部位、形態者。謂之爲解剖學。研究各種細胞者。謂之爲組織學。研究各器各組織所經營之生活現象者。謂之爲生理學。研究保障人羣之健康生活者。謂之爲衛生學。研究各種疾病由傳染病菌微生物傳染疾病者。謂之爲細菌學。研究各種藥物醫治效用者。謂之爲藥物學。研究藥物之生理成分與治病之原理者。謂之爲藥理學。研究藥物與藥物之化合分析者。謂之藥化學。研究各種疾病之狀態而加以斷定者。謂之診斷學。研究內藏因生活現狀有異而治之使恢復健康常態者。謂之內科學。研究手術之學者。謂之外科學。研究疾病之原因及所以變化之理者。謂之病理學。病理學在醫學上之地位。於斯可知。此外不厭求詳。於各科中更另立專門科者。不可勝計。茲不詳爲記述。

三　藥物學講義

教授景芸芳

藥物課本以確切實用爲要義。本講義以效能分類。茲錄發散風寒藥類中之柴胡一味於後。

編者

柴胡又名茈胡　附銀柴胡

產地　圖經生宏農川谷。今關東峽西及近道皆有之。以銀州者味帶甘。

形態　有南北兩種。北柴胡莖高二尺許。叶狹長互生。南柴胡高四五尺。葉狀如箭。無柄。葉脚頗濶。圍抱其莖。皆於夏日開小黃花。五辦。

性味　味苦微寒。

選用　清炙。醋炒。鱉血炒。

主治　本經主心腹去腸胃中結氣。飲食結聚。寒熱邪氣。推陳致新。別錄治傷寒心下煩熱。諸痰熱結實。胸中邪逆。五藏間遊風。大腸停積水脹。及濕痺拘攣。

功用　往來寒熱藥。瘧疾藥。婦科藥。痘症藥。

用量　八分至一錢。

處方　配防風陳皮芍藥甘草生姜治外感風寒發熱惡寒。頭痛身疼。瘧疾初起等症。配當歸白芍青皮鬱金香附等治肝鬱氣滯。配升麻葛根黃耆白朮治清陽下陷•腹鳴溏泄。

禁忌　本品性升發散。病人虛而氣升者忌之。陰虛火熾炎上者慎用。

按本草綱目云柴胡味苦微辛氣平微寒據仲景傷寒論言治傷寒熱傳足少陽胆經。緣胆爲清淨之府。無出無入。邪入是經。正在半表半裏之界。汗吐與下均所當禁惟宜和解故仲景之治傷寒邪入少陽。而見寒熱往來。脅痛耳聾婦人熱入血室。用以泄其邪。胎前產後。小兒痘疹。五疳羸熱。及瘡瘍諸瘧。咸宜用之。若病在太陽。用之太早。猶引賊入門。病在陰經。用之則重傷其表。必得邪至少陽。然後可用矣。至云能治五癆。必其挾有實熱者。方可用以散之。然亦當酌其所宜。雖云行清陽之氣上行。然升中有散。若無歸耆同投。則其散殊甚。亦不宜也。茲觀前人記載。可得根本觀念凡三。

1. 以時令定其功用。宋元以後。動以藥物產生時令，而附會其功用，若柴胡以其生長春初，故雖藥學鉅子。均謂柴胡得春初少陽之氣以生。而後之學者。以此語橫梗於中。故有許多曲解。眞僞混淆。無復究詰。

夫柴胡生長於春。春氣發揚。故柴胡性升而散。肝旺於春。故柴胡能入肝藏。肝善鬱。鬱則火生。內經曾以「木鬱則達之。火鬱則發之」之言。柴胡既能入肝。性又善升且散。以之疏肝解鬱。升陽散火。是學理上勢力所必然者矣。

又柴胡爲近世婦科要藥。蓋女子善鬱。鬱則肝氣不能條達而成病。柴胡入肝解鬱。既成定例。故柴胡爲婦人情志專藥。

2. 以柴胡爲升提藥。無非因其生長春初。得少陽之氣。氣味俱薄。因斷定其具升散之性。於是張元素謂其氣味俱輕。故有升陽之。謂李東垣謂引清氣而行陽道。又謂能引胃氣上行。不求眞理。徒尙空想。此中藥之所以日就於下歟。

既認定柴胡具升散之性。後世從內經清氣在下。則生飧泄。悟及柴胡具升清氣之能。故柴胡遂謂大便泄瀉之副藥。甚至謂止瀉劑中不用柴胡。病必不除者。

李東垣補中益氣湯用之。實屬駁雜。張石頑勉爲之說曰。引肝膽清陽之氣上行。兼達參耆之力耳。近世補劑中。每以柴胡爲使。也痘疹瘡瘍亦用柴胡。此亦根據其升散之理。謂其發散諸經血結氣聚。柴胡之用愈多。而柴胡之功愈晦矣。

3. 以柴胡入少陽經。自張仲景以柴胡爲少陽篇寒熱往來之主方。世遂從少陽病之往來寒熱。間接推想痎瘧之寒熱往來。與寒熱如瘧。無不視柴胡爲點綴品。柴胡治寒熱往來。事實上不誣。惟用柴胡必有條件。蓋用柴胡必其人寒熱往來具有定時。及兼見脇肋苦滿。方能取效。若其人寒熱發作如瘧狀。但一日二三度發。或日再發。即非柴胡所主。（此節採取藥徵及本經疏證之說）近人於用柴胡之定義。未能了然。見一日二三發之寒熱。及日再發之寒熱。亦用柴胡。宜其不效。

附柴胡梢　近世用作濕熱淋濁之使藥。蓋內經厥陰之脈。過陰器。淋濁之病。因以濕熱下注。治宜清化濕熱。必用入肝經之藥爲之使。但柴胡原屬升散之性。無下行之理。故用柴胡梢。以自圓其說。

附銀柴胡　產於銀州。味甘微寒。形如柴胡而軟。功能清熱涼血。用以退虛熱。爲虛損常用之藥。

四 方劑學講義

教授盛心如

診斷爲治療之因。治療乃診斷之果。方劑者。化學療法中之一部。集合二味以上動植礦物界之藥。煎煑爲液劑也。吾國療學本不止湯液一端。嗣以習尙所趨。其他療法遂廢而不用。本講義選醫家習用之方。著其適應之證候。詳其治療之原理。學者得此。無異暗室明燈。茲錄四君子一湯於次

編者

四君子湯

藥品　人參　白朮　茯苓　甘艸　姜棗

命名　藥止四味以其皆中和之品故名

方類　緩方。偶方

劑別　補劑。爲調補一切氣虛之主劑。

主治　治一切陽虛氣弱。脾衰肺損。飲食少思。體瘦面黃。皮聚毛落。面色㿠白。言語輕微。四肢無力。脈來虛弱者。若內熱或飲食難化作酸。乃屬虛火。加炮姜。

加減附方　本方加陳皮。名五味異功散。錢氏健脾進食。爲病後調補之良方。再加半夏。名六君子湯。治脾胃虛弱。痞滿多痰。再加木香砂仁。名香砂六君子湯。治氣虛脹滿。痰飲結聚。腹痛泄瀉。脾胃不和。變生諸症者。六君子加麥冬竹瀝。治四肢不舉。六君子加柴胡、葛根、黃芩、白芍。名十味人參散。治虛熱潮熱。身體倦怠。六君子加烏梅、艸果。名四獸飲。（三因脾以王四季辰戌丑未屬龍犬牛羊故名）治五藏氣虛。七情兼并。結聚痰飮。與衛氣相搏。發爲瘧疾。亦治瘴瘧。本方加黃耆山藥。亦名六君子湯。爲病後調理助脾

進食之劑。本方加山藥、扁豆、苡仁、蓮肉、陳皮、砂仁、桔梗、名參苓白朮散。治脾胃虛弱。飲食不消。或泄或瀉等症。本方加山藥扁豆。名六神散 陳無擇 治小兒表熱去後。又發熱者。熱甚再加升麻知母。名銀白湯。本方加木香、藿香、乾葛。名七味白朮散 錢氏 治脾虛肌熱。泄瀉虛熱作渴。楊仁齋再加五味子、柴胡。治消渴不能食。本方加生姜、酸棗仁。治振悸不得眠。胡洽居士 本方加竹瀝姜汁。治半身不遂。在右者屬氣虛。亦治痰厥暴死。異功加山査、山藥、蓮肉、澤瀉、名啓脾湯。拾遺 本方去人參加山藥、扁豆、苡仁、白芍、枳實、貝母、陳皮。名清中啓脾湯。拾遺 均爲調理脾胃之方。本方除人參。加白芍。名三白湯。治虛煩或泄或渴。爲調理內傷外感之奇方。本方除茯苓加乾姜。名四順湯。亦可蜜丸。治陰證脈沉無熱。不欲見光。腹痛不和。如陰陽未辨姑與服之若陽症便發熱若陰症則無熱 本方除人參。加天麻半夏。名天麻散 衛生寶鑑 治小兒脾胃虛弱變驚。六君子加木香、白附子、南星。吉州名醒脾散。治小兒吐瀉後生慢驚風。本方加山藥、扁豆、生地、麥冬、地骨皮、知母、竹叶。名疑神散 拾遺 收斂胃氣。清凉肌表。四君合四物。名八珍湯。治心肺虛損。氣血兩虧。及胃損飲食不爲肌膚。若傷之重者。眞陰內竭。虛陽外散。諸證蜂起。又加黃耆以助陽固表。肉桂以引火歸元。名十全大補湯。十全大補去川芎加陳皮。名溫經益元散 節菴 治汗後頭眩。心悸。筋惕肉瞤。或汗出不止。身體疼痛。十全大補去川芎、加陳皮、遠志、五味子。名人參養榮湯。治脾肺氣虛。榮血不足。驚悸健忘。寢汗發熱。食少無味。身倦肌瘦。色枯氣短。毛髮脫落。小便赤澀。亦治發汗過多。身振脈搖。筋惕肉瞤。十全大補加防風爲君。再加羌活、附子、杜仲、牛膝。名大防風湯。治鶴膝風。八珍去芎藥當歸。加黃芪、五味子。名補腎湯。治宗脈虛而耳鳴。異功加黃芪、當歸、升麻、柴胡、荊芥、防風、石菖蒲。名聽耳益氣湯。治精脫耳聾。十全大補去肉桂、加香附、柴胡、貝母、桔梗、陳皮。名益氣養營湯。治二陽之病發心脾。女子不月。傳爲息賁者。十全大補去黃耆、甘艸、熟地。名胃風湯 宣明 治胃風症。十全大補去熟地、加黃芩、石羔、寒水石。名白朮黃耆散。治五心煩熱。自汗。四肢痿軟。飲食減少。肌瘦昏味。本方去茯苓、加麻黃、葛根、桔梗、白芷、乾姜、名人參潤肺湯。治肺氣不足。喘急咳喘不已。并傷寒頭疼。憎寒壯熱。四肢疼痛。八珍去熟地、川芎。加木香、砂仁、藿香、防風、葛根、石羔、黃芩。名白朮散。治妊娠血液虛衰。痿弱難以運動。氣滯痺麻。榮衛不能宣通。十全大補去熟地加陳皮枳殼、厚朴、大黃、黃芩。名當歸人參散。治產後虛損。瘦弱。難以運動。疼痛。胸滿不思飲食。異功散加葛根、藿香、滑石、澤瀉。名人參白朮散。治中寒痞悶急痛。寒濕相搏。吐瀉腹痛。四君加木香、藿香、乾葛。亦名白朮散。治傷寒服下藥太過。中虛調理。方本方去白朮。加乾葛、桔梗、犀黃。名人參散。治小兒因吐瀉後虛熱煩渴。以上皆宣明方 八珍去當歸、川芎。加山藥、扁豆、五味子。名五陰煎。景岳 治脾虛失血等症。六君去參朮。加杏仁、白芥子。名六安煎。治痰滯氣逆等症。本方去朮。加山藥、扁豆、乾姜。名養中煎。治中氣虛寒。爲嘔爲泄者。本方加乾姜。名五君子煎。再加陳皮。名六味異功煎。治脾胃虛寒。嘔吐泄瀉。兼濕而微滯者。本方加當歸、山藥、棗仁、遠志、炮姜。名壽脾煎。治脾虛不能攝血等症。八珍加杜仲、兔絲、鹿角霜、川椒。名毓麟珠。女科中調經種子方。以上皆景岳方

脾居中土。達於上下四旁。肺朝百脈。實爲五藏華蓋。綺石子謂陽虛之症。統於脾。陰虛之症。統於肺。故脾與肺。乃人身陰陽元氣之大關鍵也。元氣有傷。則百病叢生。本方人參大補元氣爲君。白朮燥脾爲臣。茯苓滲濕爲佐。甘草和中爲使。性味沖和。故名君子。恐其氣之滯也。加陳皮以理之。又恐其痰之阻也。加半夏以滌之。再加木香以通行三焦。砂仁以調暢肺脾。腫滿痰飲。尚有不蠲者乎。張石頑謂用四君子隨症加減。無論寒熱補瀉。先培中土。使藥氣四達。則周身之機運流通。水穀之精微敷佈。何患其藥之不效。故古人調理諸方。雖名目多端。又焉能越此範圍耶。惟古人之釋此方者。類皆曰補氣補陽。獨陳修園謂補陰補陽。從仲景理中而化裁。謂理中湯姜朮二味。氣勝於味。以扶陽。參草二味。味勝於氣。以和陰。此湯以乾姜易茯苓。去其辛而取其淡。亦陰陽兼調之和劑也。此種解釋。堪稱卓絕千古。蓋肺與脾。均屬太陰。而肺居胸中。爲陽氣之所出入。脾居腹中。爲陽氣之所運行。乃體陰而用陽。加入補陰之品。則補陰氣。加入補陽之品。則補陽氣。謂爲氣虛之主劑。方無偏無頗耳。誠以肺主諸氣。脾主中氣。四君加陳皮。補氣之中。佐理氣之品。而氣更調暢。故有特異之功能。若中氣內虛。則水穀之精微。失於運輸。於是津液凝聚而爲痰。脾氣既不能散精上歸於肺。則水濕聚於脾肺。而不能下輸於膀胱。則三焦失職。水道不利。爲痰飲。爲腫滿。氣壅於脾。則腹痛。水入於腸。則泄瀉。緣胃爲貯痰之器。肺爲水

之上源。于是更加半夏以除痰。木香以治脹。砂仁以醒胃。俾水穀易於消磨。故柯韻柏謂陳夏香砂。乃爲四輔。四君四輔。相得益彰。腫滿而用補品。亦內經塞因塞用之義。抑亦壯者氣行則已。怯者則着而爲病之義也。是方也。雖曰肺脾同治。實偏重於治脾焉。至於四肢不舉。乃中宮爲痰濁所阻塞。氣不能達於四旁。而痰竄於絡。故於六君更加竹瀝以豁痰竄絡。麥冬以淸肺養胃。而又足以通脾胃之大絡。絡宣而四肢舉矣。後人於四君加竹瀝姜汁以治偏枯屬右痰厥暴死亦同此義也。虛熱爲時熱時止。乍涼乍退。潮熱爲來往如潮。作有定時。虛熱則繫於少陽。潮熱則繫於陽明。然而身體倦怠。則非實症。乃內傷而兼外感之少陽陽明合病症也。故用六君以培中氣。加柴胡以和解少陽。葛根以淸解陽明。黃芩以退少陽陽明之熱。熱則傷陰。加芍藥以養陰。所以名爲十味人參者。以人參爲主藥。或曰、內傷而兼外感。補中益氣之例也。與此方果有別乎。曰、似同而實異。其同者。均爲中氣不足。其所以異者。一爲淸陽下陷。而陰氣未傷。故用升麻而以黃耆爲君。一爲熱甚傷陰。陰氣已虛。故去升麻。（陰虛者忌升麻）幷以白芍爲佐也。久瘧中虛。營氣出於中焦。不能與衛氣並行而與衛氣相左。且有痰飲結聚。與衛氣相搏。故於六君而外。加艸菓臭烈之品。以驅逐太陰之寒痰。烏梅酸澀之品。以搜殺作祟之瘧蟲。則營衛和而瘧自止。昔人有謂烏梅艸果爲截瘧之品者。恐於病理不然。此四獸飲之義也。病後無他病症。則當加黃耆山藥作進一步之調理。二味本爲補氣補脾之聖藥。則六君子之名更爲貼切。倘病後脾弱。則消化遲鈍。不得不開通脾氣。故啓脾湯於四君加山藥以健中氣。卽用山查以開通其中。蓮肉以開通其上。澤瀉以開通其下。陳皮以開通其上中下。此所以名爲啓脾湯也。更有脾弱則肝氣膨脹。而脾居肝之下。氣壓太過。則脾睟收縮。非特不能開啓。而水穀停滯于中。不能淸肅以下達於腸。故於本方加白芍以收斂肝氣。除人參者。恐其反助肝氣之橫逆也。然而補脾之力量猶不足。加山藥扁豆以輔之。用枳實以淸肅中宮。貝母除痰。並以開通心氣於其上。（不用半夏嫌其燥也）苡仁理濕。並以開通水道于其下。陳皮調其滯氣。則亦開通其上中下也。是故駱氏於此方調理一切大症。視爲秘笈。倘兼泄瀉。加五味子。更有神功。此則淸中啓脾湯之義也。至於參苓白朮散。本治飲食不消泄瀉等症。所加諸藥。無非健脾開胃。利濕行滯。而其重要關鍵在於桔梗。一味蓋桔梗開通肺氣。肺氣開通。則氣之上下升降無阻。脾宜升。而胃宜降。飲食不消。泄瀉等症。無非升降不和。是以陳修園謂桔梗乃通利三焦之品。張潔古謂能載諸藥上浮。此說吾無取焉。小兒表熱去後而又復熱。在醫者診察。非謂餘熱復聚。必謂又加新感。自當再用涼藥。或再解表。倘熱不退。則束手無策矣。因循敷衍。每不治。殊不知小兒爲嫩陽之體。（世俗每謂純陽之體喜用涼藥誤人不淺其實偏寒偏熱皆非善治偏熱則易于痙厥偏寒則每致傷中）表熱退而復作。乃表裏俱虛。氣不歸元。陽浮於外。此時若再投清涼表解之劑。是犯虛虛實實之弊。而速其死也。急宜照顧胃氣。用本方加山藥扁豆。俾胃氣和。則氣乃歸元。陽乃歸宅。而身熱自退矣。若和其胃氣而熱反加甚。此乃陽氣下陷于陰中。陰火上乘於陽位。當加升麻以升清陽。知母以降浮熱。則虛熱自無不退。亦猶柴芩之義也。此則六神散並銀白湯之義也。木香藿香和中以止泄。葛根解肌以治利。泄利止而津液復歸于胃。作渴以解。五味子酸能生津。消渴堪除。柴胡升麻。達肝氣使不犯胃。而飲食自進。乃肝脾同治之意耳。此則錢氏七味白朮散及楊右齋加味之義也。至于振悸不得眠。所謂振悸者。乃心動悸之謂也。按仲景法。凡悸用茯苓。則爲治飲。動悸用炙甘艸湯。則爲養血。懊憹不得眠。則爲梔子豉症。煩熱不得眠。則爲黃連阿膠症。今振悸而不得眠。則爲中氣虛而心神失於營養。故用四君加棗仁以養心神。心苦緩。急食酸以收之也。加生姜以通神明。所以強心之用也。仍復脈之意。惟氣與血有間耳。三白乃調理氣血之平劑。內傷外感。自是奇方。四順仍仲景理中之變名。陰盛陽微。本爲聖劑。景岳於理中加茯苓。則溫中而兼滲濕。謂之五君。誰曰不宜。更加陳皮。雖名六君。仍仿異功。慢脾風者。即西醫之所謂假性腦膜炎。濁痰上蒙。腦神經受其衝激。實即氣虛痰厥。其原因無非起於中氣虛弱。及吐瀉之後。故天麻散。於本方去人參。加天麻半夏。（半夏天麻白朮湯正與此相仿）醒脾散。（脾不醒則釀痰而蒙蔽清竅）於六君加木香。更加白附南星。皆所以培中氣而祛風痰以清腦膜者也。地麥骨皮知母竹葉。養陰除蒸。所以退陽明之虛熱。山藥扁豆。性味甘淡。健脾進食。所以斂胃家之穀神。此則凝神散之義也。氣血並調。則八珍堪寶。陰陽並補。則十全有功。誤汗亡陽。爰致悸眩瞤惕。但亡坎中之陽。與亡離中之陽者有別。蓋汗原發於腎。而爲心之液。是以仲景有北方眞武之制。節庵有溫經益元之劑。於十全去川芎者。嫌其辛竄而耗散。加陳皮者。取其理氣以調中。而人參養榮湯更加遠志。所以交通其心腎也。加五味子者。所以收濇其心氣也。鶴膝風之症。無非寒濕凝結於肝腎之絡。故於十全加附子以溫通經絡。防風羌活。乃風以勝濕之意。杜仲牛膝。則列於嚮道之使。耳目爲宗脈之所聚。脈有所虧。則鼓吹而蛙鳴。又爲精氣之所達。精有所虧。斯重聽而失聽。宗脈爲胃之所生。湯名補腎。實偏重於補胃。精原爲腎之所藏。制仿益氣。俾氣足則耳聽。黃芪五味。提下濇以收散。烏有不止者乎。升柴菖蒲。升清湯以開竅。聾有不振者乎。胞脈內閉。則月事不行。心火上灼。則喘嗽息賁。（賁者奔也）用十全去肉桂。以避助火而消爍其營血。俾血不乾而氣血漸和。加柴胡香附。以舒心脾之結。而隱曲以開。加貝桔陳皮。以解肺金之鬱。而清肅下行。誠爲治癆瘵之良方。名爲益氣養營者。正緩調治本之策耳。內經胃風之狀。頸多汗惡風。◎飲食不下。鬲塞不通。失衣則䐜脹。食寒則泄。診形瘦而腹大。夫食後取風。或失衣感風。致風冷之氣。入客於胃。則爲胃風。人迎爲胃之動脈。而風主疎泄。腠理開張。故頸多汗而惡風。胃主納穀。胃氣有傷。則飲食不下。而鬲塞不通。氣不順則腹滿。風冷之氣。既鬱於內。衣以重裘。食以溫中。猶足以禦寒。今更薄其衣而食以寒。焉得不䐜脹腹大泄瀉也哉。肌肉爲陽明之所司。所以形瘦。是故河間製胃風湯以治之。用四君以建中氣。去甘艸者。忌滿脹也。肉桂助命火以逐內寒。卽以當歸溫養血脈。川芎開肌腠以祛外風。卽以白芍斂液止汗。諸恙尚有不愈者乎。白朮黃芪散。肉桂與膏苓寒水石並用。其病機在於五心煩而自汗。蓋陰火與邪熱交爭而陰液外泄。此症本近於陰陽交。但無身熱狂言而脈不躁疾。故急用十全之劑。並調其陰陽。使不至於交錯。肉桂所以引陰火以歸元。膏苓寒水。所以退邪熱以止煩。去熟地者。嫌其膩胃而留邪也。人參潤肺湯。原因風寒乘表。肺氣閉塞而不通。故於本方加麻黃桔梗。外開肺氣。而喘急以平。葛根白芷。內疎陽明。而寒熱可解。更佐以干姜。則咳喘可已。而肢疼可除。去茯苓者。因其滲津液以下泄。此則正欲通津液以開表也。然仲景治欬。皆去人參。而此乃用參者。毋乃於聖法有背乎。曰。河間正善學仲景者也。仲景於津液有虧者。必用參。設皮毛開而汗大泄。則更加喘急而脫矣。茯苓且去而不用。先賢之麻黃人參湯。人參定喘湯。人參清肺湯。皆此意也。故特標人參潤肺以名其方。其意顧可不深長思乎。白朮散以治妊娠諸病。原仲景當歸散之加減。脾主統血而載胎。故用四君以扶脾。治痿獨取陽明。故用石羔葛根以清陽明之燥，氣滯宜調脾胃。故用香砂藿香。以理脾胃之氣。歸芎以養營。防風以入衛。營衛宣通而痺痲以蠲。黃芩以佐白朮本安胎之聖藥也。當歸人參散。佐承氣於補藥之中。以治產後虛損。亦根據於仲景。後世有謂產後不宜涼者。固未嘗夢見也。人參白朮散。乃中虛霍亂之方劑。則仿仲景理中之制。而偏重於芳香辟穢者也。白朮散本錢仲陽之七味。借治下後傷中。中氣下陷。故宜葛根以升之。脾臭爲香。故宜二香以醒之。泄瀉後虛熱煩渴。故於本方去白朮以避燥。加葛根以生津加桔梗犀黃。所以開肺清心。防預其痙厥。此人參散之義。用可知古人製方之目光四射。以視今人治病。徒救治於旣病之後。不其焦頭爛額耶。五陰者。脾也。脾居中土。其數五。以治脾虛失血等症。熟地固爲要藥。然統觀全方。則雜亂無章矣。竊以爲宜易以歸身。較妥。六安煎以治痰滯氣逆。確有安肺之功。陳修園謂服之效者少。而不效者多。藥不對症。安能取效。亦未免言之過。當養中煎。乃治中氣虛寒之善方也。壽脾煎。則爲歸脾之變方。用炮姜以引血歸經。殊見巧思。八珍於氣血並調。而外加鹿角霜以通先天之督脈。川椒以煖下元之胞宮。兔絲以益陰精。杜仲以補腎藏。氣血旣自調暢。八脈更有權衡。則當陽施陰受之時。自獲宜男多子之慶。誠毓麟之珠。女科之寶也。

五　傷寒論講義（全書見包氏醫宗第一集第四卷）

教授包識生

傷寒金匱本不易讀。亦爲學醫者必讀之書。本講義係前任院長包識生先生心得之作。條例分明。理解中肯。分錄數節。以見一斑。

編者

漢張仲景先師原文

辨太陽病脈證篇第一

講義一斑

太陽病總論例第一

表病五規總論章第一

寒水爲病法第一

太陽之爲病脈浮頭項強痛而惡寒

註（太陽）者太陽也一曰巨陽（脈浮）脈在皮膚之間輕手按之卽得愈按愈隱愈舉愈現（頭項強痛）頭連項木強作痛而頭不便左顧右視也（惡寒）身體縮搖畏冷而欲加衣被也

講 問曰 太陽之爲病何以發現脈浮

答曰 太陽屬表表者最高最外之謂也人身最高最外之地莫若於頭項背與皮膚故頭項背與皮膚皆爲太陽所主故其脈外浮於皮膚之間也

問曰 頭項強痛何因

答曰 太陽之經脈起於目內背上額交巔循腦后下行項背經脈傷邪則營衛不通不通則作痛也

問曰 惡寒何因

答曰 太陽爲寒水之經寒水性寒傷于人身則寒氣司令寒多而熱少故太陽受邪必惡寒也

義 此言太陽寒水之經爲病發現脈症之確據總法也夫太陽寒水之爲病有氣有經有質三者之別脈浮卽氣病也頭項強痛卽經病也惡寒卽質病也總論雖言三證但三證不必悉具卽現一證亦可謂爲太陽病矣以後所謂太陽病者皆指此三證而言也

中風爲病法第二

太陽病發熱汗出惡風脈緩者名爲中風

註　(太陽病)即指上法脈浮頭項強痛而惡寒以下倣此(發熱)身體之熱度加增按之灼手(汗出)皮膚上有鹹味之流質外洩名曰汗出(惡風)見風則畏曰惡風(脈緩)脈來和緩約一息五六至一分鐘五六十至(中風)風由汗孔而入肌腠如矢之中靶曰中風

講　問曰　人體發熱何氣使然

答曰　六淫之邪傷人皆能令人發熱其發熱之理由因邪氣與正氣相搏而發生熱度也凡正氣強盛之人其相搏力愈大故其熱度亦愈高正氣虛弱之人其相搏力小其熱度亦小待正氣消滅而邪氣無物與之抗爭故不熱而冰也

問曰　汗出何因

答曰　體熱則汗孔開開則汗出寒則汗孔閉塞閉塞則無汗此物性自然之理也夫風爲陽邪空氣之溫者也中於人身毛孔開張故汗自出

問曰　惡風何因

答曰　因風邪入裏與正氣相爭者再見風則風邪得有援助其勢益猛而正氣不敵故畏之也

問曰　脈緩何因

答曰　凡物之屬陽屬溫者其性和緩屬陰屬冷者其性緊急風者陽邪也其性溫故脈緩

義　此言風中太陽經發現脈症之確據也夫風者爲百病之長即空氣是也按平常之空氣曰風風之冷者曰寒熱曰暑熱極曰燥挾有水氣曰濕寒熱錯雜不清而能化火凡此諸邪皆由風而變化也故爲百病之長

傷寒爲病法第三

太陽病或已發熱或未發熱必惡寒體痛嘔逆脈陰陽俱緊者名曰傷寒

註　(體痛)全身俱作痛也(嘔逆)胃中有氣上逆由口而出作嘔聲或有飲食隨嘔而出故曰嘔逆(脈陰陽)陰指二尺而言陽指

二寸而言並關脈亦包含在內（緊）脈緊來去極速息不能數約一息在十餘至以上一分鐘百餘至也（傷寒）傷者創也損也膚腠爲寒所戕損也

講

問曰　太陽病已未發熱而必惡寒者何也

答曰　上法言風曰中此法言寒曰傷文字上已有輕重之分別其邪氣之利害可知上法無必字雖中風邪或有不惡風者此法加必字則可知傷寒一症無論其熱之已發未發體之屬強屬弱必先現惡寒也

問曰　體痛何因

答曰　凡痛皆氣血不通之所作人體之寒熱平均則人無病今傷寒邪入身之寒度增加而營衛失其常行之度滯留不利故身體疼痛也

問曰　嘔逆何因

六　雜病論講義

（全文見包氏醫室第二集第四卷）

教授包識生

此篇所論雜病分爲五章即肝肺心脾腎五藏之病是也但此病發生於女子男子無此病也

第一章　肝藏病

第一節　少陽邪入血室

婦人中風七八日續來寒熱發作有時經水適斷者此爲熱入血室其血必結故使如瘧狀發作有時小柴胡湯主之

第二節　陽明邪入血室

婦人傷寒發熱經水適來晝日明了暮則譫語如見鬼狀者此爲熱入血室治之無犯胃氣及上下二焦必自愈

第三節　太陽邪入血室

婦人中風發熱惡寒經水適來得之七八日熱除脈遲身涼和胸脅滿如結胸狀譫語者此爲熱入血室也當刺期門隨其實而取之

第四節　燥邪入血室

陽明病下血譫語者此爲熱入血室但頭汗出當刺期門隨其實而瀉之濈然汗出則愈

以上四節前三節爲前陰經水之病後一節爲後陰下血亦有熱入血室之病也四節通是熱入血室解見傷寒原文

第二章　肺藏病

第一節　肺氣實

婦人咽中如有炙臠半夏厚朴湯主之

咽中如有炙臠肺氣實也用半夏厚朴以利其氣

第二節　肺液虛

婦人藏躁悲傷欲哭象如神靈所作數欠伸甘麥大棗湯主之

肺系急則欲哭今藏躁液不足故欲哭而欠伸也用甘麥大棗湯以潤之

第三節　肺積水積火

婦人吐涎沫醫反下之痞心下卽當先治其吐涎沫小青龍湯主之涎沫止乃治痞瀉心湯主之

水積成涎沫火積成痞滿皆肺氣不降之病也故水積在肺治以小青龍反下之火積在心下治以瀉心也

第三章　心藏病

第一節　血病經帶總論

婦人之病內虛積冷結氣爲諸經水斷絕至有歷年血寒積結胞門寒傷經絡凝堅在上嘔吐涎唾久成肺癰形體損冷在中盤結繞臍寒疝或兩脅疼痛與藏相連或結熱中痛在關元脈數無瘡肌若魚鱗時着男子非止女身在下寒多經候不勻令陰掣痛少腹惡

寒或引腰脊下根氣街氣衝急痛膝脛疼煩奄然眩冒狀如厥巔或有憂慘悲傷多嗔此皆帶下非有鬼神久則羸瘦脈虛多寒三十六病千變萬端審脈陰陽虛實緊弦行其鍼藥治危得安其雖同病脈各異源子當便記勿謂不然

此章所論皆是血病血屬心爲心藏所主經曰二陽之病發心脾有不得隱曲女子不月夫二陽者陽明也陽明屬胃三焦之源發生於胃故經則曰發心脾及不得隱曲女子不月按心屬上焦脾屬中焦不得隱曲女子不月則屬下焦也簡言之卽胃經發生之三焦經帶病也先師遵經旨而作論故亦曰在上在中在下也亦卽心脾腎三經也夫心主血諸血病皆屬乎心又爲一身主宰五藏之君故經期之通閉在心血之強弱也脾主中洲統攝陰陽權司升降有帶脈爲之使故帶下之愈劇在脾土之冏與不冏也腎主閉藏肝主疏泄均在下焦疏泄則經帶淋漓閉藏則天癸不至故經帶之通閉在肝腎之疏藏也按婦人之經帶病其原有三也（一）因虛因虛者因經期生產脫血之後其體虛弱也（二）積冷積冷者袒胸乳子早起烹飪冷水瀚衣強食冷飯菓生果生番薯生蘿蔔等是也（三）結氣結氣者夫妻反目舅姑婆媳勃谿妯娌不睦等是也婦人有此三因經帶之病作矣故曰爲諸經水斷絕然此病非一時之急病爲歷年遞增日久月深血寒積胞門寒傷經絡而經絡之血凝堅病發於上焦證現於肺胃故嘔吐涎唾肺癰肌瘦也病發於中焦證現於臍脅故盤結繞臍寒疝脾受寒冷而成帶下諸疾也或竟由脅痛而內連肝藏或中焦熱結熱氣下流關元至胞宮成乾血故脈數而無瘡肌膚若魚鱗且能傳染於男子病發於下焦證現於陰器少腹腰脊氣街膝脛腦髓等處故經候不勻令陰掣痛少腹惡寒引腰脊下根氣街而作氣衝急痛膝脛疼煩上根腦府而作眩冒巔厥諸病也往往發生愁憂淒慘悲哀嗔怒之舉動亦皆因經帶之由來不可迷信於鬼神當以藥劑以治之否則久必羸瘦成癆現脈虛多寒之證也婦人雖有三十六病千變萬端諸證總當審脈之陰陽虛實緊弦證之寒熱虛實行其針藥之溫涼攻補而已也

第二節　血瘀之經帶

問曰婦人年五十血病下利數十日不止暮卽發熱少腹裏急腹滿手掌煩熱唇口乾燥何也師曰此病屬帶下何以故曾經半產瘀

血在少腹不去何以知之其證唇口乾燥故知之當以溫經湯主之

婦人年五十天癸當絕而反經血下利數十日不止者非崩漏而何且發生暮卽發熱少腹裏急腹滿手掌煩熱唇口乾燥之瘀血內結之帶下病也此瘀血帶下之病又因曾經半產瘀血蓄積少腹不去日久變化而來也亦卽上文之寒凝在下故也以溫經湯主之溫則經通經通則瘀去卽非因半產而每月經期不調者亦是證也

七 傷寒方講義

教授包識生

第七節 承氣湯

調胃承氣湯　大黃　甘草　芒硝

大承氣湯　大黃　厚朴　枳實　芒硝

小承氣湯　大黃　厚朴　枳實

麻仁丸　麻仁　大黃　厚樸　枳實　芍藥　杏仁

桃仁承氣湯　桃仁　大黃　桂枝　甘草　芒硝

厚樸七物湯　見合方

厚樸三物湯　大黃　厚樸　枳實

厚樸大黃湯　大黃　厚樸　枳實

梔子大黃湯　梔子　大黃　枳實　豆豉

大黃牡丹湯　牡丹　大黃　桃仁　冬瓜仁　芒硝

▲附用黃芒諸方

柴胡龍骨牡蠣湯　柴胡加芒硝湯　抵當湯　抵當丸　大陷胸丸　大陷胸湯　大黃黃連瀉心湯　附子瀉心湯

桂枝加大黃湯　枳實梔子豉湯　鼈甲煎丸　風引湯　大黃䗪虫丸　大黃附子湯　己椒藶黃丸　大黃硝石湯

瀉心湯　大黃甘草湯　下瘀血湯　大黃甘遂湯

▲附用樸枳諸方

梔子厚樸湯　枳實薤白桂枝湯

▲附用樸不用枳諸方

桂枝加厚樸杏仁湯　厚樸生薑半夏甘草人蔘湯　鼈甲煎丸　厚樸麻黃湯　王不留行散　半夏厚樸湯

▲附用枳不用樸諸方

大柴胡湯　四逆散　橘枳生薑湯　桂枝生薑枳實湯　枳朮湯　排膿散　枳實芍藥散

氣以承名。承以下應上也。承此燥氣由大便而出。即內經君火之下陰精承之之義也。故以大黃芒硝承此氣而下行。然其功力黃勝而芒遜。黃表而芒裏。黃血而芒氣。有二味並用有單用一味者。但用黃者十居其八九也。調胃下法之單方也。得甘草之配合。其性和緩便溏而已。不能謂攻。調和胃氣而已。勿令大泄下也。配樸枳則爲大小承氣。配杏蔞遂葶則爲陷胸。配虻虫水蛭則爲抵當。配芩連則爲瀉心。或單配雙配。則有出入輕重表裏之不同也。今就承氣而論。大承以八樸五枳。攻氣之藥。重于黃芒。承其氣而下達。最危急利害之下劑也。故先師再三叮囑。以失氣不失氣。便泄不泄爲可服不可服之診斷。何等切要愼重。醫者豈可大意乎。至小承則方輕而力薄矣。縱誤亦不致大害。故四黃去芒二樸三枳。藥力大減也。麻仁丸治脾約液燥。又更輕矣。潤腸緩下生津之方也。桃仁承氣又與承氣抵當有別。雖名承氣。不承以樸枳之破氣。而承以桂草之扶陽佐氣。更以桃仁之破血。承氣之變方也。至厚樸七物湯。是承氣桂枝之合方。已見合方。此不復論。厚樸三物。厚樸大黃二方。藥同名異。而分兩更殊。一則治腹痛而閉。肝熱內結。一則治支飲胸滿心火內炎。俱當瀉熱下達。故以大承氣除芒爲之。一則樸枳多。大黃少。欲其通閉之力雄。一則大黃多。樸枳少。欲其瀉熱之功效大也。先師制方。已臻化境。經方誠可驚也。梔子大黃湯。吐下并用之方也。酒癉本可吐下而愈。故以梔子豉從上吐之。大黃枳實從下瀉之。方用小承加減而出。能淸上焦之火也。大黃牡丹湯。治腸癰已潰之方也。腸癰本可下。從下而導之。方用調胃加減而出。丹桃冬瓜仁。排膿通瘀。能瀉下焦之熱者也。至柴胡龍骨牡蠣湯等二十方。皆用大黃以導熱下行。俱以通大便爲主。以前方合參大黃之義明矣。按樸枳。破氣破血之藥也。有並用者。有單用者。氣喘咳嗽。多用厚朴。血熱痞滿。多用枳實也。其附用諸方。大概如是。

第八節　抵當湯

抵當湯	䖟蟲	水蛭	桃仁	大黃
抵當丸	䖟蟲	水蛭	桃仁	大黃
下瘀血湯	䗪蟲		桃仁	大黃

▲附用桃䖟諸方

桃仁承氣湯　鱉甲煎丸　大黃䗪蟲丸　大黃牡丹湯　桂枝茯苓丸　土瓜根散

梔子厚樸湯　梔子豉加減有四方。概以脾胃作此例。少氣腹滿。加甘草厚樸。病在脾氣之虛實。一補一攻之治法也。嘔逆下利。加生薑乾薑。病在胃氣之升降。一上一下之治法也。今以梔子去豉。加厚樸枳實。破中氣之蘊結。是陰虛脾實之方也。

梔子乾薑湯　梔子乾薑。寒熱並用之方也。心熱則用梔子。胃寒則用乾薑。梔子瀉火養陰。乾薑驅寒扶陽者也。與上方梔樸之一虛一實者。同作後人之模範。見病治病。冰炭何妨。吾人切莫固執成見也。

眞武湯　此方上文一再論之矣。仍有言而未盡者。玆復續詳。夫吾人欲識透此方之精奧。若知顧名思義。則盡在不言中矣。按寒水病之虛實。眞武與青龍爲主方。青龍可總統驅邪發汗之方。眞武能領率安正利水之藥。所以表劑之後。殿以青龍。禁汗之前。冠以眞武。此傷寒文外之意也。又按眞武是從桂枝湯套出。以桂枝換附子。去升陽出表。引火歸原之桂。換納陽走裏蒸水成霧之附除建中之甘棗添泄水之朮苓。則助汗無能。利水有力矣。留生薑有出表驅寒之功。留芍藥有入裏清熱之效。由是觀之。同是寒水之方。桂枝則由內而外。扶正以達邪。得小汗而病痊。附子則由表而裏。驅邪以安正。得微尿而病愈。此二方升降之不同者也。更有本方加減四條。俱以肺胃二經爲主。

若欬者。欬爲肺氣上逆。寒水停積上焦。加乾薑之溫氣。水得熱則化氣外走。通以細辛。飲有出路。收以五味。通滌水道。下輸膀胱矣。

若小便利者。小便利爲肺氣下達過甚。若再利水。恐傷其陽。故去茯苓也。

若下利者。下利爲胃寒下泄。須去芍藥之寒降。當加乾薑之溫升也。

若嘔者。嘔爲胃寒上逆。故去附子溫水之下焦藥。而加生薑溫胃驅寒之上焦藥也。

以上四條。皆病在肺胃之升降。先師以此爲法程者也。但各經皆有兼病。皆可加減也。按肺爲五藏之華蓋。胃爲六府之綱領。以此二經。作一榜樣而已。

小柴胡湯　柴胡湯以和解名之。和解者。以不偏護太陽之汗。又不漏護陽明之下。處二大之間。以最公正之法。解決兩方之脈證。聽表裏之邪自由選擇。汗下之一路而出也。故其方藥。三經俱有。不汗不下之中。又可汗可下。不啻一三角聯盟會議也。表藥中去一切發汗之麻桂。祇存薑棗之太陽表藥。裏藥中去一切下攻之黃芒。但用蔘夏草或芍夏枳之陽明裏藥。再以少陽之柴胡親表派。爲表經使臣。及黃芩親裏派。爲裏經使臣者也。由是觀之。柴胡湯是三陽合劑之方也。按小柴與大柴。不過換蔘草爲芍枳。蔘草意近理中。爲陽明之虛方。芍枳法類承氣。爲陽明之攻藥。故小柴之性近桂麻。服之可使汗出。從表而解。大柴之性近承陷。服之可使通利。從裏而解者也。

小柴有七或之加減。大柴亦有之也。不過先師言于前。不贅於後而已。吾輩以小柴之加減。作大柴之加減。亦無不可。若胸中煩而不嘔。樞邪類似結胸。去人蔘半夏之胃藥。而加瀉水之樓實。若渴。爲樞邪侵陽明。從陽化燥。去半夏之燥水。加人蔘之生津。及蔞根之淸熱。若腹中痛。亦樞邪侵陽明。從陰化溼。故去黃芩之苦寒瀉火敗胃。加芍藥之養陰。引藥入裏也。若脇下痞鞕。爲樞邪侵厥再肝經。去大棗之滿中。加牡蠣之潛陽入藏。以去痞結也。苦心下悸。小便不利。去黃芩之瀉心火。加茯苓之利水。若不渴。外有微熱。病在表而不在裏。樞邪出太陽。故去人葠之生津。加桂枝之升表發汗。若欬者。樞邪侵太陰肺藏。去人葠之生津薑棗之溫中。出表。使藥走裏入肺。加五味乾薑之溫肺氣行水。此藥下降。通小便也。然眞武之欬。並加辛。柴胡不可發汗。細辛民當去也。仲師作方。法立一規章而已。雖時微有出入。吾人不可刻舟求劍也。

八　溫病講義

教授沈肅谷

> 證諸近日治病經驗。傷寒與溫病確有殊點。故本院課程于傷寒一科外。復設溫病一門。以昭並重。玆摘溫病講義一節於下。
>
> 編者

概論

欲知治病之要素。須明體溫與病機之關係。體溫凡生物之異于死者。藉生活力附麗于物質。以生存于世界。生活力停止。即成死亡。人身爲細胞之集合體。細胞原具有生活力。以運用其營養繁殖動作之機能。然必賴適當之體溫。方能顯其功用。物理家有熱力化能之說。意謂一切機器動作。均由熱力催動。由此可知人體一切動作。如心之循環。肺之呼吸。腸胃之吸收排泄。官能之新陳代謝。皆與體溫有直接關係。如體有變化。則全體皆受影響。是體溫之重要可知也。對於審症察脈。不得不明體溫之來源。來源一爲空氣中之養氣。一爲日常之食物。養氣由鼻入肺。復爲血中紅血輪吸收。與鐵質融和。發生燃燒作用。飲物由口入胃。腐化後即由吸管通入血管。其炭水化物脂肪等。爲給供養氣然燒之材料。爲體溫後方之給養。人體機能動作。均賴體溫爲之主持。過與不及。皆足致病。故體溫貴乎調節。欲知體溫調節之功用。必須先知體溫適當之分量。每日二十四小時間。平均計之。得華氏表九十八度。（合攝氏三十七度零）飢飽動靜之際。雖有增減。決不出一度上下。生物學家謂集全身體溫于一指。立即燒燬。吾人身中聚多量之體溫。不覺其熱者。正賴調節之功用。以支配全體耳。近代醫學家研究體溫調節之功用。注重在冬夏時令之氣候。食量之增減。汗泄與排泄之三項。是乃專指生理上之解釋。恐與病理無關。在病理上研究體溫之調節。約有二點。（1）時間的。一晝夜二十四小時。溫度平均。（2）空間的。全體軀殼之外。藏腑之內。溫度平均。斯二者。無太過不及之弊。此體溫之所以賴乎調節。方能合於生理之常。否則或晝涼而夜熱。或早涼而暮熱。此在時間上體溫不能支配平均。或爲肢涼內熱。或爲背涼而腹熱。此在全體上體溫不能支配平均。一切病症發生之起點。不外乎此。而感冒性之溫病。尤以此爲根據。欲談體溫之支配。應曉體溫之放散。體溫放散之工作。據西籍生理上之考察。皮膚佔百分之八十。口鼻得百分之十五。餘五分由二便排泄。體溫放散最多數。厥爲皮膚。皮下有無數汗腺。經體溫蒸發。將新陳代謝之老廢物質。排泄于體外。其中之成分。水分佔百分之九十七。固形物體百分之三而已。其出于皮膚蒸發散去。不觸于目者。是曰潛發汗。若因運動及過度發熱太急。則見多量成滴。凝結于皮膚之上者。是曰顯發汗。每日汗出之分量。除顯發汗外。約有二磅之譜。顯發汗之分量。視運動之時間。及溫熱之增減。而定。汗腺爲人身之泄水管。苟有阻塞。則精神頓覺不爽。發生病之作用。若全身停止時間稍久。必致陷于死亡。

接靈素氣化新論云。人在天地氣交之中。與天地氣化有密切之關係。生理學家謂平人肌膚常熱。以三十七度爲率。加則身熱。減則身寒。故人身生熱作用以外。又有散熱之機能。散熱之器官。除肺藏外。則推及皮膚。皮膚之放散體溫。又有微妙之調節機能。外圍氣溫低時。則皮膚之血管收縮。不使溫暖血液接近外氣。體溫之散放自然節減。若體溫高時。皮膚之血管擴張。引多量之血液於表面。水分之蒸發自易。體溫之放射遂多。夫皮膚者衛之部也。皮膚調節機能。則衛氣之作用也。故經曰天溫日明。則人血淖液而衛氣浮。天寒日陰。則人血凝泣而衛氣沉。然此種浮沉作用。有一定限制。若外圍空氣有劇烈變化時。則不能調節矣。又按曰天寒地凍。則經水凝泣。天暑地熱。則經水沸溢。卒風暴起。則經水波湧而隴起矣。此種非常之變化。不能全恃生理之調節。而有賴人工之防禦。觀此則體溫與病機之關係。可不辨自明矣。

九　雜病講義

皖江程門雪著述
武進盛心如校閱

雜病講義。原以包氏雜病學爲主。教授終了後。復以本講義補充之。藉以融會各家學說。下卽補充講義之一節也。　編者

中暍解

暍音謁。中暑之別稱也。後世以動而得之爲中熱。靜而得之爲中暑。若此。則暍爲暑之異名。亦靜而得之病矣。攷之左氏有蔭暍人於樾下之句。樾者林木陰深處也。行路之人。路受暑熱。故蔭於林下以避暑。是則暍爲動而得之病。以前論衡之。當爲中熱之別名。金匱亦謂暍者爲太陽中熱之病。論固同也。究竟暑與熱有何分別。是則成爲問題矣。或以濕多挾暑。暍不挾暑爲言。或謂暑有陰症。暍無寒病爲言。似界限極清。易於分晰。然細密攷之。仍多罅漏。金匱中暍原文。有夏月傷於水。水行皮中之症。是暍亦挾濕。第一種論說。已不能成立。至謂暍無寒病。固爲的當之論。惟暑者天之熱氣。既爲熱氣。卽是熱病。天有陰暑。人無寒熱。陰暑之名。古人駁之者綦衆。卽以普通文字言之。凡言暑者。如酷暑。暑熱。避暑之類。均指熱字方面而言。暑卽熱。熱卽暍。固一而三。三而一者也。暑暍之分。難言之矣。

吾嘗謂中醫之最難整理者。莫如病名。一病數名。一名數稱。初學之士。其不蹙額疾首者幾希。皆緣著書者漫不經意。隨意定名。若循名以求病。必多錯誤。欲救其弊。惟有以病求名。以症定法。爲最適當。今試以暑熱暍三字論之。病字有二說看法。一者總稱。二爲獨名。所謂總稱者。暑行夏令。卽知凡夏月時行之病。均暑病也。以故暑月中濕者。卽謂之暑濕。中熱者。卽謂之暑熱。中寒者。卽謂之陰暑。其所以必加暑字者。以時行之病。雖有他邪。必兼本氣。故必着暑字於上。示不忘也。陰暑之名。雖不妥當。然以暑之陰邪釋之則不通。以暑月之陰寒病釋之。亦尙可解。且無其他較佳名義可以代此。故仍其舊耳。所謂獨名者。單指一病之病氣而言也。有以暑指夏之熱病者。暑爲天之熱氣。人感之爲熱病。故以夏月時行之熱病謂之暑。有以暑指濕熱病者。長夏太陰濕土。少陽相火司令。天之熱氣下

迫地之濕氣上升人在氣交之中濕熱薰蒸人感其氣則爲病暑故曰暑必挾濕是以暑指濕熱病言之也有以暑指夏月陰寒病者如動而得之爲中熱靜而得之爲中暑深堂大廈納涼受涼飲啖冰果因而致病上吐下瀉四肢逆冷謂之中暑是以暑指陰寒病言之也同一暑字其指爲總稱者不必言卽以獨名者言之已有陰寒濕熱之不同自相矛盾曷其甚歟蓋由于假借指定者之各異耳其以暑作總稱者指一時之主氣也其以暑指熱指濕熱者因其本氣而尋繹其病氣也其以暑指陰寒者假借之代名毫無義意不可爲訓也熱乃暑之一氣初不能與暑對待而言其中熱與中暑對待而言者乃著書者假定以中暑指陰寒故以中熱對待指暑熱若以病氣言則暑能括熱熱不能括暑更不能成對峙之名辭也暍者暑之互詞也中暍卽中暑惟此中暑乃包括暑濕暑熱兩氣在內非如古人所謂靜而得之中暑耳故金匱以太陽中熱爲暍表示暍爲熱病也又以太陽中熱由於夏月傷冷水水行皮中者爲暍表示暍爲暑月之熱病而暑中挾濕暑濕幷病亦爲暍也雖寥寥二條已將暑濕暑熱包括無遺矣暑熱者身熱口渴宜清暑暑濕者身熱疼重宜去濕故一用白虎一用瓜蒂二方整然濕熱不混法至淸晰其用白虎而加參者以暑病形盛脈虛形盛則熱盛脈虛則氣衰熱盛則身熱口渴氣衰則汗出形寒暑月汗出如漿陽氣發洩壯火食氣暑傷無形之氣故加人參以扶元氣也大概暑爲熱病熱勝則傷氣暑必挾濕濕勝制陽微暑必汗出汗出則氣衰故暑病雖有濕熱之形必兼虛弱之象以症言之發熱身熱口渴齒燥熱象也身重疼痛濕象也汗出惡寒手足逆冷小便已洒洒然毛聳氣虛陽虛之象也以脈言之弦細芤遲微弱均爲虛象身有熱病脈現虛象則爲傷暑是知仲景所論均從形盛脈虛得之傷暑八字發揮固與經義相發明者也發汗則重虛其陽而惡寒甚溫針則重增其熱而發熱甚數下則虛其胷陽宣化不及而淋甚知其所忌則知其所取暑熱如是則暑濕之滲利尤何陽氣又可不爲之顧慮耶後之學者惟東垣深得祕傳清暑益氣一方換凡骨爲金丹迥非但學蘭亭面貌者可比眞刻鵠畫虎之流亞耳

心如按程氏此篇解擇暑熱暍之分義無餘蘊竊尙有補充者內經云凡傷寒而成溫者後夏至日爲病暑是內經暑病之名稱乃指屬於伏氣之熱病而言仲景所言乃夏月中時行之病恐後人有混淆者故別其名曰中暍是以言暑者以時令而言也熱者以病情而言也暍卽暑與熱之統稱也當長夏總士司令故有暑熱與暑濕之分仲景之白虎與一物瓜蒂乃暑熱與暑濕正規之治療也病

暑與利暍。其爲熱病則一。傷寒於三陽合病。金匱於太陽中暍。同主白虎。至於黃連解毒。則辛寒與苦寒之分。亦爲經氣之分也。白虎加參。則爲暑傷元氣而設。千金之生脈。河間之益元。皆爲此方輕重之別。（鄙人方劑講義。於六一散方義中。對此分際。言之極爲詳細。）後人之三物、四味、五物、六味香薷飲等劑。則亦仲景一物瓜蒂之變化。東垣清暑益氣之制。則爲暑濕合邪之有傷於元氣者設也。以動靜分暑熱。程氏之言更爲中的。以暑分陰陽。則暑卽是熱。熱則有陽而無陰。猶冷卽是寒。寒則有陰而無陽。後人言之者不一。若以中暑言之。則爲夏令猝中僵仆之證。亦猶中風之類。似不能以乘涼飲冷吐瀉厥逆之證而言也。與其謂陰暑。不如謂暑令之中寒。庶於後學無所淆惑。但後世諸醫書中。往往暑與濕混爲一家。卽以戴北山之明。猶以暑爲陰邪。誠能循此篇之說而尋繹之。則凡對於後世諸醫書其所言暑病之屬於輕。屬於濕。或竟屬於寒者。思過半矣。

十　外科講義

教授　許半龍

> 中醫長於內科。西醫長於外科。此爲近世社會人士所批評。按之實際。殊不盡然。如白喉瘧疾。皆內科病也。西醫治之亦多有效。疔毒發背。外科病也。中醫治之確有特效。本院本融會中西醫學之宗旨。對於外科於固有學說外。兼請西醫教授。俾臻完善。下爲中醫外科講義中之一節。
>
> 編者

第一章　外科之病理

第一節　一般病理

凡瘡瘍之患。原因雖多。不過內外二因。證候雖多。亦惟陰陽二則。知此四者。則盡之矣。然內有由臟者。有由腑者。外有在皮膚者。有在筋骨者。此在淺深之辨也。至其爲病。無非氣血壅滯。營衛稽留之所致。其以鬱怒憂思。或淫慾丹毒之逆者。其逆在肝脾肺腎。此出於臟而爲內病之最甚者也。其以飲食厚味。醇酒炙煿之壅者。壅在胃。則出於腑而爲內病之稍次者也。又如以六氣之外襲。寒暑之不謂侵入經絡。傷人營衛。則凡寒滯之毒。其來徐。其入深。多犯於筋骨之間。此表病之深者也。風熱之毒。其來暴。來暴者。其入淺。多犯於皮肉之間。此表病之淺者也。何也。蓋在臟在骨者多陰毒。陰毒其甚也。在腑在膚者多陽毒。陽毒其淺也。所以凡察瘡瘍。當識癰疽之辨。癰者。熱壅于外。陽氣之毒也。其腫高。其色赤。其痛甚。其皮薄而澤。其膿易化。其口易斂。其來甚速。其愈亦速。此與臟腑無涉。故易治而易愈也。疽者。結陷於內。陰毒之氣也。其腫不高。其痛不甚。其色沉黑。或如牛領之皮。其來不驟。其愈最難。或全不知痛癢。甚有瘡毒未形而精神先困。七惡疊見者。此其毒將發而先敗。大危之候也。知此陰陽內外。則癰疽之概可類推矣。然此以外見者言之。但癰疽之發原無定所。或在經絡。或在臟腑。無不有陰陽之辨。若元氣強則正勝邪。正勝邪者毒在腑。在腑者便是陽毒。故易發易收而易治。元氣弱者。邪勝正則毒在臟。在臟者便是陰毒。故難起難收而難治。此之難易。全在虛實。實者易而虛者難也。迅者易而遲者難也。所以凡察癰疽者。當先察元氣。以辨吉凶。故無論腫瘍潰瘍。但覺元氣不足。必當先慮其何以收局。而不得不預為之地。若見病治病。且顧目前。則鮮不致害也。其有元氣本虧。而邪氣不能容補者。是必敗逆之證。其有邪毒熾甚而脈症俱實。但當直攻其毒。則不得誤補助邪。所當詳辨也。

第二節　兼合病理

A　發熱煩躁無寐

瘡瘍發熱煩躁。或出血過多。或潰膿大泄。或汗多亡陽。或下多亡陰。以致陰血耗散。陽無所依。浮散於肌表之間。而非火也。若發熱無寐。血虛也。兼汗不止。氣虛也。發熱煩躁。肉瞤筋惕。氣血虛也。大渴面赤。脈洪大而浮。陰虛發熱也。肢體微熱。煩躁面赤。脈沉而微。陰盛發躁也。李東垣云。「晝發熱而夜安靜。是陽氣自旺於陽分也。晝安靜而夜發熱。是陽氣下陷于陰中也。如晝夜俱發熱者。重陽无陰也。當峻補其陰。」故王太僕云。「如大寒而甚熱之不熱。是无火也。當治其心。如大熱而甚寒之不寒。是无水也。熱動復止。倏忽往來。時動時止。是无水也。當助其腎。故心盛則生熱。腎盛者生寒。腎虛者寒動於中。心虛者熱收於內。又熱不勝寒。是無火也。寒不勝寒。是無水也。夫寒之不寒。責其無水。熱之不熱。責其无火。熱之不久。責心之虛。寒之不久。責腎之弱。治者當深味之。」

十一 婦科講義

楊彥和編

國醫婦科治療雖甚有效。理論則嫌悠泛。而婦科專門教授。尤有才難之嘆。本講義暫宗舊說。俟諸生學有根抵。再行參考西籍。婦科自有一爐共冶之妙。下爲講義開端之數節。

編者

定義

凡學術之成一專科者。必有其特殊之異點。而醫學則不宜分割太甚。蓋分科愈繁。亦愈使學者目迷五色。不見全牛。彼外國醫之眼科獨能醫眼。牙科專司治牙者。其於普通之生理病理必反舍置不講矣。是烏乎可耶。今學院雖分科以便於教授。而學者必融匯以求其貫通也。

然則婦科之異點。果何在乎。金匱論五臟九十病。六微一百八病。……婦人三十六病。不在其中。然所謂婦人三十六病者。並未列舉病名。孫思邈遂越俎代庖而爲之。「論曰諸方說三十六疾者。十二癥九痛七害五傷三痼不通是也」然其中頗多費解之處。殆已成中古時代之病名。今日視之。實覺大而無當矣。其界說顯明者。莫若醫宗金鑑。其言曰。婦人諸病本與男子無異。故同其治也。其異於男子者。惟調經經閉帶濁崩漏癥瘕生育子嗣胎前產後諸病及乳疾前陰諸症。

源流

婦人病之于內經也。散見各論。難經也。僅及三篇。金匱也。載諸末卷。他如巢氏諸病源候論。孫眞人備急千金方等。靡不以婦科與各科並列。其獨撰等專書者。殆始於後漢衛沈之婦人胎藏經。後此則唐代昝殷之經效產寶。宋代郭稽中之婦人方。隨自明之婦人大全良方與及產育寶慶集方。產寶諸方。雖不著撰人名氏。而俱載入永樂大典。此皆婦科專書之最早與較早者也。婦科曷爲乎而出專書耶。孫思邈曰。男子者。衆陽所歸。比之女人。十倍易治。其後遂有啇醫十男子。不醫一婦人之諺語。惟婦科爲十倍難治。故必以專書研究之也。

然此尙婦科醫籍之源流。其以專門婦科著名者。則又遠在衛沈之前。考史記扁鵲倉公列傳云。扁鵲「過邯鄲。聞趙貴婦人。卽爲帶下醫。」者所謂帶下醫者猶言婦人科也。以婦女帶病居多。故命名若此。然秦越人是否僅擅婦科耶」其續句云。「過雒陽。聞周人愛老人。卽爲耳目痹醫。入咸陽。聞秦人愛小兒。卽爲小兒醫」一蓋亦君子不器。因地制宜耳。此又專治婦人科之最早發現者也。

黃坤載之四聖心源第十卷。開宗明義。卽賦婦人解一篇。提綱挈領。文法頗工。他日書寫醫案。未始不可引用也。

黃氏曰。婦人之證。率與男子無殊。惟其經脈胎產三十六病。則與丈夫不同。其源流通塞。實資於調燮。花萼長消。端賴於栽培。降自後世。此義遂乖。傷暘谷之忽寒。嘆温泉之遽沍。泛桃花之巨浪。決瓠子之洪波。乃使春華易萎。秋實難成。胎傷卵破。女德無終。玉折蘭摧。婦怨何極。僕本恨人。痛心在目。作婦人解。

指要

徐洄溪之女科指要論云。居經乃三月一至。避年必周歲方來。調經必須去病。種子養血健脾。胎前可用清涼健脾氣以生新血。產後宜行温化。逐瘀血而安神明。帶下至丹溪而濕熱始明。崩中賴東垣而升提有法。經行異色。虛則淡而熱則濃。月候愆期。枯則補而滯則通。濇少過多宜辨。趲前落後須分。茯苓補心湯。治虛羸而療咳嗽。金鎖正元丹。安心腎而止瀉頻。處女初經。腹痛不甯。氣喘急而心神恍惚。尼寡不月。往來寒熱。肉潛消而相火奔騰。柏子丸、生地丸。清心而退熱。交加散、調經散、止痛以祛寒。赤帶須尋龍骨散。白帶應服馬蹄丸。歸脾湯治血脫血虛。心脾有損。威喜丸療白淫白濁。水火不交。失笑烏賊。止失血心痛。聚精十字。療夢與鬼交。腹痛有寒熱氣血之不侔。身熱分虛實客潮之各異。吐嘔不同。嘔則頻而吐則頓。漏崩莫混。崩則急而漏則徐。琥珀丸調經聖藥。正元丹種子神方。藏躁悲傷。仲景原有甘麥飲。傳屍癆瘵。仙翁留下獺肝丸。胃氣下泄而陰吹。非張長沙孰辨。胎產百病之區別。舍孫眞人誰歸。白芷散樗皮丸。兼除崩帶。烏鷄丸。鼈甲散。專治虛羸。龍膽瀉肝湯。主下部濕熱之病。和中抑氣散。治上焦鬱結不舒。經閉有血滯血枯。膨脹有分血分。逐瘀桃仁煎。去癥瘕而破血。四製香附丸。開鬱氣以調經。五積散外邪第一。六神湯虛熱無雙。精血乃化育之源。性慾是伐生之斧。駢胎品胎。由精氣之四射。藥忌食忌。戒口腹之慾。尤徐之才論逐月養胎之法。孫思邈有轉女成男之方。胎前衆疾。安胎飲加減咸宜。保孕諸方。內補丸素稱穩當。心痛腹痛。乃氣滯而經壅。子滿子腫。由土虛而水泛。喘急防孕氣上沖。腰疼恐胎元下墮。達生散束胎散滑胎有效。芎歸湯獨參湯臨產如神。交骨不開。龜板髮灰同佛手。胎衣不下。朴硝牛膝只芎歸。產畢氣血大虛。防血逆而昏暈。犯房新血耗散。恐蓐勞爲沉痾。食葷太早。慮泄瀉而咳嗽。生冷不忌。防腹痛而腫脹。毋惱怒。毋冒風。可免產家百病。勿過勞。勿梳洗。能防產後諸殃。更生散治產百病。失笑散療瘀諸疼。表虛自汗。愈風紫豆可效。胃弱化遲。香查姜桂爲宜。血虛發熱。大忌寒涼。腹痛惡寒。必需溫散。惡露不盡。必潮熱而昏。冒暈行桃核。新血未生。或口乾而煩躁。戒食生梨。初產悶絕。必內瘀逆。蘇木血竭同蕊石。日久昏沉。或因內熱。當歸熟地與澤蘭。若要除根。月經再至。如逢逆證。切勿含糊。瘀血入肺。面黑喘急而難治。孤陽欲脫。自汗氣促而必危。藏傷則心痛而死。胃絕則吐涎而亡。生死在反掌之間。得失繫秋毫之末。可不懼哉。

十二 兒科講義

教授吳克潛

> 本講義內分初生調攝。兒科特症。痧痘、諸驚、咳嗽、吐瀉、瘧痢、雜病論治等八章。逐章再分節目。條分縷晰。層次井然。蓋小兒診斷。難于大人。而初生及兒童時期各種調養治療方法。尤非泛泛者所能收效。下爲第三章第一節之一部份。
>
> 編者

緒論

人生疾病。種類繁夥。然歸納言之。除不內外因外。一言以蔽之。外感與內傷而已。外感與內傷。恆有相互之關係。成人然。婦人然。即小兒亦莫不然也。故醫者治病。最古不事分科。蓋病理醫理。其道一貫。適於此者。合於彼。初不必爲釐然之此疆彼界也。自後以病變之多時有增。治法之出。代有加。一人之心思力才未足以盡其奧也。故特分科以治之。婦科也。以其有經帶胎產之異。兒科也。以其無問診脈診之別。專科既分。探討益進。於是婦幼之書。亦復汗牛充棟矣。特是衆說紛紜。瑕瑜互見。棄僻取純。是在學者。茲編所述。既限於兒科。則惟取保嬰之大要。撫幼之良法。擇尤筆之。藉備應用而已。至抉微闡奧。愧余未能。尚期後來者之有以匡之也。

第三章　痧痘論治

第一節　痧疹概要

(一)痧疹之起源　痧子越人稱爲瘄。北人謂之疹子。閩粵之間皆號痲。蓋一病而俱數名也。近今吳人於小兒出瘄。皆稱痧子。成人出瘄。則號疹子。其實人不論長幼。凡初次發出者。皆痧子也。其後復發者。皆疹子也。疹與痧雖屬一類之病。然究有小別。痧子點密而較細。疹子點稀而較粗。痧子先天之毒爲多。疹子後天之毒爲多。故北人稱痧曰疹。亦有微誤。至於病之起源。可以賅括稱之曰毒。蓋兒居母腹。以母之氣血爲氣血。夫人孰無飲食之所傷。六淫之所侵。毒之伏於母體者。胎兒莫不感之。且當成胎之時。精華者供榮養。糟粕者棄胞中。則積漸所蘊。皆足成毒。胎兒日處其間。又安能免於爲毒所染。故胎兒各組織中。悉含有毒素。可以斷言。比其生也。其新陳代謝之作用。倍增於往時。故其毒有宣洩之必要。於是或生而遊風丹毒一時蠭起。或生而腮腫口腐。雜然並作。此皆毒之洩露也。然毒之盛者聚者。自隨初生去毒之法。由人力以逗之外出。然毒之輕者散者。則一時不易發出。伏蘊於內。待時而動。於是乎痧子一症。遂爲小兒人人所必經之症矣。至於痧症觸發之期。最盛於春夏。則以時當降藏之後。天氣動地。氣洩時行之邪。襲於外。含蘊之毒。遂動於中。是以痧疹之發。必有誘因。或一門皆痧。或闔境流行。職是故耳。再者凡痧子之發。必密佈週身。無微弗至。則正因胎兒各組織中悉含有毒素。故無處不洩也。若有一部未發。爲一部之毒未透。是以驗痧者恆視透齊與否。以定施治之標也。

(二)痧疹之病理　痧疹之發。既爲人身宣洩邪毒之路。故其發也。由內達外。由血分而達於氣分。始於脾。終於肺也。何以言之。考脾主一身肌肉。肺主一身皮毛。痧疹之發。既由肌肉以達膚表。而脾爲藏血之臟。肺爲主氣之臟。故知其發於血。達於氣。始於脾。終於肺也。准是更可知痧疹當隱現於皮膚之間。即爲邪毒已外傳於肺之證。若盛發之時。則邪毒方悉趨於肺以尋出路。其有發而不易透達者。是肺氣之不宣也。其有旋出即沒者。是肺不任邪。或肺氣之閉塞也。是故治痧之法。主重在肺。極痧之變。亦以邪毒陷肺爲最劇。至於痧出將沒。尤當以清肺爲急。蓋向者餘毒•未免留戀肺臟。清之正以杜其後患也。由此觀之。治痧自治至終。總不離於肺。此法之常也。至若變症遙起。則邪有不得洩而內陷者。或熱甚侵肝者。或熱甚灼心者。則須兼脾肝心肺四臟分治以消息之。正昔人所謂痧疹一症。四臟俱受其傷也。

(三)痧疹之證狀　痧症將發。其初並無顯著之現狀。即偶有發熱。不過似尋常之感冒而已。繼則身熱益甚。口渴而燥。(或間有惡寒者)咳嗆時作。涕淚俱有。不時噴嚏。此候也。如是者多或七八日。少或二三日。氣急煩悶。眼赤腮紅。隨即見點矣。甚者乾嘔惡心。或兼泄瀉。或兼吐利。其點初見不多。依次遞增。每間數時。熱較甚則氣益粗而顆粒益增。當其壯熱之時。謂之潮。潮甚者恹倦。臥重者則竟譫語悶亂焉。每日三五潮。潮三日則顆粒全透。無微弗至。毒發已淨。自漸退隱矣。其隱也。亦以漸。大約三日後顆粒平。而五六日後。則隱不復見。至痧點透齊後。有三日不沒者。或沒而遲遲者。則以內有濕熱。故不易囘也。痧子顆粒。雖多少不一。巨細稍異。然總以鮮明紅潤者爲佳。粒細顆突者爲佳。至粒少而巨。或赤紫乾燥晦暗。皆火盛毒熾。宜爲早防。若渾身夾紅色成片。則爲夾斑。若色白。則爲血不足。若黑色則九死一生矣。且既沒之後。尤須慎避風寒。嚴戒勞碌。忌口靜養。方無餘恙。否則辛辣早嗜。令生驚搐。鹽醋過早。令欬不止。雞魚早嘗。令天行時即重出。不避風寒。令膚燥養。此皆終身爲患。不可不戒也。

十三　內科醫案講義

教授沈仲圭

各科證治。示人以大法。歷代醫案。教人以化裁。故本院於學生修業應用醫學時。加授醫案一科。以便借助他山。啓發靈機。茲選內外二科醫案講義各一節於後。

編者

第四章　單方治驗

白礬可解砒毒

醫賸云。秋燈叢話載萊郡劉某遇僧授海上方多效。其解砒毒尤爲神驗。戚某屢求不與。啣之。乃置酒延劉。食畢。扃其戶。謂曰。「爾已中砒毒矣。速語我方。爲爾療。」劉不信。頃覺腹中潰動。乃曰。「何惡作劇如是。可急取白礬三錢來。」戚如言取至。調水飲之。立解。因惡其吝也。榜其方於通衢。亭和中東都木挽街。有醫西良菴製截瘧丸子入砒者。盛囊擔出而行。醫百餘里外。數十日後歸家。搬移之際。丸子滚轉雜於煙中。西不知也。一日。解裝出煙飲之。忽覺口中異常。妻及兒子亦飲之。復然。少選。三人心腹大痛。苦楚不可名。因開煙檢之。見有丸子。大駭。急服解毒藥數種。並無寸效。遽呼隣家仙臺醫官永井元菴而議之。元菴無計可出。偶記叢話用白礬事。如法用之。三人便云藥下胸。頓覺心腹一道開豁矣。竟得救三人之命。予親聞之永井氏。實神驗方也。時輯救急選方。因收其方。鳴呼、爲醫者。小說雜記。亦安可不寓目哉。

(仲圭按)砒中毒之症狀。爲腹痛吐瀉。糞中混有血液。眼白與內皮紅腫。全身皮膚發疹。明礬有二種作用。(一)爲引吐。(二)爲收斂。其收斂之性極大。凡肺、胃、大小腸、內腎、等處出血。皆可以此治之。蓋白礬吸入血中。能令離身遠處。亦不流血也。外用治刀傷出血。及白帶白濁。至於解砒中毒之理。殆與治鴉片中毒同。無非取其湧吐耳。

服大量防風。亦解砒毒。因防風入胃。有引吐之作用。並能制止吸收管之吸收也。

穿山甲之止血作用

癸亥秋。余客次燕州。時當淫雨。溝壑成流。有秦飯店次子者。晚歸涉水。齊膝之下。腿臑(圭按臑腓腸也)之旁。忽生小瘰。似乎作痒。搔之。卽破。血如湧泉。彼時家人無措。以棉花燒灰罨之。無效。面色漸脫。典鼓已敲三更。遂來延余往視之。滿地皆血。猶湧出不止。余卽以山甲末糝之。用布扎之。其血立止。次晨。該子經過余門。行走如恆。午後覺得頭昏神疲。心慌不安。又復延余。進以八珍等味。兩劑而愈。前日長巷冒公館內陳老太。乳房患肝氣瘤。已歷十數年。因於作躁。突然流血不止。余亦以此末糝之。而血立止。回憶早年余佃張鴻儀在田割麥。不意刀傷其腿。亦是血流不止。延醫治之。竟未有效。遂喪其命。此症謂之肌衄。俗曰血箭是也。今錄於此。以備參攷。（如臯醫報彙選二七六頁）

（仲圭按）肌衄。似即血友病。血友病者。不論身體何處。可因細微之外因。（如拔牙、種痘、損傷、手術等。）而起致死的出血之謂也。其原因為遺傳。其根本治法宜強壯劑。當出血時。可壓迫創口。幷注射收斂藥。若因出血過多。以致虛脫者。亟用生理食鹽水及樟腦油注射於靜脈及皮下為要。

穿山甲即鯪鯉。為哺乳動物之貧齒類。吾國本草素稱其有消腫排膿之力。若夫止血。實未前聞。且其藥理亦不易知。姑暫存疑。以待研究。（按魚之鱗。與人之指甲、獸之角、鳥之羽相類。由硫黃蛋白質等物構成。生理學上謂之角素。屬類蛋白質無止血作用）

吾杭虞醫生。嘗充紅卍字會時疫病院醫員。有患瘤者。登門請割治。虞審視後。先用熨斗置火上燒熱。並備多量之龍骨粉。刀圭一施。瘤脫然落。即以熨斗熨之。並密敷龍骨粉於創面。按此種治法。甚為危險。惟龍骨止血作用之強大。觀此得一確證焉。

○ ○ ○

右為拙編醫案選粹「單方治驗」中之二案。錄登本刊。就正有道。夫中醫之精品。在治證之方劑。不在空洞玄妙之生理病理。此說也。已為近世學者所公認。惟鄙人以為單味之中藥。亦有顯著確切之功効。不讓西醫之特効藥。獨占令譽。爰在醫案中輯此一章。以資倡導。不知世之賢哲。亦有同情余之主張者乎。

仲圭附誌

十四 外科醫案

教授許半龍

講義一斑

三五

腸癰

周　濕熱爲無形之氣。溷擾於有形氣血之中。縮脚腸癰已延兩月。少腹之左踞腫巨盛。足艱屈伸。脈濡滑。表裏不宣。消之非易。

川桂枝　當歸鬚　川楝子　懷牛膝　鮮藕汁　單桃仁　青皮

炒延胡　漢防已　旋覆花　澤蘭　粉甘草

二診　縮脚腸癰。蒸膿候也。慮其潰後轉虛。

綿黃芪　旋覆花　製香附　懷牛膝　鮮藕汁　當歸尾　單桃仁

金鈴子　製殭蠶　京赤芍　柏子仁　延胡索　粉甘草

三診　縮脚腸癰。潰泄膿瘀不暢。圍堅尚存。氣瘀痧阻府絡。按脈細軟。肉削神疲。當與補托。

西洋參　當歸身　製香附　牛膝　桑枝　天花粉　赤芍

單桃仁　澤蘭　綿黃芪　炙甘草　陳皮　生穀芽

四診　縮脚腸癰。潰孔深遠。圍堅尚未化盡。形神色脈俱虛。再擬扶正托毒之法。

潞黨參　當歸身　雲茯苓　廣木香　桑枝　綿黃芪　白芍藥

白蒺藜　川石斛　鮮藕汁　炙甘草　廣陳皮　懷牛膝　澤蘭

徐右　產後以去瘀爲第一義。瘀去則新生。今產僅四朝。惡露遽止。寒熱。天樞穴隱痛。縮脚。此敗血流注於大腸所致。防成癰毒。

當歸尾　延胡索　丹皮　橘核　青皮　澤蘭　炒桃仁

查核　赤芍　澤瀉　木通

腎兪發

陸左　先天稟弱。巨陽脈虛。風寒濕痰。乘隙痺絡。始起腰痠。繼而左腎俞踞腫。痛引股膝。延今四載。步履維難。是乃流痰。右腿痠痛。

勢將爭發。但穿潰之後。防其背脊高突。漸成虛損。擬溫通巨陽之絡。

西潞黨　獨活　當歸　菟絲子　眞綿耆　雲苓　川斷

懷牛膝　炒冬朮　鹿角膠　南杜仲　桑寄生

葛左

五藏皆有俞。俞者。經之總會。猶水之原也。而腎爲最要。症發于此。其險可知。今年僅三旬。中下大虧。先由腰督股髀。無形隱痛。繼即右腎俞發爲流痰。起已七月。白腫綿輭。日益滋大。並不知痛。進以補托之劑。瘡頭益輭。成毒之形已具。詎知潰後膿無點滴。腫勢依然。且增潮熱。咳嗽痰稀。曾經見紅。盜汗心悸。神脈益衰。用十全大補湯。合歸脾法。仍無膿意。間時作痛。即薛氏所謂潰後作痛。原氣虛也。又曰。原氣內敗。不能化毒成膿。囑以外用糯米飯葱椒搗汁敷於腫處。內服

提潞黨　元武膠　歸身　遠志　隻冬朮　鹿角膠　白芍

甘杞子　浮小麥　綿黃芪　茯神　大棗　大熟地　厚杜仲

十五　醫事法規講義

蔣文芳

年來我國醫事法規。逐漸頒佈。業醫者苟無相當之注意。不免動輒得咎。本院之學生。即未來之國醫。在第四學年瞬屆畢業。行道之時。對于現行醫事法規。不得不求明瞭。是以本院於四年級中加入醫事法規一科。舉凡中央及各地方關於醫事之法規。及普通法規之與國醫有關者。酌量編講。下篇爲後述之一種。

編者

醫生使孕婦墮胎應負刑事責任

過失殺人及傷害人之刑事責任。前章已言之矣。夫所謂人者。依刑法二百八十二條箋注。謂指自己以外之自然人。在別條中無特

別規定者而言。法律上之人字。有法人與自然人之別。刑法僅指自然人而言。惟胎兒及死體。不在人字範圍之內。因胎兒未出生者。當爲母體之一部。法律上不認爲人。故殺胎兒另成墮胎之罪。在經濟枯竭及舊禮教束縛之下之中國婦女。因每以無力生產。及無名義生產而有墮胎之行爲。卽物質文明極端發達。生活優裕之外國大都會間之婦女。亦每以缺乏責任心。墮胎之舉。時常發現。文明各國。均認墮胎之行爲。戾人道。害秩序。損公益。科以適當之罰則。是以我國刑法第二十三章有墮胎罪之特設。墮胎之實施。必有賴於手術及藥物。與醫生每有關係。是以刑法第三百零六條規定「意圖營利而犯前條第一項之罪者。（受懷胎婦女之囑託或得其承諾而使之墮胎者）處六月以上五年以下有期徒刑。得併科五百元以下罰金。因而致婦女於死者。處三年以上十年以下有期徒刑。得併科五百元以下罰金。因而致重傷者。處一年以上七年以下有期徒刑。得併科五百元以下罰金。觀此足見醫生雖得懷胎婦女之囑託或承諾。而以藥物手術使孕婦墮胎。仍須受刑法之處罰。且也墮胎爲以人力使孕婦發生病理作用而致小產。較諸生理作用之平產。每見困難。產婦每因墮胎而致死傷。故醫生如遇懷胎婦女請求墮胎者。無論何種原因。均須嚴厲拒絕。（在醫事法規較備之各國。病婦懷胎。非墮胎無從治療者。經相當之證明。得墮胎兒。以保母體。在中國尚無此種法規之設立）免蹈法網。又查刑法第三百零六條之「意圖營利」四字。係嫌前刑律第三百三十五條列舉醫師產婆藥劑師藥材商之尙多遺漏。而加以擴充者。故醫生而犯墮胎之罪。雖非營利。仍依本條處罰。不能引用第三百零五條而避重就輕。（三百零五條受懷胎婦女之囑託或得其承諾而使之墮胎者。處二年以下有期徒刑。因而致婦女於死者。處五年以下有期徒刑。因而致重傷者。處三年以下有期徒刑）尤見醫生有嚴厲拒絕請求墮胎之必要。

懷孕婦女說明各種原因而堅求墮胎者。一方應告以墮胎爲犯罪行爲。不特醫生須受刑法第三百零六條之處罰。卽孕婦本人亦受刑法第三百零四條之裁制。（刑法第三百零四條懷胎婦女服藥或以他法墮胎者。處一年以下有期徒刑。拘役或三百元以下之罰金。懷胎婦女聽從他人墮胎者亦同。）一方應指導其正當途徑。以免其本人及他人之犯罪。例如經濟困難爲原因者。可命其將產出之嬰孩送入育嬰堂。以求慈善上之救濟。無名義產兒者。告以私生子在民法上之地位。以求法律上之救濟。其他原因者。告以墮胎之危險。使之廢然知返。若懷孕。婦女以無論生。死決不告發爲請求。墮胎之條件者。亦應加以拒絕。良以墮胎爲公訴罪。不待被害人告訴。亦可論罰也。至若醫生以墮胎爲常業者。不免累犯。依據刑法第六十六條第二項第十款之規定。累犯墮胎罪。第一次加重本刑二分之一。二次以上加重本刑一倍。若以文字圖畫介紹墮胎方法物品。在現行刑法中。特加專條。以便裁制。（刑法第三百零八條以文字圖畫或他法。公然介紹墮胎之方法或物品。或公然介紹自已或他人墮胎之行爲者。處一年以下有期徒刑。拘役。得併科或易科一仟元以下之罰金。）足見國家保護胎兒之週密。可知我曹業醫者不但在業務上不得有使人墮胎之行爲。即在筆墨口頭上。亦不得作墮胎方法之介紹與散佈。

關於醫生因業務上之過失。而致孕婦墮胎者。依據刑法第二十四條。「非故意之行爲不罰。」第二十五條。「過失應處罰者。以有特別規定者爲限。」雖未構成墮胎罪。應具之條件。不能依墮胎罪處罰。但依照民國十六年統字第二〇〇六號釋例「醫生玩忽業務上必要之注意。而致婦女小產。對於胎兒。固因胎兒罪章無相當律條。不負責任。若已致婦女精神或身體上有傷害時。則對之可成立第三二六條之罪。（即現行刑法第二百九十一條及三百〇一條之罪。條文見前章講義。）應査核情形判斷。」間言之。醫生未知婦女之懷胎。而誤用足以墮胎之藥物者。雖不成立墮胎之罪。苟於產婦因墮胎而發生不良之應嚮時。醫生仍負傷害罪之責任。我儕於將來爲婦女診病時。關於婦女之是否懷胎。豈可不加注意。而玩忽從事哉。

餘瀋

本刊所載文字。係就平時成績。毫不修飾者加入。以赤裸裸地表示本院內容。用免作僞之弊。

本院教材以及學生作品。以伸述中國醫藥之原理爲前提。雖不願抱執偏見。以相攻擊。良以世人期望醫生者。爲「功同良相。」而不爲「功同良將。」蓋良相之責。在調和鼎鼐。不在搴祺斬將也。

本院教學上之內容如何。已作忠實之表示。爲良爲窳。自已固不能肯定。但有一事可以自慰者。爲上課時絕少缺課之教授及學生耳。

學生成績

學生成績向由月刊發表玆因擴充篇幅提早付印匆匆徵集以月攷試卷爲主限於繳卷時間（一小時）未獲充分發揮尙希讀者鑒察　編者

慢驚風論治

四年級蕭　熙

幼弱之體。陰有不足。陽則有餘。故涸流之紀。是謂反陽。其動堅止。而火以乖離。其發燥槁。斯瞤瘈由作。夫神明之官。其主火也。坎水弗交。則炎灼妄擾。而下以危殆。是以敷和之政。失水火之涵煦。則木急生風。曲直之用。遂爲緛戾拘緩。肺其畏熱。故其華之外見者。由是益顯。則面白形夭。火土相失。溽蒸壅礙。其病留滿否塞。而痰于是乎生。風之勝也。則矢色青焉。自來論慢驚者。非失之偏激。卽多模糊影響。若喻嘉言陳遠公程鳳雛之徒。力剪驚風之謬。而一以痙病歸之。顧痙之爲病。其義蓋極駁雜。仲景氏之書。旣言疎旨遠。夫何由而知其必爲驚風。要略痙濕暍篇。其言合於驚風者。僅得一條。曰病者身熱足寒。頸項強急。惡寒。時頭熱。面赤目赤。獨頭動搖。卒口噤背反張者。痙病也。則驚風不過痙之一候。其不能卽謂之痙也明矣。矧占驗病機。實事求是。凡風寒之中傷人。必先入太陽經。太陽脈入腦。還出。別下項。夾脊。抵腰中。故筋脈爲之牽強。而頭項強痛之證象以見。其甚者。則項背強急几几。更甚則爲痙病。痙以有汗無汗分爲剛痙柔痙。是柔痙惡得屬之慢驚。此不待智者而可以辨之。若喻氏者流。其亦知持論過激之弊歟。至莊一夔在田氏。則謂慢驚之症。俗名謂之天弔風。虛風。慢脾風。其言膚廓籠統。弗思之甚也。故衡之于情。莊不若喻遠甚。執一偏之見。固猶愈於含混其辭焉者。陳復正心知喻說之有見。然亦明其說不足以服人。乃併痙而擯去弗用。總名驚爲搐。蓋以如是則旣不駭聽。又不失病痙之本來面目。此與諸家已較高出一格。復以急驚慢驚慢脾之三者。易之爲誤搐類搐非搐。類搐爲雜病中之見證。而慢驚亦抱括其中。如云傷暑瘧痢者似是。然非必卽爲傷暑瘧痢。蓋言之頗髣髴近似新說有「所謂腦膜炎」者。爲一種腦膜炎類似症本病于日本明治三十三年。始由弘田長氏於「可治癒之腦膜炎」之命題下發表之。其後報告者皆稱爲「所謂腦膜炎」焉醫家視爲一種漿液性腦膜炎或目爲假性腦膜炎。最近弘田氏疑爲 Heine-medin 氏病之腦膜炎型。而高洲氏則有中暑之說。其證象一如金鑑所云。金鑑主以醒脾湯若緩肝理脾湯。竊謂皆非其主治之品。試溯其源流。乃水陰不及之過。則製方必用寒水石爲君。以助腎水之陰。俾不爲陽亢所刼。更用紫石英爲臣。以補心神之虛。使君主安則下弗殃。此法喻昌已發其端。因從而發揮之。君藥臣藥而外。則視其證以佐使配合。方書載湯方甚夥。醫者固知擇善而從。不待瑣瑣言之矣。

鞭辟入裏足以抗手前賢　許半龍評

石膏治肺結核之經驗談

四年級倪宣化

葉君學爵。余硯席友也。每以課餘。擅其犀利之詞鋒。道其治療之故事。蕉雨諸聲。滔滔不絕。最堪爲醫林之鑑者。厥惟石膏治愈肺結核一案。蓋有鄉人某。患此症已數年。咳嗽涎沫。步履維艱。鵠形鳩面。病態堪憐。浪擲數千金。終未獲治。因耳葉君芳名。就請診斷。葉君先探其既往證狀。後令每日取石膏二兩。濃煎三錢研末沖吞。三次分服。持續月餘。竟服石膏七八觔而病亦良矣。

攷石膏之主要成分。爲含水硫酸鈣。凡鈣類於人體之生理作用。大都有增進白血球之數量。使血液凝固力加大。并能刺激細胞完成新陳代謝。且分子式中之硫。經分解後。一被吸收卽遇輕氣元素而成硫化輕。專擅殺菌之能力。原夫結核之爲病也。病灶之白血球爲細菌攻破。因以結核化膿。而細菌遂進行其破壞工作矣。故以石膏治之。一則增加肺細胞之白血球。一則消滅壞組織之細菌。一舉兩全。杏林春暖。葉君其精思敏悟哉。筆之於書。以資來者。

見美必錄已屬士者之所難能尤能詳攷其性味與適合于病理之功用公諸同道非好學不倦者烏足以語斯

糖尿病淺說

沈嘯谷評

沈仲圭述意　一年級薛定華　二年級余性神　合記

原因　本病之原因。有屬於生理者。有屬於病理者。生理上之糖尿。不久自能復元。病理上之糖尿。則奏效不易。玆爲分別列下。

甲　生理上致糖尿之原因凡五。(1)食多量之糖類。肝臟不及容。脂肪不及化。經二小時後。其尿現糖反應。(2)刺激小腦前房底近運動血管中樞之處。此處爲變化動物澱粉之腦中樞。亦現糖尿。(3)胰腺之分泌與糖之新陳代謝有關係。割去胰腺。則亦致糖尿。(4)服副腎精亦致糖尿。因副腎之內分泌能使肝臟放出動物澱粉以成葡萄糖。無病時胰腺之內分泌。能敵副腎之分泌。故不致糖尿。服副腎精。等於副腎分泌加多故也。(5)中毒性糖尿。以服食梨根精 Phloridyin爲最。

乙　病理上致糖尿之原因凡三。(1)得之遺傳者。如遺傳肥胖病。或痛風病之家族。多發糖尿。(2)因他種疾患而併續發者。如癲癇、臟躁、及外傷性神經血。腦出血。腦軟化、腦腫瘍、及脊髓硬化、脊髓勞等腦脊髓疾患。急性傳染病中如傷寒、急性關節炎、痲疹、猩紅熱、霍亂、赤痢等。亦多續發糖尿。(3)肝臟硬化、膽石症、胰腺疾患。亦能引發。

症狀　以尿中含有糖質。及尿量加增。爲主要症狀。病之初起。恆有胃腸疾患。如食慾變異。食味變常。噯氣、酸性嘔吐。胃部膨滿。大小便無定等。兼以暈眩、耳鳴、頭重、不眠、精神沈鬱。時有逆上之感。

病理　攷本病之原因。因膵臟萎縮。內分泌停止所致。蓋膵有兩種分泌。一曰消化液。輸入十二指腸。以消化蛋白、脂肪、澱粉諸質。一曰內分泌。功能減少血中糖分。若膵臟病而內分泌減少。則血中糖分。逾於常量。(平人血中含糖千分之二。此症增至千分之四。)不得不由腎臟濾出。此尿液所以味甜。尿量既增。糖質益濃。乃取外界之水以稀釋之。此病者所以苦渴。(金匱飲水一斗。小便亦一斗。二語深契病理。)且食物中之砂糖。縱隨入隨出。毫無積貯。而身體所需要者。初不因之減少。乃先取肝糖。

（靜脈經過肝臟。即攝取其中糖分。貯於細胞。以供血糖缺乏時之補充者。是曰肝糖。）化分應用。繼則分裂蛋白。營濟燃焆。此病人所以多食而瘦。

治法　本病治法。西醫以因蘇林爲特効藥。蓋因蘇林爲動物脺臟製劑。而本病最大原因。係脺臟起病理變化。因而糖分之新陳代謝。不循常軌耳。若中醫則見症分治。不以一藥統治諸症也。如大渴引飲有熱症者。用人參白虎湯。善飢多食大便鞕者。用調胃承氣或三黃丸。飲一斗溲一斗陰痿脚腫者。用腎氣丸。近見報載有以一味山藥治愈者。雖其例不多。不足認爲特效藥。然事簡功宏。亦可聊備一格。誌之以廣見聞。

本文由余述意。余薛二生筆記。記成後。復由余修飾詞句。對於糖尿病。僅粗述大概。故曰淺說。至本文撰述時之參考書。爲1. 沈本琰女士之糖尿與消渴。2. 拙作猪脺治消渴之原理。3. 陸氏金匱今釋。

沈仲圭附志

煩躁虛實論治

沈宗吳

余嘗睹傷寒溫病濕溫之初起失治。而現口唇乾燥者。輒有手足躁擾。及心煩不安之狀。乃以爲煩躁必是溫邪入裏。或津液被刼所致。閱戴北山廣溫熱論煩躁篇。有無煩躁不得爲溫病之文。蓋溫病之邪。大都先入於裏。益以是意爲不謬。及觀仲景傷寒論。第五十六條曰。傷寒解半日許。復煩。脈浮數者。可更發汗。百拾九條及百拾五條。亦有汗出煩躁之文。始悟前者之說理爲狹義也。而又明煩躁。乃一種症象。並非單獨之病。無論陰陽虛實。在表在裏之病。咸有煩躁症象發現之可能。不分虛實。亦不分陰陽。或以爲煩屬實躁屬虛。然則仲景傷寒論。第百叁柒條。躁症而用大陷胸湯。將何以爲解乎。惟躁較煩略重耳。若於虛實之病中。斷病之輕重及治療。良有得助於肘後者也。煩躁症狀之散見於雜症百科之書籍。無以枚舉。若以仲景傷寒論上之預躁症與治法。亦足以賅百病矣。大論有煩躁症狀者七十餘條。症治之法。汗吐下溫。各隨原病而不同。有死症之煩躁者四。

曰少陰病吐利煩躁四逆者死。曰四逆惡寒。身踡。脈不至。不煩而躁者死。曰脈微。欲臥。汗出不煩。自欲吐。至五六日。自利復煩躁。不得臥寐者死。曰傷寒發熱。下利厥逆。躁不得臥者死。其餘立治法者十八條。太陽篇之虛實治法者六條。曰下後復汗。晝日煩躁不寐。不嘔不渴。無表症。脈沉微。身無大熱者。乾姜附子湯主之。誤表而厥。咽中乾。煩躁吐逆者。投甘草乾姜湯。發汗或下後。病仍不解煩躁者。茯苓四逆湯主之。發汗解半日許復煩。脈浮數者。桂枝湯主之。中風發熱。不解而煩。有表裏症。欲飲水。水入則吐。五苓散主之。下後膈內拒痛。胃中空虛。客氣動膈。短氣煩躁。懊憹。陽氣內陷。心下因鞕。以大陷胸湯主之。胸脅微結。小便不利。渴而不嘔。往來寒熱。但頭汗出。心煩者。柴胡湯主之。口燥渴。背微惡寒者。白虎加人參湯主之。陽明篇實症者有三。曰陽明病不吐不下。心煩者。調胃承氣湯主之。若吐若下若發汗後。微煩。小便數。大便鞕。以小承氣湯和之。心下鞕。煩躁。以小承氣湯和之。少陰篇之虛實治法者四條。曰下利欬而嘔。心煩不得眠者。猪苓湯主之。少陰病得之二三日以上。心中煩不得臥。黃連阿膠湯主之。吐利後。手足厥冷。躁煩欲死者。吳茱萸湯主之。利不止。厥逆無脈。乾嘔煩者。白通加人尿猪胆汁主之。厥陰篇實症治法者一條。曰手足厥冷。脈乍緊。邪結在胸中。心下滿而煩。飢不能食。病在胸中。以瓜蒂散吐之。又是篇及太陽篇有虛煩症而用梔豉湯者四條。

觀上述煩躁症象之複雜。若細胞之生活狀況。然間言之。煩躁者。不過某器官或某一部分。感受病毒。或耗奪身體上某種要素。所以神經表現此種症象耳。若於治法。則有病毒者驅之。被耗奪者益之。則煩自去而躁自甯。所謂虛實。亦不出是範圍耳。故余以為煩躁乃疾病上經過之症象。對於自身。決無虛實之軒輊。或以我言為不謬乎。

從傷寒作根據。則虛實自分。辨症象之經過。則成竹在胸。振衣於千仞之岡。濯足於萬里之流。綱舉目張。條分縷晰。少年得此不易多覯。 心如評

痧疹防陷論

三年級生楊懷珍

有有形之患。有無形之患。有形之患易知。而無形之患難曉。有形之患易治。而無形之禍難圖。所以聖人有防患於未然。消禍於未萌

之說也。嗟乎。治國如此。治病亦何獨不然。吾於痧疹一症。得而論焉。夫痧疹似輕病也。治之不慎。往往有毒陷於胃。以致唇焦舌燥。譫語者有之。毒陷於心。而致撮手搖頭。尋衣摸床者亦有之。所以然者。皆醫者無臨時機變之能。未雨綢繆之識耳。假使當痧疹欲發未透之際。能小心兢兢。謹始慎終。通常施之以清涼透發。力不足者。或辛散之劑。總以宣肺爲先。清熱爲輔。發散爲經。解毒爲緯。血分氣分。按症之輕重形象以別之。則毒邪焉有不向外透達。而痧疹焉得有內陷變端哉。故治痧疹初發之時。總其要在先使之透達向外。如見其時隱時現。卽當防其變端。施以清理解表。雙方並進。則外有抗敵之卒。內有邊防之師。敵氛雖強。惟有邊疆擾亂。屑廓蹂躪而金城湯池。要害之地。總不得逞也。如此邊防固而可以無內顧之憂。惟當選其精兵。一致對外。與敵相抗。吾意敵寇雖強。不難一戰而肅清也。何至有毒邪內陷。而土崩瓦解哉。嗟嗟。治痧疹如此。治他病亦何獨不然。爲醫者可不慎歟。可不慎歟。

於防字頗能闡發於防法亦覺妥善文字簡潔罕譬而喻　克濟註

桂枝去芍與桂枝加芍合論

二年級張嘉卉

醫者之難。難於辨症。然其用藥之難。而在與病情恰當之難也。今觀傷寒太陽篇曰。太陽病下之後。脈促胸滿者。桂枝去芍藥湯主之。又曰。太陽病。醫反下之。因而腹滿時痛。屬太陰也。桂枝加芍藥湯主之。二方之誤因則一。而治法則異也。雖皆本桂枝湯加減而成。然桂枝湯之藥味不更。至除芍藥一味。卽曰桂枝去芍藥湯。桂枝湯加重芍藥三兩。而曰桂枝加芍藥湯。然桂枝湯本爲表虛陰病之主劑。治太陽發熱自汗頭痛惡風之太陽表證者。其方中去芍藥一味。而變爲治下傷表陽之胸滿症。加重芍藥三兩者。變成治陽邪轉屬太陰之腹滿症矣。余初讀傷寒。甚爲懷疑。今詳味其理。蓋胸滿者。表邪有入裏之虞。故以桂枝湯去酸苦湧泄之白芍。則辛溫發散之力益廣。上升出表之力益大。使陽氣外升。而胸中不滿矣。夫胸爲陽居。白芍主陰。性主斂。故表陽已虛。不可再以益陰之藥。以助其中滿。經曰。酸苦湧泄爲陰。辛甘發散爲陽。故湧泄酸斂之品。不可施於表邪未盡之胸滿症明矣。今表證誤治而陽傷。則宜遵陽虛例治。用陽藥以扶之。而不宜施白芍重陰以傷之。若誤用陰藥以治之。則不啻入井而又下石乎。故仲景立桂枝去芍藥湯。爲治下傷表陽之症。適與喘而胸滿之邪傳陽閤而仍與麻黃湯之理同也。由是觀之。去芍藥則辛溫升散之力大。加重芍藥。當然可以入裏而溫中矣。蓋腹滿者。爲陽邪入裏之症。而轉屬太陰也。病在表當汗不當下。下後而腹痛。爲治之逆。邪陷太陰也。太陰者脾也。脾爲中央爲土。爲陰中之至陰。脾傷則無力輸送肝藏之血液。於是而肝藏膨脹。脾居肝之下。肝叶膨脹。壓迫於脾之上。故爲腹痛。所謂木尅土者是也。故以桂枝升陽。然桂枝發表之力大。入裏之力微。故於桂枝湯加重芍藥。使其入裏泄肝而誘邪外出也。所謂泄其肝者。使肝叶上舉。而脾不受其壓迫。故腹痛可愈矣。誘邪外出者。譬之桂枝湯爲後伐之軍隊。芍藥爲先驅之引導。深入敵營。以誘敵軍外出而擒之。則邪自去而病自除矣。夫腹滿一症。在陽明則痛無停止。愈按愈甚。在太陰則時作時息。按之稍愈。一屬實。一屬虛。則桂枝可治發熱汗出之外虛證。加重芍藥。使之入裏。則當可治腹滿時痛裏虛症矣。觀此二方。僅三兩芍藥之差。而適用懸殊。配方之妙。正爲後人望塵莫及。故仲景偶乎遠矣。爲醫者當師仲景法。使神明乎法之外。而仍不離乎法之中。故醫者意也。當考其致病之源。以運用我之心靈。然後由心生意。由意立方。則病無不治矣。若執一偏以斷。尼守成方。其不誤人生命者幾希。須知認證不確。則失之毫厘。謬以千里。我故曰。醫者之難。難於辨症。然乎否乎。有待于明哲諸君之雅教矣。

讀傷寒有獨到工夫不難登仲聖之堂室勉旃　　包天白評

論疾病之遺傳

二年級任啓生

疾病者。健康與非健康之比較語也。依病理學之定義言之。凡身心呈異常之變化狀態。卽謂之疾病。疾病之發生。不外三因。三因者。曰外因(誘因)、曰內因(素因)、曰不內外因是也。事之成必有因。有因始有果。爲不移之至理。疾病之始來。當亦不外此例。然而外因雖盛。若無內因之存在。絕不易誘發疾病也。故吾人之病與不病。全視素因之消長爲因果。素因者。乃具有易罹疾病之素質之謂也。素因有先天性與後天性二種。先天性之素因。乃由父母遺傳之生殖質有所缺陷。依養育境遇如何而發現之程度有不同也。蓋吾人之軀體、智能。無一不秉承父母之遺傳。故父母之體質、精神、行爲、色澤以及一切特異之性質狀態。均足以傳與其子孫也。今之所謂疾病之遺傳者。僅就父母或祖先所有病之素質遺傳與其子孫而言之也。例如父母或祖先之患色盲、短視、中風、梅毒、肺病、精神病、神經病、酒精中毒、以及一切之傳染病等證者。其疾病之素因。無一不足遺傳與其子孫也。唯其遺傳之方法各有不同及遺傳後與子孫之境遇之關係。而所見之現象亦有差別。或局部類似。或全部類似。或竟有全不類似者。蓋因父母媾合時生殖細胞受特殊之感應。或子孫產生後因後天種種之關係而發生特異之變異者。此謂之遺傳之變異質也。夫疾病之遺傳雖屬先天性之素因。但其源爲父母兩性生殖細胞給合時期已潛伏其間。至於在子宮內已成熟之胎兒所受得母體之影響。已與前者之情况不同矣。故有主張謂前者應於先天性素因內益以遺傳二字以示區別。而稱之爲先天遺傳性素因。而後者則逈稱之謂先天性素因也。以上所述爲疾病遺傳之大概。茲特舉遺傳之形式列后。

A 全部遺傳
B 局部遺傳
C 融合遺傳
D 直接遺傳
E 隔世遺傳
F 復現遺傳
G 限性遺傳

全部遺傳者。子孫之疾病全部類似其父母或祖先也。局部遺傳者。即子之形質一部似父。一部似母也。例如智能如父。形質如母。融合遺傳者。爲父母兩方之形質融合而成特殊狀態。直接遺傳者爲父母直接遺傳與其子女者也。隔世遺傳者。乃祖父母或外祖父母之性質不見於父母而貝於孫路。復現遺傳者。後世之病者忽現其數代遠祖之某種性質之病證。限性遺傳者。爲某種性質之專見於男性或女性者是也。

條分縷晰說理如繪非刻苦攻讀者曷克臻此　沈石頑評

小青龍與五苓散之證治論

袁秀生

病之起也。必有所因。苟能細察明辨。則病雖危急。不難迎刃而解。不然。如一盤散珠。無從圖治。妄施方藥。治失其序。則變證百出。醫者能不審愼乎。夫邪之在表者。汗之可也。水之在裏者。利之可也。若表裏俱病。僅散之不足以盡其裏病。僅利之不足以達其外邪。故處方必察其所因。而辨其所殊。觀小青龍與五苓散兩證。同爲治表不解而內有水氣。然二方之爲用迴異。卽二證之病變亦差。考小青龍乃治有形之寒。爲急性呼吸器之主方。其主證爲發熱。惡寒、乾嘔、而咳。心下有水。氣蓋傷寒表不解。體溫鬱遏。致成高熱。而起炎症。發炎之部。常有炎性滲出物。故曰心下有水氣。咳時炎部刺痛。頭亦因而痛。甚則喘而腹皮攣急。其始則乾澀無痰。繼則有黏厚之銹色痰。呼吸困難。不能平臥。病之極期。往往譫妄昏狂。見腦症狀。此係內外兩實所致。故以麻黃桂枝發汗以放散體溫。以芍藥弛緩腹皮攣急。乾姜以溫肺。半夏以降逆逐水。細辛辛散。主頭痛腦動。五味子酸斂。主咳嗽。而甘艸和中。細辛與五味子同用。具開闔相濟之妙。所以爲鎭咳之主劑也。有寬有猛。或擒或縱。寓化斂於表散之中。表裏兼顧。誠良方也。若夫五苓散證。則爲腎臟泌尿障礙。致起渴而小便不利之證。然傷寒雜病。亦有因亡津渴而小便不利者。非五苓所主矣。五苓證。因小便不利。血液中水毒充積。血既積水。則腸胃中水分不復吸收入血。故胃中亦有積水。液體之代謝既起障礙。則唾腺及口腔粘膜亦不分泌。故口渴。然因胃有積水。故水入則吐。此全係腎臟障礙而然也。若因亡津液。渴而小便不利者。其皮膚必起乾燥。五苓證則皮膚必鮮明。甚則浮腫。醫者臨證時當細別之。此方以猪苓澤瀉茯苓利小便。恢復腎臟機能。以白朮助吸收排泄胃腸之積水。以桂枝降衝逆。使服散不吐。兼解脈浮發熱之表。故桂枝爲一方之關鍵。此方於利水之中。而微發汗。使水從下而去。考先輩辨五苓證曰。太陽是膀胱之經。此證小便不利而渴者。是經邪傳入其腑也。遂以五苓散爲太陽經腑俱病之劑。安知六經者。假以配表裏脈證。以標病位而言。非語臟腑經絡者也。

小青龍與五苓散之證治。既如上述。可知小青龍爲治水之動而不居。故備舉辛溫以散水。發其汗。而利其水。五苓散治水之蓄而不行。故專滲瀉以利水。而微發其汗。使水從下而去也。一重在表。一重在裏。一爲呼吸器病。其病變在肺。一爲排泄失職。其病變在腎。小青龍證之水。是呼吸器炎性滲出物。故在心下。五苓散證之水。是血中水毒不得排泄。其水不在心下。二方之爲用迴異。醫者其詳審之。

二十一，十二，十二日於中國醫學院

論孕與積血最易混淆應如何辨治而使萬全

辨證詳明非儉腹者所可同日而語　許半龍評

四年級楊則徐

舉凡婦科病中。最易混淆難辨者。莫如懷孕與積血二症。病者之感覺相若。而外現之他覺症狀亦無以大異也。於是醫者往往誤治。以胎孕之方。施之血積。或以血積之藥。療彼胎孕。夫胎孕之用藥。宜養血固胎。而積血之用藥。則宜破氣攻血。一攻一養。不啻牛馬之不相合也。妊娠遇攻。則胎元立隕。積血得安。則邪辟愈固。其相去何至千萬里哉。醫者非有意也。迨不之能辨耳。考歷來醫籍。其辨胎孕與積血也。亦不爲不多矣。然止曰。知是胎孕。則固養之。知是積血。則攻逐之。然則何者爲胎孕也。何者爲積血也。則糊糊焉。混混焉。皆不得其要領。而下眞確之診斷。有、亦曰。有病象而無病脈者。謂之孕。或曰、少陰脈動甚者。爲妊子也。但余在臨症上之觀察。有不盡然者。積血之病。亦有與胎孕略大之脉相若者。或曰。積血之病。無惡阻嘔吐等現象。然則每見孕婦之非屬神經質者。或體索強壯。而無萎黃病者。或是經產之婦。雖有子宮不自然之衝動。亦不能使胃部交感神經起若何刺激之反射作。雖有亦微微不之覺也。則又如之何而辨之耶。又將如之何方得治之萬全乎。必也須處以和平兩顧之方。使懷孕遇之。非惟無礙。且得保養之力。積血遇之。非徒無固邪之患。且亦得緩收驅瘀之效。則斯可矣。我師嚴蒼山氏。曾發表一篇癥瘕王道方於本年十一月某醫報。卽本此意而製者也。觀乎其方效之定律曰。「主治一切癥瘕痞块。無論有形無形。久服血行氣順。自能潛移默化。毫無流弊。卽遇胎孕與積血疑似未決之際。亦可用此方加減治之。久而眞形自現。誠所謂王道之治也。」一方用酒炒當歸三錢。炒川芎二錢。酒白芍二錢。潞黨參二錢。炒白朮三錢。煅瓦楞四錢。青陳皮各一錢。淸甘草八分。製香附二錢是也。嚴氏解釋其方義曰。「凡屬一切癥瘕諸病。必血先瘀而後氣滯。或氣先滯而後血瘀。故用歸芍川芎以養血。此四物之意而不用熟地者。嫌其膩滯。恐礙胃也。用參朮苓甘以健脾養正。卽四君之意。取正旺則積自除也。再用香附青陳皮以理氣。煅瓦楞鹹以輭堅。因氣爲血之師。氣順而血自行。積自消。痛自止矣。」又曰。『如遇似胎非胎。似塊非塊。終是莫決者。原方去青皮、瓦楞。加蘇梗、砂仁、佛手片等。凡屬破氣攻血之品。一概屏絕。卽如蒺藜、丹參等。亦不必用。宜多服以觀其後。」

觀其方中。首用當歸、川芎二味。卽古方之驗胎散也。如有婦女經停二月以上。疑瘀疑胎。宜用此法以驗之。將二味研末。分作兩包。每服一包。濃煎艾湯調下。或用好酒調服亦可。待數小時後。覺臍腹微動頻頻。卽爲有胎也。動能卽愈。安穩無礙。如不是胎。卽不動。而所積瘀血自行。而病者亦無與傷焉。如服此方後。既不是胎。而積血又不卽去者。再並紅花湯調服之。必有神效。此方胎瘀兩治。豈不一舉而兩得耶。今嚴氏之創製王道方。卽本此力而再擴充之。推廣其功用。亦神乎其會用古方者矣。

稿既成。有人過而笑曰。『是庸醫乎哉。專恃遊移兩可之方。不生不死之藥。而任施於胎孕與積血極對不相同之兩種疾病。既不使病者速之愈。又不敢改弦易轍。但靜待病家之自行變化。俞曲園氏曰。「所謂藥之而愈者。卽不藥而亦愈者也。」斯亦爲醫云乎哉。夫醫之職志。必須先有診斷之學識。診斷之不能明。豈可遽行治療耶。診斷既明。的知是胎孕矣。乃直接施以安養之方。的知是積血矣。則直接療之以攻逐之方。無所用其遊移兩可。不生不死之藥也。噫、是亦庸醫乎哉。』

嗚呼。爲斯言者。其知醫也耶。其不知醫也耶。其知醫也。則試問彼可能於經停二三月之婦女。而無其他特別之見症者。能確斷其爲胎孕乎。其爲積血乎。吾恐其雖聰敏博學。亦未必遽敢應曰、能也。其不知醫也。則根本不識醫者。何更不屑與語醫也。

卽假其說的知是爲積血矣。而醫者乃恣用破氣攻血之藥。三稜也。莪朮也。桃仁檳榔也。牛膝大黃也。甚或至於䗪虫水蛭一般具劇毒者。一味蠻攻。馴至積未消而正先虛。正氣虛而積愈堅。病雖如此。醫不悟也。久而久之。塊如鐵石。正氣消亡。於是大命傾矣。夫婦女積血之成。大抵因於飲食不節。起居失愼。七情過鬱。乃致臟府虧損。氣血乖違。陰絡受傷。循行失度。日積月累。病斯成焉。夫人身氣血流行。如環無端。苟藏府清和。脈道流利。新陳代謝之機能健全。瘀積又何由而成。經云。「邪之所湊。其氣必虛。」此之謂歟。今不思其積血之所以成。但知其爲氣血瘀積。而攻之破之。治其症而忘其本。其嘗讀過內經否乎。羅謙甫氏曰。「養正則積自除。必先調養使營衞充實。若不消散。方可議下。但除之不以漸。則必有顛覆之虞。」旨哉言乎。

即使知非積血矣。乃胎孕也。亦當視其所現之症象若何。相其機宜而投之。亦不可過於補養。反使胎兒不自然。所謂過猶不及。先哲云。「非虛者。勿妄補」。是矣。吾故曰。如遇胎孕與積血混淆而不能辨治者。用此王道方加減治之。可使萬舍。慎勿好奇喜勝。以藥試病。體吾上天好生之德也可矣。

則徐不佞草作斯文。欲處醫者遇孕與積血擬似而不能辨治。徬徨徘徊於岐途者。錄而載之。他若積血而正較壯實。胎孕而正氣虛弱。具有當攻當補之必要。而有顯明之現象。可以下確斷之針者。皆略而不辨。醫藉具在。無庸多贅。

學驗茲重之作。而於孕與積血疑似之際。處以萬全之方。具見作者苦心　嚴蒼山評

中醫宜習化學細菌說

吳寶穀

中醫治病。崇尙氣化。西醫治病。實驗自務。各有所長。亦各有所短。蓋中醫之治病也。不問內外病症。必須審病察脈。而於病人之病體壯實衰弱。更孜孜乎顧慮及之。病症既明。始行處方施治。不若西醫之不顧病人強弱。祇知去病。不顧本原。是病症已愈。而氣體已弱。欲其生也。其可得乎。惟中醫理論雖豐富。而缺乏實驗。徒憑經驗所得。爲人治病。欲其精益求精。烏乎可得。此爲中醫之所短。況近代科學日新。醫學亦日就銳進。而吾中醫則一味守舊。不知細菌爲何物。其實細菌一科。不論中西醫界。均宜研究及之。因病症之發也。莫不爲細菌之作祟。但吾國醫家。往昔並不研究此道。而以古法治之。病亦得效。此何故歟。蓋吾國國藥中。含有殺滅細菌及起化學作用之藥品固甚多。其療病也。彼起自然之功用。自然之化學。醫者初未自知。病亦奏效。故余謂研究細菌之外。更宜研究化學。不特爲醫學之助。抑且能化驗各種國藥。而使我中國國醫藥界更有偉大之成績。貢諸社會民衆。貢諸國家世界。雖然。我國積習成性。一

且革命。當然爲不可能之事。但余非謂中醫必欲習細菌與化學。不過謂中醫有習細菌與化學之必要。因細菌與化學實有研究之價値。故不避人微。任勞任寃。爲吾國中醫界進一忠告。

研究細菌學醫化學以助吾中醫診斷之缺略。研究藥化學以闡明方藥得効之故。誠今日之急務。然尤要者。則在整理固有學術。使成系統耳。

仲圭附志

臨診方案一斑

本院對於四年級學生。除正課外。附設施診所爲學生實習之地。每星期內規定時間。分組自動處方。并請各教授加以指導。蓋醫司生命。非有臨診實驗。不足以問世。玆酌錄學生醫案數則。以見一斑。

編者誌

周左　劉子開

心生血肝藏血藏生失司則夜寐不安其肛門下墜脾陽虛陷亦有時日矣以天王補心合補中益氣增損與之

潞黨參三錢　硃茯神三錢　全當歸三錢　炒棗仁三錢　原寸冬三錢　炒白朮三錢　大川芎錢半　生綿芪錢半

火麻仁四錢　郁李仁三錢

鍾右　劉子開

肝鬱脾虛衝血不調來信如注白帶連綿腰痠肢軟心煩面黃積久恐成崩漏治先攝血調氣

炙龜板先煎五錢　製香附二錢　全當歸三錢　烏賊骨八錢　酒柴胡錢半　酒白芍三錢　蒲黃炭錢半　荊芥炭二錢

炙甘草八分　椿根皮三錢　杜仲三錢

王左　倪宣化

學生成績

年逾花甲機能衰減消化不良嘔吐清水納食脹滿此是胃擴張重症進旋覆代赭湯加味

旋覆包三花錢　雲茯苓三錢　焦山査三錢　代赭石四錢　蒼白朮各三錢　淡黄芩錢半　赤石脂四錢　青陳皮各錢半　枳殼三錢　括蔞三錢　姜半夏三錢　左金丸一錢

潘右　　徐志勉

月經不調三月一臨色紅不鮮微嘔納減脈來沉細舌無苔治擬調經健胃

當歸三錢　大熟地三錢　雲苓三錢　川芎錢半　姜半夏三錢　白朮三錢　陳皮錢半　艾叶錢半　甘草一錢　生姜三片　大棗三個　白芍三錢

劉左　　蔣稚階

初診　肛門結核痛極難忍脈來沉數大便閉結症屬痔漏爲濕熱所釀成亦內經陰絡傷則後血之義也

生軍錢半　淮山藥炒三錢　車前子包三錢　杏仁三錢　防風錢半　淮牛膝三錢　麻仁四錢　獨活錢半　江只壳錢半　槐角三錢

覆診　搜風順氣肛門結核腫痛俱消大便仍覺不暢脈息由浮緩而轉沉數恐餘焰醞釀重發以通調爲當務之急

苡仁三錢　桃仁錢半　桔梗三錢　李仁三錢　梔仁錢半　防風錢半　麻仁三錢　杏仁三錢　生軍錢半　山藥三錢　腹皮錢半

馬左　軍人　　沈煥章

右腰曾受刺傷兩腿創口腐潰脈象弦緊咳嗆多痰嗽時右脇下痛痰中夾血此係瘀凝未散更兼秋燥襲肺治宜逐瘀祛痰活絡榮筋

柴胡二錢　秦艽三錢　象貝三錢　當歸三錢　杏仁三錢　防風二錢　橘絡三錢　桑皮三錢　白芍四錢　紅花二錢

川芎錢半　旋覆花包錢半　炙甲片二錢

吳右　　蕭熙

壯陽活絡治之大體但此症蒂固根深非旦夕所能奏效按脈兩尺極覺沈細姑擬二妙寄生眞武桂枝芍藥知母複方圖治

熟附塊三錢　肥知母三錢　川杜仲三錢　野於朮三錢　宣木瓜三錢　淫羊藿三錢　羌獨活各三錢　淮牛膝三錢

川桂枝二錢　漢防已三錢　蒼朮三錢　芍藥五錢　川續斷三錢　寄生一兩

陳右　　沈濟民

風寒襲於表分發熱惡寒胸悶納呆腰酸肢軟舌苔薄白治以疏解

老蘇梗錢半　白扣仁研沖八分　江只殼一錢　佩蘭梗錢半　春砂殼八分　炒竹茹錢半　冬桑叶三錢　赤茯苓三錢

桑枝三尺　鮮佛手錢半

王左　　陶乃文

頭暈耳鳴是腦虛

乾地黃四錢　淮山藥三錢　澤瀉二錢　山萸肉三錢　甘枸杞三錢　車前二錢　杭菊花三錢　石決明八錢

本學院圖書室

徵求捐助書報啓事

本院向承海內外各藥團體及名人著作之書報不時賜贈銘激無似但自一二八後既經兵燹。又經遷移。散失頗多仍乞 各醫團及著作家源源捐助增光鄴架而廣學生見聞不勝感荷之至。

本院概況

擴充院舍

客冬本院自薛文元郭柏良二院長履新後。原有建築院舍之計劃。籌得的款。擬購閘北新中山路中段地皮。自建三層樓洋房。其圖樣已經繪就。詎因一二八滬變後各校停頓。有岌岌不能恢復之勢。且百業凋零金融恐慌。此計遂無形中止。今春本院鑒於學生失學之苦。先行復課。建築之計。從長討論。由現主持處朱主任鶴皐負經濟完全責任。規劃一切。繼續努力。一面仍與薛郭二院長商籌一切。期得充分之籌備而得一完備之建設。想於最短期內。不難見諸事實也。

續辦醫院

本院原有中國醫院之附設。為學生實習處所。經前包院長慘淡經營。頗為社會人士所信仰。本市社會局前曾特約為勞工施診醫院。每日就診者不下百餘人。病房計分頭二三普通四級。住院者絡繹不絕。滬上名流王一亭王曉籟方椒柏潘公展黃金榮杜月笙諸公。鑒於本院抱博施濟衆之宗旨。惟限於經濟。不能作大規模之發展。遂聯名發起募捐。正在進行。而滬戰事起。國難日亟。致未實現。醫院復因種種關係。不能恢復。暫設施診所於本院。便病家而予學生以實習之機會。亦過渡辦法也。今後一面着手學院之擴充整理。一面仍與原發起人共商進行計劃。籌設大規模之中國醫院。以嘉惠病黎。而宏造本院人材也。

本學院二十一年度第一學期各級學生人數及課程支配表

級別	性別	人數（本學期）	學程	每週時數
1	男	三十八	生理學 解剖學 藥物學 醫學常識 醫經 醫史 國文 黨義 軍事 衛生 病理 方劑 醫論	三六
	女	七		
2	男	三十五	藥物學 醫學常識 國文 黨義 軍事 傷寒病學 病理 方劑學 診斷學 温病學 外科 醫論 婦科 兒科 喉科	三六
	女	五		
3	男	三十四	黨義 軍事 病理 診斷 雜病 外科 婦科 兒科 花柳科 針灸科 傷科 眼科 喉科 實習	三六
	女	二		
4	男	三十五	黨義 軍事 推拿 臨診實習	三三
	女	一		
總計		一五七	課外：運動 國術；作業 本院月刊之編輯與投稿	

臨診實習		
施診所實習		院外實習
指導師	四年級學生	
實習教授	三年級學生	

歷屆畢業生姓氏錄

第一屆畢業生民國十八年七月

姓名	性別	年齡	籍貫	通訊處
汪汝椿	男	一八	江蘇青浦	上海小西門學潔里十三號
余鳳智	男	二九	廣東台山	廣州市麻行街新中醫學會
吳國鈞	男	二〇	江蘇無錫	上海法界愷自爾路裕福里三號
邵家驪	男	二五	江蘇溧水	揚州沙鍋井
姚錫韓	男	二八	浙江永康	永康瑞生當轉
馬師贊	男	二五	廣東順德	廣州南關大巷口九號
徐人龍	男	一九	江蘇嘉定	嘉定西門
陳中權	男	二〇	江蘇崐山	崐山南城河岸三號
張友琴	男	一九	江蘇川沙	浦東川沙小灣鎮
張漢傑	男	二三	江蘇南匯	浦東祝家橋張氏瘋科醫室
許莘耕	男	一八	江蘇宜興	宜興徐舍慶豐號
景芸芳	女	二五	江蘇太倉	上海小西門黄家闕路久安里三號
錢公白	男	二一	江蘇奉賢	奉賢南高橋
韓國鏞	男	二一	江蘇海門	海門麒麟鎮洽昌興

顧應龍	男	二〇	江蘇川沙	浦東川沙小營房張長順號轉
顧兆奎	男	二二	江蘇崐山	崐山北棚灣
黃彝鼎	男	二三	江蘇江陰	常陰沙毛竹鎮黃信泰號
謝斐予	女	二三	江蘇武進	上海山東路一九八號

第二屆畢業生民國二十年六月

姓名	性別	年齡	籍貫	通訊處
王孟圓	男	二一	江蘇松江	松江東門外明星橋西首四八號
方逢道	男	二七	福建建甌	福建建甌縣府前二一號
方毓麒	男	一九	浙江蘭谿	龍游城內大南門轉
史學海	男	二二	江蘇溧陽	溧陽東門黃裕大號轉埭
沈逢介	男	二一	江蘇上海	上海浦東三林塘三山堂藥號
辛元凱	男	二六	吉林永吉	吉林省城西蘭新街辛宅
岑冠華	男	二一	浙江餘姚	上海赫德路葆生堂藥號
季鷹朋	男	二六	江蘇阜寧	阜甯西新溝鎮季合興交
姚汝元	男	二〇	江蘇無錫	無錫東壁
胡樹百	女	二〇	江蘇嘉定	上海南市豆市街厚德里四號
徐梓材	男	二一	江蘇上海	上海戈登路七一三號半
唐景熙	男	一八	江蘇上海	上海老北門唐志鈞醫室

高崙	男	二五	吉林永吉	吉林省城粮米行成德堂
商復漢	男	二一	浙江淳安	浙江淳安縣縣前街七號
程金麟	男	二二	江蘇溧陽	溧陽東門經史館巷三號
傅永昌	男	二一	江蘇上海	上海光啓路後傅家街四十四號
楊濟然	男	二一	江蘇南匯	上海小北門外崇德坊一號
楊忠信	男	二三	福建台灣	江灣台中州大甲郡梧棲街楊宅
葉炳成	男	二三	江蘇江陰	無錫華市
葉瑞鼎	男	二六	福建南灣	廈門泉州山頭城社壇鄉
董學富	男	二一	浙江江陰	上海新閘路大通路斯文里一二三九號
劉壽康	男	二一	江蘇無錫	上海高昌廟半淞園路劉養和藥號
鄭俊	男	二六	江蘇常熟	常熟大河鎮

第三屆畢業生民國二十一年七月

姓名	性別	年齡	籍貫	通訊處
王世澗	男	二五	江蘇興化	江蘇興化安豐
王菊芬	女	二二	江蘇上海	上海南市花衣街王利川老宅九八號
史鴻濤	男	二二	吉林德惠	吉林德惠張家灣站永和泰
朱天祚	男	二三	江蘇松江	松江東門外三九號
何通森	男	二二	福建台灣	台灣台中州大屯郡西屯莊上石碑

林鼎宏	男	二〇	廣東潮陽	香港九龍城舊差館後龍津書院二樓
俞維藻	男	二三	江蘇吳江	震澤轉嚴墓
唐成中	男	二〇	江蘇丹徒	上海南車站轉運公會後二九號
殷家振	男	一九	江蘇吳縣	蘇州大柳貞巷殷氏傷科醫室
章鶴年	男	二七	江蘇如皋	南通丁捻
陳穎貞	女	二六	廣東順德	上海虹口北西路桃源坊舊門牌一六三五號
温碧泉	男	二五	山西介休	山西介休蒜市巷六號
馮伯賢	男	一九	浙江慈谿	上海新開河南首潤大海味行
楊興祖	男	二六	江蘇松江	松江黑魚衖楊醫寓
劉達志	男	二三	廣東台山	廣州台山水步榮市合源號
顧允士	男	二二	江蘇吳縣	崐山舟直下塘朱醫室

二十一年度第一學期各級學生姓氏錄

▲四年級

王宏綬　王川岳　宋正湘　沈濟民　沈煥章　周健齡　林鼎彝　徐亦仁　徐天灼　倪宣化　徐維炳　徐志勉　郭輔民

陳清奉　陳承謨　陳子鶴　陳文通　陳　廉　陳汝奎　陳伯華　張富仁　黃席豐　黃鼎謨　陶乃文　葉學爵　楊則徐

鄭開明　劉鴻漢　劉子開　蔣稚階　盧鴻志　龐鶴鳴　韓炳均　王靜芳　徐竹岑　錢公玄　蕭　熙　陳鴻業

▲三年級

王輝中 王以文 朱殿 艾理新 朱華谷 吳漢雲 吳湘珠 汪寅章 沈鳳祥 沈宗吳 李雨亭 林學光 林廷光
林日初 金樹樂 周桂庭 胡維模 姜希琛 韋冠 袁鵬汀 許鏡澄 陳份平 陳耀華 陳守默 張榮東 張仲侯
張小機 黃毓芳 曾逢春 項廷陞 楊懷珍 楊國昶 黎年祉 劉受和 劉民鑄 魏平孫

▲二年級

卜易安 王德香 王純青 王公遠 王概 支執範 任啓生 江海峯 吳寶穀 吳家珍 沈玉笙 沈俊 余性神
周珩 胡靜盦 袁秀生 翁澄宇 張嘉卉 張國良 張仲勳 陳裕榮 陳向榮 陳福海 陳昌麟 許永鵬 黃昭錫
傅家樂 傅雪梅 彭覺民 路世仁 劉替源 錢椿壽 錢洪年 鄧衍封 魯雪香 鄭用耀 謝瑜 謝錦裔 顧琇
顧伯明

▲一年級

王緝光 朱榮南 吉星耀 任儉洪 阮秦明 李承章 李世傑 沈珩 沈璉 宋國楨 吳洪略 佘灝 杜理中
桂士林 桂士瞿 周丹麒 周彩鳳 周林泉 周劾寅 竺獨還 邵亮東 金慰慈 胡惠康 孫志珊 孫鳳皋 孫建昌
馬雲祥 張可大 張慶鶴 章叔賡 許紹周 許紹璿 許筱彭 陸數儀 陳其珊 曹德鈞 費龍玉 湯玉泉 楊治平
楊禮通 劉國輔 翟寶貞 歐克仁 薛定華 羅肇仁

▲本院教務主任蔣文芳先生介紹

國醫界最切實用之六大新書！！！

當此國醫學術革命之秋。醫林著作。實將汗牛而充棟。顧其立說。或失之迂腐。或失之獷暴。我友張子贊臣。恂恂儒雅。樸質無華。其作品卻似其人。主編『醫界春秋』。垂五六年。埋頭工作。非但從未間斷脫期。抑且日見精進。並擷採精華。參以心得。著有中國診斷學綱要。咽喉病新鏡。方藥考論類編。青年男女衛生指南。及校訂血證與肺癆全書。天痘與牛痘等書六種。次第發行。其之內容如何。讀者當能洞鑒。毋庸芳之舖張揚厲。茲將各該書之價目表錄左。藉備愛讀張君著作者之採擇焉。

書名	冊數	價格
▲中國診斷學綱要	一大冊	實價大洋八角
▲咽喉病新鏡	一冊	實價大洋四角
▲方藥考論類編	一冊	實價大洋四角

書名	冊數	價格
▲青年男女衛生指南	一厚冊	實價大洋八角
▲血證與肺癆全書	一冊	實價大洋六角
▲天痘與牛痘	一冊	實價一角六分

以上各書。均照定價折實計算。外埠郵費照價加二。如欲掛號。另加掛號費八分。郵匯不通處。郵票代款。九五折計算。中國醫藥書局詳細書目。函索即奉。

現在醫學革命與改造之烽火

和漢醫學眞髓

▲全書洋裝一厚冊 ▲定實價大洋三元 ▲特價大洋二元四角 ▲郵費 國內一角六分 國外七角二分

本書爲國醫沈石頑君所譯述。內容以東方哲學醫學歷來之經驗爲材料。以現代科學醫學之理論爲研究。全書分爲『總論』『腺病質』『小兒科病』『腦神經系病』『呼吸器病』等編。都至十八萬言。此書誠爲現代講通中西醫學之唯一善本。故凡有志改進國醫者。皆宜人手一編。以備爲之參考也。

總發行所 上海西藏路西洋關弄新門牌第二十號 中國醫藥書局

中華民國二十一年十二月二十日出版

中國醫學院月刊第三期

特刊號 實價壹角

編輯者 中國醫學院 蔣文芳

發行者 中國醫學院 朱鶴皋

民光印刷公司 上海新聞路戈登路 電話三三六〇九

出售處 中國醫學院 上海公共租界老靶子路

本院啓事

本院現接各地有志肄業者紛紛來函索取院章並請求於明春插班者至爲衆多但本院因本學期學生激增一二三年級各教室已患人滿原已無法容納顧本院以宏造國醫人材爲職志自亦未便使好學者抱向隅之憾惟以寒假假期僅二星期爲時頗暫不得不提前報名以便依據人數分別規劃推廣或增闢各級教室以免臨時偪促爲特即日開始報名分批考試凡欲於明年插班而寄宿本院者尤須於報名時預先聲明以便增闢宿舍適應需求此啓

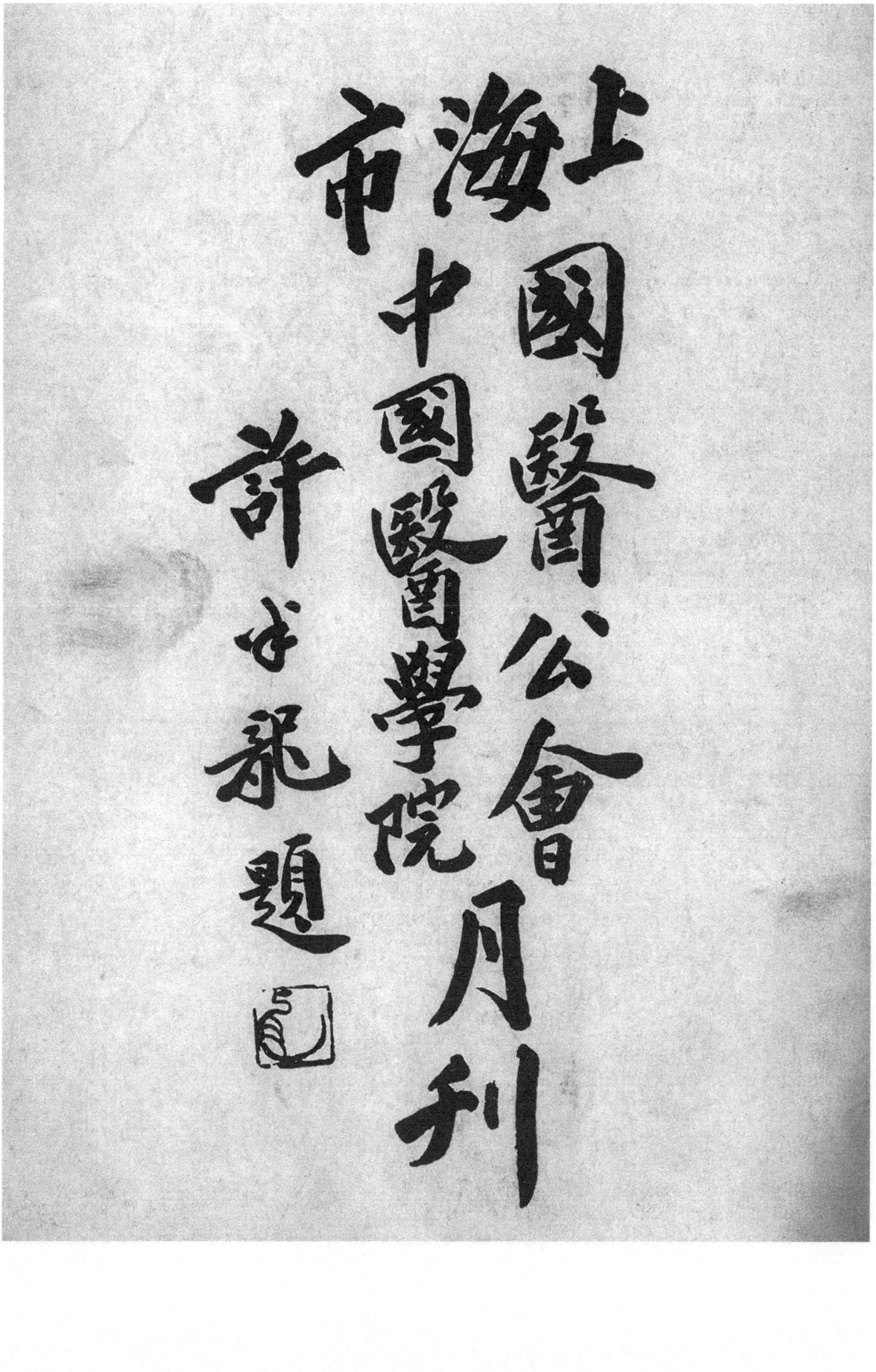
上海市國醫公會月刊
中國醫學院

通告會員

逕啓者。近因各同道於行使業務診病之際。每以診察時間先後之不同。不知病情因時轉變。以所見證狀之殊。對於他醫所處方藥。發生懷疑。甚或肆意攻擊。一旦病人因病身亡。病家即據爲涉訟之資料。報紙所載。數見不鮮。推原其故。無非或執偏見。或起誤會。一言不愼。終至對簿公庭。輿言及此。極堪浩嘆。須知疾病之來。瞬息萬變。昨日證狀之必須於表者。在今日證狀觀之。固宜於補也。昨日證狀之宜於溫藥者。今日視之。固宜於淸也。即以傷寒言之。前日必須乎麻桂者。今日明明爲承氣或白虎證也。此無他。用藥須隨病狀而轉變耳。明乎此。則我儕於行業時。見有前醫方藥。當知前醫根據前日病狀而立。非依今日病狀而定。只能用爲參考。不當據以攻擊。今之視昔。亦猶後之視今。我今日所開之方。在明日他醫視之。病苟變動。亦難適合也。更須知我國藥物。除極小部分爲毒劇藥品外。其他習用者均係性質和平。素稱王道。元明淸各家紛起。各是其是。各非其非。以聳人聽聞之辭。攻擊他人。爲自己學說張目。此不過爲學說之討論。並無殺人之事實。故成爲當時之名家。更未聞前代各名家於病家之前。醜詆前醫。而致涉訟公庭也。此風不戢。則負責之醫生。每致動輒得咎。妨害業務安全。謹原之同道。勢必遷延畏葸。見死不救。直礙人羣生命。對於國醫前途。民族前途。杞憂孰甚。茲經第十八次執監聯席會決議。將上述意旨。通告會員。藉以自救救人。維希詧照爲荷。

上海市國醫公會月刊

◉言論
痛哭長歎下之國醫館

◉會議紀錄

◉重要文牘
一 呈行政院文
二 行政院批示
三 致國醫分館函
四 中央國醫館福建省分館代電
五 復福建省分館函
六 列舉中央國醫館係學術團體

◉統一病名案
一 中央國醫館學術整理委員會統一病名意見書
二 本會復函
三 上海市國醫學會公函
四 對施副館長統一病名以西醫爲準之駁議

言論

痛哭長歎下之國醫館

——蔣文芳——

當民國十七八年間。爲中衛會決議廢止中醫案及中醫學校醫院管理藥商規則等問題。文芳追隨裘吉生張梅庵諸君等屢次入京請願。迭奉國府院部批諭。關於足以桎梏中國醫藥之法令。一律廢止。其結果。在消極方面。固獲相當之成功。在積極方面。實未立中國醫藥堅強不拔之基也。回溯之後。與裘吉生先生等商議終宵。裘君謂教衛二部主政者大都不明中國醫藥情形。故其政令每生扞隔之患。不如請求政府仿照國術館辦法。設立國醫館。賦予研究改進管理之職權。其理事由各地醫團推選。其館長由政府簡任。藉以增高地位。排除障礙。文芳於晨光曦微之際。辦竣呈文。由前全國醫藥總會常委薛文元先生等具名。呈請國府。奉諭可行。飭爲擬具簡章。以資考核。並獲譚故行政院長。於中政會另案提出設立國醫館。決議交由國府籌辦。此時若獲行政院責成內衛二部。委派人員。着手籌備。附設於行政院之下。則不失爲署會之地位。其爲行政機關。當無疑義。更毋庸舉擘拍胸。自稱自道。各色館長之大名。早由銓敍局送登仕 版矣。

不幸前全國醫藥總會格於中央黨部第一三一次常會醫藥兩界應分別組織之決議。因以取消。更不幸譚故院長。遽歸道山。於是設立國醫館案。擱置於前衛生部者。半載有餘。正擬聯絡各地醫團。環請國府速爲舉辦間。風聞新舊兩都同道。及我市之所謂名醫也者。已在邀請黨國要人。共同發起中。文芳固明知由國府指派人員籌備設立。較諸以自然人資格發起籌備者。有行政機關與學術團體之判別也。顧亦未便反對他人之發起。而掃人豪興。於是由發起人中。產生籌備會。由籌備會。召集大會。選舉職員。呈請行政院備案。無一不照組織社團方法辦理。故中央國醫館成立之日。即已呈明其爲文化團體。而非行政機關。猶諸嬰孩墮地時。爲雌爲雄。不難立判。無從假借粉飾者也。當中央國醫館籌備時。籌備主任爲焦易堂。法制委員長也。副主任陳文虎。聞係內部參事也。而發起人中。有不少名人在內。滿以爲中央國醫館。尚有一綫生機。特地赴京。列席籌委會。陳述意見。力持於組織章程原草案中。仿照國術館章程。加入管理中國醫藥條文。館長由政府簡任之議。以期雖不能成立行政機關。尚不失國術館同樣之地位•不知籌委會抱何成見。虛相委蛇。擯不採納。而文芳希望中央國醫館健全成立之微忱。尚未稍殺。在成立大會時。先期至京。與各地代表。交換意見。希於大會時。共同力爭館長須由政府簡任。條文須加管理中國醫藥之議。詎料所寓交通花園。竟被認爲陰謀機關。迭來警告。並託某君商勸停止大會發言。遂不得不遷至中央飯店。而作燕子磯之遊。中央國醫館組織章程十二條及職員名單。在大會時經由報告人上下唇開合中。歡呼通過。呈候中央圈委。（所稱之中央不知是否中央國民政府抑或中央國醫館籌備處中央飯店）一幕喜劇。於焉告終。而中央國醫館之成爲文化團體。亦於是乎確定。

中央國醫館。雖不能成爲行政機關。然尚不失文化團體之地位。益以黨國要人之聲援。苟能好自爲之。未嘗不可改進國醫之學術。提高國醫之聲價。乃其對外設施。開宗明義第一章。卽爲因浙江中醫專門學校請求立案問題。除將該館章程。送請行政院。刪除第七條醫藥學校名稱外。更以煌煌訓令。轉錄院令。通令全國各醫藥團體。國醫不得設立學校。並不得向行政院作異議之訴願。以期見好於政府。其自身對內工作。則以委任狀。分委各省市分館長及大批董事。中央國醫館果自認爲行政機關也。以委任狀委任分館館長。尚在情理之中。顧遍閱全國各種行政機關。絕無董事會之設置。以自命之行政機關。而有董事名目。已覺不倫。而董事之產生。竟以委任狀委任之。尤足滑盡天下之大稽。此種三不像之組織。分館經費。發生問題。自在意中。因其非行政機關也。既不能向省庫市庫支領。因其雖爲文化團體。並無會員也。又不能向人收費。上天無路。入地無門。於是虛懸乎空中。上海爲人文薈萃之區。四方英才俊彥。以及滑頭流氓。胥集於斯。故上海人之聰明。甲於全國。上海市國醫分館當局者。當仁不讓。首先獨家發明醫方收費每帖一分。

錢之爲物。在進取方面說。人之所欲也。在保守方面說。人之所愛也。以我之所欲。割人之所愛。不得不用功夫。於是訂立醫方繳費施行細則。凡本市國醫。須將方箋交館納費蓋印。始得向藥舖配藥。否則以違章論。一面以調査名義。函請官廳派警挨戶稽査。動之以利害。臨之以威嚴。則人之所愛者。無法避免我之所欲矣。但彼出入於分館之門。日受聽差高呼館長董事長者。以爲安坐家中輕揮一紙黨參黃芪菊花桑葉。即可賺人番蚨四尊。區區一分。無異九牛之一毛。而深入民間爲貧民服務之同道。則以爲終日碌碌。僅堪自給。苦無餘力向此突如其來之流治階級輸將。紛請國醫公會解除此種無義務之納費。文芳兼掌公會祕書。在開會之時不得不將會員來意。編入議程。各委員負有會員付託之重。亦不得不代伸衆意。會場空氣。培覺激昂。文芳爲避各走極端計。提出意見。認此繳費爲道德上之義務。量力酌助。不得強制執行。函請分館修改細則。刪除強制條文。以期兩全。免致破裂。竭力申說。幸獲通過。顧當時急遽間所稱道德二字。直至今日。尚未尋得確切之界說也。詎料事有出人意外者。會員方面。竟來函譏評公會串勾弄錢。而國醫分館亦反大發雷霆。用極大官封。鮮明硃印之訓令。自稱行政機關。申斥公會妨礙館務。大有非收不可之概。公會委員對此行政機關之眞僞。疑信參半。疑者以爲本市行政機關多矣。有屬於國家行政者。有屬於地方行政者。其經費分別向財政部財政局支領。從未聞直接抽費自充經費之行政機關也。信者以爲分館當局者。係汽車階級。斷不願爲區區一分之數。不惜假冒官員。自貽伊戚也。爰由常會郭柏良君提議。通過呈請官廳解釋。以釋羣疑之案。呈文朝出。驚嚇夕至。中央國醫館館長焦易堂。責令郭常委撤回向行政院請示之呈文。否則須吊銷執照。而上海分館館長張仲安。竟復唆使其子。喝令將郭常委扣留。行政機關之威嚴愈大。而其內幕亦因以愈穿。直至各團體登報否認其爲行政機關。直至行政院否認其爲行政機關之後。尚復濫發訓令。恬不知悛。其行爲固屬滑稽可喜。對於國醫館前途。不禁廢筆長歎者矣。

不佞固深望國醫館之成爲正眞行政機關。以改善國醫之地位。但亦深惡國醫館假充行政機關。以貽國醫之羞。同時更深幸目下之國醫館。尚未成爲行政機關。而我國醫藥事業。不致破壞盡淨。試觀中央國醫館開張以來之第一步工作乎。不佞以爲國醫館對於中國醫藥。當有相當之認識。對於改進方案。當有相當之步驟。奇方效藥。宜如何搜集。古今療法。宜如何徵求。用何方法以獲治效上之證據。用何方法以求療治技術之革新。當在所謂學術委員者籌劃之中。乃今不此之圖。而首提無關宏旨之病名。力求統一。更以西醫病名爲主體。用以統一國醫之病名。原建議書實爲一紙攷據式之文字。雖足供酒後茶餘之談助。而不足以改進中國醫藥也。所列西醫書籍之名稱錯誤百出。甚至不能舉名。以〇〇代之。西醫議國醫好談西洋醫學者。謂其學識係由藥房廣告得來。觀此建議書。似覺斯言之未盡誣。學術貴乎公開討論。自由發展。庶達昇華之境。乃竟規定全國同業於開方時。不用國醫館所定之病名者。初次罸款。二次停止其業務云云。差幸學術委員會諸君未握政柄。一旦秉國之鈞。國民偶有呼首都爲南京。北平爲北京者。行將格殺勿論。滿清爲專制政體。以大皇帝之尊嚴。御纂醫宗金鑑。尚留開放學術之餘地。並無強制服從之意思。衞生署爲內政部行政機關也。西醫藥典早經頒佈、亦未規定西醫開方不用藥典名稱時。須停止其業務。其爲昏庸狂妄可見一斑。假令其所定統一病名之辦法。確有價値。有裨實用。而無牽強附會之弊也。則亦已矣。無如公會所送疑問四點。行將三月。迄未答復。湖南因之有國醫救亡特刊之出版。中央國醫館理事夏應堂秦伯未有國醫不亡於西醫而亡於國醫館之函牘。直堪長歎之後。而繼以痛哭者也。我人於民國十八年間。所渴望之國醫館。今其現象如是如是。不知裘吉生先生目擊情形。作何感想。

會議記錄

七月四日下午八時臨時執監聯席會議

出席委員　二十六人　主席　郭柏良　傅雍言　報告　蔣文芳　紀錄　繆曙初

甲、報告事項　一、收監委陸士諤爲統一病名建議函乙件　一、本會設立中國醫學院合組時疫醫院業經開幕

乙、討論事項　一、秦伯未嚴蒼山張贊臣吳克潛盛心如函辭統一病名研究委員案　議決　辭職照准　一、中央國醫館施副館長統一病名建議書應如何表示案　議決　提出四點請求中央國醫館學術委員會答覆並徵求全國各醫團意見以便合作

一、江蘇高等法院第二分院函請鑑定藥方案　議決　公推蔣文芳沈心九陸士諤賀芸生薛文元伍人爲鑑定委員即日擬具鑑定書交會覆院　一、會員王桂乘函請爲應如何取締未經登記入會之同道案　議決　函覆應將未經登記及破壞本會名譽者抄具姓名住址來會以便核辦

第十二次執監委員會議

出席委員　二十四人　主席　薛文元　陸士諤　紀錄　繆曙初

甲、報告事項　一、中央國醫館施副館長統一病名建議本會疑問四點業經函請解釋全國各醫團通告亦同時發出

一、本市國醫學會覆函乙件

乙、討論事項　一、江蘇高二分院函請鑑定藥方業經四日臨時執監會推出鑑定委員製定鑑定書應予通過案　議決

會議紀錄

通過　一、周是膺律師函請鑑定藥方案　議决　查卷函覆不能鑑定　一、黃磋玖先生於本月十六日領帖本會應否送禮案　議决　送綢幛一頂　一、前呈請行政院解釋國醫館地位迄未奉批而報端業經宣佈爲學術團體本會應否續催案　議决　續催

第十三次執監委員會議

出席委員　二十一人　主席　郭柏良　夏重光　紀錄　繆曙初

甲、報告事項　一、各地醫團爲國醫館統一病名建議覆函六件　一、顧明道中藥舖函一件

乙、討論事項　一、顧明道國藥舖函稱本號藥物古方與科學兼用希予宣揚案　議决　組織醫藥審查委員會即席公推黃寶忠任農軒包天白胡佛蔣文芳夏重光景芸芳等七人爲委員並指定蔣文芳爲召集人再行審查予以宣揚

一、行政院催批呈文應否發出案　議决　即日寄發

第十六次執監委員會議

出席委員　二十一人　主席　郭柏良　傅雍言　紀錄　葉棨錡

甲、報告事項　一、收中央國醫館祕書處爲統一病名案交學術整理會查覆覆函一件　一、收行政院爲解釋國醫館地位尚待立法院審議批乙件　一、收市政府爲預備會員王慧觀慘死一案着其家屬將國籍證書呈驗以憑核辦批一件　一、收江蘇省國醫分館爲徵集醫學人才以備他日聘用訓令一件　一、收江蘇旅蚌國醫協進社函報於八月一日成立請寄醫學作品以資登載並附簡章及規則各一件已覆　一、收廣西省國醫分館籌備處爲對於統一病名建議集成一帙以資互換函帙各一件已覆　一、收蚌埠國醫公會爲詢國醫公會是否加入商會選舉函一件已覆　一、收上海市國藥業同業公會爲換用新制市秤請予通知會員一律遵用以免歧誤函一件已覆　一、收錢徵明爲索寄現代國醫刊函乙件已覆　一、收同道劉植卿爲請介紹工作函乙件

已覆　一、收同道金渭川爲被誣受拘其妻乞懇援助函乙件　一、收陳滄坤等爲更改地址函共五件
、發沈文道爲通知領照函乙件

乙、討論事項　一、上海市國醫分館暨上海市國醫學會先後來函爲徵集藥材出品及醫藥用器等先期逕送福建國貨展覽會以資贊助案請　公決　議決　保留　一、江蘇省國醫分館訓令爲飭調查醫藥狀況如何辦理案請公決　議次　原件退回　一、上海市國藥業同業公會函覆爲反對董江貝母運銷合作社壟斷運銷操縱物價並乞主持公道案請　公決　議決　該社如有壟斷情形本會堅決反對並推代表夏重光先生黃寶忠先生蔣文芳先生三人會同藥業代表調查事實辦理　一、上海市國醫學會函稱福建省國醫分館電駁不應因醫方徵費而牽涉中央國醫館之地位召開聯席會議請推代表三人至五人出席案請　公決　議決交本會特種委員會會同國醫學會中華國醫學會駁覆　一、江蘇省國醫分館訓令爲徵各種書籍及新刊品俾便呈請國府獎勵案請　公決　議決　原件退回

第十七次執監委員會議因不足法定人數改談話會

出席委員　十一人　主席　蔣文芳　賀芸生　紀錄　葉榮錡

甲、報告事項　一、收無錫國醫研究會等爲索寄現代國醫刊函共三件已覆　一、收王一庠等爲詢登記執照函共五件已覆　一、收朱仲韶等爲更改地址函共五件　一、收齊振鐸爲請指示淺近國醫書籍函乙件已覆　一、收楊子和爲詢醫方徵費案有未打消中國醫學院特刊可否照半價優待發售函乙件已覆　一、收天津市醫藥研究會爲嗣後關於統一病名案之消息仍請隨時通知以便互援覆函乙件　一、收埠甯醫藥協會爲醫方徵費案經會決議暫作後盾覆函乙件　一、收宜興縣國醫公會爲公佈改組成立暨執監各委員就職日期函乙件　一、收浙江鄞縣中醫公會爲通佈呈　國民政府立法院代電乙件　一、收中央國醫館第五期國醫公

報乙份　一、收上海市國醫學會爲聯席會議定於本月二十六日下午七時在陸士諤醫室舉行會議請本會特種委員會準時出席覆函乙件　一、發江蘇省國醫分館退囘原件三件

乙、討論事項　一、陳蘇貤函稱登記無法通融卽請發還登記入會各費案請　公決　議決　發還凡登記不及格者登記費一律發還並得請求退還入會費　一、中央國醫館訓令爲徵集國醫教材限一個月呈寄以便彙付編查應如何辦理案請　公決　議決　存　一、本會現代國醫停刊已久對於會員似有斷絕聲氣應否繼續出版案請公決　議決　保留

第十八次執監委員會議

出席委員　二十四人　主席　郭柏良　夏重光　紀錄　葉棨錡

甲、報告事項　一、收上海市國醫分館爲飭彙集教材以便轉呈編審訓令乙件附辦法乙份　一、收中央日報社第二卷第三十七三十八期中央時事週報二份　一、收上海市國醫學會爲駁覆福建省國藥分館文請校閱蓋章函乙件　附駁覆全文油稿乙件　一、收盧兆龍等爲更改地址函四件　一、收河南周偉呈爲駁上海市醫師公會對於制定國醫條例責成中央國醫館管理醫案意見書乙份　一、收贛縣國醫公會爲勸止與國醫分館之內爭篠代電乙件　一、收萬筱山等爲詢登記函共四件已覆　一、收山西太原中醫公會第三期醫鐘乙册

一、收杭州市國醫公會裘吉生楊士彥爲列舉中央國醫館並非行政機關之種種理由及事實可知浙江省分館令飭本會備案的非法油印乙件　一、發贛縣國醫公會爲奉佈上海市國醫分館之非法行爲俾明眞相並希主持公道覆函乙件

乙，討論事項　一、湖南曾覺叟電稱西醫各團體謀滅中醫請我醫藥兩界一致抗爭應如何辦理案請　公決　議決　覆函請指示抗爭辦法以便核議　一、上屆保留現代國醫刊物籌劃如何恢復案請　公決　議決　本會與中國

醫學院合辦月刊一册每月經費以四十元爲限並推蔣文芳先生主持辦理　一、高惠民函請因處訴訟證人地位致受牽累懇請主持公道案請　公決　議決　案經起訴靜候法院解決

丙、臨時動議事項　賀芸生委員提議　通告會員於業務上勿執偏見致生糾紛案請　公決　議決　通過　蔣文芳委員提議　達生製藥公司請求題贈肺癆藥草案請　公決　議決　題肺病良藥四字　蔣文芳委員提議　行政院批示確認國醫館爲學術團體應如何辦理案請　公決　議決　交特種委員會召集三團體討論

十月廿五日下午八時舉行第十九次執監委員會議

出席委員二十二人　主席薛文元——紀錄葉榮錡

甲、報告事項一、收杭州市國醫公會爲請將行政院解釋國醫館地位批示抄寄函乙件已覆一、收楊瑞麟等爲詢登記執照函共五件已覆一、收王一庠等爲更改地址函共三件一、收黃仲賢等爲詢訂現代國醫刊函共三件已覆一、收中央日報社第二卷第卌九期四十期中央時事週報二份一、收蘇州國醫學社爲函報成立及啓用鈐記日期函乙件附中醫雜誌一册一、收成都市國醫公會爲醫方徵費案經會決議一致反對並報告成立之經過及委員名單函乙件一、收上海市社會局爲頒發修改人民捐輸救國金奬勵辦法知照訓令乙件附辦法章程一份一、收河南國醫分館第二期國醫月刊乙份一、發河南曾覺叟爲西醫各團體謀滅中醫請指示抗爭辦法以便進行覆函乙件一、發會員高惠民爲該案經會議決案經起訴靜候法院解決函乙件一、發上海市國醫學會中華國醫學會爲奉行政院批解釋國醫館地位確非行政機關召開三團體聯席會議討論辦法函各件一、發本會特種委員會委員爲定本月十六日開三團體聯席會議請准時出席函共五件一、發上海市衛生局爲催發登記合格醫士執照函一件一、發上海市國醫學會中華國醫學會爲發本市國醫分館函請校閱蓋戳並附抄函稿以便歸卷存案函各乙件一、發上海市國醫分館爲奉行政院批國醫館確係學術團體並非行政機關請勿再濫發令文函乙件（三團體署名）

乙、討論事項一、會員房平近著通俗醫典一書函請審查案請　公決　議決　交審查科審查　一、橘井泉藥社發明

癩肝定痛散瘰風神效丸加味保赤散等藥函請審驗懇給證書案請　公決　議決、函請該社將原方交會核議　一、楊彥和委員函請聯合三團體每週包新聞報一幅刊登會員作品以與西醫辨論醫藥免其任意攻訐案請　公決　議決　就席推嚴蒼山先生楊彥和先生張贊臣先生三人爲代表並函請國醫學會及中華國醫學會亦推代表三人共同討論再行核議　一、徐小圃委員函稱律師李銘非法通函恐嚇希圖詐索請轉律師公會予以警告制止案請　公決　議決　提出關于法律函請律師公會解釋　一、會員翁天生報告葉遵道推銷衛生雜誌假藉會譽招搖請設法制止案請　公決　議決　查明警告

重要文牘

呈行政院文

呈爲續請迅賜解釋國醫館究係行政機關抑爲學術團體。並乞制止其非法勒捐事。竊中央國醫館上海分館。自稱行政機關擅定醫方繳費施行細則。勒迫國醫每張藥方繳費一分。蓋印之後始可配藥。屬會會員羣起異議。業經分呈 立法院暨 鈞院請求解釋其地位。並制止其非法勒捐。旋奉 立法院祕書處抄送批示內開。旣據分呈。仰候該管行政機關核辦可也等因。奉此。竊以該中央國醫館成立之時。曾向 鈞院備案。應爲該館主管監督機關。殊無疑義。卽經續呈催批。正候核示間。乃據報載第三六四次中政會議議決案一件。爲國醫條例奉 鈞院業已採取內教二部審查意見。確認該館爲學術團體。並非行政機關。通函中政會在案。而上海國醫分館自稱行政機關。勒收捐費。依然如故。是項報載新聞。屬會以未奉官廳文書批示。未敢確定。顧會員之推詢。是案者日必數起。殊屬無以答覆。爲敢備文呈請 鈞院懇予批示。並迅賜制止其非法勒捐。實爲公感。謹呈 行政院

行政院批 字第一五〇號 原具呈人上海國醫公會薛文元等

呈爲續請迅賜解釋國醫館究係行政機關抑爲學術團體並乞制止其非法勒捐由

呈悉。查前奉

中央政治會議交辦國醫條例草案及原則一案。經飭據內政教育兩部呈覆審議意見。以現在中醫中藥之管理。均已有法規分別頒行。似無擬訂國醫條例之必要。至中央國醫館係屬學術團體。應仍在學術研究範圍內求其充實等情。提出本院第一一二次會議通過。並經 中央政治會議第三六四次會議決議。將原提案及本院審議意見併交立法院審議。函由 國民政府令行立法院

遵照在案。是中央國醫館是否係學術團體。抑係行政機關。尚待立法院審議。仰即知照此批。

中華民國二十二年八月十一日　院長汪兆銘　內政部部長黃紹竑　教育部部長王世杰

致上海市國醫分館函

逕啓者貴分館前以經常費無着。自訂醫方繳費施行細則。勒迫同道每方繳費一分。以充經常費之用。敝會等認爲事有未妥。抱愛人以德之義。分函貴分館請爲從長商議。免滋事端。乃竟誤認敝會等之忠告。爲故意破壞貴分館之利益。抱不共戴天之憤。自稱行政機關。頒發訓令。嚴加申斥之不足。更復揑造別故函請官廳。施用手段。希圖停止敝會等負責人員之個人業務。敝會等不勝惶恐慚怍之至。八月十二日接奉　行政院第一五〇號批示。藉悉貴分館現在所處地位。業由內教兩部明白解釋。實爲學術團體。並非行政機關。是項解釋經由行政院第一一二次會議決定。是項會議紀錄。並經七月六日新聞報明白登載。敝會等以爲貴分館見之當知醒悟自返。乃近來所謂訓令也者。尚復源源而下。殊足令人膚慄毛戴。爲特函達。請於國醫條例未經頒佈。貴分館長未經銓敍局登入仕版之前。勉抑熱情。勿再濫發令文。爲國醫界稍留顏面。不勝感禱之至。此致上海市國醫分館

上海市國醫公會
上海市國醫學會　十月十九日
中華國醫學會

中央國醫館福建省分館代電

上海市國醫學會上海市國醫公會中華國醫學會諸君均鑒。素仰熱衷。時稱景慕。回憶三一七風潮發生。諸君登高一呼。四山響應。擘策羣力。據理力爭。國醫館之誕生。諸君之功。可謂偉矣。此次中委石瑛等二十九人提出國醫條例。汪精衛極力反對。國醫藥又瀕

于危。吾輩正疑上海爲人材薈萃之區。何以噤若寒蟬。迨讀醫方徵費案特刊。不禁廢書而嘆。知諸君之主張。與政府如出一轍。七月二十六日。上行政院之呈文。似無異落井下石。知內教部之審查也。從而附和之。知立法院之審議也。從而擠排之。且所上之呈文在汪精衞倡議「根本廢除國醫藥。不許執業。全國中藥店限令取消」之後。是誠何心。然推想諸君之本意。必不如是。其顚倒其殆誤於律師之手歟。諸君須知國醫館爲國醫藥界續命之金丹。在行政權未取得之前。宜如何擁護之。援助之。羣策羣力。以求此權。非然者。縱極改良整理之能。誰其聽之。且也淘汰庸醫。取締僞藥之權。若屬於外行之行政機關。則駑駘登途。騏驥伏櫪者有之。涇渭不分。魚珠莫辨者亦有之。卽論及諸君自身之影響。不必說政府對於國醫藥根本廢除。縱極格外優容。而不准稱醫生。不准用器械。不准設學校。不准辦醫院。煌煌部令。視同化外之民。諸君其能低首下心。容忍以受之乎。夫醫方徵費。本屬癬疥之憂。然諸君切膚之痛。爭之固未可厚非。惟是內部之事。固不容第三者插足其間。諸君須知此事僅發現於上海一隅。行此令僅滬分館之人員。而中央國醫館之法人。固無罪也。諸君爭之。認爲滬分館用人不當。請求易人。固無不可。何必因噎廢食。株連及中央國醫館而否認其有行政權乎。卽欲求救他山。何不通告于全國醫藥團體。則吾醫藥界未必無人出而主持公道。諸君計不出此。竟求助於根本廢除國醫藥之人。授人太阿。莫此爲甚。諸君此舉。毋乃等於自殺政策乎。雖然。既往不咎。今之所望於諸君者。奉讀來函。有另取步驟數語。巨濤泙湃。忽覩明燈。知諸君必悔前此施行之過當。繫鈴解鈴。轉圜是賴。諸君其努力前驅。以上海爲中心。號召全國醫藥界出而力爭。以求達到目的。則造福靡有涯涘。非然者。竊恐全國醫藥界或將歸咎於諸君矣。諸君其深思之。措語過激。幸恕愚直。福建國醫分館謹陳黷。

覆福建省國醫分館函

逕覆者。接准艷代電。藉悉貴分館以敝會等否認國醫館爲行政機關。有所譴責。惶悚莫名。查行政機關之設置。自須依據法令。斷不可阿私所好。擅自設立也。今乃於國醫條例未經立法院通過之前。不遑稍待。自稱行政機關。擬訂章程。徵收醫方捐稅。稍不如意。動輒喝令扣人。函請市政府弔銷醫士執照。此種舉動。實貽醫界之羞。是以不得不爲之糾正耳。至於來電所云「國醫館爲國醫界續命之金丹。」敝會等未嘗不作此夢想。今其所作所爲。是否續命。抑係送命。敝會等未便遽下斷語。善乎中央國醫館董事夏應堂秦伯未等之言曰。國醫不亡於西醫之手。而將亡於國醫館之手。（見醫界春秋）至堪深味者也。來電又云「諸君認爲滬分館用人不當。請求易人固無不可。」殊不知國醫館之用人當與不當。爲國醫館內部之事。苟無害於大衆。敝會等固不願過問也。當所謂「醫方繳費施行細則」由該分館宣布時。問諸各董事。多半不知。各董事正請開會間。該分館卽發通告。謂奉中央國醫館命令。停止董事會開會。尙有所謂轉圜之餘地。救藥之希望乎。敝會等固未嘗不望國醫館爲行政機關。俾館中諸君大名。入銓敍局而登仕版。爲醫界增光。特於黃袍尙未加身之際。業已如此作威作福。一旦而成爲行政機關。國醫其有噍類乎。茲承電告。用佈區區。如有續教。當樂於聞命也。此覆　福建省國醫分館　上海市國醫公會　上海市國醫學會　中華國醫學會　民國二十二年九月二十八日

列舉中央國醫館係學術團體並非行政機關的種種理由和事實可知浙江省分館自稱行政機關令飭本會備案的非法

（一）按中央國醫館組織章程第一條規定。『以採用科學方式。整理中國醫藥。改善療病及製藥方法爲宗旨。』照字義解釋。明明挈科學方式來整理中國的醫藥。並非挈行政權力來管理國醫和國藥店。因爲上面所謂整理中國醫藥。指的是國醫學術和國產藥物。叫它去研究。改進。闡發。提倡。根本不是叫它妄用行政權力來管理國醫和國藥店。它實在完全是一個整理學術的團體。萬萬沒有牽纏到行政機關上面去的道理。

（二）該館爲學術團體。除掉上面極顯明的理由外。同時據滬報載。六月二十八日行政院第一一二次會議。決議案第二項。與七月六日中央政治會議第三六四次會議。決議案第二項。俱有『據內政教育兩部呈復審議國醫條例原則及國醫條例草案意。見認爲國醫館係學術團體。並非行政機關。似無擬訂國醫條例之必要……』等語。尤足爲國醫館係學術團體並非行政機關鐵樣的事實。

(三)縱退一萬步言該館及各省市縣各分支館。如確爲國醫藥行政機關。理應卽日先向衞生署及各省市縣政府公安局接收管理國醫藥部分之一切行政事務。試問此點有否辦到。否則。行政系統上。決無如此怪現象。

(四)此次該分館先後訓令本會自稱行政機關。並令飭本會速行向該館呈請備案。違法攬權。可謂荒謬絕倫。要知本會係市自由職業團體之一。在省市黨部市政府主管之下。均經分別正式備案在案。絕無再向該館備案之理。

(五)該分館舉措不當。已如上述。今日一指令。明日一訓令。官僚十足。難保不有更進一步之壓迫。本會有保障會員業務之責。爲全體會員切身利害計。對於此種非法舉動。應誓死反抗。

(六)該館之稱行政機關。雖曾奉有中央國醫館訓令。但此種毫無根據之行政機關。決難立脚穩固。本會爲愛護該分館起見。未便盲從。

(七)該分館令飭本會呈請備案。已屬違法。苟本會不察。貿然遵行。尤屬違法。

(八)同時該分館尙有一極矛盾之事實。卽一方既自稱行政機關。一方尙代電請求立法院賦予國醫館以管理國醫國藥實權。及國醫學校仍其舊名。(見該分館分發各醫藥團體之梗代電)謂爲懵然罔覺。則又自知甚明。此令人最不可解者。

(九)總之。我們需要的是國醫館。不是國醫官。因爲國醫受政治束縛。已達極點。不願再開到這種指令訓令的勾當。請問等因奉此。在醫藥學辭典上。作何解釋。有何功用。拏牠來是否能夠整理中國醫學。還是能夠改善療病及製藥方法。連自己的宗旨都忘卻。還談什麽整理。這可爲國醫國藥前途哭。

(十)對於當前的情形。本會除掉予以駁斥及否認外。應特別喚起各省市縣各友會注意。免國醫國藥淪入萬刼不復之地。

(十一)還有理智與情感。須完全認淸。我們忠實地據理糾正國醫館當前極大的錯誤。並非鬧意見來破壞牠。如果我們發見了這種情形。而仍緘默不言。那其危險。更不堪設法。幷且可以說國醫藥的命運沒落。卽在眼前。

(十二)末了。再想想國醫不准辦學校。一律均須改稱學社。國醫館是否已代我們簽了字。畫了押。(指行政院令該館修正第八條章程。及該館通令各分支館照改而言。）說句不中聽的話。我們實在『何貴乎有國醫館。』

裘吉生湯士彥仝啓二十二，十，一，

（上文係浙江省國醫分館令飭杭州市國醫公會備案提出之意見）

補白

國醫館成分之科學分析（文芳）

份子	百分比	比重率
熱中人	五〇%	一．〇〇
黨國要人	二%	．五〇
趕熱鬧者	二五%	．〇〇〇一
拉入者	六%	．〇〇〇二
余岩信徒	五%	一〇．〇〇
不知所云者	十二%	．〇〇〇三

統一病名案

中央國醫館學術整理會統一病名建議書

建議主文

先詳開西醫所通行之華譯病名分類排列成一表册。一內科。二外科。三婦人科。四小兒科。五五官病科。(眼耳鼻咽喉牙齒)六梅毒淋病科。內科之中。甲傳染病。乙消化呼吸循環泌尿神經無管腺諸系統病。丙運動器病。丁新陳代謝病。戊官能病。己中毒病。庚物理病。婦兒諸科。依此類推。如是開列已。乃取古今較要之國醫書。如張機巢元方孫思邈王燾劉完素李杲張從正朱震亨孫一奎陳祖恭葉桂吳瑭王士雄諸家。察其所舉病名。究爲西醫之何病。各填入前開之表册。以資對勘。(此時可平心比較中西病名孰爲合理)填入時須冠以書名。如金匱百合。巢源風癔。千金溪毒等。因同一病名之病。各書頗有不同故也。惟絕無疑貳之病。如痎瘧痔疾等。可以不冠書名。是爲第一步工作。如是對勘已。乃斟酌應取何名爲統一之名。若表册因西醫某病項下。竟無國醫病名。或雖有而太不合科學原理者。則逕用西醫之名爲統一之名。是爲第二步工作。如是定名已。卽送館頒行全國醫士。限日一律用此統一之名。違者處以相當懲戒。懲戒後再不從。則禁止其業醫。是爲第三步工作。

建議理由

(一)何故必依傍西醫之病名　國醫館不嘗揭櫫用科學方式乎。國醫原有之病名。向來不合科學。一旦欲納入科學方式。殊非少數整理委員於短時期內所能爲力。藉曰能之。然天下事物。只有一箇眞是。西醫病名既立於科學基礎上。今若新造病名。必不能異於西醫。能異于西醫。卽不能合於科學。不然。科學將有兩可之『是』矣。西醫現行之病名。實質病則從解剖學。視其病竈之部位性質而立名。傳染病則從細菌學視其病原而立名。官能病則從生理學視其官能所屬之器官而立名。一切已入科學方式。夫國人與西人疾病猶是此疾病也。整理之目的。欲入於科學方式。非欲立異于西醫也。今有膏粱甘旨。不名一文。可以充腹者。舍而不取。必待躬自播種。躬自畜牧。躬自烹宰。然後一快朵頤。世無許行。宜不出此。且學術無種族無國界。舍短取長。固賢子自珍敝帚。若謂失却國醫固有面目。損及國醫壁壘旗幟。則固守素靈難經可矣。何必談整理。此拘墟之見。非學者態度也。

(二)何不擇取一種國醫書。加以修改而用之。何必盡破國醫原有之系統以就西醫之系統乎。　國醫書原有之病名。多不合事實。卽多不合科學。又有同名異病。同病異名。用時代之古今而殊者。又有同一時代同一病名。而此書與彼書實際逈異者。要之無標準無定義。不可取用而已。姑舉數例。如傷寒温病。時師皆以爲內科卒病之兩大類。若究問何者爲傷寒。何者爲温病。則言人人殊。不可去取矣。素問熱論云。今夫熱病者。皆傷寒之類也。又云人之傷於寒也。則爲病熱。又云凡病傷寒而成温者。先夏至日爲病温。後夏至日爲病暑。王叔和傷寒例申之云。冬時嚴寒。萬類深藏。君子固密則不傷於寒。觸冒之者。乃名傷寒耳。中而卽病者。名曰傷寒。不卽病者。寒毒藏於肌膚。至春變爲温病。至夏變爲暑病。暑病者熱極重於温也。據此則凡發熱之病。皆名傷寒。皆因觸冒冬時嚴寒所致。不過因病發之時令不同。乃有温病暑病之異名耳。然時師之觀念則惡寒者傷寒。惡熱者爲温熱。其說蓋出自戴天章。(天章之書。本名廣温疫論。說者謂其所論是温熱而非温疫。陸懋修訂而刻之。遂改名廣温熱論。是同一病也。戴名之曰温疫。陸與多數人名之曰温熱。此亦同一時代之同病異名者。)與素問叔和殊異。此同名而古今異病者也。傷寒例又云。凡時行者。春時應暖而反大寒。夏時應熱而反大涼。秋時應涼而反大熱。冬時應寒而反大温。此非其時而有其氣。是以一歲之中長幼之病多相似者。此則時行之氣也。又云。從春分以後至秋分節前。又有暴寒者。皆爲時行寒疫也。其病與温及暑病相似。但治有殊耳。巢氏病原因之。既有傷寒諸候。又有時氣諸候。卽叔和之時行。又有熱病諸候。温病諸候。卽叔和所謂寒毒藏於肌膚。春變爲温。夏變爲暑者。其諸候皆相似。絕無別異。夫傷寒病之原因。是否爲寒氣所傷。已屬絕大疑問。至於時行寒疫。既與温暑相似。則若者爲伏寒。若者爲新感。又何自而診知此同病同名而不合事實。不合科學者也。張仲景以傷寒名其書。宜其專論傷寒。不羼他病矣。今考之則小青龍湯。麻杏石甘湯。治支氣管炎肺炎。五苓散治腎炎。梔豉諸湯治食管病。隔胸湯丸柴胡桂枝湯柴桂乾薑湯。皆治肋膜炎。瀉心諸湯。皆治胃腸之炎。證及擴張。葛根芩連黃芩調胃承氣黃連阿膠白頭翁理中諸湯。皆治腸炎及赤痢。甘草桔梗苦酒半夏諸湯。皆治咽喉炎。如是種種不同之病•而仲景皆名為傷寒。則傷寒之名。尚有定義標準乎。國醫書中。尚有可取之病名乎。江浙時師。競稱溫熱。以與傷寒對峙。以為治法殊途。不可通假者也。溫熱中尤以濕溫風溫為最多。時師診為濕溫者。乃即西醫之腸窒扶斯。其證候有太陽。有少陽。有陽明少陰。一一與傷寒論符合。(傷寒論之太陰是腸炎厥陰本無專病)故日本人譯為傷寒。國人之業西醫者。亦稱腸窒扶斯為傷寒。是濕溫即是傷寒。傷寒即是濕溫。時師所兢兢區別者。乃無異于白馬非馬。風溫以喘欬為主證。其病為支氣管炎肺炎。自陳祖恭葉桂吳瑭以下各立方法。謂與傷寒異治。實即傷寒論小青龍麻杏石甘輩所治也。且濕溫之名。始見難經。但云脈陽濡而弱•陰小而急。不言證候。風溫之名。始見傷寒論太陽篇。但云發汗已。身灼熱。不言喘欬。是今之所謂濕溫風溫。亦與漢晉殊矣。僅僅傷寒溫病二端。在國醫本身範圍之內。已如此其違異。嘗見燕趙人遇閩粵人。彼此言語不通。不得已舍本國語言而用英語。反可從容達意。今之欲用西醫病名。列表其意。亦猶是耳。若用國醫原有之病名。將以何者為標準。何者為系統乎。或曰國醫之病名。惟其如此參錯。所以需要統一。一病而有若干異名者。用其比較合理的一名。廢其比較不合理的他名。舍短取長。以定于一。吾統一國醫之病名。安得用西醫以統一吾國醫乎。答之曰不然。國醫之說理立名。皆是和盤捫燭之談。於此而比較焉。將謂盤愈于燭乎。燭愈于盤乎。即以傷寒溫病論。立名之意謂其病之由於寒。由於溫也。自細菌學發明。寒溫六氣之病原。已根本不能成立。即退一步。置細菌學說于不聞不問。閉關自守。比較舊說。依熱論及叔和。則溫病暑病之分。不過視病人熱度之高下。然而熱至若干度為溫。若干度為暑。任何人不能答也。後世又據『寒毒藏于肌膚』之說。變本而穿鑿焉。謂傷寒則寒邪由表入裏。溫熱則熱邪由裏出表。然而寒毒究是何物。如何而藏于肌膚。又如何變為熱邪。熱邪如何由裏出表。亦任何人不能答也。黠者乃委諸飄渺不可知之氣化。以避詰難。夫說理立名。既如此其憑臆虛構。安有是非可言。更何從比較而擇取耶。

(三)國醫書何以獨取張機以下十三家　張孫王為古方家之祖。巢氏列病名證候最詳。又為王氏所祖述。劉李張朱為後世派分門之祖。各有獨到。孫一奎頗有特效方。且可代表有明一代。陳葉吳王爲近世温熱派之祖。故取之。自此而外。方書至多。自難盡取。至於婦兒鍼灸外科。巢孫王之書。并已包括。今但取病名。不及方治。則即此已足。不必別取專科書也。

(四)頒行統一之病名須先定辦法　病名雖已統一。以國醫館無威權實力。故不能使全國醫士遵用。即有此威權實力矣。非有三數年之訓練。醫士仍不能遵行。何以。故內地業醫者。但有三數首套方。泛應一切疾病。而隨口杜撰病名。以應病家之質問。國醫固有之病名。且不能知不能辨。今欲其改用科學病名。譬如驅蚊蟲以負山。雖有力鋸鼎鑊。寧死而力不勝也。若謂統一後。無須頒行。則作此統一工作何爲。故頒行方法。亦須先事籌定。建議主文中之方法。聊備一格而已。

結論

依建議方法做去。必有一病而包括西醫之若干病者。又必有若干病實爲西醫之一病者。而國醫病名眞合科學原理者。十恐不得一二。故建議人之主張。病名可逕用西醫所通行之譯名。若外此而更求統一。則治絲益棼而已。

附議

竊見國醫公報第二期三期選載門載有論文二篇。一爲「中國醫學之物質的原則」。二爲「陰虛與陽虛」。署名張忍庵。此文能以科學原理。說明中醫學術。當能以科學方式整理之。文亦淸矯健拔。通合整理學術人才之選。擬請聘爲學術整理委員會專任委員。約其常川駐館。襄助郭委員受天君從事統一病名工作。酌給月薪百元。藉資津貼。如荷采納。可由葉君古紅先以私人名義致函張君徵取同意，葉君雖與張君未經謀面。但因討論學術。業已通函多次。當可收輕熟之效也。此上　中央國醫館

建議人　施今墨

代呈人　葉古紅

中央國醫館審定病名錄凡例

國醫多以證候爲病名。而古今各家互有參錯。方言土語。乖異尤多。名實混淆莫此爲甚。爰審査古今載籍。擇合理而雅馴者用

之以定于一

一、本編分爲六科一內科二外科三婦人科四小兒科五五官病科六花柳病科其針灸按摩諸科乃治法之異非病名所關故不列科花柳屬傳染病本在內科範圍今別爲一科者以其肌膚或發瘡瘍與外科相濫醫家施治復多專門姑從俗便故也

一、各科分類子目皆從科學條理世界通行之例不拘國醫成法

一、每病之首行標審定之名大書平頭次行列西醫之華譯諸名又次行列中醫書籍原名其中西對照稍有疑義須說明者則附以說明皆細書低一字中醫書諸名有名同實異名異實同者不加標幟猶難覈實則於病名上冠以人名或書名如仲景百合巢源風癔千金溪毒是也其絕無參錯如瘄痔諸病則不冠人名書名

一、古書病名有多名共爲一病者則並列於一病中有一名兼賅數病者則分列於數病中附注兼見某病字

一、本編所參考之譯本西醫書大抵根據博醫會譯歐氏內科學○氏外科學○氏眼耳鼻咽喉科商務書館湯譯近世婦人科學湯譯近世小兒科學間亦臨時參考他書玆不備舉

一、中醫原有諸病名上所冠人名書名曰仲景者張機傷寒論金匱要略也曰巢源者巢元方諸病源候論也曰千金者孫思邈千金要方也曰翼方者孫思邈千金翼方也曰外臺者王燾外臺秘要也曰河間者劉完素諸書也曰東垣者李杲脾胃論也曰戴人者張子和儒門事親也曰丹溪者朱震亨諸書也曰玄珠者張一奎赤水玄珠也曰辨證者陳祖恭温熱辨證也曰指南者葉桂温熱指南也曰條辨者吳瑭温病條辨也曰孟英者王士雄諸書也曰竇氏者竇漢卿瘡瘍全書也曰正宗者陳氏外科正宗也曰大成者陳氏外科大成也曰準繩者王宇泰婦科準繩也曰青主者傅山女科書也曰竹林者竹林女科也曰直訣者錢乙小兒藥證直訣也曰集成者某氏幼幼集成也以上諸書於國醫學中皆卓然成家人所信用者其他醫書雖多今但取病名不及理論治方則無須多采徒取複雜至於鄙書俚說土語方言雖通行一隅究難登大雅則一概從略

一、本編先列西醫病名爲其循名責實人所共知借助他山取便畫一非云數典忘祖也

一、西醫諸病有非中法診察所能察知者如糖尿病不渴小便不多但血中糖分逾量者不得爲消渴更無他種病名可以當之蛋白尿白血球增減者病國醫向所不知亦無相當病名若是者惟有逕存西醫病名使國醫兼習西法診斷耳

一、審定統一病名惟取雅馴合理不分中西古今學術無國界惟理是從若曰自抉藩籬則拘墟之見矣

一、本編主旨惟主統一病名其病理證候治法諸端別有專書概不羼入

民國二十二年六月中央國醫館學術整理委員會

本會覆中央國醫館函

謹啓者。接奉洽代電並附學術整理會統一病名建議書一分。囑爲發表意見等由。當經敝會於六月二十五日第十一次執監會交付討論。經決議除請展限答復外。並推敝會委員秦伯未嚴蒼山張贊臣吳克潛盛心如組織研究會。先予研究。擬具意見。以便核復。同月二十八日研究會討論結果。認爲國醫統一病名。殊多窒礙。全體辭職。爰於本月四日召集臨時執監聯會。共同討論。僉以中央國醫館學術整理委員。雖屬均係國醫同道。顧現居國醫界極峯地位。如若盡量非議。則反抗中央。罪恐難赦。但中央國醫館又爲黨國要人共同組設。其原意在以科學方法整理中國醫藥。使之發揚光大。而學術整理委員會統一病名建議書。是否有裨實用。是否徒自糾紛。循至自趨毀滅。懷疑之點。不一而足。知而不言。復恐失擁護中央之義。有負黨國要人提倡中國醫藥之盛情。當經決議先將懷疑四點。具書奉詢。以便研究。在案。理合備函連同懷疑四點具書奉復。懇請轉致學術整理委員會。迅賜裁復。不勝企禱。此致

中央國醫館

對於統一病名懷疑四點謹錄於後

(一)依傍西醫病名統一國醫病名之後。對於治療學及藥物學如何聯絡運用。有無充分預備

國醫病名。都依病原而定。西醫病名。都依病灶而定。國醫所認之病原。爲六淫七情之偏勝。庶病菌得以繁殖作祟。故其治療學理。在

排除六淫七情之偏勝。使病菌無從爲患。恢復人體原有之抵抗力。藉以却退疾苦。故藥物學理。亦以寒熱温涼宣表滲利等功。汗吐下温清和補等法爲立說之依據。病名與治療學藥物學。尙有相當之聯絡。而能運用如意。今一旦依傍西醫病名而爲變更。則治療學藥物學當隨而講求病灶殺菌。原有治療學藥物學勢必廢棄。重爲創作。是項創作。曾否業已成功。曾否推行全國。若引必織布而後衣乎之義。不必創作。進而採用西醫治療學藥物學。以資依傍。不知根據西醫研究成功少數提煉國藥之藥理。開方煎服飲片。能不貽誤病人。例如上海某小新中醫？。治療其友爛喉痧豫後衰弱。依據西醫提煉國藥後之藥理。用附子以強心。以附子飲片煎服。不二日竟喪厥生。

(二)依傍西醫病名統一國醫病名後對於診斷學如何運用庶不致與西醫之診斷發生歧異

國醫以七情六淫之偏勝爲病原。既如上述。故入診着眼。除表裏虛實外。注意於七情六淫。而不及病菌。據以治療。即奏效果。今依傍西醫病名而統一國醫病名。姑不論『所謂國醫無恰當病名。即用西醫病名。』將無以診斷。即於西醫病名之下。以國醫原有病爲對照。如虎烈拉之與霍亂。腸窒扶斯之與傷寒。肺結核之與癆瘵。其領域之廣狹。亦屬大相懸殊。設或中西醫生診斷歧異。發生糾紛。何以善後。例如上海某老新中醫。診治某孩之驚風。謂即腦膜炎症。病家惶急。送入醫院抽驗。並無腦膜炎病菌發現。病家以其診斷錯誤。幾致交涉。後經調解服罪乃已。

(三)原提案人及整理委員會對於中國醫藥之認識具有何種程度

中央國醫館以科學方法整理中國醫藥爲宗旨。則整理委員。祇少除明瞭何謂科學方法外。對於中國醫學。亦應有相當認識。若謂中國醫學。連病名都不合科學。直糞土之不如。則諸專任委員。領薪工作。毋乃太無聊賴。若謂中國醫學。尙有些些價值。足勞整理。則應明瞭中國醫學事實上之價值何在。依據科學方法。又應於事實上尋求推演。何者宜於整理發揚。何者應予改革淘汰。完成之後。應如何設立學校。努力推行。妥定辦法。藉資過渡。乃君今墨施。(爲迎合密司脫施之科學觀念起見。特一用此十分科學名稱)痛恨國醫所用病名不合科學。貿然建議改革。而學術整理委員會。又復不加思索。即予通過。一若國醫病名。一經依傍西醫病名。改革之後。即可適合原提案人及委員會心目中之科學。至於病名改革之後。對於診斷治療藥物諸學理。如何聯絡運用。可以不問。是則原提案人及委員會對於中國醫學之認識。究具何種程度。殊難索解。頗聞委員會中之郭受天君。並非清議派之國醫。而爲看病的國醫。試問郭委員自身。對此辦法。將如何開方治病。

(四)中央國醫館學術整理委員會是否將採取不耕而食不織而衣主義

中國醫學。卽據門外漢讀論。亦都認爲有如富鑛肥田。急待開墾。而原建議書中。竟謂『今有膏粱甘旨不名一文可以充腹者捨而不取必待躬自播種。躬自畜牧躬自烹宰然後一快朵頤世無許行宜不出此』是說也。在西醫口中說出。尚無足異。由中央國醫館副館長及學術整理委員會口中說出。則不啻耕夫鑛卒。舍其鋤犂。垂涎白脫之油。牛尾之湯。努力於嗷嗷乞食。必成爲溝壑餓殍。國貨製造廠工師。大進洋貨。改貼商標。不勞而獲。方自詡其聰明。而不知奸商頭銜。已由國人奉送。學術整理委員會而果抱不耕而食不織而衣之主義。則政府儘可多設幾處西醫學院。國醫亦無需此種學術機關。何以副政府提倡之盛意。何以慰國醫擁護之熱情。

上海市國醫學會公函　第二四八號

逕啓者。本會於前月接奉中央國醫館。關於病名統一問題之快郵代電。及病名統一建議書。卽經第十一屆執監委員第十三次聯席會議議決。擬具理由。表示意見。茲已函復在案。函云。謹啓者。六月二十一日。奉貴館代電。附發施副館長統一病名建議書。令各依議陳述意見。奉此。本會業交執監聯席會議詳細討論。統觀結果。僉以用西醫名稱。統一國醫病名一節。事實上認爲不妥。茲特擬具理由。答復如下。貴館用科學方法。整理中國醫藥。固屬當今急務。然竊以爲宜從固有之學術與理解而整理之。刪訂之。凡龐雜之書籍。參差之言論。或應廢棄。但未可根本摒去原理原則。而盲從一切。以炫耀新奇。蓋世間學說之存在。咸有相當之淵源。相當之效用。而決不能因其名稱之稍覺複雜。而貿然吐棄。此應具之理由一也。查國醫病名。果有同名異病。同病異名者。此乃係歷代醫家。各有所撰。歷代醫書。未加整理。學無標準。說無定義。而非名稱之不足取也。今使徒從病名之臆造。而謬易新詞。試問於事實有何裨益。卽使原有病名。欠於妥帖。亦可自取固有之文化。爲定名之準則。能不異於西醫固佳。卽異於西醫。抑又何害。蓋一國有一國之文化。自不必卑己而尊人。以助長外來文化之侵略。此應具之理由二也。國醫之所謂傷寒與濕溫。其理不同。其治亦異。故名有二種。而西醫皆稱之爲腸窒扶斯。孰是孰非。姑待研究。卽使傷寒與濕溫。病無二致。則擇其妥者而名之。或另命他名。均無不可。若竟棄國醫之學說而從西醫之名稱。曰腸窒扶斯。試問從其音耶。從其意耶。從其音。未必悅耳。從其意。有何特長。諸如此類。不勝枚舉。此應具之理由三也。若謂因用科學方法。整理中國醫藥之故。所以並將病名。亦改用西方譯音。斯誠所謂舍本求末。先總理有云。我人欲學外國。當迎頭趕去。切勿步其後塵。斯言實爲國人之良藥。此應具之理由四也。原建議云。定名欲謀便利。使舉其名。皆知其病。庶不致以訛傳誤。此固誠如第二款所云。宜急謀整理而統一。至其引用燕趙人遇閩粵人。彼此言語不通。不得已舍本國語而用英語。反可從容達意云云。此乃由於一時之權變。而全國人士。所引爲痛心之事。我政府未嘗下令全國。因方言不通而改用英語。蓋以固有文化與國體攸關。烏可輕言廢棄。卽使以全國語言之不同。而欲謀統一。亦祇能提倡國語。以溝通乎其間。猶之現在欲統一國醫之病名。亦不應舍固有之學理。而代之以西名。此應具之理由五也。原建議第二款。指摘傷寒小青龍湯麻杏石甘湯之一段。曰某湯治某炎。竊以病既名炎。則其症之熱也可知。而該段所引用之湯。頗多熱性之藥。以熱藥治熱病。應非所宜。然治之均效。從可知其病非熱症。症非熱而名曰炎。以國醫學理論之。似有未妥。茲乃不究其原。而欲強易其名。曰某炎某炎。何所取哉。此應具之理由六也。本會同人。非不願統一病名。亦非不欲用科學方法整理中國醫藥也。但以果欲如是。應先就醫之理。藥之性。書籍之龐雜。言論之參差者。整理統一之。而後再及於病名。並應以國醫固有之學理。統一國人患病之名稱。方爲合理。施館長學貫中西。才通今古。以其熱力。整理國醫。本會同人。殊深慶幸。惟對於統一病名一事。既蒙採及葑菲。則不敢不竭盡愚忱。爲芻蕘之獻。貴館領袖羣醫。舉動攸關全國。與邦喪邦。在此一言。相應瀝陳愚見。冒昧上呈。至祈鑒察施行。幸甚。謹復中央國醫館等語。諒

貴會亦收到同樣之代電與建議書。但未悉對於此事。是何意旨。乞將復文抄錄一份。以資借鏡。不勝感荷。此致

會　　上海市國醫學會

常務委員丁濟萬
戴達夫
賀芸生
周召南
余鴻孫
地址上海城內南石皮弄

中華民國二十二年八月　日

對施副館長建議統一病名以西醫爲準之駁議

廣西國醫分館呂仲謙

理由中謂國醫原有之病名。向來不合科學。一旦欲納入科學方式。殊非少數整理委員於短時期內所能爲力。藉曰能之。然天下事物只有一個眞是。西醫病名既立於科學基礎上。今欲新造病名。必不能異於西醫。能異於西醫。即不能合於科學。不然科學將有兩可之是矣。

按所謂科學云者。於事物界之同種同類中。就其千差萬別之象。求出各種共同一定不易之理。即孟子所謂博學而詳說之。孔子所謂吾道一以貫之也。中醫所立病名。大抵皆從實驗而來。或從病理定名。如陰虛陽虛風濕濕溫等。或從病位病狀定名。如頭腫面脹心痛耳聾等。或從病因定名。如食積痰凝血瘀氣滯等。各家之主觀雖各不同。然其主治必統全部而定。治療大法。分別陰陽表裏寒熱虛實。而定溫清攻補汗吐下和之劑。此八者審斷無訛。自然藥到回春。雖無科學之名。實具科學之實。日人湯本求眞有言『醫學爲對於靈妙不可思議之人類而設。非單純之理論所能解決。理論不基於人體經驗之事實。直可謂非眞正理論。西醫恃科學萬能主義。將試驗管與人體同視。以動物試驗之結果。直試諸靈妙不可思議之人體。故研究室內之理論。似極精密。行之臨床。往往失效。

中醫自數千年前。就恆河沙數之人體研究所得之病理藥能。歷千錘百鍊之後。完成結論。立爲方劑。初見似空漠無憑。逮按其實。則秩序井然。始終一貫。藥方亦然。故於實際收效。此余（湯氏自謂）實在之經驗也。』

丁仲祜福保所譯之病理學講義疾病之名稱章云。『今日所用之病名。大率蕪亂錯綜。如泥沙之雜糅。而不一律。有以主要之症狀而命名者。如黃疸卒中等。有本希臘時代之實驗的考察而沿厥名稱者。如茸腫瘤腫等。有古時醫家以謬見而命名至今仍之者。如加答兒是。加答兒者。流出之義也。故器質諸病。外而口鼻。內而臟腑等流出粘液之症。均附此名。歇撲氏則因鼻液而推想腦液之流出云。有冠以發見或研究該病之人名而爲病名。如爲氏紫斑病。伯氏病等。有據病理解剖之變化而命名者。如腎臟炎腦出血等。今人之沿用舊名。不過習焉不察耳。若精確考之。往往知其實誤。如貧血而附以阿奈米之名。殊爲失當。蓋阿奈米者。無血之義也。日本譯爲貧血。可謂得其正鵠矣。』據上述以觀。則中西病名。孰合科學。梅雪爭春。恐亦未易平章也。西醫病名未盡合科學既如上所證。未可以盲從矣。況鉤輈格磔之音。令人百思而不得其解者。更復不少。如窒扶斯。實扶的里。傴麻質斯。安魏那。帝答尼。虎列拉。麻拉利亞。百斯篤。乙私的里等。或爲一病專名。或以二病以上共用之名。其爲普通共用者。如加答兒（加答兒義已見上）與發炎二者。發炎舊祇紅腫痛熱四者。今則加入機能障礙共成五者。此爲丁譯西醫病名。其博醫會所譯則多創造新字。與丁氏譯名大異。前此製造局譯之內科理法。博濟醫院嘉約翰編著之內科全書。其譯名之不盡妥協。固無論矣。近人王倬編著之衛生治療新書。洪式閭合編之醫學常識。雖無丁譯鉤輈格磔之名。而發炎與加答兒仍分別爲二。汪尊美余岩等合編之內科全書。程瀚章譯之小兒科學。湯爾和譯之近世婦人科學。則廢加答兒之名而與發炎併爲一矣。按丁譯病理講義炎症概論云。夫所謂炎症者。一因炎性刺激而血管壁發生變性。循環異常。滲出血液成分。一因炎性刺激之直接作用。與循環障礙。於是組織細胞變性而新生增殖。蓋實爲複雜之病的變化。非簡單之病的機轉。可知自古沿用炎症之語。斷不能謂爲定論也。故德馬氏曰。炎症之名稱。至今日當毅然廢去。另定至當之名代之而後可。且湯爾和譯之病原微生物及免疫學。明有加答兒菌。是可知加答兒與發炎本爲二病。當分而不當合者。乃近出西醫書。獨廢加答兒之名而併其病於炎症。是尚爲有定義標準乎。至謂新造病名必不能異於西醫。能異於西醫即不合於科學。刻舟求劍。故步自封。華人斷不若是愚。科學亦不於是止也。例如邏輯學。嚴又陵譯爲名學。豈前譯論理學之名爲是。後譯之名學邏輯學。卽爲不合科學乎。且就加答兒之名而論。在華人視之。竟不能知其意指。若就其病理症候而論。實卽中醫所謂濕熱症耳。與其用加答兒之名而曰胃加答兒腸加答兒。何如仍用舊名爲胃濕熱腸濕熱。不較諸加答兒爲明顯乎。若以爲中醫舊名雖當而不新。不足以炫異。非肇錫新名。無以驚愚。則當就其流出之義。而定名曰漏瀉。或滲瀉。在胃者曰胃漏瀉。在腸者曰腸漏瀉。不較諸加答兒爲明確的當乎。安在另定新名之不合科學乎。

等二項理由中。以國醫原有病名多不合事實。有同名異病。同病異名。爲違反科學原理。歷引素問仲景叔和巢元方戴麟郊五家學說以證其違異。詆爲雜糅混亂。無定義標準。甚至仲景傷寒論。亦譏爲厖雜。一似中醫全無價值。宜付祖龍一炬而後快。不知蓋厥坐井觀天。又何難焉。夫傷寒溫熱。乃病之總名。非單一病之專稱也。誤以爲一而比同之。如之何其不復雜糅混亂也。如知其病之非一。則諸家所論。言各有當。無俟言詮而已會心不遠矣。謂予不信。且卽西醫所論以爲之證。加答兒窒扶斯者。乃病之性質之公名。而非病之專名。因其病灶所在冠以胃加答兒以爲之別耳。渡邊希曰。腺病質之爲病也。乃集各諸病之總名。而非一病之專稱也。如云痛風神經痛貧血等。皆爲總稱之病名。於腺病質上冠以結核性梅毒性等稱。所以表示其性質。加答兒窒扶斯之上。別冠之名。亦猶是也。今以中醫所論爲雜糅。則如詆西醫之稱加答兒窒扶斯爲不當。何以故。窒扶斯之病不一。腸窒扶斯以外。尚有巴拉窒扶斯發疹質扶斯。同歸質扶斯諸病。而窒扶斯之病。又有合併病。後發病之爲加答兒者。如以所論律之。則可曰既云窒扶斯。則亦窒扶斯而已矣。胡爲乎又有巴拉。發疹。囘歸諸窒扶斯耶。縱窒扶斯可同。而窒扶斯又雜以加答兒之稱。何其混亂雜糅至此。是尚有定義標準乎。

拜讀此文。可見原建議人所謂施副館長者。對於中西醫學之根底。　——文芳附誌——

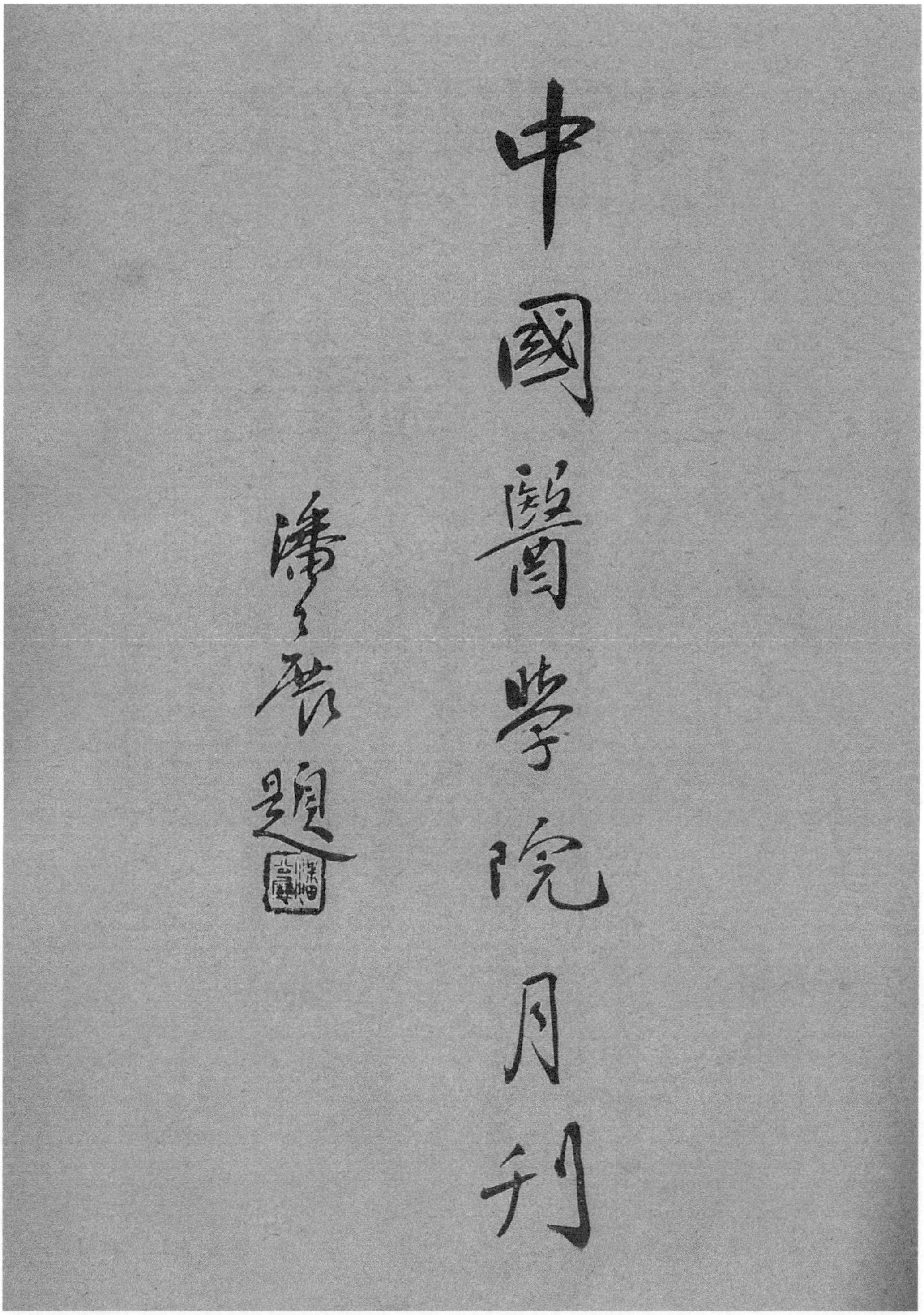
中國醫學院月刊

編輯者言

（1）本刊前已出過三期茲爲第四期。

（2）本期內容。計分三項。（甲）講師著作。（乙）教員著作（丙）學生成績。

（3）本期承丁福保先生惠賜病一夕談一文。丁先生道高德重。向不輕易爲醫報雜誌撰稿。而熱忱如此。實深感謝。

（4）（腦之研究）一文。係講師方公溥先生在本院之演講詞。於國醫補腦之法。多所闡發。願讀者注意焉。

（5）（血之研究）一文。係本院教授朱壽朋先生所撰。朱先生治學。具有探險的精神。觀於此篇。不肯稍有模糊可知。

（6）本刊出版匆促。謬誤處自知不免。尙請閱者教正。

中國醫學院月刊第四期目錄

◉講師著作

眼病一夕談　丁福保
腦之研究　方公溥

◉教員著作

血之研究　朱壽朋
中醫界必讀之書　王潤民

◉學生成績

千金方整理　四年級　朱華谷　黎年祉
黃疸　四年級　沈宗吳
失眠小研究　二年級　薛定華
對於問診切要之我見　四年級　項廷陞
濕病之症狀及治療之大概　四年級　方道淵
暑濕治法淺說　四年級　許鏡澄
「男以氣爲主女以血爲主」之解釋　一年級　黃仲彬
保命芍藥湯治赤痢之作用　四年級　袁鵬汀
臟病治效記　四年級　金樹欒
一個奇異的治法　一年級　徐公愚
兩個淺近的衛生談　二年級　李其光
薏苡仁之研究　二年級　劉行方
小產驗方　二年級　薛定華
驗方一則　二年級　劉行方
二五級課餘醫藥研究之一班　二五級課餘醫藥研究會
仲秋夜闌悼建昌　二年級　章叔賡
哀亡友孫建昌　二年級　劉國輔
本學院職員一覽表
本學院教員一覽表
本學院各級學生一覽表

講師著作

眼病一夕談

丁福保

春風狂吼。塵埃即隨之而起。往往面上。衣上。手上。足上。皆為塵埃所沾。乃至電車。汽車。火車等乘客上下處而塵埃尤多。車上之吊帶。車門之銅鈕及公用之手巾皆不知曾經數千百人之手或指接觸。眼雖不能見但可知必附有種種黴菌思之足以令人戰慄。在不注意之間。觸於此等汚處之手。難免用以撫摩面上。或擦及眼睛。塵埃之中或含有刺戟物而微菌之中。雖有不為害者亦有病菌可以發生傳染性眼病。

春初有何眼病。眼病如何發生。君子防未然。請為讀者言之。

春初之眼病。多為結膜炎。俗稱紅眼睛者是也。將眼皮翻轉。現出紅色之裏面。即為結膜。在眼皮上之裏面者。謂之上眼臉結膜。在下眼皮之裏面者。謂之下眼臉結膜。詩曰美目盼兮。註云。黑白分明也。在黑之部分者為角膜。在白之部分者為眼球結膜。此結膜之部分發炎。即為結膜炎。有起結膜炎後。再引起角膜炎者。亦有白黑兩方同時發炎者。

結膜炎之原因

結膜炎之原因。可大別為二種。一為理化學的刺戟。一為傳染。

理化學的刺戟。第一為塵埃。吾人雖泛言塵埃。但實有大小銳鈍多種種類。其大者反易對付。其小者則否。用顯微鏡觀之。小者之中時常有遍體棘刺。有如集合刀刃之破片者。此物被風吹入眼中。再將眼揉擦。無怪結膜角膜之傷痕纍纍。又此塵埃之中。尚有花粉。植物枝葉所生之細毛。又有石灰。泗門汀。肥料粉等粉末。具有腐蝕作用。將眼揉擦時。有時自己之睫毛脫落入目中。從眼皮揉擦使之受器械的刺戟。其次再受化學的刺戟。因之眼發痛發赤發腫羞明生眼脂（結膜之分泌物）成為結膜炎。

由於傳染者。由種種微菌直接或間接入眼而起。發生急性結膜炎之微菌。爲數頗多。今舉其尤普通者數種。一爲古弗威克司氏菌。古弗氏德國人。爲首先發見結核菌之細菌學泰斗。當其赴埃及研究該處四時流行之沙眼時。偶然發見此菌。又美國威克司氏研究流行於紐約之急性眼病。亦不期發見此菌。故將二人之名合冠其上。以名此菌。一爲肺炎菌。此菌除使肺發生肺炎外。並可使眼起一種急性結膜炎。最奇者此菌有時棲息於健康人之口腔內及咽喉。毫不爲害。但若指上沾有唾液。將眼揉擦。有時可因此起結膜炎。或爲甲之口腔咽喉時。雖不爲害。一入乙之眼。則起結膜炎。成爲肺炎菌性結膜炎。最可怖者。此菌若逢黑瞳有傷口時。例如偶被樹枝樹葉所刺。或向風行走。或經過建造場附近。塵埃吹入眼中。用手亂加揉擦。即致發生傷口。所謂傷口者。當然係極微細傷口。此菌即從傷口侵入。引起化膿。黑瞳化膿。其膿愈延愈廣。愈進愈深。終即將角膜破壞。往往因此失明。又有白喉菌(實扶的里菌)亦可起結膜炎。白喉爲小兒常患之病。白喉菌性結膜炎。亦用血清治之。最有效果。治白喉之白喉血清。爲特效藥中之特效藥。乃近代醫學之產物。古時所無。對於一切之病。若能發明如白喉血清之良藥。則人世將受其更大之幸福。然有特效藥。亦須能早日將病診斷。方能得其益。非不論病症如何垂危。亦可見效也。此外尚有葡萄狀菌。連鎖狀菌等種種。眼病之中。有一著名之眼病。爲淋菌性結膜炎。(膿漏性結膜炎)淋菌之傳染。當然係有淋病而來。從前初生兒屢因生母患有淋病。傳染入眼。因此失明之小兒極多。現在新法接生。助產醫生。必爲初生兒用硝酸銀水點眼。以豫防萬一。在現代花柳病極盛之都市。每年保全小兒之眼睛。不可勝計。又嫖客患淋病。小便後不肯將手洗滌乾淨。將其淋毒沾染於毛巾。再由毛巾傳染入眼。因此失明者。亦常有所聞。在發結膜炎之諸菌中。此菌最爲可怖。

以上傳染性眼病。皆可由患眼病者之眼分泌物。再傳染他人。

尚有一病菌。未嘗發見。即沙眼之病菌也。據謂視此病之多少。即可覘其國文明之程度。現在美國對於患有此眼病者。拒其入國。此沙眼病。係慢性結膜炎。非如上述之各種結膜炎。於傳染之當日或一二日二三日之內發病。多不知其係在何時傳染。此病仍由眼分泌物傳染。譬如手沾有眼脂。觸於物上。物上即留有其人之眼脂。另有一人亦觸及其處。即將眼脂粘至自己之指上。再以其指揉擦自己之眼沙眼之傳染卽告成功。

沙眼雖爲慢性病。但一至春季。卽生眼脂發炎。有如枯木逢春發芽。此眼脂有傳染沙眼之力。故春初對於沙眼。亦應同樣特加注意。

豫防結膜炎法

春光明媚時節。不出郊外呼吸新鮮空氣。浴受充分日光。作適宜運動者。則爲有害全身之健康。故一有機會。卽應出郊外遊散。但在此塵埃飛舞之中。如何可免發生眼病。可注意下列各項。

(1) 電車之吊帶。火車之門。人家之門。椅子等。手指勿觸及爲佳。有時可御薄手套。

(2) 隨身攜帶手巾。不可借用他人之手巾。尤不可用公用毛巾。公用毛巾不但可傳染眼病。並可傳染肺病。痲瘋。梅毒。淋病。以及種種皮膚病。

(3) 手巾等不可假人。以免互相傳染疾病。

(4) 外出歸來。首先洗手。次卽洗面。洗去眼部面上沙塵。若塵埃入眼。可用面盆滿盛清水。用兩手掬水洗滌眼部。眼中塵埃。每一瞬目。卽漸集向眼頭。(內眥)可用毛巾自外側向內側揩拭眼頭。塵埃入眼發痛。不可亂加揉擦。可托人輕將上眼皮翻轉檢視。决翻轉上眼皮檢查。翻轉上眼皮。非盡人能爲之。可托熟習者爲之。用面盆滿盛清水。用兩手掬水。微張其眼洗滌。有時亦可將塵埃洗去。切不可自眼皮上揉擦。致傷及眼球。

(5) 家中無眼病之人。面盆不妨共用。若有眼病及生眼脂之人。必須另備一面盆。爲個人專用。有一笑話。出在日本。當日本明治三十一年(西歷一八九八年)時代。卽離今尚不過三十餘年。前日本某縣之某郡。流行眼病。日文部省爲此派人前往調查。查得其時該地方文化未開。郡中兒童。朝間不知洗面。郡中之小學校長。對此大不以爲然。爲製成朝間洗面之風氣。特時破慳囊。購辦面盆一只。置於校中。每朝到校之兒童。由校長一一督率洗面。不料滔天之禍。卽發生於此。因全校用此一面盆。致眼病從少數兒童傳染及於全校。再從全校傳染於全郡。缺水之地方。沙眼之所以特多。蓋因珍惜清水。不但共用面盆。並且以一盆水供許多人洗面之故也。

（6）人體之衛生最切要者。爲「空氣與日光」水次之。水之供給不充足。不但眼病流行。傳染病。寄生蟲病。等。亦恆不絕跡。無論如此不健康之都市。一創立自來水供給居民之用。居民之健康。卽大有進步。病人銳減。再將疏通穢水。水溝建造完全。愈可成爲健康地。

（7）戲館。影戲場。跳舞場。遊戲場等一切多數人麕集之地。室中之換氣法不完全。再加以吸烟之烟氣。空氣汚濁。塵埃飛揚。最易患眼病。故少往爲佳。若偶往者。歸後宜卽洗手洗面。並用水洗眼。使之清涼。

（8）酒最不宜於眼。

（9）在家時。雖未外出。若覺眼疲。多瞬。目眼底雙眉間作痛。觀書或手工。經長時間。可用水洗眼。使之清涼。或用二%硼酸水洗眼亦佳。

（10）大便宜通利。最佳每日一次。若有便祕習慣者。宜致力矯正。每日清早。飲下冷開水一大杯。作一氣飲下。再撫摩下腹部。可助大便通利•卽不覺欲大解。亦宜上廁。如此連續幾月。必可養成每朝必大解之習慣。

眼翳

眼翳多於黑瞳之傍生小粟粒大之小疹。向此發生充血羞明流淚。眼不易張開。多見於腺病性之人。兒童尤多。或稱腺病性眼結膜炎。眼翳性結膜炎。亦呼眼性眼翳。生於黑瞳之周圍者。可治愈不留痕跡。但其重症者。則生於黑瞳之中。作稍隆起之白點。有時作掃帚星狀。有一膿點稍隆起。後拖一尾。向兩側散開。愈遠翳亦愈薄。謂之眼翳性角膜炎。此症卽治愈。仍留下簿翳。害及視力。此非僅眼之病。係有全身關係。非使身體強壯。愈後仍可再發。祇發生一次。尚無妨礙。若屢次再發。會黑瞳上之白翳漸厚。漸黃。更延及瞳孔者。妨害視力尤甚。有時等於失明。盲人學校之學生。因此症而成進於失明狀態者頗多。兒童大都不願受醫治。故爲其母者。必須耐心使之療養。最爲切要。

麥粒腫

此症眼瞼之緣。發赤腫脹。有壓痛。多兼有多少結膜炎。係睫毛毛根之脂肪腺化膿。可溫罨使之軟化。後將膿壓出。或由眼科醫生切開排膿。凡見眼脂不多。而眼瞼腫痛者。應先思及自否發生麥粒腫。有時其瞳脹頗高。

腦之研究

講師 方公溥先生演述
教務處書記股速記組紀錄

西醫喜言腦。辨神經。論調治。言之娓娓動人。中醫則談之者絕少。遂令腦之一字。幾成為西醫獨有之名詞。而腦之治法。亦有似非西醫診治不可者。

其實腦之為腦。我國五千年篇。早已發明之。不特發明之。且甚重視之。至于究來源。別功用。立治法。且較西說為精焉。

靈樞海論篇曰。『腦為髓之海』決氣篇曰。『補益腦髓』素問五藏生成篇曰。『諸髓者皆屬於腦』葛洪養生說曰『還精補腦』雲笈七籤曰『腦實則神全』腦之見于經籍者。不一而足。其來舊矣。

素問脈要精微論稱頭為精明之府。本病篇。稱腦為太乙帝君。（至尊無上之義）李時珍稱腦為元神之府。黃庭經。謂腦神精根字泥丸。醫經于腦之項骨。且尊稱之曰天靈蓋。其重視之也如此。

腦之發源。西醫未能指出。而皇帝內經則早揭明之。經云『腎藏精之生髓』又云『人始生先成精。精成而腦髓生』細味經文。則腦之由來。思過半矣。蓋腎生精。精生髓。腎系貫脊。通于脊髓。由脊髓上循入腦。而為腦髓。是腦非生髓之所。乃聚髓之所。所謂『腦為髓之海也』然腦髓先天之本源。固在乎腎。而後天之原動力。則在乎胸中大氣。（即宗氣）內經云『上氣不足。腦為之不滿。耳為之善鳴。頭為之傾。目為之眩』夫上氣乃胸中大氣。由任脈而上注于腦之氣也。設或大氣有時輟其灌注。必即覺腦空耳鳴。頭傾目眩。此時腦神經固無恙也。而不能効其靈者。何也。蓋胸中大氣。原能保合腦中之神明。幹旋全身之氣化。是以胸中大氣充足上升。而後腦神經始能有所憑藉。此說時賢張錫鈍氏之論甚精。故引及之。

今世之論者謂。知覺運動之所生。中說言心而不言腦。西說言腦而不言心。然一證以腦神經分佈之理。而中說之立場頓失。此實近視之語。調非確論也。知覺運動關腦之說。中醫已早明言之。不過中醫心腦並提。深究一步而分別體用耳。試舉經說證之。經云。『頭者精明之府』夫頭即是腦。頭既爲精明之所聚。則一切知覺運動自在其範圍中可知。靈樞海論曰。『髓海（即腦）有餘。則輕勁多力。自過其度。髓海不足。則腦轉耳鳴。脛痠眩冒。目無所見。懈怠安臥。』此又腦司運動之說也。然腦祇是知覺運動之機關。而究非知覺運動之大主宰。故經文只言精明之府。府字有貯藏之意。而不言精明之主也。素問靈蘭秘典云。『心者。君主之官。神明出焉。』蓋言神明發于心。照于腦。而腦之精明乃見。今人每想一事。多閉目上瞪而思索之。此即心神注腦之意也。又可于字書證之。神明之用在思。思字古文作恖。囟者。腦也。心者。心也。蓋言心與腦神明貫通。而後可以成思也。丹經謂腦中所發者爲元神。心中所發者爲識神。其義尤可借證。若謂心司血液循環。不復別有作用。則何以過憂過思過悲者。心部多悶痛。或煩熱。而驟然喜怒驚恐者。心部即跳動不能自已乎。且腦髓與神經。人人之所同有。而智愚賢不肖大異者。何故。此無他。心靈限之也。試觀歷代聖賢仙佛。皆注重明心養心之功。而其大智慧。大願力。卒非一般人所能望及。豈非神明出于心之一大鐵證耶。故必補正之曰。神明之體藏于腦。神明之用出于心。其說乃圓。

補腦之藥。古籍略有記載。而補腦之法。則無從查攷。余于研究中。得三要素焉。曰『補腎精以塡腦髓。運大氣以強腦力。開心竅以通神明。』三者或輕或重。或合用。或分用。視病者之所需要定之。補腎精之藥。如鹿茸。黑脂麻。補骨脂。胡桃肉。松子仁。熟地黃。何首烏。肉蓯蓉。枸杞子。兔絲子之類。運大氣之藥。如黃芪。人參。桂枝。當歸。茯神。甘草。懷山藥之類。開心竅之藥。如大遠志。石菖蒲之類。惟鹿茸一味。爲督脈所生。血肉有情。補精益髓。且生于頭頂。同氣相求。補腦藥中。重要分子也。核桃肉白多脂。善補精髓。且皺叠如腦。外有堅殼。酷似腦在頭蓋中。用之補腦。尤爲切近。川芎之性。既能補血。又能上升入腦。用作引經。關係尤要。茲再附列各醫經所載補腦專門之方藥數條于後。以備查擇。並知我國數千年前。早有專門補腦之藥。不致應付無方焉。

黑脂麻｜一名巨勝子　主塡髓腦。

青蘘（即胡麻葉） 主補腦髓。

乾漆 主填髓腦。

上三條見神農本草經

松子 主益精補腦。

地黃酒酥 主髓腦滿實。（方法詳千金翼方）

延年方 益精補腦（仝上）

上三條見千金翼方

青葙子 主益腦髓。

上一條見大明本草

茺蔚子 主填精髓。

上一條見本草綱目

鹿茸 主添精補髓。

上一條見本草從新

按靈樞五癃津液別論云『五穀之津液。和合而爲高者。內滲入於骨空。補益腦髓。』又決氣編云『穀入氣滿。淖澤注于骨。骨屬屈伸洩澤補益腦髓。』觀上二節所述。俱指穀類而言。此醫經所載補腦專藥。所以多屬植物種子歟。

本學院教學方案

宗旨 本學院遵照中華民國教育宗旨。以研究中國歷代醫學技術。融化新知。養成國醫專門人材。充實人民生活。扶植社會生存發展國民生計延續民族生命。爲宗旨

學程 一年級黨義國文生理解剖藥物、醫經醫學常識、醫史衛生醫論病理方劑、傷寒、等科。

二年級黨義、國文、藥物醫學常識、傷寒、病理、方劑、診斷、温病外科、醫論、婦科、兒科、雜病等科。

三年級上午臨症實習。下午金匱、經方、外科、婦科、兒科、花柳、喉科、眼科、温病、雜病等科。

四年級(一)臨症處方(二)教師指導(三)同級研究(四)課外閱讀

教材 整理固有醫學之精華。列爲顯明之系統。運用合於現代之理論。製爲完善之學說。生理、解剖、外科、急救。採用西醫學術。各科講義。均由教授自編。

實習 三年級生每日上午至名醫處臨症實習。四年級生於教師指導下於本院施診所臨症處方。在醫院內臨床實習。

教員著作

血之研究

朱壽朋

血液生理 Blulphysiologie　血液爲保持吾人生命絕對之需要物。從消管吸收營養物質。從呼吸器攝取酸素輸送內分泌腺之「賀爾蒙」於身體各部。或助炭酸瓦斯及其他之物質代謝產物之排泄。或發生「抗毒素」「解菌素」等防止有毒物之侵襲。種種靈妙機能。隨科學之進步而漸明瞭。然學理之探究。沒有底止也。

血液之色　人類血液之色爲赤色。其在動脈之血呈深紅色。靜脈血呈暗赤色。

血液之味　血液味鹹。且帶微甘。鹹味主要物質基於食鹽。甘味主要物質基於葡萄糖。

血液之嗅　血液帶一種特有之臭氣所謂血腥氣是也。

血液之化學反應　正常血液呈弱亞爾加里性反應。若血液之亞爾加里性減至正常以下近中性時。謂之酸性中毒多呈種種之病狀。

血液之比重　正常血液之比重。平均一〇五五而至一〇五〇——一〇六〇之上下。男子之血液。較女子血液其比重。大例如下。

男子	一〇五七——一〇六六
女子	一〇五三——一〇六一

血液之比重常因生理與病理關係而動搖。例如發汗後或劇烈下痢及尿毒症之際。其比重多增加。

血液之結冰點　人類血液之結冰點在攝氏零下〇・五六度。故與〇・九%生理食鹽水同。其滲透壓相當於七氣壓。正常血液之結冰點。人體有一定。若下降在零下〇・五九度——〇・六度。則爲病的現象。

血液結冰點。殆有一定之理。由主要從腎臟之調節關係。故腎臟之機能著障礙時。則代謝物質停滯於血中。使結冰點下降。一般血液結冰點若下降至〇・五九度。則爲兩腎之機能不全徵候。若從零下〇・六再下降。則含有一層高度之機能障礙也。

赤血球 Rote Blutkorperchen Ergthrocyten　赤血球爲血中重成分。玆分述之如左。

一、形狀　人類之赤血球爲圓板狀。中央部陷沒。周邊較厚。哺乳類動物之赤血球。駱駝略同人類。但異常增大。鳥類爬蟲類兩棲類及多數之魚類。其赤血球呈橢圓形。

二、大度　人類之赤血球直徑平均爲七——八粍。

赤血球之大因動物之種類而異。例如左表

人類及動物之種類	赤血球之最大直徑（粍）
鳩	一四、七
鷄	一二、〇
象	九、二
人	七——八
猩猩	七、六
犬	七、二
兎	七、〇
豚	六、〇
牛	五、九
猫	五、七
馬	五、五
山羊	五、二
羊	三、九

三、色　觀察單個之赤血球爲黃綠色。若在多數羣則呈赤色。

四、比重　人類之赤血球比重平均爲一・〇八八——一・一〇五。較血漿爲大。故血液於靜止器中凝固時。赤血球常沉於器底。其沉下之速度隨動物而有異。又人類於疾病期間。亦有多小之遲速。

五、數　人類赤血球之數。一粍內男子平均五百萬個。女子平均四百五十萬個存在。

赤血球數大體於一定種種之原因而有多少之增減。其主要者如左。

一　男女性　男子多於一般之女子。

二　年齡　初生兒多於一般之大人。

三　分娩　婦女生產後則赤血球減少。至第八日則漸恢復。列表如左。

時期	產褥第一日	產褥第八日	妊娠末期
赤血球數	四〇三一五三〇	四四一一二六四	四三二四〇〇〇

四　疾病　貧血。惡性腫瘍等疾病之際。赤血球之減少。頗形顯著。故赤血球之計算。在醫療診斷之技術方面。頗關重要。

五　氣壓　人若留住於低氣壓之地。則赤血球常增加。例如登高山而居留數日後。則試驗所得。赤血球常增加。其理由諸說紛然。莫衷一是。恐係高山氣壓之結果。酸素之量較低地爲少。生理上之變化。因而增加赤血球之數。爲保持平常酸素攝取量故也。

六　赤血球之生成　赤血球在胎生時。主要新生於肝臟及脾臟。胎生後乃生成於赤色骨髓內。而赤色骨髓內有核赤血球存在。有核赤血球失其核於骨髓內。而爲無核赤血球。入於血流內。以營生活。然其核究因如何而消失。就多數之說。恐由於細胞內核融解作用。

七　赤血球之生活時間　赤血球從新生而迄死滅究能持續幾何時間之生活其測定方法雖尚未確定從種種方法實驗之結果吾人之赤血球約二十分之一每日崩壞爲可信若計算各赤血球從產出而至崩壞約經時三週但此係就健康者實驗成績而言若就貧血者之例貧血癥等之患者平均二至十四日之後卽滅云

八　赤血球之再生調節機能　如上所述赤血球從新生後經一定之時而歸崩壞然其全數量殆平均而無大動搖謂之赤血球再生調節機能然其機能之如何種種之說尚不確定例如從貧血患者之血液分離於血清中亢進骨髓之機能促赤血之最生謂之物質作用或因酸素缺乏促赤血球之再生謂之動機

九　血色素　Haemoglobin　赤血球從礎質Stroma及內漿Endosama而成內漿大部卽血色素其量約佔赤血球三分之一其重量約當液血一、三——一四%女子較一般男子爲少

血色素爲蛋白質若爲熱與酸之處置得分解爲 Globim 及 Hamochromogen

血色素能與酸素結合爲 Oxy haemoglobin 而其結合頗弱容易還原如下式

$$\text{Haemoglobin} + O_2 \rightleftarrows \text{Oxyhaemoglobin}$$

血色素與酸素結合而容易還原之故因肺於大氣中攝取酸素輸送於身體各部若酸分離能起燃燒作用

十　血色素量測定法　血液內之血色素含有量有種種測定法其測定法爲

一、Fleischl-miescher's 血色素計
二、Plesch's 血色素計
三、Gower's 血色素計
四、Sahli's 血色素計
五、Gruber's 血色素計

六 Bürke's 色素計

白血球

白血球亦爲血中之重要物。在生理上有種種作用。茲分述之。

一、白血球之種類　正常生理之白血球有核而無色。而其大小因其對於色素染色性而區別爲五種卽

(甲)淋巴細胞　Lymphozyten　形極小而略等於赤血球。爲全身之淋巴腺。脾臟內濾胞腸管及扁桃腺之淋巴濾胞等之基本組織。其數約佔血液中之全白血球數二〇——二二%但乳哺之幼兒較多。約有五〇%從其年齡之增進而逐漸減少。

(乙)大單核細胞　Grosse monanukleäre Leukozyten　爲白血球中之最大者。有徑約一二——一五粍。卽較赤血球約大二——三倍。核大而圓。呈分葉狀。其數較全白血球約少二——六%。

(丙)中性嗜好多形核白血球　Neutrophil-Poly morphkernige Leukozyten　直徑約九——一二粍。核爲多形分葉狀。從中性色素於原形質能被染色。其質內含有微細之顆粒。其數最多。約佔七二%——七五%。

(丁)嗜好白血球　Eosinophile Loukzyten od. azidophile Leukozyten　本種形較大。約有十四粍之直徑。核分數個。其原形質內以酸素可以染色。含粗大顆粒。其數二——四%。

(戊)鹽基性嗜好白血球　Basophile Leukozyten od. mastzellen　本品有能於鹽基性色素染色性。質含有粗大大小不同之顆粒。其數極少。不過佔全數一%耳。

二、白血球之數　在生理的正常血液中白血球之數。一竓血液中平均約有六千個。乃至一萬個。然有因生理與病理之關係而有多少之動搖。例如。

1. 初生兒白血球之數約有二萬乃至十萬。但數日後方減少至正常數。

2. 食物攝取後。白血球常增加。稱爲消化性白血球增加。

3.或種疾病之際。白血球異常增加。若達一萬個以上時。謂之白色球過多症。若更增加。謂之白血症。反此則謂白血球異常減少。

三、白血球之食盡作用　白血球用種種之生理機能。其主要者為食盡作用。即能食盡有害身體之異物而保護之。故白血球亦有稱為食盡胞。例如白血球若受細菌之毒素及死滅細胞放出溶解性物質等之化學刺激時。則利用其向化性及阿米巴狀運動向該病原細菌或死滅細胞之存在方向移行而食盡之。

今欲實驗證明白血球之食盡作用。可於蛙之毛細血管之近傍。移殖病原細菌。則形成白血球於毛細管壁通過內皮細胞之間隙而移動於血管之外。突進於病原細菌之方向而食盡之。可見細胞內消化之移行。斯白血球通過毛細管壁之移動。謂之白血球之潛出——故因白血球移動之性質。一稱為移動細胞 Wonderzellen　白血球之食盡作用。主要在對於微細之物質。如細菌死滅細胞組織破片等。該食盡作用就中中性嗜好多形核白血球最著。大單核細胞次之。

血小板　Blutplättchen, Thrombozyten.　血小板多為紡綞狀。有為球狀橢圓狀。大約當赤血球二分之一至三分之一。白血球之三分之一至二十分之一。

血小板之數。在一竓血液中。平均約有二〇——三〇萬。初生兒比大人較多。血小板之數異常減少之時。謂之 Thrombopenii有同血友病患者易出血之傾向

血小板有同白血球營阿米巴運動之性質。

血小板之生理作用。主要在促進血液凝固。

血小板如何生成。現今尚不明瞭。恐係由骨髓巨大細胞之原形質分離而成。

血漿　Blutplasma　白漿即血之液狀成分。若換言之。從血液中除去赤血球白血球血小板。即血漿也。

白漿之色。透明而帶黃。比重平均為一〇三〇。濃度等於〇・九%生理食鹽水。其量約佔血液五〇——七五%容量。

血漿之化學的成分主要者如左。

一、蛋白質 Eiueiss之屬有Globulin, albumin

二、殘餘窒素 Resticksstoff 凝固性蛋白質以外之化合物存於血漿中之窒素化合物。稱爲殘餘窒素。卽尿素馬尿酸安門等總量平均約有〇・〇二——〇・〇五%。如病的特有尿毒症之際。則殘餘窒素增加。

三、含水炭素 Kohlenhydrat 主要者爲少量之糖在生理的血液中平均有〇・〇五——〇・二%。從種種之原因。起過糖血症。有達到〇・二——〇・三%以上者。斯時尿中可發現糖分。

四、鹽類 Salze 食鹽。鹽化鉀。重炭酸鈉。銅。跌。硅酸。弗。砒素等。

五、水分 Wasser 約合九〇%。

六、其他如酵素。類脂體。乳酸色素等。亦有含量。

血清　血液凝固後所生黃色中性之液浮於上層者。

血液凝固之現象

1.血液流出血管之外。暫時卽凝固。上層透明下層爲凝固物。透明者稱爲血清。凝固者稱爲血餅。

2.檢査凝固之血液。見有極纖細之網狀。其中包含血球及血清但網狀纖維極細。非紫外顯微的精密。不能呈現。

3.血液之凝固時間　血液自開始凝固。迄完全結止。所需之時間因種之關係而不一定。約例如左。

(一)動物之種類　人類之血液。二分至三分之時間始凝固六分乃至十分則完結其餘如鳥類最早馬類最遲。卽同類之動物。各種亦有遲速。

(二)外界之溫度　高溫催進凝固。低溫抑制凝固。單就人類血液之凝固時間。因溫度而相差。表示如左。

度數	凝固時間
四○	二、五分
三○	三、五分
二○	七、五分
一○	二四、○分
八	四○、○分

(三)血液之炭酸量　炭酸瓦斯CO_2之多量能抑制凝固。此窒息血不易凝固之理也。

(四)藥物之添加　海羅定 Hirudin 百布通三%弗化鈉液一%蓚酸鉀液。飽和硫酸鎂液加入於血液內。爲抑制凝固。

加入鹽酸鈣則促進凝固。

血液凝固之學說　血液如何至於凝固。學說頗多。至今尚未確定。比較爲人所信仰者。有木蘭烏子說(Theorie nach morowitz)

其要論如左。

(一)血液出血管之外。其白血球及血小板之乙部分崩壞而生 Thrombokinase 因使存於血漿中之 Thrombogen 被變而爲 Prothrombin.

(二)Prothrombin 能變化溶存於血中石灰鹽爲 Thrombin。

(三)Thrombin 能變化溶存血漿中之 Fibrinogen 爲 Fibrin。

(四)Fibrin 能使血液之有形成分赤白兩血球及血小板共作血餅。與血液分離而完成血液凝固。

學生成績

（1）本欄計分五類（一）論著（二）治案（三）通俗醫藥及驗方（四）二五級課餘醫藥研究錄之一斑（五）文藝
（2）各稿皆係原文未經潤色以存其眞面目
（編者）

千金方整理

先言

四年級生 朱華谷 黎年祉

國醫之結晶所在。效方而已。故處此狂風怒雨之中。仍得巍然深信于社會人心而不替者。以此乃世人不之是求。舍本而逐末。斷斷然惟學說之是爭。于是研內經者。大談其五運。攻傷寒者。誇耀其六經。惶惶然如恐他人之不已信者。昂昂然一若舍此無他法者。其著作也。車載而斗量。滿坑而滿谷。合于學理否。合于科學否。不問也。以爲持此說醫此病。如響斯應。則此說之可恃也奚疑。嗚呼。坐守家珍。紈絝子之故技。深入人心。否塞晦蒙。國醫之永不進步也宜矣。國醫之日趨退化也宜矣。曾不思醫學出于單方。學理後乎經驗。學理云者。一若古代結繩之于紀事。憑空結撰。強求貫通。一時權宜之計耳。所謂先聖先賢。固生而神靈也哉。其合于邏輯也稀矣。考厥原因。攻斯道者。册書到手。五光十色。目不勝收。其心理也易爲暴富。于是乎錦麻不辨。不可一世之念既起。則先入爲主。墨守固執。牢不可破矣。豈特時代背景使然哉。而彼所謂新醫者。未入門牆。架科學之眼鏡。窺此醫學之黑幕。自更先退三舍。一若方枘之納圓鑿。格格不相入矣。間有一二好學深思者。而限于門戶。主奴之見淺深。亦不辨優劣。一概沒煞之。嗚呼。玉沒深山。珠沉海底。可慨也夫。寄語世人。勿舍本而逐末。惟實事之是求。以古人結晶所在。拔出疑竇。發揮而光大之。庶幾使進取者學有所本。勿致陷于偏促窄狹之途也。可夫學術也。當進步也。非古董也。優勝劣敗。保守云乎哉。

吾國醫方之寶庫。有唐以前。公乘陽慶之禁方等等。不復見矣。所存者除漢代張機之傷寒金匱外。晉有葛洪之肘後方。降及唐代。則有孫思邈之千金方。王燾之外臺祕要。其他散見各書者。更不可勝數。此其較著者也。傷寒金匱。因述及醫法。故注家獨多。肘後方範疇較小。且幾經增削。已非古本之舊。外臺祕要雖博大。惜失之蕪雜。其綱張目舉而具大體者。孫思邈千金方而已。

千金方共三十卷。據傳眞人自稱生于周宣帝辛酉。然考史册。周宣帝立于戊戌(公元五七八年)次年己亥。周靜帝立。則此說之訛傳可知。卒于唐高宗永淳元年。(公元六八二)年或曰永徽三年。(公元六五二)其書搜羅廣博。方效卓著。千金翼則其後輯也。惟百藥齊奏。純聲難辨。珍羞滿座。反苦下箸。況乎病理有所不明。藥理有所未知。寒熱並列。攻補雜陳。病名之不一。治法之異歧。往往令人對之有瞠目不知所措。與望洋之歎者。即博若陳念祖。雖大倡復古之說。間及千金。揚聲大言曰。此孫眞人千金法也。然偏檢其書。曾無能得滿意之證據者。蓋欲假此以自高耳。以故千餘年來。解傷寒金匱者亦多矣。而獨于此大部之方書。闕如也。有之。遜清一張璐而已。苦心孤詣。勇毅可嘉。惜乎其所憑者臆說。所恃者空談。故縱言之天花亂墜。鑿鑿有據。然而虛無渺茫。信望不孚。仍不能不使人敬而遠之。躊躇莫知所趨者。爰分晨昏之暇。加以較精密之攷核整理。俾學者有所徵信。予取自如。則良方得以大白于世。不致永沉疑竇矣。是區區之微意也。至于或有未盡善處。是則作者淺陋之過、抑亦先驅者難以避免之現象。仰舉世明達。匡我不逮。起而正之。本學術爲天下公器之旨。勿以爲作者之私有物目之。是則生人之幸也。亦醫學前途之幸也。無善意之批評。概歸璧謝。

千金方版本。今所存者。惟宋林億孫奇等之校訂本。惜乎古本所註引某書某處等言。俱爲彼輩校訂時剷删一盡。(見校訂本敍例)雖於方劑本身。無甚關係。然而如欲窮本溯流。從此多一魔障矣。

要方三十卷中。自第二卷下迄二十五卷之方劑。自應整理外。其餘者第一卷之習醫大法。二十六卷之食治。二十七卷之養性。二十八卷之平脈。俱屬不屑整理與夫不必整理之物。至二十九三十卷暨附于方尾之針灸術。苦未嘗學問。亦不在整理之例。以俟精諳斯道者。

整理之目的。務求本書之條理清晰。方效藥效。一目了然。

整理之方法。第一步驟。爲方劑歸類。各方中擇其配制相近治證髣髴者。集爲一類。作一比較。左右其行列。不計也。

第二步驟爲主藥之效徵。用統計之方法。以求其效能所在。稍稍取法吉益東洞之藥徵。

第三步驟爲方效整理。凡各方之具有主治者。羅列其病因病名。與夫主證旁證。作一比觀。

第四步驟。爲時下通行療法之概說。此步自維螂臂。難肩重任。且與本書整理方面。似無重大關係。惟欲使初學者得一治法之鳥瞰計。遂貿然爲之。不自知其窺陋矣。知我罪我。不問也。又爲便利整理起見。或不依原書之次序。所謂「牛溲馬勃」一任攫一物不計也。

一俟他日全部成就。似覺可以單行問世。時然後次第其程序。一返本來面目。至所整何卷何條。仍標出之。

又作者此刻限于時間。不克作充分之研求。無意中陷于粗製濫造。自知不免。則他日當修改之。蓋此僅爲初草也。並乞閱者諸同仁。隨時指教。以收集思廣益之效。

民國二十二年中秋前一日燈下序於滬寓

黃疸

沈宗吳

（疸病皮膚。周身作橘黃色。又有熏黃而暗。或帶黑色者。後世謂之陰黃。前者則曰陽黃。診斷上以患者眼球結膜及軟口蓋處。最易顯明。其愈也亦以結膜黃色消退較緩。餘如分泌之汗。排泄之尿等。均以含胆色素故。亦呈黃色。）

疸病由濕。有陰有陽。陽黃之發。瘀濁爲殃。身目何以俱黃。火蒸胆胃。（疸病身目之所以發黃。由胆汁不能排出輸胆管。流入十二指腸。其最大原因。爲十二指腸起炎症。閉塞或壓迫胆管。或以輸胆管生胆石。（胆囊部時發刺痛。兼噁心。腹肌痙攣。或皮膚冷厥。多起于四十歲以上婦人）或以肝臟許多小胆管受障礙（發黃。呑酸噯氣心痞嘈雜。）起于上二因者、胆汁爲肝臟淋巴管所吸收。西名器械性黃疸。後者則直接入于肝靜脈。西名交流性黃疸。疸色素混在血液。被組織所吸收。故身目俱黃。解剖視之。全身獨腦脊髓不染黃色。）溺色曷爲變赤。（暗褐色。）熱在膀胱。（否。蓋綠胆色素混入之故。）色如橘兮可證。治在胃兮宜詳。陰黃之作。寒水凌脾。（旬由溫藥得效而來。）濕阻胆液。漬肉淫肌。熏黃同色。已土當治。（患疸而機能衰減。（或消化系。或循環系。）則皮下黃色素常沉着而現暗色。已土是脾、古人脾胃。小腸。常互稱。如傷寒論之胃中有燥矢。脾約麻仁丸主之等。）發黃審乎先機。驗小便之利否。初起小便常不利且渴。詳傷寒金匱。治疸分乎難易。謁厥口之渴無。金匱云。疸而渴者。難治。驗生死于亶中。以二指按亶中。左右分開處。其肉有白色可治。無則危。出靜儉堂。定吉凶于三六。

金匱云。黃疸之病。當以十八日爲期。治之十日以上瘥。反劇者。爲難治。穀疸 金匱云。穀疸之爲病。寒熱不食。食卽頭眩。心胸不安。久久發黃。爲穀疸。（此卽十二指腸炎誘起之疸病）。女勞 金匱云。額上黑。微汗出。手足中熱。薄暮卽發。膀胱急。小便自利。名曰女

障疸。（餘再詳女勞疸條（女勞疸。如係女勞所誘起。卽指副腎病。考西說有阿狄松氏病者。初起皮膚色素沉着。粘膜呈靑銅色。漸次貧血衰弱。消化障礙。是時皮膚色素沉着愈多。幾遍及全體。而以露出部分爲尤著、鞏膜指甲獨不變色。其尤重要者。則口腔粘膜又偶于口唇有灰白色或暗黑之色素小

斑紋是也。本病原因。爲梅尉西海氏網之細胞內。及胞間色素沉着。大抵爲副腎病。其中尤多併發結核症者。或謂因交感神經之神經節。及其徑路與副腎連絡者。一有變性、卽生本病云。此病頗與女勞疸相似。故錄之。須辨析畜瘀。瘀血發黃。亦少腹急。小便自利。但額不黑。

詳傷寒論 黃汗 汗出黃色染衣。面目微腫。詳金匱 莫糊糢。于是渴飲水漿。陽明化燥而瀉熱。可與茵陳蒿湯。或梔子等五味湯。脈弦脅痛。少陽未罷而仍和。小柴胡湯主之 辛散

風勝。濕在上兮可愈。苦泄淡滲。濕在下兮能瘥。在上之濕。舌常白膩。藥宜辛溫燥濕。在下之濕。舌苦必黃膩。藥宜苦泄淡滲。他症皆然。酒客淸中 茵陳。葛根。鷄距子。梔子。香豉等 而分利。

滑石。梗通。茯苓等。後必顧其脾陽。女勞解毒而滑竅。石羔散。終當平其水火。峻補腎陰 表虛者。實衛無疑。裏怯者。建中自妥。金匱有男子黃。小便自利。當與虛勞小建

中湯之文。但此非疸方。乃亡血後致虛黃之治法。若乃陰黃 脈沉細。身重而痛。或厥冷如冰。色熏黃。之治。須從寒濕中求。謙甫 羅氏 四逆 茵陳四逆湯， 之方。可稱卓識。丹溪奩醬之譬。

朱丹溪云。不必分五疸。總是奩醬相似。詎足云。優猪肚丸 去白朮， 更蒼朮。重用苦參 治穀疸之類虛煩。能食煩倦。手足汗出。目微黃。常鼻衄。濬川丸。益分利。療胆延而脹脹

隨成。徐大椿云。黃疸重者。有黃水成窠。久不化。則生變端。不可不考。考胆症原因于肝起硬化。則門靜脈鬱血。常成腹水 是症也。形脈實而懊憹可下。金匱云，酒黃疸心中懊憹或熱痛。梔子大黃湯主之。誤下則變脹堪

變。葉桂云。穀疸尿黃便祕。當宣腑泄熱但不宜下。恐犯太陰變脹、小便淸而無熱可除。熱除則噦作當慮。金匱云。黃疸病。小便色不變、欲自利。腹滿而喘。不可除熱。熱除必噦。小半夏湯主之。酒疸 金匱云。心中懊

而熱不能食。時欲吐。名曰酒疸。（酒疸謂由飲酒而起蓋由酒毒所致。或十二指腸及胃發炎。或肝臟被害。則許多小胆管受障礙而成黃、濕傷治節。有肺臟疾患。必淸肺而始獲瘥期。蓄脾飲。女勞血結下焦。腹脹大便

黑。時溏。不去瘀則萬無生路。此症金匱用硝石礬石散主之。但非去瘀之方 憂愁致成疸。舒鬱先投。驚恐成黃。景岳云。凡大驚大恐。及鬭毆傷者。皆能成黃。常見有虎狼之驚。而發黃者。救元速

與。穀氣實而病黃。腹大允宜猪膏髮煎。色如熏而脈緩身疼。陰黃 參用五苓散甘附。甘草附子湯。骨痠晡熱用逍遙散。紀聞錄載一嫠婦病黃。見症如是。令服此

方及補中而愈、實熱脾勞 舌乾。咽燥。齒痛。小甘露飲。熱黃煩渴分淸飲 梔豉柏皮。黃汗沾衣。疸病汗色多黃。又金匱水氣病篇另有黃汗之病 導赤散 丹梔香豉黃

肸色晦由惡濁土氣觸礙。此症古謂之食勞疳黃。狀如黃疸。而眼目如故，身黃兼腫。微帶白色。而少神。法當啓脾丸。脫力浮黃。亦非疸。見喘惕頸脈動浮丸宜針砂瓜蒂搐

鼻。可引涎上泄疎淸。脘悶膈悶者。此方神效。吹鼻中黑粒豆大。令病人深吸之。鼻中黃水出差。丹梔淸經。療火刼傷陰。變逆若夫色熏目暗。陽黃危候。面黧汗冷。藥熱 陰黃

死兆。喘滿而煩渴不已。心胸如啖蒜刺痛。黃毒瀰漫。夭亡症也。見醫宗金鑑。

本篇各方配合

茵陳蒿湯 金匱 茵陳蒿、梔子、大黃、 梔子等五味湯 外臺 梔子、柴胡、黃芩、茵陳、芒硝、 小柴胡湯 傷寒論 柴胡、黃芩、人參、半夏、生姜、大棗、 石膏散 千金翼 滑石、石羔、大麥、 小建中湯 傷寒 桂枝、芍藥、生姜、甘草、大棗、膠飴、 茵陳四逆湯 謙甫 茵陳蒿、附子、乾姜、甘草 猪肚丸 證治準繩 猪肚、苦參、白朮、牡蠣、 濬川丸 張氏醫通 大黃、黑丑、甘遂、芒硝、木香、郁李仁、 梔子大黃湯 金匱 梔子、大黃、枳實、豆豉、 小半夏湯 金匱 半夏、生姜、 藿脾飲 戴氏 藿香、枇杷叶、桑白皮、橘皮、乾葛、白茯苓、鷄距子、 猪膏髮煎 金匱 猪膏、亂髮、 五苓散 傷寒 桂枝、茯苓、猪苓、澤瀉、白朮、 甘草附子湯 金匱 附子、桂枝、炙草、白朮、 逍遙散 局方 當歸、芍藥、白朮、柴胡、茯苓、生姜、薄荷、甘草、 小甘露飲 已任編 升麻、桔梗、黃芩、梔子、生地黃、石斛、茵陳、炙草、 分清飲 未詳 導赤散 錢乙方 生地、竹葉、木通、草梢 啓脾丸 楊氏方 人參、白朮、青皮、陳皮、神麯、麥芽、砂仁、乾葛、厚朴、甘草、 針砂丸 驗方 三稜、莪朮、草果、茵陳、白朮、赤芍、厚朴、香附、青皮、木香、烏藥、猪苓、澤瀉、蒼朮、砂仁、針砂、陳皮、 瓜蒂散 外臺 瓜蒂、赤小豆 硝石礬石散 金匱 硝石、礬石、大麥粥、

是篇出證治鍼經。輯者郭雲臺氏。清人本葉氏臨證指南。旁蒐案論者百餘家。辭約而法博。且諧聲如賦。習誦欣然。易于領會。有刊本。但書肆罕觀。余因其瑕瑜互見。不揣謭陋。略加删補。並拉雜淺註。以公同好。而求正謬。且參與近世新說。閱者或因此而稍可解除支奧辟異說。與所希望。祗者若以驢馬見誚。則非所計也。

宗吳附識

此篇文簡而法備。頗便初學。沈君所註。尤爲精當。（編者）

失眠小研究

二年級薛定華

難經四十六難曰。「老人卧而不寐。少壯寐而不寤。」此人之生理常情。強壯衰老之不同也。今日科學昌明。生理之研究。頗見發達。惟睡眠一事。本調節人身之勞倦精神之疲乏。在生理上分別之。亦有男女老幼之不同也。但太過或不及。則疾病成矣。夫失眠一病。其影響於身體之健康。人生之幸福。頗大。苟失其充足活潑之精神。卽釀成神經衰弱。或癲狂病。但失眠病原因不一。症狀繁多。有生理失眠與病理失眠二種。分述于下。

生理失眠者。其原因爲年老衰弱。新陳代謝機能減退。血液不足。腦失營養。其症狀爲記憶力銳減。精神萎靡。每至深夜。轉側難寐。此

年老衰弱。生理變異之自然狀態也。其治法不外於養血補腦。宜歸脾湯。琥珀養心丹。天王補心丹。或四物加味等治之。

病理失眠者。有內傷與外感之分。因外感不眠者。乃熱邪擾胃。神經受其灼爍。則胃氣不和。煩躁不寐。法宜清涼。白虎湯。竹葉石羔湯之類。或因痰火阻滯。煩擾心神。以致寐不能安。治宜滌痰化滯。以二陳湯。保和丸主之。則陰陽無損。痰火自降。入夜可得安眠矣。其因內傷而失眠者頗多。如因食積於腸胃。腹部脹滿。噁聞食臭。舌苔白膩。大便閉結。入夜展轉不寐者。當診斷其食積于胃或腸。若病在胃者。以消積之法。藥用（山查麥芽內金陳皮之類）。病在腸者。以通導之法。藥用緩下劑。如（麻仁蔞仁草麻子油之屬）。有因肝血不足。胆怯驚恐。夢中驚跳。恍惕。腦神經受其刺激過度。通宵不得安眠。治法宜泄肝平腦。初時以龍膽湯加減。繼者用珍珠母丸。日久則身神因此衰弱。法當大補元煎。七福飲等。有因心下停水。汩汩作聲。氣喘促逆。而不安眠者。此乃脾陽不運。法宜化水和中。藥用茯苓甘草湯。半夏秫米湯之類。有因思想過度。身心太勞。事業失敗。悲駭相逢。或因物質上及性慾之煩悶。使腦神經衰弱。晝則精神萎靡。夜則不易成寐。甚至經年累月。以致沉痾不救。治法宜減少患者之工作時間。或使得其所願之目的。一方多進補腦藥品。如加減棗仁湯。歸脾湯。琥珀多寐丸等。有因大病之後。餘邪將淨。心熱煩燥。自汗出。脈細數。夜來不寐者。亦當別其虛實。若屬於實者。有梔子豉湯及竹葉石羔湯之別。屬於虛者。有酸棗仁湯及棗半湯之治。有因精液久遺。腎氣大虛。或因君火旺盛。精被火迫而外出。久者精神兩虧。心腎交虛而失眠之症成矣。治法初時心火旺盛者。當先治本。以瀉心火為主。如黃芩湯加味。若久遺不痊。亦當固精治標。用六味丸法加棗仁五味子等收斂精液。于是精足以生神。神足以固精。精神充足。則失眠之症自可消矣。此外如婦女閉經期或脂肪過多症。糖尿病。梅毒等等。患者每至晚間。頗有睡意。臥床仍不入睡鄉。往往成為失眠。如此等等。亦當分別治療也。

失眠之攝生。失眠一症。往往多見於吾儕青年。其原因為腦神經衰弱者特多。故患失眠之人。平日當注意補腦。且時多運動。禁絕肉食及煙酒等之興奮品。寢室宜安靜清潔通氣。頭部宜寒冷。（睡眠時不可戴厭髮帽）足宜溫暖。睡前最好宜濯足。使血液下降。易得安眠。此外所服之藥品。分述於下。

酸棗仁丸（酸棗仁茯神柏子仁遠志防風各三兩。青竹茹一錢半。生地黃枳殼各半兩）為末。蜜丸。每日飯前開水送下一錢。治腦神

經衰弱。煩悶不眠。(宜常服)

六味地黃丸。(熟地八兩山藥四兩山萸肉四兩丹皮澤瀉茯苓各三兩)蜜丸每日三餐前各呑一錢。可治癆病遺精。但昔爲治小兒虛症。今移治男子慢性衰弱及神經衰弱之失眠症。有補血之功(宜常服)

黑歸脾丸。(人參茯苓於朮甘草熟地黃耆當歸木香遠志桂元棗仁等合成)每日早飯前呑一錢。米飲送下。可治腦神經衰弱病失眠症。(宜常服)

麗春花含有列阿琪克酸。爲催眠藥。在臨睡二三時。開水冲三分代茶可得安眠。(不能常服)

菲寧燐米由植物種子取得含有機燐約百分之廿二。主治生殖不能神經衰弱貧血病萎黃病失眠病等。每量一瓶蓋或八克 (宜常服)

巴必泰 Barbital 爲白色有晶形粉末。無嗅有微苦之味。稍溶于水。易溶于酒精。用適量則能引起睡眠。臨睡前一時內用〇・三瓦至〇・六瓦熱水或熱牛乳送呑。但本品用大量則成中毒。且能致死。故不宜常服也。

蘋果性味甘涼。含有充分之燐質。爲補腦之上品。且可通便。若于早餐時食煮蒸之蘋果。可延年益壽。宜多食之。

說理明白。選方適當。大可供失眠諸君參考。惟最後西藥數種。似不必介紹。因如欲服西藥。當請求正式西醫指導。且西藥安眠劑。類多有習慣性。尤不可輕易使用也。(編者)

對於問診切要之我見

四年級項廷陞

國醫之以望聞問切爲治病之準繩。由來尚矣。然自古迄今。醫書充斥。而其正確診斷書籍。實不多得。其所謂望者。則造出五色部位。以定生尅。其所謂聞者。則創設五音盛衰。以決吉凶。似此虛誕無理。直是著述家之舖張文字。以炫目於後學已爾。余本不敢妄事訾議前賢之舛誤。第以此種五色五音。不可捉摸之混詞。而於臨床醫治時。全無實驗之效果。徒使學者費研考心機也。余亦非謂望聞診法之絕無可取者。特傳之非其眞也。眞確之望聞診法。或尙待醫學家之硏究。與經驗所得之眞相。而後發展乎。余固學淺。徒有志而未逮也。至問切兩法。今之醫者類已能之。此亦問切診之名書無淆混詞說之弊。而能的確從實驗上所得來之效果也。惟於問切兩診之中。普通皆以切診爲主要。而以問診副之。不知此兩診之最親切可靠者。尤莫若問也。孫思邈曰。未診先問。喻嘉言曰。凡治病不問病、所便。不得其情。草草診過。用藥無據。多所傷殘。醫之過也。足見古賢治病。雖有四診之立。然究須根據於問之一診也。況傷寒論六經提綱。泰半皆憑乎問。卽少陽病口苦咽乾目眩。及小柴胡證往來寒熱。胸脅苦滿。默默不欲飲食。心煩喜嘔等。何一不因問而知者。蓋病發於病人切身之體。其所供述之情狀。皆爲自覺之眞確者。而望聞切三者。俱爲他覺之測驗者。以他覺測驗之診。比之自覺眞確之診。自必以自覺之爲可據矣。至有時病者因神經之變態。不能正確供述病情者。(如神昏譫語所問不能以所對者)或因隱病之不肯告人者。(如婦女經帶。及房勞所傷。或有特殊之隱疾。因怕羞而不肯輕易告人者。)又必探問於看護及親近之家人。而後知病因者。此亦問診之例矣。若切診雖有種種脈象之專書。然於實際上辨別殊不易易。甚至以同一病人之脈。使甲醫診之。則斷曰洪脈。使乙醫診之。則斷曰數脈。再使丙醫診之。則又斷爲大脈實脈矣。諸如此類。則如脈診雖爲主要。苟鮮經驗工夫。亦無可憑也。近之醫者。因熟記藥味歌訣。與脈訣等書。往往走筆成方。疾如電駛。以示察病擬方之神速。殊知屢於求神速之習。而陷於輕忽。因輕忽之習。卒將病情遺漏。而病者適於遺漏之端。恰爲成病之樞軸。此殆忽於細微。而累於重要也。故吾謂臨床問之四診。尤必以問診爲扼要耳。茲將暑假期在家診病之親歷。略誌兩案以證之。

(一)項女(卽余之同宗姪女)年二十左右。體質中平。某夜忽然四肢厥冷。口噤不能言。許時。雖能言而又喃喃如唸佛。問所苦。則搖頭示無所有。邀余視之。按脈沉滑。目張。肢冷。詢其家人。病前別有故否。則謂病前與其母略因言語抵觸。惟細微之因。釋之久矣。余曰其肝經之火大升所至。兼之此女體質稍肥。是必痰濕引動肝火。竅道閉塞。治宜化痰爲先。次及平肝耳。乃鄉僻之區。藥肆不多。而夜午之際。早似扃戶矣。余遂尋思於化痰之品。而在家庭之有設備者。忽憶傅靑主用蒜吐痰之法。卽令其家人取大蒜數枚。搗汁和水灌服。病人服蒜汁後。約三四分鐘。胸中漉漉作響。蓋痰得蒜之辛辣。卽化矣。未幾。厥囘神淸。平復如常。惟四肢乏力。次日後邀余處一方。以爲善後之調養劑。診其脈稍兼弦數。頭痕胸悶。飲食無味。問其月事。則赧然不答。（此乃鄉村故態。）再問之。則曰。行矣。余因其怕羞。不復再問。遂擬以逍遙散加減令服。閱兩日。其祖母來告云。連服兩劑。頭痕胸悶仍不稍減。且時有寒熱之象。余問以月事若何。則抵耳輕語云。（仍是鄉村故態）渠（指女）謂月事自來未有誤期。惟此次暈厥之時。經適至而中斷。今猶未通。余恍然大悟。因後診之。脈仍弦象。牽引腰腹微痛。此熱入血室。邪不外達。瘀血內阻也。遂擬以小柴胡湯加桃仁紅花延胡歸尾丹皮。一服而諸恙退。月事行矣。按此證設初次即能再三究詰其月事之經過。則必早以熱入血室爲治。當不須前方之多廢也。但自是治病時。對於問診。則知加以注意矣。

（二）吳左。離吾境約四里。年三十左右。患肺病咯血。經四五月。曾延某醫診治。雜投止嗽止血疏風驅寒之劑。血雖止而熱轉盛。適余自滬歸。即邀診治。脈微數。舌黃膩。微渴而不多飲。小便黃。大便四五日一行。或燥或溏不一。此固肺經受傷。血出而嗆也。兼之中州有濕。故舌黃膩也。即以順氣清瘀養肺之法治之。如紫菀。貝母。全福花。杏仁。瓜蔞仁。陳皮。白朮。銀花。白芍。竹茹。丹皮。茜根。側柏。藕節。三七等味。數劑後。病已瘥半。熱亦輕減。復診時。仍加減前方令服。並囑二日一服。又告以飲食消息爲宜。經四日。未邀復診。余意其病必大效矣。至五日。病者之母。忽奔告余曰。連服先生之方。並皆平穩。至昨忽又身熱大作。兼有煩悶。血仍大吐。毋乃先生之方太熱。致不易受耶。余告之曰。連擬數劑。均係清瘀養肺之品。何熱之有。即藥不投。當一服加劇。何至一向平穩。而昨始加熱乎。此必調攝失宜。飲食不節。有失余禁戒之言耳。其母堅稱無有。且謂飲食居息。無一不由我看顧也。余即赴病者之榻。詳細診之。熱眞加甚於前。乃詢病者之妻。亦謂無失調之地。余正尋思所以。忽于一小孩手中。見有楊梅數顆。即以是物詢病者。則云昨已啖此物十餘箇矣。然覺此物之酸味可口。想無大礙否。余即起謂病者之家人曰。看護病人。如養幼稚。一切起居飲食。惟看護者之調攝得宜是賴。今縱其肆啖酸物。以生火。已屬看護之失責。復經余之屢問。均隱而不告。爾等直欲殺病者而委罪於余耶。即拂袖而出。其母再三挽求曰。是皆吾家人之過也。開罪先生。尙祈曲恩。仍乞診治爲幸。余乃於前方加麥冬。知母。地骨皮之類予之。乃囑曰。此後看護有誤。請勿復邀我矣。此方予後。至五六日。未聞有變。七八日後。余已來滬矣。倘病人調攝得宜。諒不至有若何之危異也。

陞本學期以特殊原因。來校較遲。在校實習診斷。未闊多人。故於臨證上之心得絕少。惟在暑假期間。由鄉村中診治之經過。似乎對於診病中之問診。殊爲重要。而在普通之醫治者。常以問診太明顯。而反輕易忽之。故特掇以上兩案之因問而得病者之眞情。聊爲爲舉一隅之見耳。

（附傅氏用蒜治痰閉塞事）傅青主善醫。傳世者。有婦科書。治一老人痰涌喉間。氣不得出入。其家具棺待殮。傅診之。曰。不死。令擣蒜汁灌之。吐痰數升而甦。　錄清稗類鈔

說理切實。無模糊影響之談。第一案尤見心思。（編者）

濕病之症狀及治療之大概

四年級方道淵

濕爲六淫之一。大概流行於黃梅時節。及夏末秋初。古人之說理。眞像有一種物質名爲濕者。客於人體。使人爲病。不知能病人者。乃人體內之物也。非外界侵入之一種物質。有所謂濕也。體內之物所以能使人病者。乃受環境於吾人四週之氣候影響也。古人因逢此氣候。民遂病。此病以爲此氣候能害人耳。其命名爲濕者。想因此病症狀之凝滯。有類於濕之性也。

近人陸淵雷氏解釋濕病之原因症狀。頗覺明了曉暢。其大意謂濕可分外濕內濕二大綱。黃梅時節。或潮濕之地。空氣中之水蒸汽常有飽和之狀態。則汗腺所排泄之汗液。因空氣中水分有飽和之傾向。故以致不能充分蒸發。（汗腺爲排泄人身廢物之重要機能。康健人每日平均排汗量爲二磅。其不見汗點者。因隨時蒸發也。其重要等於腎臟之排尿。）停滯凝儲於汗腺中。人隨以病。此所謂外濕也。至於內濕乃炎症所起之炎性滲出物也。……………此陸氏論濕之大概也。

逢黃梅時節。或居潮濕之地。每有不適之感覺。此即汗液不能充分發散之表徵。體強者。既不能放散之皮膚。必起代償於腎臟。猶能維持正常之生理。體弱者。必不能免於病也。其初起必覺神倦。四肢感覺沉重。心胸時覺不舒。繼而四肢果沉重而感覺遲鈍矣。痠痛矣。全身亦皆感之。胸部痞悶不舒。寒熱作。頭如裹。皮膚有濕潤之象。甚至有略形浮腫者。此數者爲病濕應有之症候。或有兼及其他

症狀者。其所以能現此症狀。乃停凝之汗液。壓迫知覺神經及自家中毒或滲潤於組織所致也。此外濕病理之大概也。內濕乃包括水飲痰飲腹水等。依向來之習慣異其名稱。今故不論。

病理既明。治法易曉。據病理推其治法。不外兩途。一使皮膚鬆解。使易於放散停儲之汗液。即所謂發汗解表是也。一則促組織之吸收所謂去濕是也。茲將金匱痙濕暍篇治濕之方劑。錄釋於后。以作本篇之結尾。

（一）麻黃加朮湯

此方乃治表濕。身體煩疼。發熱。惡寒。無汗者。用麻黃湯以鬆解皮膚。排泄汗液。用白朮以促組織吸收也。

（二）麻黃杏仁薏苡甘草湯

據藥効推求治濕之理。亦不過著重發汗之方也。

（三）防己黃芪湯

此方乃治濕病表虛者。或曰。表已虛停滯汗腺之汗液。當已排泄無遺。烏復病濕。是但知其一不知其二也。夫汗液。鬱滯既久。勢必浸潤於組織中。皮膚鬆解。（如何機轉至於鬆解我則不知。）汗腺中之汗液雖已排除無遺。但浸潤於組織者不能排除也。故此方之組織。因其表已虛。用黃芪以固表。而不用麻桂以發汗。恐犯虛虛之戒也。用白朮促組織之吸收。防己利水下行。與以排除之路。使濕從小便解。可謂絲絲入扣矣。

（四）桂枝附子湯

乃濕困肌肉之方也。藉大棗甘艸之緩和。以濕溫（濕潤與溫熱合同作用）之緩解作用。使毛細管血液充盈。吸收部分增其容積。此即所謂補脾之理歟。附子興奮全身細胞生活機能。健血行。使濕由腎臟排除之。用桂枝者。使現鎮痛之效耳。

（五）桂枝附子湯去桂加朮湯

余意此方頗費解。依傷寒一八二條（照傷寒今釋編次）及金匱痙濕暍篇之用法。桂枝附子湯症大便堅小便自利者之方也。據藥効推求症狀。想經文抄寫之誤。濕病普遍現象。皆小便短赤。或不利。大便燥結。經言小便『自」利。想小便「不」利之誤。小便既自利何用朮歟。傷寒論云「……小便不利者。桂枝去桂(當是去芍藥之誤)加茯苓白朮湯主之。」可爲明徵。去桂余亦以爲惑。何則若以其大便乾。恐內有熱。而去辛燥之桂枝。獨可任大熱之附子耶。且桂枝附子湯。主藥是桂附。豈有去君藥之理。正與桂枝去桂加茯苓白朮湯不能去桂之理同。是歟否歟。尚希　先生教之。

(十八)甘草附子湯

此亦濕病兼表虛之治法。比防已黃耆湯症重一等者。故用附子與機能而固表陽。桂枝斂汗健血行鎮痙鎮痛。甘艸緩迫急以鎮痛。白朮振腎臟機能促其排泄。可謂組織嚴且密矣。

於濕病之原因症狀。極爲明瞭。解釋方劑。亦具有見地。(編者)

暑濕治法淺說

四年級許鏡澄

暑濕者。夏季病熱而兼濕之謂也。長夏爲濕土主令之時。在天之熱氣下逼。在地之濕氣上蒸。我人處於二者之中。當其相博之時。偶而感之者。卽暑濕是也。若考其原因。以夏月空氣稀薄。氧氣稀少。我人自外吸入之氧氣比之平時不足。加之熱氣炎炎。汗出加多。因是人身中天然抵抗力薄弱。此外又有空氣中水蒸氣飽和。人身之汗液被其窒礙。有時汗液已出汗腺。亦不易蒸發。是處處足以給與外邪之侵入。一旦偶遭其他誘因。——卽居住飲食勞事等——而本症之顯然。而此病之證狀頗多。變化亦雜。治法亦繁苛。如一一詳舉。則不勝繁瑣矣。爰撮其大要略述如下。

暑濕治法。不外三種。卽解表。清熱。利濕。但暑濕既屬二種物質。則治療上亦應當別其偏勝。辨其暑重於濕呢。抑濕重於暑。大凡病者有惡寒——壯熱則不惡寒——發熱頭痛。小便不利。舌苔黃膩等證。可用銀花。連喬。桔梗。牛蒡。薄荷。竹葉。豆豉。甘草。滑石蘆根等治之。若有壯熱口渴苔膩者。蒼朮石羔。知母。甘草。粳米等治之。其有神昏譫語者。清宮湯或清心牛黃至寶紫雪等亦可選用。此屬於熱重濕之治法也。若濕重於熱。則不然。當見其苔白膩。口渴而不引飲。身重胸悶肢痠等證。較顯者。六一散。六合散。羌活勝濕湯。或胃苓湯等選用之。苟如有腹痛腹脹之下證者。參以攻下之品。若初起時大便不暢者。隨方加枳殼瓜蔞仁半夏杏仁之類。此暑濕治療之大概也。臨症時隨病勢之進退而給與施治。尤爲醫者之一種心裁。實不能執一二成方而以爲天下之病暑濕者無不愈也。雖然。此爲暑濕兼症之一種普通治法。而實際上有純暑不兼濕者。有純濕不兼暑者。苟如以單純之病。誤施兼症者之藥。雖不至引盜入室之破家。立勢必成爲一種棘手之壞病。是我又不得不重爲贅述也。

暑病治法。可分爲二。卽陰暑陽暑——陰暑卽夏月之傷寒。以其發於炎暑之夏月。故以陰暑名之——然所以分爲陰陽者。蓋欲分其得病之由而別其有無表症。以明其治也。陰暑者靜而得之。有表邪也。其得病之因。由於避暑熱深堂大廈中。身靜無汗。身體中之熱氣無從發洩。加之早晚被陰寒之邪束其肌表。而病頭疼惡寒發熱。當此之時。去衣則凜凜。着衣則煩燥。口渴懊憹。口冷耳聾。譫語喘嘔等症作矣。其治療之法。頭痛身疼惡寒發熱無汗者。羌活敗毒散汗之。其有汗者。羌活冲和湯和之。脈伏煩燥者。升陽散火湯發之。待足煖有汗脈出不伏。然後再清其裏熱。肺有熱者。桔梗湯主之。心熱者。導赤各半湯。心肺俱熱者。涼隔散清之。若足冷耳聾寒熱不嘔。有斑點者。升麻乾葛湯加柴胡。無斑者少柴胡湯和之。陽暑者。動而得之。而無表症也。如奔於烈日之中。或農夫勞役於炎炎之下。感而得之者是也。其病苦發熱昏沉悶亂。口噤燥煩。大渴。神識不清。遺尿溺赤。外無表症等。治法則凡忽然倒仆。悶絕不知時。切勿置於極冷極熱之處。先以熱土熨臍中。或以藿香煎湯調六一散。溫服。或研蒜水灌鼻中。取其通竅也。此時若驟與太熱。則增其熱。驟施太冷。則遏其熱。務必待其手足自汗。人事少知。然後以黃連香藿飲。或三黃石羔湯治之。渴者白虎湯。或人參白虎湯加乾葛主之。至有心熱肺熱。以及心肺俱熱。照陰暑之例治之。總之暑病治法。首用辛涼。決用甘寒。末用酸泄之品。苟如無下證者。切勿用下法。是其要也。

濕者。爲重濁有質之邪。有外感內生二因。外感者。如山嵐障氣。天雨濕蒸。遠行涉水。或久臥濕地。或著汗衣濕衫等。以致濕氣侵入肌膚者是也。內生者。多因膏粱之人。多食炙煿。或食生冷。以及甜膩之物過多。脾陽不能運化。而成濕者是也。若就二者之病情輕重言。

外感由於表而漸次入於臟腑。故症輕。內生則由於腸胃漸次入於經絡。故病重。治法則理脾清熱利小便爲主。然亦當辨邪之在上在中在下而後施藥。在上者多有病頭重目黃鼻塞聲重。可用防風或以附子合桂枝湯以汗之。在中者多見痞悶不舒。可用蒼朮或附子合白朮以溫中燥脾。在下者則常病足脛跗腫。可用附子細辛大黃以下之。惟此屬於虛寒之治法。若有熱象者。宜與清熱之品加進利小便之藥。庶不致僨事也。

總而言之。暑。濕與暑濕三者治法。雖則有如上說。但總其綱。亦不過暑者以清熱爲主。濕者以燥爲君。若暑濕相兼。則以兩解較妥。蓋因偏濕則傷暑。偏暑則傷濕故也。然乎否乎。祈賢者有以正之幸甚。

說理及處方皆甚細切。(編者)

男以氣爲主女以血爲主之解釋

一年級黃仲彬

凡天地間之萬物。惟人爲貴。故人爲萬物之靈也。然人又何以有男女之別乎。蓋人之生。乃因男女兩精相搏合而成形者也。如男子之勢盛則生男子。女子之勢盛則生女子。是以有男女之分也。旣男女之分定矣。然則又何以有男以氣爲主女以血爲主乎。蓋因男子勢盛生男。故男子多酷類其父。而女子勢盛生女。故女子多酷類其母。反之恐屬罕見。未有如此之多也。氣者精之本。所謂腎氣是也。血者心之本。試觀男子以腎虧爲多。而女子以血虛爲多也。其何以故。蓋因近代世風奢靡。人事日繁。加以近人元氣薄弱。更有不知保養身軀者。疾病夭折。又比比皆是也。男子腎虧者。往往因酒色財氣。妄施濫用。祇圖一時之樂。卒得終身之憂。諺云色不迷人人自迷。酒未醉人人自醉。加之外有六淫之侵。內有七情之傷。以致日甚一日。年深月久。未有不虧者也。甚至虧損太過。則腎精乾枯。卽得亡陽之症矣。故男子當以氣爲主也。女子血虛者。因生育子女。致亡血過多。而不知保養之道。遂得崩漏之疾。或有心中鬱結不快。致使月經停滯。遂成肝病。日久虛損太過。則血液乾枯。卽得亡陰之症矣。故女子當以血爲主也。以上所述。爲男女氣血虧虛之鐵證。若欲強身固體。則男子須保腎固精爲本。女子須安心養血爲旨。男女誠能明其保養之道。定能延年益壽矣。

尙有思路（惟嫌太涉理想）編者

保命芍藥湯醫治赤痢之作用

四年級袁鵬汀

赤痢者。乃爲瘴氣性之傳染病也。是病多起於夏秋二季。患者其初排出紅色粘稠液體。乃因化膿菌侵襲腸部。破壞腸組織及微絲血管所致耳。今歲夏鵬日得實習於本院創設之施診所。而適值痢疾盛行之候。於是紛紛求診者。類多患痢。茲以醫治經過作爲是篇。紕謬之處。知所不免。竊冀閱者曲諒謭陋。

（原因）稽考痢下。無他雜症之誘因。而猝然發生者。大抵以夏期爲居多。基於不消化物之攝收。滯留於內。濕蒸熱瘀。鬱結日深。感時而發。古人有云。無痰不作瘧。無積不成痢。是之謂矣。然則西醫所謂痢下者。因細菌性爲祟。毋乃偏執已見乎。曰非也。夫細菌者。乃爲痢下之主因。飲食不節。起居不時。是爲痢疾之誘因。我國古時。因無顯微鏡。得窺病菌。細菌學說。亦莫能知。是以祇知無積不成痢。消導其積而痢自愈。中西學理雖有不同。而其治療則相仿也。

（症狀）赤痢初起則精神恍惚。食慾缺損。煩渴吐嘔。體溫略增。下行結腸部。以及下腹全部。左腸骨窩。常有硬固之壓痛性索狀物。是以古人以痢下爲病。腸病也。小腸之下。則爲闌門。直腸之下。則爲肛門。均有括約筋。能使腸內容物不致下行無阻。患是症者。腸部必墜腫。腸之蠕動。必爲亢進。故易迫內容物於下行。而肛門之括約筋收縮不時。腹部常呈疼痛。似有索狀物而不舒耳。

（治療）鵬每遇赤痢初期。便下粘稠膿血。日夜無度。而有裏急後重之症象者。輒投以芍藥湯。一二劑無不得奏奇效。洵足樂也。芍藥湯者。卽芍藥大黃當歸肉桂黃連黃芩木香檳榔甘草是也。今將九味之性質。及對於醫治赤痢之作用。分述如下。以資研究。

芍藥者。呈酸性反應。功能調和血液。弛緩直腹肌。鎮掣痙攣。而頓使腹痛減輕也。大黃者。爲植物性下劑。味酸苦。能促進胃液。消化積食。刺戟腸粘膜。使蠕動亢進。迅速推運毒素與腸內容物。排洩於體外也。當歸者。性酸而味苦平。氣乃芳香。能激腸之粘膜。使腸壁蠕動。及吸收強大。並能刺戟血液之氧化酵素。令血液之氧化加進。增進細胞的新陳作用。肉桂者。呈弱酸性反應。味甘辛。氣芳香。因其內含單甯酸。有凝固白血球。爲小腸吸收。有促進血液。旺盛精神。同時且能收縮腸內膜之微絲血管分泌也。黃連黃芩者。味苦。功能刺戟腸粘膜及腸壁之脈管。使之收縮。減退組織細胞之氧化機能。以阻止體溫之亢進。若與赤痢菌相遇。制其繁殖活動之力甚大。而尤爲消炎之聖藥也。木香者味乃辛苦。功能弛緩腸胃神經。略呈麻醉作用。故對於腹腸絞痛。裏急後重。甚有效也。槟榔者。味鹹而苦。能殺赤痢菌擬足蟲 Amofat 且能滌除腸內容物。排出于外也。甘草者。味甘。入血則能調節全身細胞新陳代謝。至腸又能激腸之蠕動。有緩下之功也。由此以觀。保命芍藥湯。爲醫治赤痢之特効劑者。殆因古人配合之精確也。

此湯誠爲治赤痢之良方。惟須知加減法。玆錄甯海嚴蒼山先生之論於左。以供參攷。

『余以此湯治赤白痢。濕重者加厚朴陳皮藿香煨姜。熱甚者加銀花炭炒赤芍。挾食者加焦查炭。腹痛者加青皮。寒熱者加炒荆防。再加枳實導滯丸三錢或四錢。以推蕩積滯。便得暢行。痢下及痛重自除。余百試百驗。)云云　（編者）

臌病治效記

四年級金樹樂

余于暑期試畢。整裝歸杭。於溽暑中間。爲知者診疾。以資學而時習。不致疏曠也。時有某營造廠工程師王某。年逾耳順。性夙嗜酒。在今初夏患酒疸。徧身黃腫。及于眼目。曾由其友人紹介至杭城清波門外。以草藥治療疾病之處求診。當由該處取出已杵爛之草藥一杯。和鹽少許。敷于兩手脈間。即囑王某自返。並云約二三小時後。腹必大瀉。待歸家。果瀉不已。出黃水桶許。遂致神疲力倦。胃納不開。如是者。一星期後。即起腹臌。澎漲不堪。面部腿部。俱腫大。知爲草藥所誤。因轉向杭城小學前國醫周某處就診。投以疏氣滲濕及滋補之品。服二劑。未見效。反增氣逆。不得平臥。再就登雲橋世醫馮某處診治。服藥後。一無增減。伊時值家兄致中因代人營屋往晤王某。見其症候。悉其源由。謬然同至余處。囑余診察。余診畢。遂爲擬處方案如左。

（初診一方）曾患酒疸。服草藥大瀉後。而變成腹臌足腫之症。進滋補劑。反增氣逆。頃按脈形弦緊。右關兼滯。舌苔光滑。尖紅。喘急甚劇。便結溲赤而短。此水濕交阻于膜原。陽氣失于通達。然陰液已傷。不堪猛攻。姑擬破氣行水。扶陽健脾。以爲攻補兼施之法。

焦枳實三錢　生苡仁五錢　生天朮二錢　川厚樸三錢　猪茯苓各四錢　廣陳皮二錢

大腹皮四錢　川萆薢四錢　仙半夏三錢　潞黨參三錢　生黃芪三錢　製香附三錢

知母三錢　花粉三錢　絲爪絡三錢

（次診二方）投破氣行水扶陽健脾之劑。氣喘已平。小溲清長。脈象轉佳。舌苔如故。餘無進境。再以原方加減以投。

生枳實二錢　生苡仁四錢　焦白朮二錢　川厚樸二錢　猪茯苓各三錢　六神麯二錢

大腹皮三錢　福澤瀉三錢　廣陳皮二錢　潞黨參三錢　炙黃芪二錢　生熟谷麥芽各三錢

桔梗一錢　麻仁泥四錢　知母三錢　細生地三錢　絲瓜絡三錢　木通一錢

（三診三方）進前方兩便俱暢。腹臌較平。胃已思食。而腫亦消。惟足腫仍然。時轉矢氣。藥已得效。再進前方增損可也。

枳實一錢五分　生苡仁三錢　天生朮三錢　厚朴一錢五分　雲茯苓三錢　陳皮二錢

腹絨三錢　福澤瀉三錢　建麯二錢　潞黨參三錢　炙黃芪二錢　穿山甲四錢

火麻仁三錢　絲瓜絡二錢　懷牛膝三錢

服第三方二劑後。又來復診。據云藥後初則腹中雷鳴。繼則便下水糞。刻已腹平如故。足腫亦由腿部退至踝上。惟覺足軟頭昏而已。余據述。將原方去枳實厚朴腹絨。加重潞黨黃芪各一錢。及金匱腎氣丸三錢。連進三劑。諸恙悉已。胃納大增。健步而如常矣。此後重囑其服腎氣丸八兩。以收全功。余離杭。彼亦來握別。竊思此治效。亦由于前人之誤治。而余因未誤耳。醫者理也。誠不謬矣。特記之以誌一得。

處方甚有識見。不意初學而能得此。（編者）

一個奇異的治法

一年級徐公懋

同學吳君日前談及其親戚目覩一奇異治法。事實確鑿。余以爲頗有研究價値。特錄之。並加以考證其謬誤之處。尙祈閱者正之。吳君曰「余有戚亦醫家也。最近彼談及曾目覩一人。年可知命。偶得一疾。久莫能愈。其症狀面黃而有光。腹部腫脹。飲食不進。大便閉結。頗類蠱脹。遍處求醫不效。日遷月移。遂成痼疾。後有人介紹北平某醫診斷之下。不用內治。僅以巴豆一味煎湯。以棉布濕湯摩擦腹部。祇一次而飲食進。便溺亦暢。自此身體日復健康。奇哉。」余聞言亦不禁訝然。嘆爲神術。因此亦遂引起研究興趣也。

按巴豆辛温有毒。大燥大瀉。能開竅宣滯。開胃導氣。破積逐水。補勞。古人云。性温如附子。攻下如大黃。此爲關于本疾之功用也。何故而云然。

蓋余料老人之病。初必因冷飲入于中宮。陽虛不能運化。致日積月累。成爲留飲。故面色鮮明。腹部腫脹。金匱云。面色鮮明者有留飲。當初起之時。宜温通逐水。諒時醫未採此法。及其久也。則邪固正虛。飲食不進。大便不利。至此雖欲攻下。已難施矣。宜時醫以爲不治也。

由是以觀。彼北平某醫。于診斷之後。余意其亦必認爲留飲。而彼之不以峻劑攻下。僅以巴豆一味煎湯。用温熨法者。蓋因鑒于病者邪固正虛。難勝過烈之攻。于是擬此變通治法。使性味由皮膚泄入。一一和平運其功能。以開竅之力爲先導。辛温之力以緩陽。況又大燥大瀉。破積逐水。安有留飲不治之理乎。且也宣滯通腸。大氣自亦通行。開胃補勞。飲食自亦甘矣。宜其僅一次而愈。但此種治法(誠可謂善變者也。

治法固奇考證尤見心思。　(編者)

兩個淺近的衛生談

二年級李其光

(一)多飲開水

普通一般人只知表面上的清潔。常常往浴堂裏去洗澡。但都不曉得他們身體內部的各種細胞和纖維。因了新陳代謝的作用。所留下來的汚穢毒質。也要同樣的時常洗刷。這是我們不能不承認的。

我們身體內生活機關的活動和作用。都要依賴水份。沒有水生命便不能存在。人類身體中每個細胞大部份包含着水。正如著名的生理學家潘那得(Ceaude Bernard)所說的「一切生命都仰給於水」(All life is under water)

現在一般人的傾向。都喜飲茶咖啡蘇打水或其他飲料。而反不喜開水。那些飲料喝了。固然無大害。但是喝那清潔衛生的開水。要靠洗滌我們內部的纖維。使他奮興活動的唯一飲料呢。

我們再看為什麼那許多人每天喝了多量的開水。就會有毅力有生氣呢。考究起來。就因為以下的幾個道理。

(1)因為水是能把我們身體中的營養滋料和生機物質帶領到各纖維組織內的唯一要件。所以非常有用。他能開闢一條乾淨清潔的路徑。讓身體中的營養滋料通行過去。

(2)我們多喝一分開水。血液也就多清潔一分。血液經過肺部的跳動也快些。而且最後能使身體中多吸收養氣。多增加力量。使我們的生命格外有生氣。格外能活動。

(3)我們飲了水之後。不但單獨從腎部排泄。皮膚同肺臟等各部也有排泄的機能。現在的科學家都承認飲水之後。在小便中能找到多量的尿素尿酸及其他毒質的廢物。假使我們容忍其在身體中。就要阻止體中各部作用的活動。結果排泄和營養都變了遲緩不足。一舉一動都沒有堅決勇敢的氣概。

美國(Good Health)說普通的人每天平均飲水六杯及八杯。最為適宜。

(二)多習步行

步行能增進身體健康的。而且那些身體瘦弱或有病的。練習了步行。就得漸漸強大。漸漸復原。這是很奇怪。因為步行的利益。不但可使我們四周的空氣時常變換。及外圍的景色時常變遷。并且可以矯正我們身體各部呆木不自然的姿勢。

如今可憐有一般青年們。整日伏居斗室裡頭窗前。恨不得步多不走。門也不出。對于他們貴重的身子。那得不虧損呢。假使能多習步行。——尤其是習越山過嶺的步行。——那沒他們全身的肌肉。一定非常發達。同那運動家的身栽一樣。這就是極大的利益。

(一)可助進我們的消化能力和內臟的活動。

(二)可堅強我們的心力。

(三)可促進我們血液的運行。

(四)可增進我們肺部的跳動。

(五)可使我們的血液因常吸新鮮的養氣而變爲清潔。

見解確切。文詞明白。實爲佳作。（編者）

薏苡仁之研究

二年級劉行方

(一)科屬　爲禾本科。

(二)形態　一年生草苗高三四尺。葉似黍而狹長。有平行脈。開紅白花於葉腋。實橢圓形。色青白。其仁白色入藥。

(三)產地　產河北省正定縣等處。

(四)性味　甘淡微寒。

(五)成分　其百分中含蛋白質一七，五七。脂油五，八〇。澱粉五四，五四。

(六)主治　本經。筋急拘攣。不可屈伸。久風濕痺。下氣。久服輕身益氣。

別錄。除筋骨中邪氣不仁。利腸胃。消水腫。令人能食。

甄權。治肺痿。肺氣積膿血。欬嗽涕唾上氣。煎服破毒腫。

孟詵。去乾濕脚氣大驗。

藏器炊飯作麵食。主不飢。温氣。煮飲止消渴。殺蚘蟲。

時珍健脾益胃。補肺清熱。去風勝濕。炊飯食治冷氣。煎飲利小便熱淋。

(七)藥徵考徵　主治浮腫也。

(八)近世應用　補益脾肺。利小便。

(九)用　量　三錢至五六錢。

(十)炮　製　每一兩以糯米一兩同炒。熟去糯米。

(十一)禁　忌　凡腎水不足。脾陰不足。氣虛下陷。及妊婦禁用。

(十二)處　方　配附子治周痺。配桔梗治牙齒䘌痛。釀熟猪肺治肺損咯血。

(十三)名　方　麻黃杏仁薏苡甘草湯——治風濕。

薏苡附子敗醬散——化膿爲水。

按薏苡仁一名回回米。俗名草珠兒。又稱西番蜀秫。其功長於利濕清熱。故上治肺癰。中治腫滿黃疸。下治小便不利也。別錄言筋骨中邪氣不仁者。蓋筋受寒則急。受熱則縮。受濕則弛。寒熱二者。其原皆由於濕也。近代日本醫學博士岡崎桂一郎氏謂薏苡仁爲穀類中最易消化。最富於滋養物之上品。因其含有多量之可溶性脂油。澱粉質。蛋白質。故也。更爲他種穀類所不及。常服之。能促進新陳代謝機能之旺盛。提高筋肉之興奮性。增加白血球。促進炎症之自然治癒。且能除角質發育異常之疣。配木賊各等分煎湯飲下有效。若用單味。可將薏苡仁炒成粉末。每服一匙。日四次。開水化服。經十五日即愈。同時赤黑忠宜氏與寺國尾平氏實驗病疣者。亦經以薏苡仁一一治愈之。惟對於形尖疣面斷裂。現鋸齒狀者。多無效云。

小產驗方

二年級薛定華

學生成績

小產之爲病。往往因顛仆舉重。內應胎盤。胎兒受其震動所致。或因母體衰弱。血虛氣滯。亦易患此病。去歲鄰居某婦。年約二十。形體強健。姙孕五月。驟舉重物。頓覺腹痛下墜。腰部作痠。紅潮泛濫。將作小產。家人慌張無措。乃急來問以何藥治之。適余家傳小產驗方一紙。乃命彼速購藥味。連服二劑。藥後約經八小時。則腹痛漸愈。經水亦止。至月足臨盆。安然無恙。家人大喜。頗贊靈驗。每遇他人有小產之患者。即以此方投之。屢試屢驗。實安胎效方也。特提筆記之。以作研究藥味列于后

潞黨參二錢　陳皮八分　杜仲三錢　炙黃耆二錢　白芍二錢　續斷三錢

炒白朮錢五分　砂仁六分　乾荷蒂三只　陳蓮房炭三錢　陳黃芩炭二錢　苧蔴根一錢五分

右味以水二碗微火煮取一碗另加黃酒半杯冲服

此方在體氣衰弱常易小產之婦人大可一試。（編者）

驗方一則

二年級劉行方

名跌打損傷活命散。統治一切創傷。

生白附子六兩　天南星五錢　青防風五錢　羌活五錢　香白芷五錢　明天麻五錢

右藥共爲細末。摻敷傷處。傷重者黃酒浸服五分。傷較重者。黃酒浸服十分。創面青腫。白酒調敷。

按附子辛溫入脾。治皮膚金瘡。蓋血肉得溫煖而自行合口矣。天南星散瘀血。破堅積。青防風療諸風。主骨節疼痛。羌活善行氣分。舒筋活血。白芷質極滑潤。能和利血脈。排膿托瘡。天麻味辛入厥陰。去風入膀胱。去濕強筋活血通利九竅。

二五級課餘醫藥研究會問題研究結果

（問題）傷寒論中「日」字凡百數十見。所用各異。其取義究若何。（本期討論四，五，六，七，八，十六諸條）

（結果）（一）代表六經主氣之期者（主氣之期。雖近玄虛。實亦猶西醫之所謂潛伏期前驅期……之類耳。）其用雖異。其揆一也。

且仲景著書立法之際。既撰用素問九卷。八十一難。（見自序。）自不能無此觀念。吾人旨在解經。亦不得不引耳。

（原文第四條）傷寒一日。太陽受之。脈若靜者。為不傳。頗欲吐。若躁煩。脈數急者。為傳也。

是以『日』作六經主氣之期。而立太陽病傳不傳之鑑別法也。一乃太陽主氣之期。故曰傷寒一日。太陽受之。受者。主任之謂也。其義為如在太陽主氣之期。而脈與初起無變者。為病未傳他經。若見脈數急欲吐。躁煩者。則病且入裏而為少陰矣。苟以此（日）而如字直訓。則必有費解者矣。蓋病才感一日。烏得用「脈若靜者」之設詞。卽病有初感一日。卽傳三陰二陽者。亦必以其人素體過虧過實所致。乃變而非常。如仲景之明聖。豈肯遽執以為經而立法誤世哉。是其「日」文之義。當屬本經無疑。

（二）表示為經驗上六經應値主氣之期者

（原文第五條）傷寒二三日。陽明少陽症不見者。為不傳也。

本條「日」字之義。謂在經驗上陽明少陽應値主氣之期。而不見陽明少陽之症者。其病當仍在太陽經。而未傳焉。特表此者。亦示經驗有例外。臨症須戒愼云爾。若以此「日」直指陽明少陽主氣之期。則陽明少陽症既不見。「二三日」從何而定。故不可信。

（三）代表治法者

（原文第七條）病有發熱惡寒者。發於陽也。無熱惡寒者。發于陰也。發於陽者七日愈。發於陰者六日愈。以陽數七。陰數六故也。

（甲）是條之「日」乃代表陰陽經之治法者也。其義謂陽經當以陽經藥治之而愈。陰經當以陰經藥治之而愈。接曰陽數七陰數六故也者。乃解釋其所以取代之意。謂因七屬陽數。六居陰數。故以「七日」代陽經。「六日」代陰經。而以「七日愈」代陽經之治。「六日愈」表陰經之治也。其條義文旨。外觀雖近笨拙。有似言之無物者。實亦猶平面幾何第一定律「凡直線角皆相等。Theoram I. Strait angles are equal」之類也。蓋立法三際。不得不然耳。

（乙）是條之「日」。應如字直解。「發於陽者七日愈」。謂病在太陽經者。過七日而可愈。「發於陰者六日愈」。謂邪直中少陰經者。過六日而可愈。此仲景必有其經驗根據而立者。第紀載之後。無法解釋。因取「陽數七陰數六」以解之。初不必穿鑿附會。強爲之說也。

（四）表示在六經本經上。病患感染之淺深者。

（原文第十六條）太陽病三日。已發汗。若吐。若下。若溫針。仍不解者。此爲壞病。桂枝不中與也。觀其脈症。知犯何逆。隨症治之。此條之「日。」蓋表示太陽病感染之深淺久暫者也。顧其在感染之中。或間發一二陽明少陽症而用吐下溫針。然仍不解者。蓋非眞爲陽明少陽之病也。故仲景除于立法之初。明點太陽病外。又于「此爲壞病」之後。特表桂枝不中與之文。其用意可知。

（五）如字直訓者（卽照文直講）

（原文第六條）「——若火熏之。一逆尙引日。再逆促命期。」此日而如字直訓。當昭然無疑義。

（原文第八條）太陽病頭痛至七日以上自愈者。以行其經盡故也。若欲作再經者。針足陽明。使經不傳則愈。是所謂「日」也者。蓋猶普通稱謂之日也。頭痛自愈。以行其經盡者。乃仲景揣測之詞。蓋其意以爲六經之病。猶六進廣廈。然病邪則猶人也。人欲入其二進之廈。則必須行盡其一進之室。今太陽病頭痛至七日以上而能自愈者。必其經已行盡故也。「若欲作再經者。針足陽明。使經不傳。」猶防人入二進之室。則必于其行盡一進屋之際。守其門而制之之義也。此雖愚之臆臆。不足以斷其必是。然漢魏之世。歐西學說未入。安知仲景著書立說。必無此意。若必以此「日」作六經傳變主氣之期。則何以過三陰經而仍有頭痛之症。旣六經同傳矣。何以明言「太陽病頭痛至七日以上自愈」。凡此皆有不可置答者矣。韻柯琴傷寒來蘇集云「曰行則與傳不同。曰其經。是指本經而非他經。——曰欲作再經。是太陽過經不解。復病陽明而爲倂病也。針足陽明之交。截斷其傳路。」其意良是。

（問題）少陰病惡寒身倦而利。手足逆冷者。不治。（二百九十三法）少陰病吐利。手足厥冷。煩躁欲死者。吳茱萸湯主之。（三百〇七法（此兩法之症狀前輕後重。而前輕者謂陽亡不治。後重者謂陽虛。吳茱萸湯主之。其說何謂。

（結果） 此二條之症狀。雖有輕重之別。然二九三法之謂不治者。定有其不治之症。故曰不治也。三〇七法之謂吳茱萸湯主之者。必有其可用吳茱萸湯之症。故曰吳茱萸湯主之也。吾人讀傷寒論。固不可拘泥于症狀之輕重。而須參酌治法之如何。蓋仲景立法。往往寓症於治法之間。故必互相推求。方得明顯。初不可拘泥于一者也。

凍瘡膏

（一）藥品　麻油三兩　松香一錢　黃占兩半

（二）藥性　1.麻油——即由胡麻子所搾取之油也。甘微寒無毒。能止痛消腫。長肌肉。補皮裂。

2.松香——一名松脂。為松樹之精華。感太陽之氣而生。味苦微甘。性溫無毒。功能燥濕祛風。止痛殺蟲。療瘡疽惡瘡疥瘙等。

3.黃占——一名黃蠟。即蜜蠟之黃色者。味甘淡。性微溫。外科用以護內膜。敷金瘡凍瘡尤宜。

（三）用具　（一）乳鉢一隻　（二）火爐一隻　（三）木炭十斤　（四）鐵鍋一隻　（五）小秤一把　（六）攪捧一根　（七）瓷罐一個

（四）製法　1.準備——松香研碎。黃占亦切成小塊。

2.手續——先將麻油以文火煎熬。及將滾時。傾入松香。烊化後。再加入黃占。收膏。漸攪漸烊。嗣即見白烟飛騰。若其烟出愈多。則膏愈老。少則嫩。相時離火。少冷。注入罐中。

（五）功用　治冬令嚴寒。皮膚燥裂。死血凍瘡。然凍瘡未潰者。不相宜也。

（六）用法　視瘡口大小。攤膏貼之。日換二三次。

（七）保存　裝存瓷罐中。勿着塵垢。

仲秋夜闌悼建昌

二年級章叔賡

一九三三年仲秋時季——一個淒麗的黃昏

襲人寒冷的夜風逼進窗櫺拂動了寫字臺上膽瓶中的花枝。親吻着我斜挼在面顏上的短髮。我抬起頭來。向窗外注視銀色的月光。一矢矢從幾株疎落的梧桐隙處漏入大地。與樹影參差地襯印着如幾許旖旋的圖案。熱鬧的靜安寺路上除了偶然有一輛汽車疾駛過外。已寂靜得悄無人聲了。

呵。秋景蕭蕭籠罩着這深夜。

突然間神精反常了起來。一個瘦白的面目。被兩手掩覆着。很悲慘地從寫字臺旁漸漸地出現。又漸漸地消沉下去——似在感激我對於他的友誼還未消滅。

——呵。呵。建昌。我對您的友誼是永遠不會遺忘的。現在正回憶着您呢。因爲祇有回憶。才能使我靈魂上得到片刻的快樂。也祇有回憶。才能找到我倆重逢的機會。把彼此的心絃互相交奏着。

我在這樣喃喃自語的時候。壁上掛着的耶蘇像上走出一個清秀的青年。面旁微露出兩個淺淺的笑渦。溫柔地握住我的左手。要求到人生大戲院去看往事的片子。

那裏的佈置和普通的電影院似乎有些不同。當我倆把各有的眼淚購得二張滿刻着血花的票子入場時。在這陰霾恐怖的場子四壁。都點綴着一個個的骷髏。就是在舞臺上也堆着一座座的白骨山。最可奇的。在這偌大的院子中。竟找不出一個面上現着快樂的人來。據我倆座旁的一位老看客說。「這戲院裏對於着艷服的幸福者是不准他們買票入場的。好在世界上是沒有一個眞正的幸福者。所以生意到不錯。致於那許多白骨骷髏就是「人生」兩字的標幟」

電影開映了。我暫時懷疑着座旁看客剛才所說的那段話。因爲第一段是一齣快樂的喜劇。

「兩個不到二十歲的青年首先發現在銀幕上。一個穿着常青嗶嘰的學生裝。一個穿着青灰華達呢長衫。他們在一塊兒頑了一回音樂。又在一塊兒上課。看醫書。一忽兒又在寫作品了。

許是相處日久愛情太深了的緣故。不知怎樣一來。二個人竟很孩子氣地都在耶蘇前脫光了衣服。裸出前胸。把一柄雪亮的銀刀。各剖出一顆血紅的心來。放在顯微鏡上。檢查在友誼上有沒有虛僞的毒粉沾染着。

檢查的結果。是純潔得絲毫滴點都沒有。他們歡喜極了。把心收入。起又攙着手到北火車站去散步。

偉大的車站。無盡頭的車軌。宏壯的車頭。都在暗示出他們未來的浩大希望和發展。他們依了鐵路漫步着在閒談。他們從現在的西醫談到將來的中醫。他們從祖國的國難談到日本的經濟恐慌。他們當然也從柏拉圖白郎令談到許多美麗的姑娘

他們都感到同性的友誼比異性戀愛更要來的迫切。是的。因爲愛情太深了。甚至情願犧牲一個艷膩溫柔的女郎。然而決不肯把二人間的愛情上受到些微的委屈——他們的同性戀愛是永遠不會像陶思瑾對劉夢瑩那般的。

太空中飄渺着幾片魚鱗般的浮雲。漸漸地變成青色。似在象徵着前途的光明。他們笑啦。二個並行着的影子便在光明之處慢慢地隱去。」

往事上段的事實便是這樣迅速地映過了。

『一陣哀婉柔媚的梵俄鈴聲。斷續地從幕底傳出。宛如少女的嬌啼。有時豪放。又如白骨滿地戰場中鬥士們的慷慨悲歌。不啊。又如受愴的新嫠棒着心兒在低泣。我因爲要知道究竟在奏些什麼曲子。將兩耳豎起。併氣着低首靜聽。呵。原來是我倆去年創作的那首「風雨飄蕭」。』

我回過頭去看他。他祇苦笑着對我說。「奏得還好。」「呵。還好。」

許是因我看不慣電影。容易眼花的緣故。在下段片子繼續放映的時候。祇看到這麼的一節。

『在暮春的薄霧裏。白絲巾飄舞着。北火車站的到處。掛鐘上的長短針指着京滬車離上海開往南京的時間還有十分鐘。那兩個

青年散步在月台上。看着艷裝的乘客們如蝶兒般都在揮着帽子手帕道別「good By」——挑引起他們孱弱的心絃。」

（未完）

哀亡友孫建昌

二年級劉國輔

予六歲入學。在苒十餘載矣。所識同學。不下千百。而稱知己者。屈指可數。君其一也。憶曩在校。予與君同窗共話。莫不以忠孝仁義相勉。每談東北事。君輒怒髮冲冠而語予曰。吾儕將來。應抱馬革裹尸之心。投身軍旅。收復失地而後已。嗚呼。曾幾何時。言猶在耳。君竟一病不起。苟靈不昧。迴憶當日之言。得無恨乎。別後聞君病。予與秦明迭函慰問。然終無回音者。猶以爲將棄我等也。不意中秋將屆。驚悉君染肺疾。療養於蘇醫治無效。已離人間矣。嗚呼。暑假分袂。予尚以爲暫別。孰料君竟去而不返耶。痛哉痛哉。君病予未問。君歿予未弔。君殮予未覩。君葬予未送。此恨綿綿終無已時。噫嘻。予痛已深。口不能盡言。筆不能盡書。茲述其萬一。者不過略表哀悼之忱而已。悲夫。吾儕不幸斯人也而有斯疾也。竟不永年。豈不哀哉。豈不哀哉。

本學院現任職員一覽表

姓名	任職	籍貫	履歷
薛文元	院長	江蘇	上海市國醫公會常委歷任上海市中醫試驗委員前全國醫藥總會常委
朱南山	名譽院長	江蘇	上海市國醫公會常委上海市國醫分館董事
蔣文芳	副院長兼教務長	江蘇	上海市國醫公會執委兼祕書處主任歷任上海市中醫試驗委員全國醫藥總會常委兼祕書主任全國中醫學校教材編輯委員會主事
朱小南	副院長	江蘇	前任上海市國醫公會監察委員
朱鶴皋	院務主持處主任兼訓育主任	江蘇	上海市國醫公會執委前全國醫藥總會執委財政科主任

黃寶忠	事務主任	江蘇	上海市國醫公會執委兼庶務科主任前全國醫藥總會執委兼庶務科主任
蔣劍俠	祕書	江蘇	上海新聞報館採訪部
章鶴年	訓育員	江蘇	本學院畢業
夏周秋如	女舍監	江蘇	蘇州惠靈中學畢業曾任安徽公學教員
張廉卿	附屬醫院駐院醫士	浙江	上海中醫專門學校畢業
倪鼎謀	文牘兼書記	浙江	前任全國醫藥總會文書
陳鍾靈	書記	江蘇	曾任江陰教育局書記
陳冲漢	庶務	江蘇	曾任通泰海菸酒公賣分稽徵所主任
邵錦文	會計	江蘇	
楊雲程	配劑員	江蘇	

本學院現任教授一覽表

姓名	科目	籍貫	履歷
丁福保	講師	江蘇	前北洋大學教授
謝利恆	講師	江蘇	前中醫大學校長
祝味菊	講師兼實習教授	四川	前景和醫科大學教授歷任上海國醫學院教授
方公溥	講師兼實習教授	廣東	中央國醫館理事暨上海市國醫分館董事歷任本學院教授
秦伯未	講師兼實習教授	江蘇	中央國醫館名譽理事上海市國醫公會審査科主任歷任本學院教務長上海市中醫試驗委員

教職員一覽表

費通甫	講師	江蘇	歷任本學院及中醫學院教授
包識生	內科學金匱經方教授	福建	中央國醫館理事前本學院院長歷任神州醫科大學校長上海市中醫試驗委員
許半龍	外科雜病醫案喉科教授兼實習教授	江蘇	歷任中醫大學中醫專校上海國醫學院教授
唐亮臣	實習教授	江蘇	上海市國醫公會執行委員
俞岐山	實習教授	浙江	歷任本學院眼科教授
李遇春	實習教授	廣東	
黃寶忠	實習教授	江蘇	本學院事務主任世界紅卍字會寶山分會醫院醫士
包天白	內科學傷寒派學剖解教授兼實習教授	福建	上海市國醫公會執委佛慈診療所所長歷任本學院及中醫專校教授
盛心如	實習教授	江蘇	上海市國醫公會執行委員歷任本學院教授
謝也農	實習教授	江蘇	潮州和濟醫院醫士
魏承經	實習教授	浙江	
丁伯安	實習教授	江蘇	廣益善堂醫務主任
吳伯溪	實習教授	浙江	
趙寶夫	實習教授	江蘇	聯義善會醫務主任
沈重廉	實習教授	江蘇	上海中醫學院教授
沈夢廬	實習教授	江蘇	
馬濟仁	實習教授	江蘇	仁濟善堂醫務主任
王潤民	病理常識方劑醫史論文教授	江蘇	歷任本學院教務長暨上海國醫學院教授

章巨膺	温病教授	江蘇	歷任上海國醫學院教授
朱壽朋	傳染病傷科婦科教授	浙江	前仙居縣衛生委員會主席仙居縣立時疫診療所所長上海醫界春秋編輯
沈石頑	病理暨治療教授	浙江	上海中　專門學校畢業昌明醫藥學社主任
吳克潛	兒科暨生理教授	浙江	歷任上海市中醫試驗委員醫藥新聞報主筆
沈嘯谷	國文論文教授	江蘇	歷任上海育材中學教員南通濟生施診社醫務主任
葉信誠	解剖教授	浙江	東南醫學院畢業上海瞿直甫醫院醫務主任
景芸芳	藥物教授	江蘇	本學院畢業歷任本學院教授上海國醫分館董事
張贊臣	診斷教授	江蘇	中央國醫館名譽理事醫界春秋社主席歷任本學院教授
喻仲標	黨義教授	江西	國立勞動大學畢業上海市黨部幹事歷任中國公學教授
張劍雄	西醫外科教授暨實習教授	浙江	上海紅十字會第三醫院醫師
張廉卿	施診所指導	浙江	本學院附屬醫院駐院醫士
薛文元	實習教授	江蘇	本學院院長
朱南山	實習教授	江蘇	本學院名譽院長
朱小南	實習教授	江蘇	本學院副院長
蔣文芳	時方教授兼實習教授	江蘇	本學院副院長兼教務長
朱鶴皋	時方教授兼實習教授	江蘇	本學院訓育主任
章鶴年	醫經教授	江蘇	本學院訓育員兼中國醫藥社編輯

二十二年度第一學期各級學生一覽表

各級學生一覽表

四年級

王以文　林廷光　張仲候　王輝中　林學光　張秉煌　方道淵　姜希琛　楊國昶　朱　殿　章　冠　劉民鑄　朱華國
袁鎮洪　劉受和　汪寅章　袁鵬汀　潘　球　李雨亭　陳周鑑　黎年祉　李冰研　陳耀華　魏平孫　沈宗吳　許鏡澄
沈鳳祥　項廷陞　金樹樂　黃毓芳

三年級

卜易安　陳學文　王公遠　張世元　王君毅　張仲勳　王家騏　張嘉卉　王德香　張劍虹　王樂成　許永鵬　石壬水
許道根　汪海峯　傅家樂　沈　俊　傅雪梅　沈邦棨　彭覺民　沈和羣　鄧衍封　沈琴初　魯六華　沈耀先　錢椿壽
周　珩　鄭鐵民　周烺云　謝　瑜　姚天農　顧　琇　胡靜盦　顧文倫　翁澄宇　顧伯明　陳向榮　陳金秀　陳華年
陳裕榮　應祖彭　王　概

二年級

王名藩　沙柱援　王盤纓　朱國楨　尤虎臣　沈　珩　吉星耀　沈　璉　朱南榮　沈松林　阮秦明　李其光　邱允珍
李承章　邱傳芳　邵亮東　吳有方　胡惠康　吳洪略　施慶麟　卓騰國　姚文讓　竺獨還　柳宗惠　周彩鳳　孫鳳臯
金筱茅　桂士瞿　金慰慈　桂士琳　胡倩霞　馬芝馨　馬雲祥　湯玉泉　許小彭　楊　崇　許兆璐　楊治平　許紹周
楊澤瑾　張克勁　楊禮通　張秀杭　陳其珊　章叔賡　陸教儀　章國華　郭曉雲　費龍玉　夏子均　程連雲　趙文貞
劉國輔　劉行芳　歐克仁　蔣鴻英　薛定華

一年級

丁蔚能 水應傑 于立忠 羊勤生 卞月英 朱駿逸 王泰眞 朱養贍 王同森 余嘉治 王瑞鳳 沈一明 王輝華
何玉成 李懷芝 施瑞芝 宋菊仁 姚子江 吳本論 姜爲亞 吳竹天 梁振千 林堅志 梁　澄 卓晝傭 陳俊澤
周學淵 陳去弱 周協和 徐公愨 高振華 張振威 馬恆義 張家漫 曹國鈞 張自如 萬慶臣 楊家豆 黃仲彬
楊玉華 黃兆海 董靜悟 程紹典 葉培根 張曉白 葉晉三 葉　暄 嚴文通 漆永霖 嚴鍾麒 端琴舫 劉湯銘
鄭子英 歐陽雄揮 瞿金生 闞鼎漢 顧文華 陳文燦 何家藩

本學院招收二十三年春季始業一年級男女新生五十名

即日開始報名

資格 中學畢業或有相當程度者 **手續** （一）塡寫履歷書（即報名單可向本學院領取或函索）（二）呈驗畢業證書或其他證明文件（三）繳納考試費壹元（錄取與否概不發還）保證金五元（錄取在學費內扣除不取發還）（四）最近四寸半身相片一張（錄取與否概不發還）（五） **辦法** 將上開手續備齊送交招生委員會 **試驗** 國文 **隨到隨攷** **開學** 二月一日 **章程** 函索附郵七分

院址 上海公共租界北河南路老靶子路口二百四十二號洋房五路公共汽車十四路無軌電車六路七路五路有軌電車均可直達

中國醫學院招生委員會啓

民國廿二年十一月一日出版　定價每期大洋二角　全年二元（郵費在內）

本院發行第四屆畢業紀念刊

本院第四屆畢業紀念刊現已出版內載本屆畢業論文三十三篇均爲各畢業生四年來研究心得之結晶附以師生作品及本院狀況等件都三十萬言精裝一鉅册欲知本院教學上之質量暨新中醫學術思想上趨勢者不可不讀每册實價大洋壹元凡各醫藥團體（蓋有圖章）及投攷各生均收半價

（附告）本院章程函索附郵七分

代售處　上海山東路中醫書局　上海望平街千頃堂書局

編輯者　王潤民（學院之部）　蔣文芳（公會之部）

發行者　上海市國醫公會　中國醫學院　老靶子路二四二號　電話四一一五四

代售處　各大書局

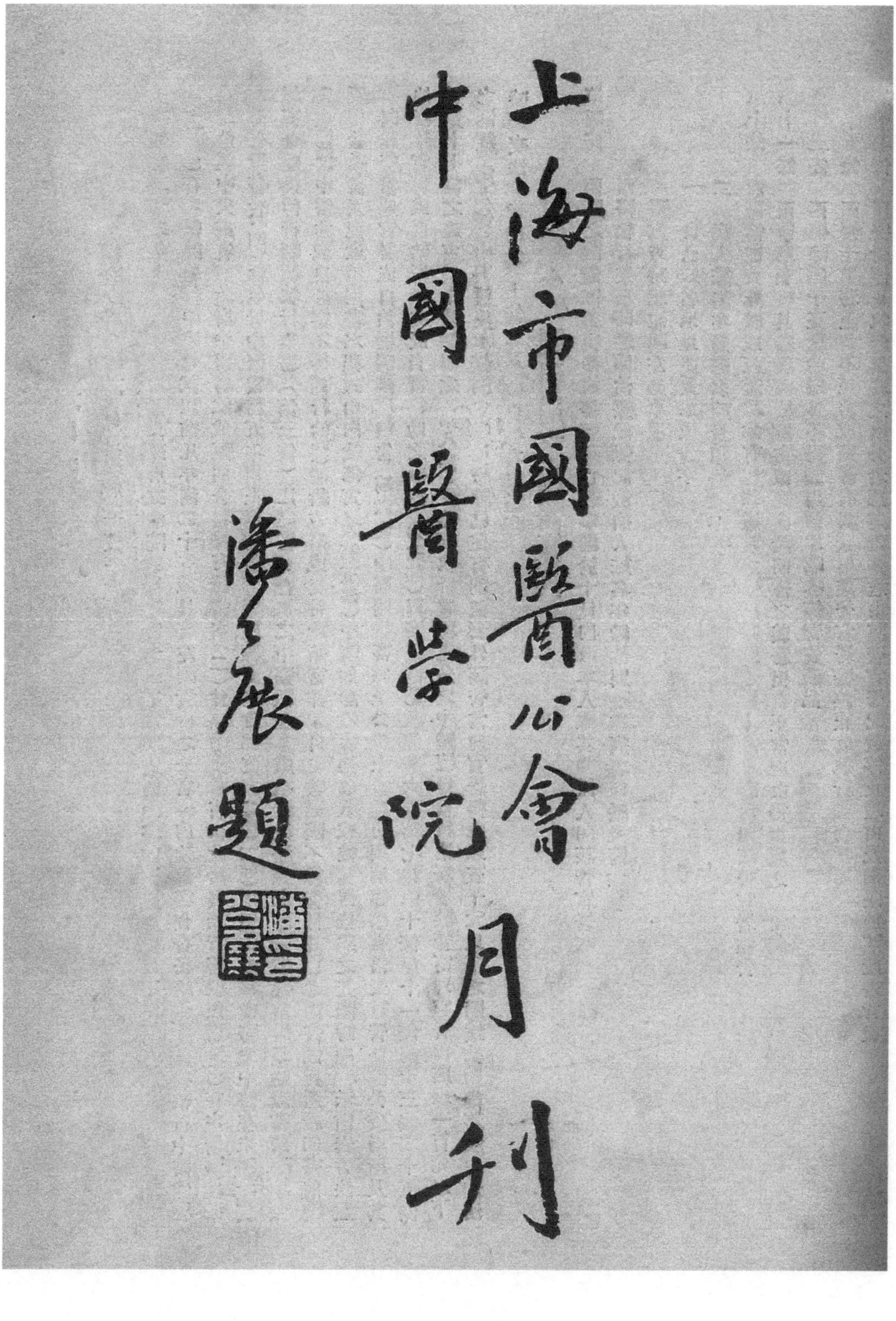

上海市國醫公會
中國醫學院
月刊

潘公展題

立法院通過中醫條例

民國二十二年十二月十五日國民政府立法院舉行第四十三次會議通過中醫條例茲推錄如下

（第一條）在考試院舉行中醫考試以前凡年滿二十五歲具有左列資格之一者經內政部審查合格給予證書後執行中醫業務（一）曾經中央或省市政府中醫考試或甄別合格得有證書者（二）曾經中央或省市政府發給行醫執照者（三）在中醫學校畢業得有證書者（四）曾執行中醫業務五年以上者前項審查規程由內政部定之（第二條）凡現在執行業務之中醫在未經內政部審查前得暫行繼續執行業務（第三條）凡經審查合格之中醫欲在某處執行業務應向該管當地官署呈驗證書請求登記（第四條）中醫非親自診察不得施行治療而給方劑或交付診斷書非親自檢驗屍體不得交付死亡診斷書或死產證明書前項死亡診斷書及死產證明書之程式由內政部定之（第五條）中醫如診斷傳染病人或檢驗傳染病之死體時應指示消毒方法並應向該管當地官署或自治機關據實報告 第六條）中醫關於審判上公安上及預防疾病等事有接受該管法院公安局所及其他行政官署或自治機關委託負責協助之義務（第七條）西醫條例第四條第六條第七條第十條第十一條第十三條第十五條及第十七條之規定於中醫準用之（第八條）受停止執行業務處分之中醫擅自執行業務者該管當地官署得處以一百元以下之罰鍰（第九條）中醫違反本條例之規定時除已定有制裁者外該管當地官署得處以五十元以下之罰鍰其因業務觸犯刑法時應交法院辦理（第十條）本條例自公布日施行

附錄本條例引用之西醫條例

第四條　西醫之開業歇業復業或移轉死亡等事應於十日內由本人或其關係人向該管官署報告

第六條　西醫執行業務時應備治療記錄記載病人姓名年齡性別職業病名病歷及醫法

第七條　西醫處方時應記明左列事項

一　自己姓名地址並蓋章或簽字

二　病人姓名年齡藥名藥量用法及年月日

第十條　西醫當檢查死體或死產認爲有犯罪嫌疑之情形時應于四十八小時內向該管官署報告

第十一條　西醫應負塡具診斷書檢案書或死產證明書之義務但有正當理由得拒絕之

第十三條　西醫除關于正當治療外不得濫用雅片嗎啡等毒質藥品

第十五條　西醫于業務上爲不正當或精神有異狀事該管官署得停止其執行業務

第十七條　西醫受停止執行業務之處分者應將證書送由該管官署記載停止理由及期限於該證書背後

上海市國醫公會月刊

◉言論

◉會議記錄

十一月十日舉行二十次執監委員會議

十一月二十五日舉行二十一次執監聯會及會員大會籌備委員會第一次會議

十二月十日舉行第二次會員大會籌備委員會

◉公牘

一 呈上海市政府文

二 中央國醫館快郵代電

三 致中央國醫館函

四 江蘇上海地方法院公函

五 覆江蘇上海地方法院函

六 致律師公會函

七 律師公會覆函

八 湖南曾覺叟先生函

◉會務報告

第三屆執監委員銜名表

◉經濟報告

◉上海市國醫公會設立中國醫學院報告

◉第四屆會員大會

會議紀錄

十一月十日下午八時舉行第二十次執監委員會議

出席委員 二十一人 主席 蔣文芳 紀錄 葉棨錡

甲、報告事項 一、發上海市國醫學會中華國醫學會爲請推代表三人出席聯席會議函各乙件

一、發秦伯未先生爲送會員房平所著之通俗醫典請予審查函乙件

一、發橘井泉藥社爲請將藥品原方抄錄送會以憑審查函乙件

一、發律師公會爲據徐小圃先生函提出關於法律問題請予解釋具覆函乙件

一、收中央日報社第二卷第四十一 二 三期中央時事週報共三份

一、收上海市衛生局爲請領登記執照轉發函乙件

一、收浦東分會爲報告改選推定徐惠生爲文書兼會計負全權會務之責函乙件

一、收上海市國醫學會爲已推定代表三人請擇地點日期集議覆函乙件

一、收上海市通志館爲附寄刊物雜誌調查表請依式塡就以便編入通志中函乙件

一、衛生局登記執照業已領出轉發

一、本會與中國醫學院合出月刊共一千五百份本會領一千一百份發各醫藥團體一百二十八份會員九百

會議紀錄

四十二份會內現餘三十份

乙、討論事項

一、上海國醫學會訂於十一月十一日舉行會員大會函請派員參加案請　公決

議決　公推郭柏良先生蔣文芳先生二人代表出席參加

一、橘井泉藥社遵議抄送該藥原方請予審查發給證書案請　公決

議決　交審查科審查

一、本會第四屆會員大會應卽決定地址時期及推選籌備委員籌備舉行案請　公決

議決　地址假甯波同鄉會時期定十二月十七日下午二時開會表演遊藝三時半開議籌備委員除執監委員担任外得臨時增加之

一、三團體聯合辦事處業告結束本會應攤各費宜如何籌捐補償案請　公決

議決　募集特捐補償之

一、本會職員近因百物昂貴出入難抵函懇酌加薪金並要求援例年終雙薪案請　公決

議決　年終雙薪照准增薪俟下屆執監委員會再議

一、本會審查科審查通俗醫典一書認爲尚可付印應予證明案請　公決

議決　根據審查意見具函證明

丙、臨時動議事項

一、郭柏良委員提議本會月刊下期篇幅略減經費加洋十元以與中國醫學院平均負担本期經費不敷再加洋二十元案　議決　通過

一、萬筱山委員提議預備會員韓錦山因地址錯誤以致未能應考領照開業請求救濟案

議決　函詢衛生局有否救濟辦法

十一月二十五日下午八時舉行第二十一次執監聯會及會員大會籌備委員會第一次會議

出席委員　二十一人　主席　郭柏良　紀錄　葉榮錡

甲、報告事項　一、發上海市衛生局爲更正會員地址及預備會員韓錦山因門牌錯誤未能接得通知應試請予暫准開業以資救濟函共式件

一、發上海市政府爲出版月刊懇請轉呈內政部備案呈文乙件(附月刊二份)

一、發會員房平爲通俗醫典根據議案出具證明書函一件

一、發中華國醫學會爲催覆推派代表三人出席三團體會議及聯合辦事處均攤用費函乙件

一、發會員朱子雲等爲三團體聯合辦事處用費請予捐助補償函共十一件

一、收中央日報社第二卷第四十四五期中央時事週報共二份

一、收上海市衛生局爲韓錦山聲請暫准開業一節核與定章不合未便照准覆函乙件

一、收中央國醫館爲統一病名將成草案發交各團體徵抒意見望勿再意氣之爭代電乙件

一、收郭盛坤先生爲揭穿統一病名提案之內幕函乙件

乙、討論事項　一、會員姜海峯函請因病停業無力繳納常費懇求退會案請　公決

議決　公推黃寶忠先生查復再議

一、江蘇上海地方法院函請鑑定崇明陳志餘藥方案請　公決

議決　函復通常白喉症適用該方尙無錯誤

一、本會審查科審查橘井泉藥社發明獺肝定痛散療風神效丸加味保赤散等藥原方與配製尙無不合且頗精良應予證明案請　公決

議決　照審查意見通過

一、本會第四屆會員大會茲因地址未定應改爲十二月二十四日下午二時舉行案請　公決

議決　通過

一、推舉大會臨時職員案請　公決

議決　主席團　薛文元　郭柏良　謝利恆　徐小圃（辭職）　傅雍言　司儀　包天白　監筒　賀芸生　陸士諤　紀錄　楊彥和　張贊臣　盛心如　庶務　黃寶忠　唐亮臣　嚴蒼山　唱票　包天白　張子英　唐亮臣　胡佛　錄票　嚴蒼山　盛心如　任農軒　夏重光　陳湫菴　許半龍　黃寶忠　周慧儒　招待　執監委員未推出之委員全體担任之

一、邀請名人出席演講案請　公決

議決　通過其他應行事項由祕書處會同庶務科辦理之

丙、臨時動議事項

蔣文芳委員提議　關於郭盛坤來函揭穿統一病名提案之內幕一節應請南京國醫公會查明有無其人具覆再行核議案請　公決　議決　通過

蔣文芳委員提議　關於統一病名案本會前擬懷疑四點應否函催中央國醫館答覆並表示非得滿意答復以前本會斷難承認案請　公決　議決　通過

楊彥和委員提議　關於每次會議之報告及議案於會前會後均須油印送發各委員覽閱案請　公決　議決　通過

十二月十日下午八時舉行第二次會員大會籌備委員會議

出席委員　十九人　出席　薛文元　紀錄　葉榮錡

甲、報告事項　一、發橘井泉藥社為審查發明之藥品及原方尚無不合證明函乙件　一、發南京國醫公會為請調查郭盛坤有無其人曾否發信函乙件　一、發江蘇上海地方法院為鑑定白喉症原方尚無錯誤覆函乙件　一、發中央國醫館為催覆質疑統一病名四點函乙件　一、收中央日報社第二卷第四十六•七期中央時事週報共二份　一、收上海律師公會為關于李銘律師代辦郞鄭建可致函徐小圃醫生經過覆函乙件　一、收南京國醫公會為調查郭盛坤並無其人覆函乙件　一、收湖南曾覺叟為述對於國醫館內容亟須改善其意見唯滬會馬首是瞻覆函乙件

乙、討論事項　一、呈請黨政機關派員指導案請　公決　議決　通過　一、函請捕房派員保護案請　公決　議決　通過　一、主席團徐小圃先生辭職應如何辦理案請　公決　議決　照准公推賀芸生先生充任監儕一席推沈心九先生担任　一、大會臨時秘書應否推定案請　公決　議決　推蔣文芳先生担任　一、准上海市律師公會覆函應轉徐小圃先生查照案請　公決　議決　通過　一、郭柏良先生關於建築會所大會提案一件應予通過提交大會討論案請　公決　議決　原則通過理由請蔣文芳先生修正後提交大會討論

丙、臨時動議事項　夏重光委員提議　於十二月廿一日下午八時應舉行第三次會員大會籌備委員會一次案請　公決
議決　通過

公牘

呈上海市政府文

呈爲懇請轉呈事。竊屬會等爲發揚固有文化。傳播醫藥消息。普遍學術。灌輸民衆衛生常識起見。特聯合編輯上海市國醫公會中國醫學院月刊一種。按月出版發行。理合遵章填具聲請表格。連同刊物備文呈請　鈞府審核。懇請轉呈　內政部俯准備案。俾利進行。伏乞　批示祗遵。實爲德便。謹呈　上海市政府。　附聲請書及登記表各二份又月刊二册

上海市國醫公會常務委員
中國醫學院院長辥文元　廿二，十一，十六

中央國醫館快郵代電

各省縣市國醫分支館及分支館籌備處。各地醫藥團體。各國醫學者均鑒。自統一病名議起。本館不過略示標準。以便從事。既非欲舍己以從人。亦何嘗一成而不變。不意海內反響紛起。數月以來。積牘盈尺。雖措辭容有過當。而平心討論者尙多。愈辯難則眞理愈出。凡事如此。學術之演進。何獨不然。本館收到各處來件。隨時交學術整理委員會悉心審議。於其未當者。固存而不論。其確有見地者。則虛衷採納。並未墨守原議。一意孤行。現在統一病名工作。將次完竣。將來作成草案。仍當發交各該分館。轉行各團體各學者共抒意見。再由本館審核。然後勒爲成案。定期施行。惟望此後全國醫林。勿作意氣之爭。勿爲派別所囿。虛心研究。棄短從長。俾集衆思而成偉業。庶幾千年藤葛。化作準繩。中西鴻溝。納諸同軌。醫學前途。實利賴之。中央國醫館眞印。

致中央國醫館函

逕啓者。前准貴館公函。暨學術整理委員會統一病名建議書。早經　敝會召開會議。專案討論。提出懷疑四點。請求解釋。並蒙　轉飭學術整理委員會答覆各在案。茲已逾日甚久。尚未見覆。具何用意。實深惶慮。查該案之重要。匪特關係國醫前途。且於固有之文化及業務。不無影響。正靜候答覆間。本月二十四日。接得　貴館眞代電一文。略謂將成草案。不日發出。望勿再作意氣之爭等由。到會展閱之餘。不勝駭異。查　敝會對於　貴館所提統一病名案。不過提出疑點。請求解釋。以便研究。並未提出對案。自無意氣之爭。務請　轉知學術整理委員會。對於該案質疑之點。迅速解釋。俾資討論。若以徵求意見爲名。閉戶造車爲實。非但不願容納衆意。抑且不能解釋羣疑。一意孤行。　敝會爲愛護中國醫藥起見。不得不採取有效之處置。藉以打破魔障。爲特函達。請煩　詧照。並希迅飭答覆。以便核議。爲荷。此致　中央國醫館　上海市國醫公會謹啓　民國二十二年十一月二十九日

江蘇上海地方法院公函　字第四二三〇號

爲函請鑑定陳志餘過失殺人案內藥方有無錯誤由

逕啓者。准崇明縣政府第一零九八號公函。以徐國祥訴陳志餘過失殺人案內藥方一紙。認爲有鑑定之必要。囑託轉請上海醫藥公會鑑定等因。准此。相應將該藥方一紙。送請　查照。代爲鑑定。該藥方對於治白喉症有無錯誤之處。出具鑑定書。連同原藥方一併函復過院。以便轉復。至紉公誼。此致　上海國醫公會　計送藥方一紙　院長沈錫慶　中華民國二十二年十一月十五日

陳志餘方

金石斛四錢　炒姜蠶三錢　卜荷頭八分　京元參三錢　象貝母三錢　姜川連五分

抑馬勃三錢　淨蟬衣八分　甘中黃八分　掛金燈十只

另包加　老猴棗一分冲服　羚羊角二分次服

覆江蘇上海地方法院函

為復鑑定白喉症原方尚無錯誤由

逕覆者接准　貴院第四二三〇號公函並附藥方一紙。囑為鑑定。以便轉覆等由。准此。當即提交敝會本月二十五日會議詳加鑑定。旋經討論結果。僉謂該項藥方對于通常白喉症。應用適合。尚無錯誤。為此相應檢同原方函覆請煩　查照為荷。此致　江蘇上海地方法院附原送藥方一紙上海市國醫公會常務委員薛文元郭柏良丁仲英廿二，十一，廿七，

致律師公會函

逕啓者。茲據敝會會員徐小圃來函內稱。本年七月廿八日。接李銘律師函稱。茲據當事人鄔鄭建可女士聲稱。小兒永達偶有疾病。因念徐小圃醫生。薄有虛名。於本月廿四五日攜同小兒前往診治。由小圃醫生之胞弟肖圃醫生診治。出立藥方兩劑。服後病突轉劇。勢頗危殆。經另聘中醫多人診視。咸謂徐醫藥方錯誤。恐難有救生之望云云。聞悉之下。怨憤曷極。然猶不敢輕信彼輩言之確鑿。而仍抱一線復生之希望。詎知本月廿八日上午小兒永達竟離慈母之襁褓而被徐醫殺害與世永絕矣。言之痛甚。似此庸醫殺人若不訴請究辦。將貽害無窮。人命攸關。萬難坐視。為特委請貴律師代為依法訴究。並追償損害賠償洋五千元。以資儆戒而重民命等情前來。本律師復請中醫多人檢視原方。均謂確與病體錯誤。茲為息事甯人起見。合代先行函達查照。限於函到三日內來所誠意商決和平了事。免滋糾紛而致訟累。倘逾期不理。即當代為依法訴究。決不再函通知。殊於信譽營業有礙。幸勿自貽後悔。為要等語。殊深駭怪。現在本案以未遂要求。業由李銘律師代表當事人起訴。並蒙法院判決無罪。是非原已大白。惟小圃與弟分居應診。各自營業。李律師認舍弟有犯罪嫌疑。而投函竟及小圃。並於事前開列價格。向小圃預為要索。殊使無辜者人人自危。請予保障等由到會。竊敝會為本市國醫自由職業團體。依據會章。有維持同道職業之義務。殊難置諸不問。惟查閱所敘李律師原函。開明係由肖

圃診治。而投函竟及乃兄。不知現行刑法。弟或犯罪。其兄是否須共同負責。傷害罪之自訴人代理律師。是否可以違背當事人之意思。預先直接向對方要索。以留起減自由之地步。而末段「殊於信譽營業有礙。幸勿自貽後悔」數語。是否含有恐嚇意味。此種投函之文字及其方式。與律師風紀有無妨礙。祇以敝會不諳法律。無從懸揣。爲特函請 貴會希煩秉公查覆。以憑核議。實爲公便。此

致上海律師公會。

律師公會覆函

逕復者。接准 函開以律師李銘代表刑事自訴人致函被告之兄。意存恫嚇。請示是否合法等由。當經本會轉詢李會員究係是何實情去後。嗣據復稱（前略）查會員受委鄔鄭建可女士一案。初經拒絕接辦。旋以友人再三囑託。及念鄔女士痛子心切。情實可憫。乃本公道良心之主旨。爲維護人權之進行。絕無絲毫恩怨或私見可言。至該案第一審雖由會員代爲辦理。對於該徐小圃並未列入被告起訴。來函所謂判決無罪。是非原已大白云云。顯係事實錯誤。全屬誤會。且會員受委辦理該案。並無絲毫違法之處。否則當事人即已早經依法糾正。初不待該徐小圃喋喋詞費。來函所謂是否可以違背當事人之意思云云。更係砌詞誣衊。況查會員代表當事人去函。有謂因念徐小圃醫生薄有虛名。攜同小兒前往診治云云。足徵鄔女士原係往倩該徐小圃診治。初非徐肖圃。彰彰明甚。特由徐小圃轉囑徐肖圃代爲診治。且方箋亦係徐小圃之名。有原方可資稽核。故當事人鄔建可堅囑代函徐氏昆仲。非惟毫無違背當事人之意思。抑且遵從當事人委任之意志。代爲依法辦理。更無所謂恐嚇意味。倘如徐氏來函所言。竟以此吹毛求疵。恐及代理之律師。誠所謂殊使無辜者人人自危。而律師受委代爲辦理案件。法律上固有之權利及保障。或且因此喪失。其與法治精神及前途。又將謂何。總之會員受委該案。實本息事甯人之旨。冀得和平了事。一切手續。均係依法代理之行爲。既未違背當事人之意思。抑且毫無恩怨及仇可言。徐氏來函。苟非意圖誹謗。即係全屬誤會。除關於殊於信譽營業有礙。幸勿自貽後悔一節。原係律師函牘尋常慣用之語句。請由貴會核議是否含有恐嚇意味外。准函前由。理合函復。敬希鑒察。爲荷等語。經於本會第一五五次執監

委員聯席會議議決。照轉上海市國醫公會查照在案。相應函達。即希查照爲荷。此致上海市國醫公會。上海律師公會常務委員陳霆銳沈鈞儒王維楨中華民國二十二年十一月二十九日

湖南會覺叟先生函

敬復者前奉　賜書。詢以進行方法所以遲遲未復者。以對于中央國醫館之內容。雖有所聞。而不知其底蘊。故不敢冒昧奉答。今讀貴會月刊　蔣文芳先生之痛哭長歎下之國醫館一文。及其附載國醫館成分之科學分析表。不覺氣絕心灰。繼閱中央國醫館第六期國醫公報葉古紅中國醫藥革命論。于中醫學說本無深刻之認識。乃敢哆口亂談。謂神祕的司天在泉。讖緯的五行生剋說。是皆在宜廢除之列。駢枝的六氣風火說。理想的十二經絡說。是皆在宜糾正之列等語。又不禁令人熱血湧騰。髮指眦裂。不特文芳先生之對于中央國醫館痛哭長歎。僕亦不得不痛哭長歎矣。中央國醫館爲全國醫藥領袖。分館自應同此宗旨。團結一致。以禦外侮。縱云經濟困苦。亦不應向同人如此勒索。分館之行爲固誤。中央國醫館不急制止。亦自失領袖之職責。至于學術方面。中醫之根本在哲學之氣化。西醫根本偏重物質。二者霄壤。萬難牽合。國醫館整理學術。自應以中醫爲主體。而吸收西醫之可采取者則當矣。今者學術標準大綱。（中略）已屬大誤（僕有書致焦館長力辨其誤已登載廣東醫林一諤第三卷第三號）然僅言方法。不云理論。于中醫學說根本尚無妨礙。施氏今墨竟欲以西醫病名統一中醫。且欲強迫實行。更鑄九州之大錯（僕亦有意見書力詆其非已登載湘省醫藥月刊第二年第三期）今葉氏古紅又欲于糾正之外。加以廢除。司天在泉五行生剋。猶可云理太深奧也。若夫六氣風火及十二經經絡。則稍知中醫學理者。皆能確鑿指證。乃葉氏不謂之神祕讖緯。即謂之駢枝理想。是舉中醫根本學理而剷除之矣。果如是。中醫直截歸併于西醫可矣。何必設國醫館。爲更何勞諸公之高談整理乎。僕前以中央國醫館以整理中醫學術草案。屬陸氏淵雷起草。致陸氏淵雷持之以請教余巖。爲中醫之大恥。今葉氏古紅之言。又喪心病狂。如此國醫館不加審查。竟以之登載公報。伯未先生謂中醫不亡于西醫之手。而將亡于國醫館之手。僕致國醫館長書。亦言中醫不亡于國醫館整理之前。而將亡于

國醫館整理之後。言雖憤激。然長此不改。必有不幸而實現之日。人才固屬難得。媚外無恥。亦中國今日偉人之賤性。然如中央國醫館今日之現象。則實出人意料之外。其殆如　文芳先生國醫館成分之科學分析表中之余巖信徒之一類人物乎。抑其中不知所云者之一類人物乎。吾黨所依賴于中央國醫館者。方如赤子之依慈母。今如此。復何望乎。如施如陸如葉。本不足言。所可痛哭長歎者。中央國醫館了。僕　前呈立法院之意見書。並通電全國。誠以管理中醫之權。不歸之國醫館。即歸之衛生署。如歸之衛生署。中醫決無倖存之理。事機危急。不得不爲迫切之呼籲。初不意國醫館之內容。竟如是也。是有國醫館不能代中醫禦外侮。反代西醫以消滅中醫根本之學說。是有反不如其無有也。何也。消滅而屬西醫方面。中醫猶得而抗爭。消滅而出于國醫館。則中醫無所措手足矣。若是則國醫館可以裁撤乎。是又不然。西醫之逼迫加此。使中醫幷無此領袖之機關。勢非屬之衛生署不可矣。其存其亡。皆于中醫有莫大之關係。必如何而後可以兩全乎。再四以思。中央國醫館之機關。萬不可廢。管理國醫之權。不可不力爭。以歸之國醫館。惟國醫館之內容。必須設法使其改組。凡余巖信徒之類。及不知所云者之類。非擯棄亦應驅逐。一面訪求人才。實行整理。庶太阿之柄。不致授之虎狼。數千年文化國粹。四萬萬同胞託命之中醫。不致斷送于一般賣國賊之手。如長此不改。湘省同人。對于此種亂命。其肯盲從乎。各省同人。其又能隨聲附和乎。兀朮之強。無檜賊以爲之內間。則宋尚不至于亡。今日中西競爭之劇烈。亦復類是。禦外侮固急。除漢奸亦不可緩。或二者同時並舉。或權衡輕重以分先後。尚望　貴會爲之領導。示以方針。此間同人。當惟馬首是瞻也。湘省醫藥月刊。向係吳君漢仙主持。吳君現因編輯教科各書。無暇兼顧。同人推　僕　繼董其事。僕　與吳君均以闢邪說申正誼爲宗旨。惟際此外禦內憂交迫。學術荒落。恐不足當發揚中醫之任。尚祈　時賜教言。匡其不逮。並祈　錫以鴻文。藉光篇幅。至囑交換之處。已囑　敝社發行部按日郵寄。貴會月刊。亦望按月寄下爲盼。吳雲楚樹。天各一方。臨風翹首。毋任欽遲。此復。即盧　上海市國醫公會同人公鑒

曾覺叟啓十二月一日

會務報告

玆將一年來本會自動的及被動的所辦會務分類報告如下關於本會設立之中國醫學院報告另詳專件

▲統一病名案　國醫館原爲本會聯合全國醫藥團體。請求中央政府設立以期提倡全國醫藥而改善之。乃國醫館另由發起人。籌設。後首以統一病名爲要務。通過提案。發出建議書。（見上期月刊）致引起全國醫團紛紛責難。表示反對。本會亦經六月四日召集臨時執監聯席會議。提出懷疑四點。函請解釋。（見上期月刊）迄至于今。仍未見復。正靜候答復間。又于十一月二十四日接得中央國醫館眞代電。略謂將成草案。不日發出。望勿再作意氣之爭云云。本會以該項案件。關係國醫前途。實深重要。于是續經決議。函復解釋。前函不過提出疑點。以供研究。並未提出對案。自無意氣之爭。並催飭學術整理委員會具體答復。（代電復函見本特刊）現該案正在進行中。嗣後消息如何。再爲登刊續告。

▲醫方徵費案　按國醫館依據組織簡章。爲一研究醫藥之學術團體。分館所需經費。得呈請所在地省市政府補助。不足之數。得由董事會募集之。自不能非法勒取。速反定章。詎上海市國醫分館。不顧一切。擅自訂定類似抽捐之醫方繳費施行細則。函請協助進行。雖經代爲轉知。而會員羣起異議。根據事實及理由。紛紛駁復。旋由本會轉請予以修正辦法。變通籌募。詎知竟以忠告之言。觸犯該分館之怒。自稱行政機關。訓令指令。迭加申斥。並作扣人及呈請吊銷醫士執照之荒謬行爲。極端恐嚇。于是本會一面聯合各友會。竭力抗爭。分呈各機關。請予撤銷制止。（該案詳情均載醫方徵費特刊）一面本會單獨迭呈中央各機關。請予解釋國醫館地位。旋奉批示。確爲學術團體。並非行政機關。而該分館不知自悟。仍以訓令指令。源源而下。復經本會決議。依據批示。函告勿再濫發令文。（該項文件見上期月刊）現無文件往來。該案亦已停頓。諒可消滅於無形。

▲鑑定藥方案　本會除遵照議案。對于個人名義請予鑑定藥方事。概行謝絕外。曾准江蘇高等法院第二分院函請鑑定未說姓名之藥方。經臨時執監委員會議議決。公推薛文元陸士諤蔣文芳賀芸生沈心九等組織鑑定委員會。製定鑑定書。並經第十二次執監委員會通過。函復。又准江蘇上海地方法院函請鑑定崇明陳志餘藥方。亦由執監委員會議議定評語函復。（往來函件見本期特刊）

▲審查證明案　迭准執委嚴蒼山近著疫痧家庭自療集。同春堂藥號編述煎藥之研究。顧雨時創辦民衆康健顧問社。達生國產製藥公司發明達製肺勞藥草。會員房平近著通俗醫典。橘井泉藥社發明獺肝定痛散。瘵風神效丸。加味保赤散等藥。先後函請審查發給題字及證明文件。經交審查科審查。各案均甚圓滿。復由執監委員會議通過。根據審查意見。分別發給題字或證明書。

▲代辦登記案　上海市衛生局本年夏季。舉行醫士登記時。本會預備會員未經登記者。共二百零七人。悉由本會代爲辦理。既減個人自理之煩瑣。又免不明手續之錯誤。

▲補領執照及新入會會員案　本年度聲請代轉衛生局補領執照者。計陳勵深李子川王選之沈文道魯偉人等五人。又新加入正式會員。計曹存心鄒耀宇張伯良丁智醒鄭世良惲道周唐吉父王德培朱允秋邵伯山蔡文賢許良水顧濟羣謝斐予顧兆奎鄭利人董學詩王少倩俞蓉齋馮百元黃延年馮伯賢林百樂俞春襲紫芝單養和徐濟生等二十七人。

▲會議　本年度計開執監聯席會議二十一次。臨時執監聯席會議六次。審查委員會議一次。會員大會籌備委員會三次。各友會全體執監委員聯席會一次。代表聯席會議六次。

▲函件　收文計五百餘件。發文（包括一切通告）計八千八百餘件。

▲雜項　（一）准上海市衛生局長兼中國航空協會上海市第二七四隊隊長李廷安函請加入航空協會。並轉知會員亦應加入之。（二）遵本市社會局訓令。通知會員。將所用藥量一律改用新制市秤。並得用度量衡法定名稱。（三）參加歡迎抗日英雄會。

(四)參加前衞生局長胡鴻基及抗日陣亡營長安德馨之追悼會。(五)反對上海市國醫分館用警捕協助調査醫士。(六)本會聘請義務律師沈鏞爲常年法律顧問又約同各友會聘請伍守恭王文模二律師以資保障本會及會員之一切法益。(七)本會與中國醫學院合出月刊每月一份贈送各醫藥團體暨本會各會員以資研討醫藥學術互通消息。(八)辦理月刊登記。

第三屆執監委員銜名表

執行委員 丁仲英 蔣文芳 陳存仁 包識生 郭柏良 薛文元 秦伯未 盛心如 沈心九 黄寶忠 張贊臣 賀芸生 嚴蒼山 朱少武 朱鶴皋 包天白 楊彥和 沈韶笙 傅晉康 任農軒 夏伯棠 余鴻孫 唐亮臣 徐志千 景芸芳 許壽彭 朱子雲

候補執行委員 許半龍 徐小圃 王仲奇 丁筱蘭 萬筱山 江仲良 朱小南 蔣鴻聲 余伯陶

監察委員 謝利恆 傅雍言 陸士諤 丁濟萬 夏重光 朱南山 丁濟華 戴達夫 沈建侯

候補監察委員 陳漱庵 吳克潛 黄樸堂 方公溥 胡佛

經濟報告(二十一年十二月至二十二年十一月止)

舊管

一收上存 洋壹伯伍拾叁元七角壹分

一收財政科(上存) 洋貳伯元正

新收

一收常年費(二十一年一百十四人) 洋叁伯四拾貳元正

會務報告

一收又（二十二年七百三十三人） 洋貳仟壹伯玖拾玖元正

一收入會證章費 洋壹仟貳伯念元另伍角

一收補證章費 洋拾叁元叁角

一收月刊 洋陸元四角

一收特捐 洋壹伯肆拾元正

一收登記費（尚未發還） 洋肆拾捌元正

兩共收洋肆仟叁伯念貳元玖角壹分

支出項下

經常支出

一支房金 洋陸伯元正

一支薪金 洋壹仟壹伯念四元正

一支印花郵票 洋壹伯叁拾叁元正

一支文書 洋柒拾捌元八角九分

一支印刷 洋壹伯另捌元五角

一支廣告 洋玖拾元另叁角

一支浦東分會（六月份止） 洋壹伯拾叁元正

一支貼學院水費 洋拾貳元正

一支上年大會用費 洋陸拾陸元七角一分

一支本年大會會場（定費） 洋拾元正
一支酬應禮份 洋肆拾叁元八角九分
一支收費車力 洋念捌元五角
一支月刊 洋陸拾元正
一支上年收費（特酬） 洋叁拾元正
一支退上年考試費 洋捌元正
一支雜用 洋貳伯陸拾壹元一角三分
一支存上海銀行 洋叁伯陸拾元正

統共計支洋叁仟壹伯念七元九角二分

臨時支出

一支現代國醫 洋叁伯元正
一支收容所賠江仲良木器 洋伍拾元正
一支秦伯未（二十年主任津貼費） 洋叁拾元正
一支學院前欠（米款） 洋玖拾元正
一支又嚴蒼山（教薪） 洋肆拾伍元正
一支又景芸芳（教薪） 洋柒拾元正
一支又葉信誠（教薪） 洋叁拾貳元正
一支又楊雲程賈筱芳（薪工） 洋柒拾元正

一支航空基金團體會員　洋陸拾元正
一支東北義勇軍募捐委員會經費　洋拾元正
一支聯席會議經費　洋拾元正
一支三團體聯合辦事處經費　洋壹伯叁拾叁元八角七分
一支繆書記解僱費　洋伍拾元正

共支計洋玖伯伍拾元另八角七分
兩共支計洋肆仟零柒拾捌元七角九分
收支兩抵應存洋貳伯肆拾肆元一角二分
上海銀行結存洋叁伯陸拾元正

財政科主任沈心九
會計朱昂霄報告

上海市國醫公會設立中國醫學院報告

甲　院務

本院於民國十六年由秦伯未許半龍王一仁諸先生創辦。至民國十八年改歸國醫公會。設立二十年一二八變作。學生星散。院務有一蹶不振之懼。公會不忍學院之半途中輟。爰推朱君鶴皋組織院務主持處負經濟之全職。並代行院董會職務。徵及文元担任院長一席。自顧衰老精力或恐有所不濟。本不欲負此繁劇。但爲國醫教育前途計。亦不得卸茲蟻負。差幸經濟方面既由朱君鶴皋負其全責。而教務方面。有教務長蔣君文芳。悉心規劃。努力革新。更得事務主任黃君寶忠。及在院教職員之共同猛晉。文元不過忝總厥成而已。自民國二十年起。以迄今茲。計辦畢業二次。即第叁屆畢業十六人。第四屆畢業三十三人。歷屆畢業生之散在四方者。都有相當之聲譽與地位。此則堪以告慰者也。現在留院學生。計有四級。一年級六十八人。二年級五十七人。三年級四十二人。四年級三十一人。現任教職員五十五人。均抱犧牲之精神。願為國醫界樂盡義務。以期國醫之進展。不特難能可貴。且足引為欽佩者也。本院所設施診所。為學生實習之地。每日門診。夏秋約百餘號。冬春約七八十號。平均在百號左右。完全施診給藥。病人之有疑難雜症。特地求診者。頗不乏人。是則本院之信譽如何。在社會方面。已有相當之認識。此則為本院同人。益當奮勉以求精進。而國醫同道。亦諒所樂聞而予以同情者也。

院長薛文元

乙 經濟

當一二八變事敉平之秋。國醫公會為不願國醫教育中途停頓。但又感於時局之不甯。董事會殊難即時成立。且恐不能負實際之責任。爰商之鶴皋為院務主持處主任。負學院經濟之全責。鶴皋自維學淺能鮮。然既屬國醫一份子。仍本昔日創立國醫公會之初旨。接受總議。原有黃家闕路院舍。既湫隘難期發展。而院具以戰事之影響。多已失散。鶴皋處於危難之際。與家嚴南山家兄小南出資租定公共租界老靶子路洋房一大宅。加以裝置。添辦用具。以資應用。所費數千金。幸賴薛院長總其大成。老同志蔣文芳黃寶忠二君以及諸同事之共同努力。院務有日上之趨勢。接辦之初。二十年第二學期有學生七十八人。二十一年度第一學期有學生一百五十九人。第二學期有學生一百六十八人。迨及今日二十二年度第一學期學生增至一百九十八人。破全國國醫學院學生數之最高紀錄。本院經濟遂因以寬裕。更擴充夏令時疫醫院。雖費巨萬。不舉一債。鶴皋為求本院組織益臻完備起見。設立院董會。延聘海上聞人。業蒙諸君担任為本院院董。增厚力量。下學期即可行使職務。鶴皋於此鄭重聲明者。設立院董會之意義。無非求本院組織之完全。並非各卸責任。坦白言之。院董會諸院董。苟不欲負經濟之責任。時鶴皋自當繼續負責。以貫澈初衷也。

院務主持處主任朱鶴皋

丙　教務

國醫學院在此新舊交替之際。規定適當之教材。頗非易事。良以過新則不便於運用推行。若以西洋醫學爲主。用以改造我國醫學。則有時不免削足就履。甚或買櫝而還珠。固有文化非但不能因以發揚。或且因以毀滅。過舊則其說不合於現代思想。失去辦學之意義。是以本院教材編製原則。爲「整理固有醫學之精華。列爲顯明之統系。運用合於現代之理論。製爲完善之學說」。採用西洋醫學生理解剖等科。以求明瞭人體之組織。兼授西醫外科急救等科。以求治療技術之充實。在縱面固抱銳進之精神。在橫面亦不願離乎環境之現實。以免進退失據之弊。幸蒙國醫名宿丁福保謝利恆秦伯未許半龍王潤民吳克潛張贊臣諸先生。或主講席。或授學科。並蒙西醫張劍雄葉信誠諸先生。共同合作。教務方面。不無長足之進展。本學期負笈來歸者既衆。除充實各級功課外。並竭力提倡課外作業。以養成自修之習慣。一二三年級。均有課餘醫藥研究會。而二年級更有製藥組。藥物標採集隊。成績頗有可觀。四年級除診餘醫藥研究會外。並成立衞生行政研究會。藉以明瞭醫藥法令。爲開業時之參攷。關於體育方面。有籃球檯球各隊。對外比賽。尚未落後。新近並賡續課外國術練習班。各生自由加入。爲鍛練體格之一助。本院學程之支配。俱見院章。玆不多贅。本學期中。各地有志研究國醫者。紛紛來函。要求插入一年級肄業。祇以格於定章。及教室之容積。不能如命。實歉於懷。民國二十三年二月一日起。決招春始一年級生一班。額定五十人。嗣後推行雙軌制。以爲分系之豫備。庶學額可以推廣。用副海內熱心中國醫藥者之期望。本院畢業生之學力如何。文芳初不敢自詡。致長學子之驕惰。在畢業紀念刊畢業論文中。可以推見一班。惟希國醫先進。隨時指導。使本院教務日益精進。此不獨爲文芳所私幸。中國國醫前途實利賴之。

教務長蔣文芳

丁　訓育

在大學談訓育難。在上海之大學談訓育更難。滔滔者天下皆是。習以成風。所謂嚴格管理。雖屬消極辦法。然已行之維艱。本院爲念艱深之醫學。欲於極短之四年內求其完成。故訓育方面不得不採鼓勵方法。以促各生之勤於學業。並將在院勤學狀況。每月造成報告單。註明缺席離院次數。逕達家族。收相互督促之效。寄宿生每晚十時大門鎖閉之後。點名一次。以免浪遊院外。藉杜墮落之路。凡此辦法。初非輕視學院學生之自治能力。特以上海爲繁華之地。各種罪惡活躍。夜間意志薄弱者。難免失足。本院對於各寄宿生負有監護之責。不得不稍形嚴厲耳。

兼訓育主任朱鶴皋

戊　事務

本院院舍雖有五間三層洋房二進。並有餘地。可植花本。可供運動。特以地處租界。學生衆多。未免不甚寬暢。衛生設備。不能不力爲講求。除多設自來水龍頭以供冲洗房屋外。並裝設熱水龍頭。隨時供給熱水。設置男女生浴室。以供清潔之用。電話電燈之管理。以適合應用爲原則。各書室派員管理。以供本院師生之借閱。但其數量不及萬册。此則不得不有望於海內人士熱忱襄助者矣。

事務主任黃寶忠

本會設立之中國醫學院教學方案

宗旨　本學院遵照中華民國教育宗旨。以研究中國歷代醫學技術。融化新知。養成國醫專門人材。充實人民生活。扶植社會生存。發展國民生計。延續民族生命爲宗旨。

學程　一年級黨義、國文、生理、解剖、藥物、醫經、醫學常識、醫史、衛生、醫論、病理、方劑、傷寒等科。

二年級黨義、國文、藥物、醫學常識、傷寒、病理、方劑、診斷、温病、外科、醫論、婦科、兒科、雜病等科。

三年級上午臨症實習。下午金匱、經方、外科、婦科、兒科、花柳、喉科、眼科、温病、雜病等科。

四年級(一)臨症處方。(二)教師指導。(三)同級研究。(四)課外閱讀。

教材　整理固有醫學之精華。列爲顯明之統系。運用合於現代之理論。製爲完善之學說。生理、解剖、外科、急救、採用西醫學術。各科講義。均由教授自編。

實習　三年級生、每日上午至各醫處臨症實習。四年級生、於教師指導下於本院施診所臨症處方。在醫院內臨床實習。

第四屆會員大會

會場職員

主席團 薛文元 郭柏良 謝利恆 傅雍言 賀芸生 司儀 包天白 監筒 沈心九 陸士諤 紀錄 楊彥和 張贊臣 盛心如 庶務 黃寶忠 唐亮臣 嚴蒼山 唱票 包天白 張子英 唐亮臣 胡佛 錄票 嚴蒼山 盛心如 任農軒 夏重光 陳湫菴 許半龍 黃寶忠 周慧僊 招待 丁仲英 陳存仁 包識生 秦伯未 朱少武 朱鶴皋 沈韶笙 傅晉康 夏伯棠 余鴻孫 徐志千 景芸芳 許壽彭 朱子雲 王仲奇 丁筱蘭 萬筱山 江仲良 朱小南 蔣鴻聲 余伯陶 丁濟萬 朱南山 丁濟華 戴達夫 沈建候 吳克潛 黃樸堂 方公溥 秘書 蔣文芳

大會秩序

(一)振鈴開會
(二)全體肅立
(三)向黨國旗及總理遺像行最敬禮
(四)恭讀總理遺囑
(五)靜默
(六)主席報告
(七)黨政機關代表致訓詞

（八）來賓演說

（九）會員演說

（十）討論提案

（十一）改選執監委員

（十二）攝影

（十三）茶點

（十四）閉會

會場規則

（一）凡發言者應先起立報告姓名及徽章號數

（二）發言不得過五分鐘

（三）不得二人同時發言

（四）對于同一提案每人不得發言二次以上但詢問解答不在此例

（五）臨時動議須有三人以上之附議方成議案

（六）會議時主席得隨時宣告討論終止

（七）復議須得主席團之同意

（八）不得高聲喧嘩

（九）違反本規則者主席得令其退席

中國醫學院月刊

潘公展題

第五期

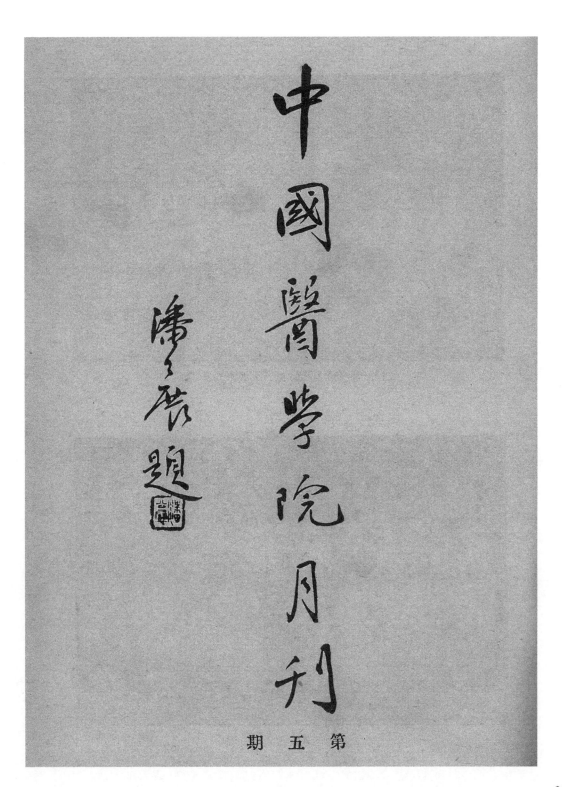

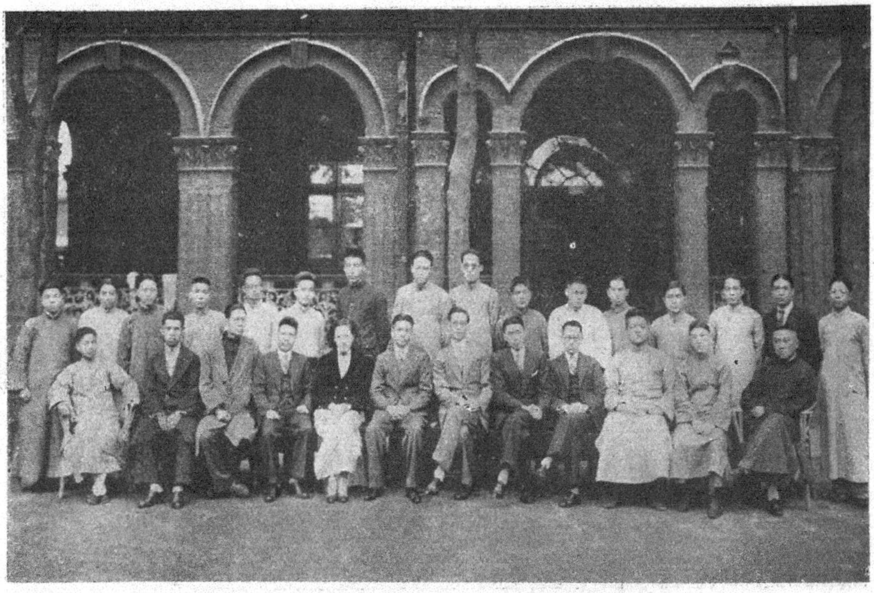

二三級衛生行政研究會全體

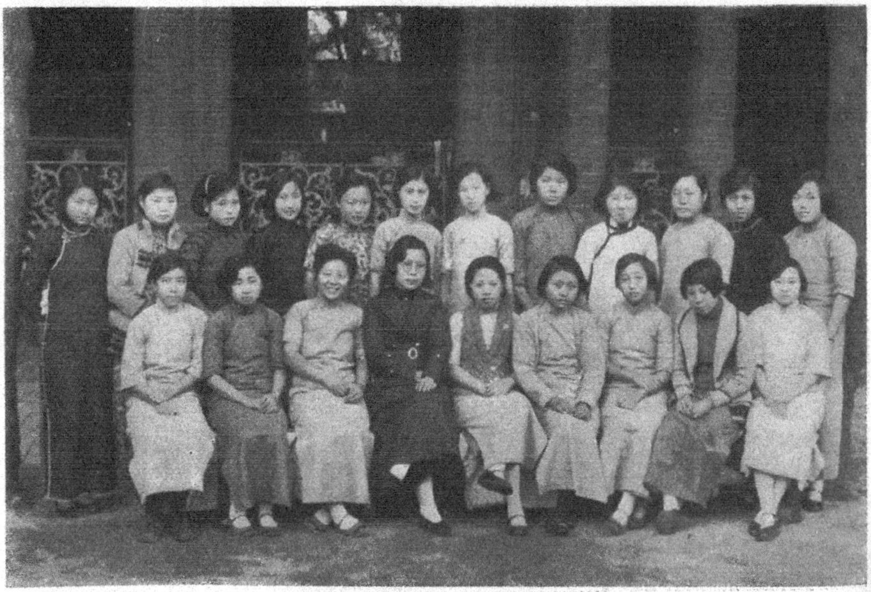

女生全體合影

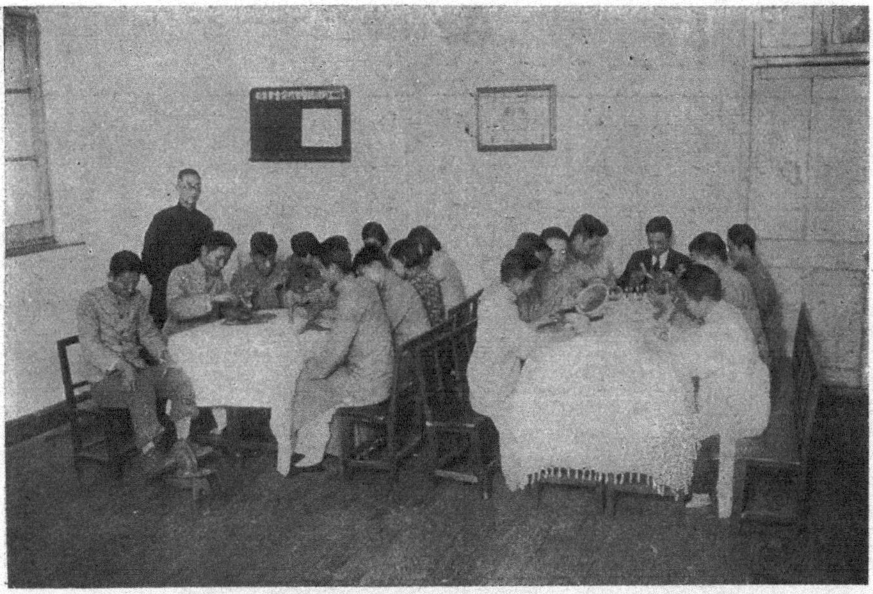

二五級課餘醫藥研究會製藥寫眞之一

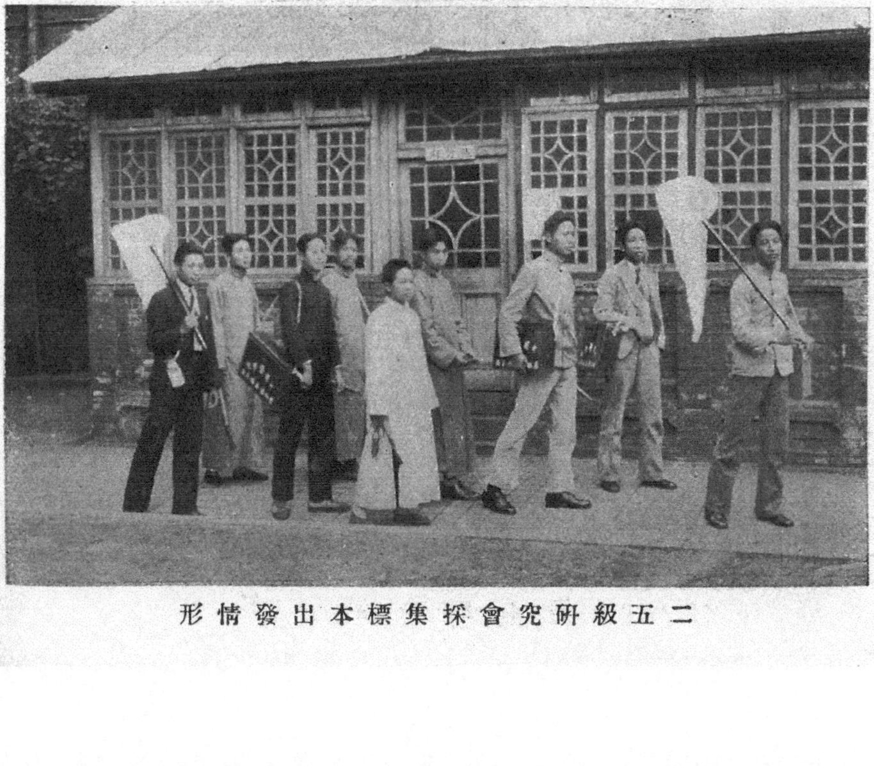

二五級研究會採集標本出發情形

編輯者言

(1)本期爲第五期。

(2)本期內容。計分三項。(一)講師著作(二)教員著作(三)學生成績。大致與前期相同。

(3)本期謝利恆先生之演講辭。發揮「風土不同。治療卽不能完全相同」之義。極精當。請讀者注意。

(4)朱壽朋許半龍章鶴年諸先生之稿。亦皆精心結撰之作。惟後附之編者稿件二篇。實無甚意義。不過聊充篇幅而已。

(5)本刊從下期起。擬特闢「來稿」一欄。藉與海內明達共同研究而通聲氣。不問「論著」「藥物」「針灸」「醫案」「驗方」等皆可投稿。一經登載。以本刊爲酬。聊報雅誼。(編者)

中國醫學院月刊第五期目錄

講師著作

謝利恆先生在本院之演講辭

教員著作

砒霜之研究　朱壽朋
三焦之研究　許半龍
論陽虛生外寒陰虛生內熱　章鶴年
中醫之隨其證而治之是否為一種原因療法之討論　王潤民
濕溫病之正當療法　王潤民

學生成績

嘔吐　四年級　沈宗吳
肺癆病之研究　四年級　劉民鑄
傷寒論瘡家雖身疼痛不可發汗之研究　二年級　馬芝馨
痿黃病有效療法——結婚　二年級　歐克仁
麻黃何以能發汗亦能呈利尿作用論　四年級　袁鵬汀
月經的生理作用　二年級　李其光
婦女月經不調之原因及治法　二年級　魯六華
消化液表　一年級　程紹典
論組織研究會之必要　朱鶴臯先生講　三年級張嘉卉記
枳殼治產後子宮下墜之奇驗　四年級　王以文
凍瘡之內外療法　三年級　許永鵬
痢疾一偏言　四年級　陳耀華
石膏知母麥門冬括蔞根之應用　三年級　王概
酸棗仁能治胃病　二年級　陳其珊
龜甲之研究　二年級　劉行方
衛生與健康　二年級　薛定華
仲秋夜闌悼建昌(續)　二年級　章叔華

雜載

中國衛生行政之現狀與改進　四年級　朱殿
中國醫學院念三級衛生行政研究會成立大會紀錄
中國醫學院念三級衛生行政研究會簡章
衛生署復函

講師著作

謝利恆先生在本院演講辭

教務處書記股速記組記錄

中國醫藥的發明。遠在五千年以前。神農的本草經。是各種藥物的收集之始。黃帝與岐伯等的醫經。是各種生理解剖病理治療的緣起。可是偏於按摩針灸的方法。伊尹雖有湯液之制。而治療不詳。所以到漢時張仲景。根據以前的各種成績，和自己的心得。著傷寒金匱。然後對於治療有了完全的規模。比較按摩針灸等。完美得多了。嗣後唐宋以下。學說方術。愈演愈複雜。亦愈複雜而愈精彩。但是從複雜中而求其精彩。無異淘金於沙，所以對於中醫的學說。必須痛下苦功。經過一番精密的邏輯。方能有深切的認識。無怪學者之處於今日。輒有抱懷疑和單純的思想。而喜新厭舊了。從退一步講。比較起來的確後精於前。要明白唐宋以下的學說。不過覺得散漫罷了。照我個人的意見。提綱挈領說一句。研究中醫的學說。不必過於崇古。也不必一味務新。總要酌古準今。方能合用。就是現在中醫界的處方治療。原分兩派。一、經方派。二、時方派。要知今人之體質。與古人之體質不同。猶之古之衣冠。方帽大袖。在今人便不合用了。衣帽猶是衣帽。在乎製法之不同。假使用時方而不談經方。亦屬不可。如孔子之遺教。今人尚奉爲維持禮教的典型。我們治病不妨用古人之意義。而換今人之方法。清初尤在涇先生。對於傷寒金匱。都有深切的研究。而他的處方用今人之法。而不脫古人經方之意義。分明是一個先例。偏古偏今。就未免動輒得咎了。

中國醫藥學說。在橫的方面說。和地理也有密切的關係。因爲中國地大物博。十八省地土的性質不同。氣候相差也遠。就以長江而論。長江之南則熱。北則寒。風土既這樣區別。而人的身體。因爲朝斯夕斯。一飲一食。受了土地氣候與物質的培養。就變成了同化各處所生的疾病不同。用藥也不同。甚而至於所產的藥。亦因地而不同。譬如長江上游。四川湖南安徽三處。用藥亦不同。以附子一藥而論。吾蘇人祗用數分。而四川自三錢至三四兩不等。甚而有如蘇地之芋艿充蔬食之。亦無妨礙。這因爲四川所飲的水。是從極寒冷的西藏青海而來的。有了寒性的水。而天却特產附子川烏草烏等藥來便利人民。又如柴胡蘇人祗用數分至錢餘。而四川亦自三錢至四五兩不等。因爲外面受了風寒。四川人受水土的關係。體質亦是寒的。在四川地方。所以非重用不可。然而四川的藥方却不能通行全國。又如湖南湖北人所飲的水。有從西青而來的屬寒性。與從洞庭湖而來的。屬熱性。飲有寒有熱的水。他所發的病。也多是半寒半熱。有時重用桂枝乾姜。有時重用大黃芒硝黃芩。治法也就不同了。

我們江蘇水土平和。所以人的身體也來得薄弱。況且近於海濱。地帶潮濕。而所生之病。占十之五屬半輕半重的濕症。這因爲土質薄而所飲的水。是從太湖和外海來的。飲之所以生濕。而天又特產如藿香一類的藥品來治這特殊的地方病。

至於熱帶呢。我從前在廣東的時候。看見同鄉一到了生產之前。就預先請好了看護婦。那當地的看護。照當地的習慣。預備了五十斤生姜切成片。放多量之醋中浸之數天後。再同煑三日夜。裝之罐中。待分娩後與產婦食之。且和於飯中。此廣東風氣。而旅廣蘇人亦不發生流弊。這就是水土的關係。中國幅幀廣大。各處風俗水土體質…… 等各不相同。其他如陝甘之地。更可想而知。內經云……「東方之域。魚鹽之地。濱海傍水。其病爲瘡瘍。治宜砭石。西方金石之域。沙石之處。水土剛強。其病生於內。治宜毒藥。北方地高陵居。風寒冰冽。藏寒生滿病。治宜灸焫。南方地下。水土弱。霧露所聚。其病攣痺。其治微針。中央地平以濕。其病痿厥寒熱。治宜導引按蹻……」就是這個原因。

民國十九年國際聯盟衛生部長費爾柏氏來華攷察醫藥事業。我輩歡迎招待他。在席上的演說詞中有「……人生於世有黑白黃棕各色人種之不同。究其生理則一般無二。吾願醫生之治療亦統一無二。然後中西醫可一以貫通……」云云。所以西醫的診斷處方根據生理之觀察。千篇一律。治法亦爲劃一無二。中醫則反是。如傷風一證有久暫之分。貧富之異。治法亦於是稍有分別。觀於中西醫藥立場而平論之。從費氏的觀察。加以討論。在吾人生理的構造。固屬一般無二。試問中西人士所處的風土氣候飲食居處習慣性情……等。亦果屬一般無二嗎。體質既各不相同。所發生疾病的變化。亦當然不能強同了。那麽治療的方法。不管他是中西的人士。一概從統一無二的法門去應付。吾恐怕有宜於彼者。未必合於此。有宜於此者。未必合於彼。則中醫之所長者。正西醫之所短。西醫之所長者。或許是中醫之所短。未必在醫藥治療上之變化。總以適合於各個人之體質居處性情等等條件爲原則。這還不是見中醫之有長處嗎。譬如頭有大小。帽亦因之有大小。足有大小。履亦因之有大小。必當因人制宜。既不能削足以就履。自應制冠以合頂。若更冠履倒置。庸非滑天下之大稽。况且西醫亦有兩派。一英美派。二德日派。種種也分新舊。這或許也是水土和氣候的關係吧。

人是活的。病是有變化的。治病的方法。要同如珠走盤的圓活。隨着水土體質的不同。而確定其治法。方能得到效果。往往有同病異治的。就是此理。所以祇有學理可以劃一。如溫涼消補汗吐下利等等。古今都不能統一。那麼中西醫的治療。又何能一貫。所以從立場上觀察。其長短之分。就是在於變化。

在看病的時候。第一要認定標準。標準認清自生變化。所以中醫治病時的擅長。其成績實較西醫爲優越。因爲中醫對於病症治法都有詳細的分析。如寒熱病。西以金鷄納霜或阿司匹靈統治之。中則有荆防之散表。葱豉之達表。柴胡之和解表邪等等。多至廿餘種。且各病有各藥之分量。因地因人而制宜。對病之原則認清楚。則變化亦能清楚。而不至於僨事。

各位同學。或居本省。或處邊疆。風土自屬迥異。將來囘里行醫。治法各處有不同。而理則一貫。因上海地質水土平和。且爲各省人民麕集的地方。故醫生治法。亦得中和之道。無偏執之見。較別省爲善。卽就其習慣由平向偏則易。由偏向平則難。總要時時刻刻。研究病的原則。求其實理何在。

地方病。如濕夾熱。而熱不爲汗解。往往大便不暢。欲汗既不能。欲下又不可。祇宜輕輕宣透。大便通而不宜太過。表散後或現紅疹或發白㾦。醫生着手能將濕溫症全始全終的治愈。則其他各症不難迎刃而解。着手成春了。

諸位來此讀書。對於今日風雨飄飖之中的國醫。都有相當的了解和認識。無非是拿整個的毅力來研究。圖改良而達於完善的地步。鄙人極端贊成。還有一點意見貢獻你們。就是要先取我之所長。然後吸收外來的新知。補我之不足。未知所長。則何從知短而求補救方法呢。莊子云……「邯鄲學步失其故步。一節。至堪玩味……」這就是不能捨本逐末的意思。鄙人老矣。要先求本。全在各位青年有健強的身體堅決的毅力先對中醫下一翻極深刻的研究再求之於西說。余非反對西醫。因爲學識到了豐富的時候就能勝此重任然後不難達到改良的目的。就是要化中醫爲世界醫也有希望了。

本學院消息

本學院自一二八戰後。學院陷於停頓狀態。院董會亦無形解散。嗣由薛文元朱鶴皋蔣文芳諸先生等。鑒於中醫教育之不可中墜。爲之重整旗鼓。努力恢復權用專職制。以一事權。復興以來。院務有日上之勢。現擬組織院董會。以符私立學校之規程。聞已籌備就緒。定於本月九日開成立大會云。

本學院課外作業。除研究學術月刊投稿外。原有國術之練習。自去年國術教授周天祥君辭世後。遂暫停頓。現因國難方殷。鍛鍊體格實爲當務之急。自本月起。聘朱壽朋先生每週加授國術二小時。定額三十名。任學生自由參加不收費用。聞報名者非常踴躍。將擴充名額云。

本學院學生課外作業。於教務訓育指導之下。任其集會研究學術。現一二三年級各級均早成立「課餘醫藥研究會」。廣東同學因方言有特殊關係。准其成立「廣東同學社」。不限級別籍以交換智識而杜方言之隔膜。四年級全日實習服務施診所。亦組織「診餘研究會」。以資礎商。復以畢業之期。僅距一年。不久即立身社會。爲醫藥前途謀發展計。乃組織「衛生行政研究會」。均已先後成立云。

教員著作

砒霜在藥治上之價値

朱壽朋

砒霜之形性　砒霜係由含砒礦石中所提取之結晶體。本草綱目曰「砒霜不著所出郡縣。今近銅山處亦有之。惟信州者佳。其塊有甚大者。色如鵝子黃。明不雜。衡山所出一種。力差劣於信州」又曰「取山中夾砂石者。燒煙飛作白霜。乃碎屑而芒刺。其傷火多者。塊大而微黃。初燒霜時。人在上風十餘丈外立。下風所近草木皆死。取砒法將生砒置火上。以器覆之。令烟上飛着器凝結。纍然下垂。如乳尖者入藥爲勝。平短者次之。大塊乃是下等。片如細屑者極下也」此不過論砒之來源及品質製法。然砒在近世化學上。有種種之發明。爲吾國本草所不詳者。茲擇要述之。

(一)砒之溶解比例　據近世化學之研究。砒之一分溶於他種液之比例如左。

濃酒　五百分

冷水　一百分

鈲養水　十一分

沸水　二十分

甘油　八分

鹽酸　六分

(二)砒之昇華作用　純砒遇熱。即直接化爲氣體而飛散。並不先鎔爲液體。

(三)砒之養化　砒經燃燒則變爲養化砒。爲有蒜臭之氣性頗毒。

(四)砒之特殊反應　此種砒之反應作用可用於檢驗含砒之物質。

1.加鹽酸於砒之溶液使變酸性通以硫化輕。卽起黃色沉澱。此沉澱能溶解於氫養化鈉硫化錏或炭酸錏試液中。但加鹽酸則生不溶之沉澱。

2.鋅與稀硫酸作用後所發生之初發性氫。能使砒之化合物變爲氣體之砒化氫。將此氣燃火。於其焰中置一冷磁皿。則皿上卽留染金屬砒之黑色斑。此斑溶於含氯鈉試液中。

3.砒之化合物遇鋅與氫養化鈉溶液作用後所發生生之初發性氫。卽生成砒化輕。取硝酸銀試液濕潤之濾紙覆於其發生管之口上。卽留染黑斑。

4.加鹽酸於砒之溶液。以光亮之銅片浸入。則砒卽沉澱而附着於銅片上。而現黑色。將此銅片取出乾燥後。置於兩端開口之試管內熱之。砒卽昇華附着於銅片之近處呈白色八面形之氯化砒結晶。

(五)砒之檢查法　取本品一瓦置試管內加錏試液一〇。。後微熱之。應卽溶解而呈澄明之無色液。

(六)　置密封之棕色瓶中。

砒霜之生理作用

1.砒之溶液除無恙之皮膚外。無論何處。皆易吸收於血中。因而至於肝脾腎筋肉腦以至骨質皆爲沉積。一切之分泌物排謝物中亦見之。

2.吸收之砒素由生體排謝。較爲迅速。中毒後經五時。卽現於尿中。中毒者若保持生命二三日。則謝出一空。無死亡之危險。

3.皮膚之無恙者。若施以砒素則起炎性變化。久則有形潰瘍者。

4.施砒素於肌肉之潰瘍部。則現壞疽作用。

5.胃腸之粘膜。遇砒素則發高度之炎症。

6.以少量之砒內服。可增進健體之特異感覺。其後呼吸快暢。心臟作用增強而加速。久用則諸臟器呈諸種之障礙。

7.服少量之砒。可使全身營養發生佳良之影響。據 Gies 氏之試驗報告。以砒少量連用於雞豕豚等。較諸他種照準動物。增加體重。且能使骨質堅硬緻密。

8.砒之內服。其被吸收於血液之後。在各器官上之作用。可略舉如左。

(一)對於腹部及其他器官之組織。能引起脂肪變性。胃腸粘膜。則致組織變性。

(二)人及温血動物之神經系。爲砒所侵入。則呈腦及脊髓之麻痺現象。且於脊髓呈急性之炎徵。砒中毒自覺內如火燒者。即由此種作用而起。

(三)對温血動物之呼吸器。由直接刺激呼吸中樞及肺之迷走神經末端。始而增數。苟與大量。則深度亦增。最後由呼吸中樞之麻痺而陷於緩徐。

(四)温血動物之血行機能。則由迷走神經緊實性之減衰。及心臟神經節之興奮。而使脈搏增速。繼則心臟神經節沉衰。使脈搏減少。

(五)體温因大量之投與。往往現非常低降。

砒霜之醫治作用　砒霜在中國本草上。列於石藥中。外國藥物學。屬於變質藥。苟能善於應用。則臨床上頗有價值。茲略述中西之學說以資參究。

甲、中國學說。

【開　寶】療諸瘧風痰在胸膈。可作吐藥。不可久服。

【宗　奭】磨服治癖積氣。用霜亦須兼煎綠豆汁及冷水飲之。

【陳　承】冷水磨服。解熱毒。治痰壅。

【大　明】砒黃治瘧疾。帶之辟蚤蝨。

【日華子】砒黃治瘧疾。砒霜除齁喘痰積。主惡瘡瘰癧。腐肉。和諸藥敷之。自然蝕落。又治蛇尿着人。手足卽腫痛。肉爛指節脫落。取砒爲末。以膠清調塗卽差。

【李時珍】除齁喘積痢。爛肉食瘀腐瘰癧。蝕癰疽敗肉。枯痔殺蟲。砒乃大熱大毒之藥。而砒霜之毒尤烈。鼠雀食少許卽死。猫犬食鼠雀亦殆。人服至一錢許亦死。雖鈎吻射罔之力。不過如此。而宋人著本草不甚言其毒何哉。若得酒及燒酒。則腐爛腸胃。頃刻殺人，雖綠豆冷水亦難解矣。此物不入湯飲。惟入丹丸。但須冷水吞之。不可飲食杯勺之物。靜臥一日一夜。亦不作吐。少物引發。卽作吐也。其燥烈純熱之性。與燒酒焰硝同氣。寒氣濕痰被其刼而怫鬱頓開。故也。此藥亦止宜於山野藜藿之人。若嗜酒膏粱者非其所宜。凡頭瘡及諸瘡見血者。不可用此。其毒入經必殺人。

【劉若金】砒霜一種。在時珍謂其大熱大毒。第陳承云冷水磨服解熱毒。若然則大熱大毒之藥。止以冷水磨之。遂能易其性味。頓使熱毒化爲清涼之用乎。竊意陳承所云。以冷水磨解熱毒近火卽殺人二語。蓋謂是物有熱毒。大有決壅潰瘀之能。吞以冷水。則差殺其熱毒。而得用其梟以取勝。如近火則益資其虐焰。不惟無益而先取害也。

乙、外國學說。

1. 可治神經性疾患。如神經痛舞蹈病等。

2. 可治血行器疾患如貧血養養不良等。

3. 用於傳染性疾患。如瘧疾服金雞納霜無效。本品有良效。

4. 呼吸器疾患。如肺結核喉頭結核慢性氣管支炎有時甚適用。

5. 惡性新生物。如肉腫性及癌性新生物。惡性淋巴腺腫。上皮性贅殖物等用之爲腐蝕劑。

中国医学院月刊

6.慢性之皮膚病。如鱗屑癬。癩病。經久性及廣汎性之濕疹。痒疹。赤色糠粃疹。扁平及赤色苔癬等。

7.對於梅毒旋螺體。及各種原蟲類具有極大之撲滅力。

用量　我國本草對於用量向無規定。劇藥毒藥未免容易發生危險。查日本藥局方及中華藥典規定亞砒酸一次之極量爲○・○○五。○一日爲○・○一五。此足爲配用砒霜者之所依據也。

國醫用砒之方劑例要。

一、痰喘駒船丸（本草述）

製法　江西淡豆豉一兩。蒸搗如泥。入砒霜末一錢。枯白礬三錢。丸綠豆大。

醫治效用　凡痰喘天雨便發。坐臥不得。飲食不進者。

用法　大人每服七丸。冷茶冷水送下。甚則九丸。服後高枕仰臥。忌食熱物等。服至七八次。即出惡痰數升。藥性亦隨而出。病即斷根。

二、砒霜頂（串雅）

製法　精猪肉三十兩。切作骰子塊。白信一兩。研細末。拌在肉上。令勻。用紙筋黃泥包之。令乾。白炭火於無人處煅。俟青煙去盡。研細。以湯浸蒸和丸。如菉豆大。

醫治效用　治哮須患病三年以上者可用。

用法　食前冷茶送下。大人二十粒。小兒四五粒。虛實量服之。

三、鯽魚霜（串雅）——一名離骨散。

製法

（一）大鯽魚一個。去腸。以砒霜納入。露乾。放陰地。待有霜。即刮下。用瓶收貯。

(二) 活鯽魚一尾約四五兩重以上者。白砒六錢。研末。將砒納入魚腹中。待魚爛之後。將魚骨洗淨。晒乾爲末。

醫治效用　用爲腐蝕齒髓以拔牙。功效卓異。

用法　用少許點所患之牙根上卽落。

四、癲狂龍虎丹(邵筱村傳方)

製法　西牛黃三分　巴豆霜三分　飛辰砂一分　白砒二分　(先用豆腐和水煮之。須至豆腐起孔。去豆腐。再同菉豆煮之。須去菉豆後。用鮮猪肉一塊。約重一兩。切一刀。將砒嵌入肉內。加水煮至肉爛。取砒用)

右四味。共爲細末。用米粉打糊爲丸。分二十丸。辰砂爲衣。蠟殼封護。

醫治效用　陰癲陽癇。武狂文痴。武者卽愈。文者較遲。

用法　輕則一丸。重則二三丸。溫開水送下。約半小時。非吐卽瀉。逾時再服一丸。以俟之。如年遠者須服四五次。每次三丸。方能見效。愈後忌公猪肉一年。孕婦忌服。

【按】此方見於嬰蕙軒丸散眞方彙錄。據云係淸督撫邵筱村先生經驗傳方。紹興和濟藥局曹赤電氏歷贊其功。並曹氏方論一首云『心爲藏神之藏。腦爲元神之府。凡男婦患神經病。如狂痴癲癇等症。不論年遠月近。病情屬陽。病狀或文或武。無不由於心腦靈機之頓失。因神以心爲宅。以腦爲戶。一經七情抵觸。卽有痰涎壅閉堵塞其神氣出入之竅。而其人神識昏亂。勢輕者言語不倫。疑鬼疑神。目直多怒。罵詈不避親疏。勢重者手持刀刃。或欲殺人。或竟自殺。或猝倒無知。口噤手搐。種種現象。皆由神經錯亂。痰迷清竅使然。此丸君以西牛黃。淸心甯神。臣以白砒。壯腦提神。以恢復其靈機。效驗甚速。宛如龍虎之風雲際會。故名曰龍虎丹。妙在於巴豆霜一味。速使頑痰毒涎。上則從吐而出。下則從瀉而出。並使砒石酷烈之性質。不覊留於臟腑。以貽後患。使以辰砂。重鎭心神。俾免心跳頭暈之留弊。選藥之精。配合之妙。歷代古方中無出其右。眞獨一無二之癲狂神丹也。惟病勢大愈後。輕則服金箔鎭心丹一二旬。重則服珠黃定瘋丹一星期。以除根而善後。』

五、砒蠟丸（小站春和堂方）

製法　白砒二兩生用研細　石硫黃三兩　黃蠟三兩

右藥三味。先將石硫黃打成小塊。用白豆腐八兩切片。用淨砂鍋以竹篦夾鍋底。篦上鋪豆腐一層。再摻硫黃一層。層層鋪好。添淨水煮至豆腐黑黃色爲度。用清水漂淨豆腐渣。將硫黃曬乾研末。同白砒末和勻。溶黃蠟爲丸。如菉豆大。

醫治效用　心胃寒痛。寒濕腹痛。肺寒哮喘。單冷寒瘧。冷洩白痢。實確寒症可服。

用法　每服十丸。空心冷開水送下。嗜酒食肉者暨孕婦忌服。犯者以冷水白糖水冷菉豆湯解之。一藥後斷食一日。翌日亦應戒食南瓜。

【按】據天津張相臣蘡薁軒丸散彙錄按語。謂此方係回教人自口外得來。用之頗著奇效。

六、三品一條槍（醫宗金鑑）

製法　白砒一兩五錢　明礬二兩　研爲細末。入小罐內。炭火煅紅。俟青煙已盡。疊起白煙片時。約上下紅徹。即住火。取罐放地上一宿。取出約有淨末一兩。加雄黃二錢四分。乳香一錢二分。研爲極細末。厚糊搓成線條陰乾。

醫治效用　用爲疔核瘰癧痔漏等症之腐蝕藥。

用法　有孔者插入孔內。無孔者先用鍼連孔竅。早晚插藥二條。插至三日後。孔大者每插十餘條。插至七日。孔內藥條滿足。患處四邊開裂大縫。共至十四日前後。其堅硬衣膜及核管等自然落下。

七、砒霜散（證治準繩）

製法　砒霜二錢五分　硫黃　密陀僧　膩粉各七錢五分。研爲末。令勻。

教員著作　七

醫治效用　治乾濕諸癬。積久不瘥者。

用法　乾癬用生油調塗。濕癬用藥摻之。

八、枯痔散（瘍醫大全）

製法　白砒四錢　硃砂三錢　輕粉三錢　明礬四兩　先將礬入銅勺內煅滚。次入砒末攪勻。以礬枯爲度。去火毒片時。入輕粉硃砂再研極細。磁罐收貯。

醫治效用　凡痔瘡泛出。以此塗之。自然乾枯。但有痛感。

用法　每日晨午申三時以溫湯洗淨痔上。唾津調塗。七八日枯盡。再上生肌藥。但勿着好肉。

——未完

三焦之研究

許半龍

三焦之說。出自內經。其言約而該。精而核。三焦之神與用。形與器。皆可因文以會其實。竊怪後之讀內經者。率多未能沉潛反覆。弁考諸物類。言者愈多。而其旨愈晦。卽間有聰明之士。特出之才。具有卓見。偶其言有與內經相發明者。又往往爲他說之所亂。是以三焦之旨。不復明於天下後世。而前賢且被其誣。於是無形無狀。紛紛諸說出矣。考難經之作。顯微闡幽。與內經相表裏。其二十五難曰『心主與三焦爲表裏。俱有名而無形。』遂起後世之惑。秦越人豈眞不知三焦者哉。蓋以三焦之於人身。有密切之關係。而爲功於臟腑者又甚偉。恐人執形器求三焦。以爲物而不靈。無以得其引導陰陽開通閉塞之妙。故以無形者神其用。其實神與形不相離。神卽形之所發。形卽神之所棲。未有神如三焦而獨無形者也。是以有厚薄緩急直結之徵。有勇怯縱橫之驗。使謂三焦無形。則與三焦同爲六府者。當亦無形。乃同爲六府者。既有形。又何得以無形疑三焦。予揆越人之意。言神而形已該矣。故六十六難曰『三焦者。原氣之別使也。主通行諸氣。』則三焦本末。固已兼該。世人神明於越人之意。而不泥其詞。然後可以論三焦。及至徐遁陳無擇。始創言三焦之形。三因方云。『有舉子少嘗醫名徐遁者。療病有精思。齊嘗大饑。羣丐相臠而食。有一人皮肉俱盡。而骨脈全見。右腎之下。有脂

中国医学院月刊

膜如掌大。有二白脈。自其中出。夾脊而上貫於腦。此正所謂三焦也。觀此則三焦有形昭昭矣。』按掌大者。是命門。而腦爲髓海。此白脈乃自腎運精入腦。以實於海。而充骨髓者、非三焦也。既於決瀆不類。又與出胃別腸。經旨難合。厥形雖賴以著。而指形又惜不眞。馬元臺不知經府之分。及三焦之常變乖合。致以前三焦爲無形。後三焦爲有象。曰有曰無。離奇恍惚。前三後三。能免六焦之誚乎。張景岳固一代之良醫也。其所立論。多發前人所未發。三焦一辨。於有形之論。確然可守。而於三焦之體位。則未免似是而非。竊恐後人震於其名而尊從之。不揣淺陋。爲剖是非於毫芒。其言曰。『今夫人之一身。外自皮毛。內自臟腑。無巨無名。無細無目。其於腔腹周圍上下全體。狀若大囊者。果何物乎。且其著內一層形色最赤。象如六合。總護諸陽。是非三焦而何。』此景岳見華元化中臟經論三焦有『總領五臟六腑及週身灌體』之語。有似腔腹。故引以證其說。殊不知腔腹周圍上下全體狀若大囊者。此臟腑公共之城郭。無專位無奇用。不得爲三焦也。且原俞管隧。未涉『大囊』。我聞三元三關之說。未見其爲『六合』。又嘗考覈六畜。三焦如玉。何來『赤色』。內經曰。『決瀆之官』。又曰。『瀉而不藏』。景岳謂『總護諸陽』。則皆不合。又曰『如五癃論曰。三焦出氣。以溫肌肉。充皮毛。固已顯然指藏府之外。肌肉之內。爲三焦也。』按三焦氣出。而後肌肉始溫。非肌肉自溫肌肉也。經曰。『穀始入於胃也、其精微先出於胃之兩焦。』又曰『上焦出胃並咽。貫膈。下焦別迴腸。注膀胱。』皆本明在內而不在外也。景岳誤於指定一腔。故每引輒曲。又曰。『又背俞篇曰。肺俞在三焦之間。心俞在五焦之間。膈俞在七焦之間。肝俞在九焦之間。脾俞在十焦之間。腎俞在十四焦之間。豈非以軀體稱焦乎。』此說余尤惑焉。經何不名三焦爲十四焦。不幾舉三而廢十四乎。先儒所謂彌近理而亂大眞者。此類是也。夫脊骨曰椎。椎旁距寸曰俞。分注氣血於臟腑之管隧也。椎俞之間曰焦。管隧從此穿遞於內而注藏。亦猶三焦之能注氣血出於外也。故亦名焦。三至十四。以脊骨爲數。臟腑之俞。於是乎存。雖同名而義自異。豈容牽合。又曰。『惟虞氏天民曰。三焦者指腔子而言。總曰三焦。其體有脂膜在腔子之內。包乎五臟六腑之外也。此說近之。』經云。『胸腹者臟腑之郭也。』虞氏似未悟及。夫三焦之名。府本取決瀆。不取包羅。試問出納疏通。分清別濁。豈腔子所能爲哉。景岳爲醫道望人。竟亦誤宗虞氏。復廣論於類經之後。亦智者之失也。其後李士材以臟腑空處爲三焦者，而汪訒庵亦主之。其說尤爲可異。夫所謂空處者。以其清虛無物。難以名似。故有是云。是三焦既有是名。則必實有是物。既實有是物。必實有其地。實有是位。今謂之爲空處。則所謂出胃並咽貫膈。布胸中。注肺脈者。果空處爲之邪。別迴腸。達膀胱。濟泌別汁而升衞氣者。果空處爲之邪。釋經若此。較鏡中花。水中月。尤爲虛幻。唐容川以三焦卽人身之油膜。西醫名爲連網。亦似是而非。至若淩川謂三焦者。人之三才。嘉言所引二喩。亦得三焦之概。然醇疵互見。得失相參。亦未免擇焉不精。語焉不詳。又有以黃顙爲三焦及人身上中下爲三焦者。此固不察黃顙爲心腎相通之系。而人身上中下乃五臟六腑之所同居。非三焦專名專位。臆度無稽之論。又無足辨者矣。然則三焦之指究將何如。曰吾以內經爲本。仲景元化思邈西山爲證。以物類爲徵。而知三焦卽通氣通液通水之三管也。（餘詳拙著內科概要）內經云。『三焦者。決瀆之官。中瀆之府。水道出焉。』非管之謂乎。又曰。『上焦出於胃上口並咽以上貫膈而布胸中。』此卽上焦之管。所以通氣者也。又曰。『中焦亦並於胃中。出上焦之後。此所受氣者。泌糟粕。蒸津液。化其精微上注肺脈』此卽中焦之管。所以通液者也。又曰。『下焦者。別迴腸。濟泌別汁。注於膀胱而滲入焉。』此卽下焦之管。所以通水者也。曰出。曰布。曰貫。曰蒸。曰化。曰注。曰滲。曰濟。曰泌。曰別。曰入。乃管之神也。古聖人聰明天縱。爲萬世生民計。示人以三焦之所在。固已瞭若觀火。明如指掌。而猶恐人不達其義。故復有如霧如漚如瀆之喩。夫人生於天地間。無一不與天地相似。霧漚瀆。天地之三焦也。如霧如漚如瀆。人身之三焦也。徵之於物。亦復相類。予累驗豕脬。皆有三口。中一管較大而硬。主出。卽溺管也。右一管較小而輭。繞網油通脾入胃主升。卽衞之出路也。左一管接大腸。滲水注於膀胱。主降。觀於此。而三焦之旨。天地人物。一以貫之。或云無形。或以他物爲三焦。或以他空處經脈爲三焦。紛紛異說。不辨自明矣。然古來知斯義者。亦未嘗無人。如仲景所謂『三焦相溷內外不通』云云。可見三焦能通內外。而運氣通液利水也。又謂『三焦無所仰。三焦不歸其部。』云云。又見三焦變化水穀。清濁之氣。而神升降出入之機。各有管而足與內經相發明者也。元化謂『上焦在胃上口。布陽氣。溢皮膚。若霧露之漑。中焦在胃中脘。亦並胸中。承津液。化精微。注肺脈。而爲血以奉生身。下焦在臍下。當膀胱上口。分清別濁。』亦見以管相通。而足與內經相發明者也。思邈名三焦爲三關。而與上焦有三管反射之云。西山有若簽若編若瀆之語。皆與越人元氣別使。主通行諸氣之說相符。而又足與內經相發明者也。夫三焦之說。起自軒岐。三代後著述之士。晦其旨者固多。明其歸者亦復不少。今略辨其得失。以示折衷。庶三焦之旨。昭然於目。而內經所謂約而該。精而核者。不復爲後人所亂矣。

三焦爲千古疑案。本篇就章生鶴年之質疑。僅提其綱要。若論其詳。可成專書。容俟異日。　半龍附誌

論陽虛生外寒陰虛生內熱

章鶴年

經曰。陰陽者。天地之道也。天地分而後清濁別。陰陽和而後雨澤降。若一或有偏勝。非亢旱卽淫雨。不炎熱卽嚴寒。此陰陽之現象。天地之恆情耳。按人身爲一小天地。聚氣血以成形。稟陰陽以調護。故經云。陰陽者。氣血之男女也。陰陽之於人身。曰氣曰血。氣血和而疾病無由作。陰陽乖而災疾所由生矣。考陰陽之意義至廣。舉凡外爲陽。內爲陰。上爲陽。下爲陰。動爲陽。靜爲陰。實爲陽。虛爲陰。等等無一非相對性之理論。而出陰陽之名詞。以代言人身氣血之現象耳。日人和田氏之論陰陽曰「……陰陽二字。在醫語用之最廣。背爲陽。腹爲陰。腰以上爲陽。腰以下爲陰。表爲陽。裏爲陰。男爲陽。女爲陰。概言之。卽積極消極之義也。爲風邪症。有發陰性症狀者。有發陽性症狀者。其症狀不同。治法亦異。例如風邪之爲陰性者。悉爲消極之徵候。脈沉伏。惡寒發熱。頭痛在中心。不在外表。皮膚汚穢蒼白。氣鬱懶動。好蟄居於一室。宜以陽性。(熱性與奮性陽浮性)解熱劑振動之。若陽性症狀則反是。悉爲積極的。脈浮大。不惡寒而惡熱。煩渴。好飲。面色潮紅。肌膚滑潤。頭痛在外表。精神明爽。好出游。愛眺望風景。觀人畜活動。宜以陰性(冷性鎮靜性沉降性)解熱劑降壓之。是故一病必具陰陽兩面。對於陽性患者。誤用熱劑溫罨法艾灸等。對於陰性患者。誤用冷劑冰囊冷水浴等。則治法與病不相應。名曰逆治。則生變症。或非命而死。……」云云。明指陰陽爲代名辭也。近賢時逸人氏亦謂陰陽二字。可作代表性之符號看。但其所代表者。有時指代表之物質。有時指抽象之屬性。有時指疾病之增進與衰沉。有時指患者之興奮與痲痺。所指雖各不同。而皆以陰陽二字表示之。

竊以經謂陽虛生外寒。陰虛生內熱之陰陽二字。卽氣血之代辭。氣血乃陰陽之根本。寒熱卽陰陽之現象。氣爲衛氣。以捍禦外侮。血爲營血。以榮養週身。氣血平均。則陰陽融洽。氣爲血帥。氣行血從。猶國家行政之有外交內政二部。各盡其責。壁壘堅強。則內訌外患

無以輿。奸邪狡黠莫可逞。故古之良相治國。有調燮陰陽之號。良醫醫人。有功同良相之譽。陰陽二氣和煦。在天則爲正氣。在人身亦爲正氣。人身之陽氣受於上焦。蓋法天也。經云。上焦開發宣五穀味薰膚充身澤毛。是謂氣。據是則陽氣之發源於胃。胃強則胃氣盛而陽足。胃虛則胃氣弱而陽虛。陽性主熱。陰性主寒。陰陽處對待之地位。陽勝則熱。陰勝則寒。一勝必有一負。乃事理之公例。今陽既虛。則衛外之力必遜。而體溫降低。率血之氣力銳減。而血行亦必遲慢。軀殼之陰偏盛。喜與外界同性之陰氣相感召。則寒未有不從外生者。又或陽虛則衛氣不固。腠理不密。玄府開張。抵抗乏力。肌膚受空氣之刺激。而生外寒。與陰虛生內熱之義。適成反比例。蓋陰(卽血)主內。職司灌溉濡潤。有陽(卽氣)以爲導。敷布週身。貫輸百骸。陰陽平均。固無寒熱之現象。若其人飲食不節。思慮勞倦過度。影響於脾。脾憊則失消化之原動力。穀氣於是不盛。無精氣以化血液。陰血之化源日減。熱力因之驟增。猶杯水車薪之勢。陰已虛而內熱生矣。且脾本爲胃行其津液。脾病則胃不能自行運輸。五穀之味不能宣。則上脘之氣不行。水穀之精不能受。則下脘之氣不通。胃氣因之日虛。而氣不得暢。氳氳于內。積生內熱。是陰虛生內熱之成因。胃爲被動。脾爲主因。其實腎又爲胃之關。腎屬水。脾屬土。土又賴水以爲用。陰虛而生內熱者。腎臟之眞水不足。無制火之力。亦爲絕大原因。譬之久行之鐘表。缺乏油質之滋養。以滰澤之。何處乾燥。則何處發生熱力。人體之構造。猶機器也。至於陽虛生外寒。乃氣化之自然作用。非物質所可比擬而能盡其至理。古云。孤陰則不生。獨陽則不長。陰陽有互根之妙。經所謂陰平陽祕。精神乃治。陰陽離決。精氣乃絕者。良有以也。近代科學醫家。不知陰陽之道。本乎天地。天生之。地成之。世間一切之物理構造。非陰陽不能成就。卽科學發明之電燈。必有陰陽兩極。(試將平流電氣的陽極置於舌上。便可感到酸味。反之。陰極則感到鹹味。這是叫做伏爾太(Volta)的電味洛仁太爾氏試以一電池陽極令甲握之。陰極令乙握之。乃使各擦舌尖。則甲云酸而乙云鹹。這便是兩者嘗到鹹酸之味。由此可以分陰陽。別男女矣。) 始見光明。損一線卽失其效用。況人身配天地之自然陰陽乎。岐伯有云。陰陽者。水火之徵兆也。又男爲陽性。女爲陰性。謂陰陽之必不適用於科學時代。則男女(按男女卽就外貌而言。已有很大差異。後者常較前者豐滿而優美。就其體段而言。男子高而重。女子低而輕。額角則男子高而女子低。眼窩則男狹而深。女子廣而淺。所以男子之眼是立體的彫刻的。女子之眼是平面的繪畫的。顎與齒也大不相同。男子之顎強而大。

頤部突出之度銳。女子之顎弱而小。頤部突出之度圓。突出於耳下的下顎骨的隅角。也是男銳而女圓。下顎骨的重量。男子的爲八十格蘭姆。女子的爲六十三格蘭姆。其對於頭骨的比例。前者爲一一·三%後者爲一〇·五%。齒列也是男大而女小。就四肢而言。男子的常較女子爲長。所以伸拳出臂賽跑踢球。常較女子爲適當。就肩腰而言。肩之幅男廣而女狹。腰之幅男狹而女廣。所以在背上作二等邊三角形的時候。男子則當以其肩胛作底邊。女子則當以其腰作底邊。由此可知男女當直立的時候。男子的重心當落在二等邊三角形的頂角的一點上。而女子的重心當落在廣的底邊上。所以男子爲不安定的好動的。女子爲安定之好靜的。不獨男女在形體上大有差異。就是滋味也各不同。男女的滋味是陰陽之味。陰陽之味是鹹酸之味。鹹酸之味便是男女生殖器之味。鹹者爲鹹類之味。這正和男子生殖器所分泌的精液一樣。因爲精液是鹹性的。酸者爲酸類之味。這正和女子生殖器的陰道中所分泌的黏液一樣。因爲這種黏液是酸性的。男女之味。在化學上可以分別。正與電池的陽極其味鹹。陰極其味酸同樣。則我國古說男性陽而女性陰之說。非無稽之談。推十推百推千推萬。執此一端可以想見矣）亦必不分水火。亦必不別庶幾根本解決方能統一。噫。昧於哲學。妄指中醫陰陽之妙理爲玄虛。可勝慨哉。

陰陽之說。其義至廣是篇係舊草。疵謬之處自知不免。惟付刊匆促。未暇增刪。尚希　高明指正。爲幸。　鶴年附誌

中醫之所謂「隨其證而治之」實爲一種原因療法與西醫之所謂對症療法不同

王潤民

中國醫學。是一種以「證候」爲中心之學術。此種學術是現代西醫學外另一種蹊徑之醫學也。近人多以中醫不合近代科學爲嫌。（非不合現代科學也。與現在西醫研究之路徑不同耳）關於此點。時賢張忍庵君在其所著「中國醫學之物質的原則」一文中。言之最妙。茲引之如左。

物質是中國醫學的中心思想。自然科學是一向起着的路。目的地一種。（潤民按二句意義不甚明瞭想有訛字）惟起向這目的地的徑路正不止一條。這裏我要舉一個故事來證明日本開始接受西洋文化聽說美國發明一種記賬的機械日本要求參觀。美國不肯。後來日本祇請求看一個外表美國就將那種機械的外表攝成照片與他。日本拿了這種照片刻意研究不久自己居然倣製出一架式樣和作用完全和美國的一樣。於是把這兩種機械會同攏來。檢查內部。誰知結構截然不同。像這種記賬之作用的目標。自然短易得很。尚且有這般不同的徑路。而謂有機體之療治的物質醫理。只有洋派醫學之獨條的科學徑路。資爲壟斷之乎。

張君此言極是。故我輩不必以此爲嫌。

此種醫學有其缺點乎曰爲得無有其最大之缺點。爲往往祇認得症而不認得病也。正如湯本求眞所謂「或將肺尖加答兒誤診爲胃加答兒。右側肋膜炎誤爲肝臟病」也雖可用其療法治愈。然欲謂爲非缺憾不可得也。然則有其長處乎。曰有其長處在於治療時。可以應變無窮。先機制勝。不爲病困。仲景所謂「隨其證而治之」者也。如太陽病。惡風。發熱。頭痛。有汗。用桂枝湯。喘者。加厚朴杏子仁。項背強几几者。加葛根（桂枝加葛根湯）發汗遂漏不止。惡風小便難。四肢微急。難以伸屈者。加附子——名桂枝加附子湯。（其他尚有加減法多種）一桂枝湯如此又如太陽病頭痛發熱惡寒無汗脈浮緊身疼痛者。用麻黃湯。證加煩躁者。大青龍湯。少陰病反發熱脈沉者麻黃附子細辛湯。身煩疼有濕者麻黃加朮湯。（其他尚有加減法多種）以此施治可以泛應曲當苟能知得證之法。而處適當之方。其效直如鼓應桴。如鑰啓鎖。故古來之名醫莫不兢兢焉注意於此。良有以也。（日本淺田粟園著粟園醫訓一文。其第五十二條曰。證之有無亦宜理會。桂枝湯之證。惡寒而不喘。麻黃湯之證。則喘而不惡寒。（桂麻二症之不同在此證候）桂枝湯之證。發熱而身無痛疼。或痛疼而不發熱。黃麻湯之症則發熱而兼痛疼也。若發熱惡寒身疼俱備。則爲大青龍湯之證。（對症用藥有如此確定之法則故決無誤）同一感冒也。葛根湯之證。項強而無頭痛。桂枝湯之證。則頭痛而無項強。發熱之證。兼頭痛惡寒者。桂枝湯之證也。桂枝湯之證。若兼嘔吐。則爲小柴胡湯之證。單獨發熱。則爲調胃承氣湯之證。一切皆依規定。萬無失者。（

對症用藥而具有制度目的之規律者。乃和漢醫學上治療之權威也。）云云。嗚呼中醫學之精義。淺田栗園其知之矣。）

顧於此有一大問題焉。卽中醫此種療法。是否爲原因療法是也。如近人某君曾在報端譏中醫曰。

從學理上探討起來。二千年來國醫的方術。那一個人。那一部書。談得到根本療法原因療法。一部仲景方。那一個方案。不是頭痛救頭。脚痛救脚。『口渴去半夏』「嘔者加半夏生薑」「腹中痛者。去黃芩加芍藥。」「小便不利者。加茯苓」「無汗服麻黃湯。有汗服桂枝湯」「有燥屎服承氣湯」和「太陽病發汗後。身疼痛。脈沈遲者。桂枝加芍藥生姜各一兩。人參三兩。新加湯主之」「發汗後。腹脹者。厚朴生姜甘草半夏人參湯主之」「發汗。病不解。反惡寒。芍藥甘草附子湯主之」「不惡寒者。與調胃承氣湯』……等。那一件不是頭痛救頭。脚痛救脚的話兒。……

若是則中醫此種療法。亦不過頭痛治頭。脚痛治脚之方法耳。何足爲貴。余於此敢敬答之曰。中醫之所謂「隨其症而治之。」實爲一種原因療法。與西醫之所謂「對症療法」似是而實非。決不如某君之所譏也。特是此問題較複雜。殊非數言所可盡。更非淺學如余所能盡知。茲姑不揣譾陋。略言之。

請先就某君之「無汗服麻黃湯。有汗服桂枝湯。」二語一論之。夫麻黃湯。桂枝湯之證。照西醫學理言之。當然爲一種細菌之作用。（風寒至多不過爲誘因而已。）照原因療法。當從事撲滅病菌。麻黃湯桂枝湯。萬萬無殺菌之力。然服後。則因細菌所發生之作用。一掃而空。試問病治愈矣。將終不得爲原因療法乎。假使不用麻桂。改用殺菌法而病不愈。則此不能愈病之原因療法。又安貴耶。此大惑不解者一。「有燥屎服承氣湯」此而受譏。更是笑話。試問既有燥屎爲患。則去燥屎爲當然之理。亦卽一種原因療法。如某君所言。豈燥屎不必去耶。此大惑不解者二。若謂燥屎不過一種見證。與惡寒發熱頭痛無汗等相同。不能謂爲原因。如腸窒扶斯經過中往往有燥屎。而腸窒扶斯之眞原因——病原菌——因另有在也。則試問西醫於人類各種疾病中。特效藥之製出。有幾種耶。腸窒扶斯之特效藥。發明幾何年矣。夫病機萬變。而人之體質又各有不同。同一病原。而所發生之症狀。未必相同。正如吳又可飲酒之喻。醫者不因病之勢。處以適當之方。逐其邪外出。而徒思得一特效藥。欲於一病初期中期末期皆用之。此則與中醫見解根本不相容。而吾儕所不敢贊同者也。

夫西醫之所謂原因療法者何也。非白喉之注射白喉血清。梅毒之注射六〇六。瘧疾之用奎甯乎。白喉血清效果佳良。吾不敢議。至六〇六。腦梅毒用之而不效。改用中醫排毒素療法。則可收治愈之偉功。何也。瘧疾中醫不用奎甯以殺瘧原蟲。而亦能愈。其治效或猶駕奎甯之上。又何也。然則所謂原因療法者。殆亦淺薄之甚。恐原因中更有原因。尚須研究者也。

所謂原因療法者。吾儕之解釋。與西醫大不相同。凡能驅除病人之疾苦。不問其所採手段如何。但使其能由病理機轉易而為生理的機轉。無遺後患者。皆為原因療法。故苟撲滅細菌而病愈者。則此滅菌之治法。原因療法也。不殺菌而消散微菌之毒素。或強盛細胞之抗毒力而病愈者。亦原因療法也。譬如戰術。或從正面攻擊。或用側擊法。或用奇兵包圍。或從事空中轟炸。或海陸空聯絡總攻。不問其方式之如何。其制勝敵方之目的則一。不得謂祇能用某種戰術。而其他戰術皆不當用也。故病苟有兩種不同之治法。而皆能愈者。皆可謂之原因療法。舉例以明之。譬之霍亂當失水過度之時。用鹽水注射。起死回生。鹽水雖不殺菌。（鹽水僅為補充水分之用）然吾人謂之原因療法可也。若有人焉能發明治此種菌之特效藥。而收治療上之偉效者。當然更為原因療法也。更推而廣之。中醫用艾灸。往往奏奇效。（關於此節余另有專篇）亦不可謂非原因療法也。吾儕之所謂原因療法者。如是而已。

試以上列標準論中醫

中醫之「隨其症而治之」為原因療法乎。抑非原因療法乎。此則可不煩言而解。曰原因療法也。蓋中醫治病雖不主張直接用攻擊法。而常能用間接的手段。以達其治療之目的。如腸窒扶斯等發持久之高熱。中醫常用石羔知母地黃等血液藥。以排除血中之毒素。收退熱之偉功。試問非原因療法而何。（如謂此非原因療法。試問何原因療法如之。）

至於方劑之加減。此正是中醫活潑變化之處。為活法而非死法。應讚美之不遑。更何譏刺之足云。

茲更進而將中醫之『隨其證而治之』與西醫之『對證療法』作一比較。以觀其是否相同。

欲討論此問題。於中醫固須有深切之研究。於西醫學亦須有相當之認識。吾於中醫所知已淺。於西醫則更茫無所知。本不配討論此問題無已。姑就所知言之。亦古人所謂「知之爲知之不知爲不知」之義也。

試舉一例以明之。譬如人之患貧血者。能引起內臟中之種種官能的障礙。便祕即其一也。在現代的醫學。往往以單味藥治之。所謂對證療法也。結果其症久久不愈。且此後非服下劑。則不得大便。中醫則隨其見證。恆以血液藥爲主。而克奏治愈之全功。（其他例證尙多不枚舉）則試問二者果同乎否乎。又試問果誰爲頭痛治頭脚痛治脚。而誰爲非頭痛治頭脚痛治脚之話兒乎。（效某君原文口吻）

若然。則吾謂「中醫之隨其證而治之。爲一種原因療法。與西醫之所謂對症療法不同」者或可以成立。

結論

總之此問題爲中西醫爭執癥結之所在。亦一最難解釋淸楚之問題。吾輩學識有限。不敢自倡頑固之說。以掩中醫學說之缺陷。然苟有其一得之長。亦不容妄自菲薄。阿世取容。致令眞理埋沒。積非成是。用特抒其所見。至於孰是孰非。留以待世人之公評可也。

（二二，十一，三十，）

此篇歡迎善意的合理的批評。（所有批評。如果理由充足。作者決不強辯。自當從善。） 王潤民識

濕溫病（腸窒扶斯）之正當療法

王潤民

濕溫一病。西名腸窒扶斯。（紹興何廉臣氏在十餘年前。即有此語。近人章太炎氏亦宗此說。上海醫師公會會長余雲岫著溫熱發揮。亦謂臨床所見。凡遇中醫方案定爲濕溫者。驗其血。多是腸窒扶斯。中西醫生意見一致。乃由實地觀察而得。非附會之談也。）又有『小腸壞熱症。腸熱症。傷寒。傷寒菌病』諸名。爲夏秋間常有之病。初起時。惡寒發熱。頭重頭痛。熱度在第一週內。每日約升半度至一度。一週之終。達四十度。同時口渴。舌生白苔。腹部稍膨脹。大便或便祕或下利。至第二週。熱度依然繼續。且或加高。病人精神

昏瞶。常發囈語。聽力衰微。亦有精神反形興奮發狂者。至第三四週時。若不起腸出血腸穿孔等症。則體溫漸次下降。舌苔剝離。呈赤色。以至恢復元狀。（參觀鄧源和傷寒全書及商務內科全書傷寒篇）此症病灶在腸。有如腸部生一瘡者。然其原因由傷寒菌附着不潔食物入於腸胃而起。此爲西醫論此病之大概。而於中醫論此症亦綦詳。古來嘗有專書。仲景傷寒論。即論此症與流行性感冒等篇。中如白虎承氣大小柴胡葛根芩連麻杏石甘大青龍猪苓湯等。實爲後世治此病種種方劑所從出。惜書名傷寒。首冠以桂枝麻黃二方。致後世拘泥者流。往往用麻黃桂枝於此症之初。即現代之日本皇漢醫家。如湯本求眞等。尚有用此等方法。卒之因此種發汗法而愈者。可謂絕無。不知傷寒云者。特一名詞而已。猶古之所謂天行病。今之流行病。或外感病。非即謂感於寒也。麻黃桂枝實不適用於此證也。及金劉河間出。謂溫病宜用寒涼之劑。不宜用辛溫。創防風通聖散等。可謂有識。然其他亦無發明。明吳又可著溫疫論。其所謂溫疫。實即濕溫。（不過尙包有他種病症在內）其書曉暢病機。所立諸方亦多可取。惟好用大承氣。是其一弊。至於有清葉天士吳鞠通王孟英等。妄倡三焦之說。將外感溫病。幾無一不說成伏氣。（試觀溫熱經緯自知）實爲黑霧彌天。惟所創各方。如三仁湯宣清導濁湯等。頗多可取。殆亦千慮之一得也。自此以後。迄於今茲。治此症者。或仍宗傷寒。或崇葉吳。或主滋陰。或主早攻。或主燥濕。議論紛紛。莫衷一是。因無一定之治法。致患此症者。輕者纏綿一二月。幸而得免。重者名登鬼錄。良可哀也。聆若輩之議論。不曰濕爲陰邪。急不易化。濕與熱合。去其濕則生熱。清其熱則助濕。最爲難治。即曰濕溫不可發汗。汗之則神昏耳聾。（其實雖不發汗。耳聾亦所難免。惟究竟能否發汗。容再論之。）如是而已。

於此舉世暗中摸索之際。吾得三人焉。比較差強人意。一曰章太炎。二曰張山雷。三曰吳漢仙。試更述之。

章太炎著濕溫論治一文。純用傷寒金匱之方。樸實說理。一掃浮詞。實多所發明。

張山雷著濕溫病古今醫案評議。語語出自經驗。絕非憑空杜撰者可比。其評黃醴泉各案。雖不免阿私所好。而其評惲鐵樵醫案則至佳。苟能細心研究。則治此症。自不難得心應手。蓋張氏生平臨證甚多。經驗極富。故能如此也。

岳陽吳漢仙氏著醫界之警鐸一書。中有「論東西譯本以腸窒扶斯爲傷寒之誤」一文。論濕溫之原因。謂由飲食中毒。邪中下焦。

中醫界千古以來未有能爲此言者。固不必借西說而後重也。其所論治法極爲正當而謂「始終必以解毒爲要」尤有眞識。特是吾不能無言者。章太炎之所論。猶大匠之示人以規矩而已吾儕臨症時正不必泥用其方也。張山雷吳漢仙之所論。雖各有其獨到之處而未見到處亦尙多。斯則不能不加以補充者也。

吾嘗謂內科醫生第一種本領。即須能治此病。（此語用之於西醫不甚確實。用之於中醫則確切不移。）而治此病之二大前提。一曰預防腸出血。一曰預防心臟衰弱。

西醫之論此證也。謂其菌不僅在小腸內作惡。且能分泌一種毒質。從血液散佈周身。舉凡聽神經腎藏內無一處不可以作惡。若腦神經不幸吸收。即神志昏迷耳目不聽。甚者有時竟至使全身所關之心臟神經亦突然失其作用而大命以傾。所謂心藏麻痺也。西醫此論甚爲詳盡。惜乎其預防心臟麻痺之法。與腸出血之預防法。同一不甚健全。

茲當進而述吾之治法。吾以爲欲治此病。須遵守以下之規律。即「四戒」與『五宜』是也。

四　戒

一　不可用柴胡桂枝發表。

二　不可用溫藥。

三　不可早用滋陰藥。

四　不可妄用大小承氣攻下。

五　宜

一　初起宜辛涼解表。

二　宜通大便。

三　用血液藥及解毒藥。

教員著作

四　利小便。

五　宜內服白蘭地等強心劑。

此證之治法。全在一開手時。卽遵守此種規律。按步做去。若誤治於前。則雖遵守於後。其結果或不良。則非作者所能負責也。試述之。

（一）曰不可以柴胡桂枝發表。　此症初起。往往惡寒發熱有汗頭痛。類桂枝症。不知者。往往用桂枝。昔在上海國醫學院時。吾友章次公告余曰。某次診一孟姓小孩。症象卽如此。心疑之曰。豈其桂枝湯症耶。雖然。吾不敢也。吳又可有云。醫者動筆輒云傷寒。臨症悉是溫熱。乃改與葛根芩連。並邀作者同往觀之。則一濕溫症。後卽以濕溫法處治。果不三星期而全愈。因此知王清任謂「桂枝湯所治之病。爲吳又可所論之溫疫。」其言實有見地。不可忽視。大抵古代藥物簡。發表祗有麻黃桂枝柴胡葛根之屬。尙未知有其他藥物如薄荷等。如嫌溫散。甯可加黃芩石羔等等。（如陽旦湯。小青龍加石膏湯。麻杏石甘湯等。）此本不得已之事。不足爲古人責也。至於柴胡。吾目所見。耳所聞者。此症用之。大都現象不良。或經過遲緩。此或由醫生不能識症。或由今之柴胡。非古之所謂柴胡。（唐容川謂今所用之柴胡。不知是何種草。非仲景所用之柴胡。害人不淺。仲景所用之柴胡。爲四川柴胡云云。）或由其他藥物配伍不得法所致。此則尙待研究。總之吾認爲柴胡之用。須在腸胃病毒肅清以後。

（二）不可用溫藥　用溫藥後之第一現象。卽爲煩躁。所謂溫藥者。如干姜黨參是。（昔治一濕溫病。在已下之後。用太子參白朮等。其人煩躁異常。故知此味亦不適宜。）此等藥皆有刺激腸壁。促進血行。鼓舞細胞。增加體溫之效。於此種大熱症。實不相宜。然此亦不過言其大概而已。有時此症因用寒涼藥太過。濕邪遏伏。以致纏綿不解者。則又非用溫藥不爲功。屆時豈惟乾姜。卽附子或亦在所必用。知其常者。必知其變。不能通權達變者。不足以爲醫也。不過用時仍須參以涼藥。如黃柏黃芩等。（更加利尿藥。如滑石猪苓等。）故章太炎先生曰。治濕溫者。其藥必寒溫相間。是以梔子必參厚朴。芩連必參半夏乾姜。斯言得之。

又按不可用溫藥固矣。然亦不可純用苦寒藥。特此並識。

學生成績

(一)本欄可分四項(一)論著(二)治驗(三)藥物研究及驗方(四)文藝

(二)本期千金方整理及二五級課餘醫學研究錄暫停(下次續登)

(三)編者因課務的關係頗感時間匆促故對於各稿之檢閱未能詳細如有謬誤請　閱者

指教

(編者)

(一)嘔　吐

四年級沈宗吳

作嘔之前聲門緊閉腹肌收縮胃乃被壓於膈下同時賁門括約肌鬆弛幽門緊閉腹肌乃迫胃内物經食管及咽由口而出且喉間發一種特異之聲響吐則無聲響亦無是作用嘔吐之物有穀食痰涎冷沫水酸膿血蟲糞等

蓋聞嘔爲氣病吐屬血疴 蓋以嘔爲陽明病吐屬太陽病在内經以陽明爲多氣多血以太陽爲少氣多血分氣血之理如是不足爲我人信嘔與吐不過形色上之區別治療大法頗相混同前賢論嘔吐之證治並無鴻溝之分劃嚴格言之嘔吐乃驅除病毒之胃機能耳 安胃泄肝施治之綱 此葉天士法詳臨證指南醫案 考嘔吐之病也分中樞性及反射性中樞性者由延髓内嘔吐中樞受刺激而起各種腦病(腦腫瘍腦膜炎)及尿毒症諸其他急性傳染病如肺炎猩紅熱痘瘡丹毒等初期之嘔吐亦屬之反射性者由胃受刺激生反射而致嘔吐如各種胃病及引吐藥所誘起又女性生殖器諸病腸及腸膜病(其中尤以急性腹膜炎及腸閉塞)餘如腎石胆石疝痛時亦發嘔吐此由下腹臟器而生之反射性嘔吐也大抵反射性嘔吐姜夏等止嘔藥十九獲效而中樞性者則效不彰當求誘起中樞性嘔吐之疾病而治療爲是 生薑半夏小半夏湯爲是症之聖藥硫黃水銀硫汞散乃墜鎮之奇品 治嘔吐諸藥不效服後即止次日大便黑色 寒因丁香萸吳萸 寒鬱化熱而灼胃者 熱嘔吐苦 温胆誠良熱因薑生薑 連黃連 熱邪内結而吐酸者瀉心 生薑瀉心湯 必效吐兼心胸煩悶短氣 慢性胃炎有是症象 取延年之門冬 麥門冬飲 嘔 乾嘔 且吐逆 吐涎沫 屬慢性胃炎 主仲景之夏薑 半夏乾薑散 吐不作

聲兮 吐本無聲而所吐者爲液體此指所吐者爲穀食 虛症可察 或用理中湯加味 吐兼渾身作脹兮肝實堪嗟 不治則危詳愼齋遺書 至於口吐清水 亦大多爲慢性胃炎之症 其因有五因寒而致者胃寒 六君子湯加砂仁炮薑蜀椒等 已食而作者食阻 佐以消食 食少而吐氣虛何疑 佐以補氣 胸膈漉漉有聲 胃擴張症 痰飲可悟 先渴後嘔詳金匱 心腹時痛 蚘蟲症常吐清水而腹痛或吐蚘 當與驅蟲 安蚘散 熱症如兼 喜冷飲溲赤脈數等 亦宜清火 二陳加梔連竹茹枇杷葉葛根姜汁蘆根汁按是方證疑屬中樞性嘔吐 倘 水泛爲飲覺 自臍下上衝 吐水不竭亦是胃腸擴張之症 景岳理陰煎可又如元氣虛而勺飲不納 火氣逆沖藥入卽吐 黑鉛入對症之方濁陰泛而參藥並吐 危險之候 白通湯 以胆 猪胆汁 尿 人尿 爲佐吐如赤砂兮血積成瘀 此胃癌之後期症狀胃癌生于幽門者壓之則痰痛並時有胃痛噯氣中醫謂之噎膈全經過一年至二年漸次衰弱陷於惡液質而死 色如墨汁兮土虛水侮 石山醫案載治一人年三十餘纔譽氣壅臍腹痛脹則吐嘈雜數日乃吐黑水一盆作酸氣大便常不通小便亦少坐臥不安脈浮弦細弱汪斷爲脾虛膀胱水邪上逆連服參耆歸苓粬陳香附吳萸甘草而治愈 考西醫有吐糞症與此頗相類其症腹痛吐汚穢綠色或褐色液狀之物亦有少糞臭者原因于腸嵌頓軸旋狹窄等而起其治法不過用阿片嗎啡等鎭靜腸之蠕動故云豫後多不良歟 胃虛而久不納穀可養伏龍肝 痰積而諸藥不瘳探以鵝羽 刺激舌咽神經引起嘔吐 若其惡食如仇 傷食亦如是 聞藥卽嘔異功散 加入藿香砂仁粬 神粬 米 陳倉米 龍肝是偶 此屬胃弱症 又或地道不通氣升嘔逆治主通幽 歸尾桃仁甘草微加大黃芒硝 孕婦嘔吐名惡阻 常起于妊娠三四月後此卽屬女性生殖器病引起之反射嘔吐 半夏茯苓湯與茯苓丸 不效者一味伏龍肝煎服（上池祕方名獨龍散） 先嘔後瀉稱漏氣 其症身背熱時臂牽痛其氣不續膈間厭悶食入則先嘔後瀉 門冬理中 麥門冬理中湯 與瀉湯 澤瀉湯 更有吐酸中酸木土是咎 此因胃酸減少症或由多量乳酸發酵或由發生多量鹽酸所致屬神經質者爲多土是胃之代名詞木是肝之代名詞又中醫之所稱肝大抵指神經而言 酸自熱生左金丸 或合丹皮梔 山梔 酸自寒生理中湯可增茱蔻 吳茱蔻仁 忌服油物 桃仁爪蔞仁萊菔子等 而宜香散 乃丹溪之語先投甘草 單甘草湯凡服湯嘔逆不入腹者先以甘草三兩煎服或得吐然後服餘湯卽流利不更吐也 斯千金之法

本篇各方配合

小半夏湯 仲景 半夏、生姜、 硫汞散 金鑑 硫黃、水銀、 溫胆湯 千金 半夏、陳皮、茯苓、甘草、竹茹、枳實、 生薑瀉心湯 仲景 生薑、乾薑、半夏、人參、黃芩、黃連、甘草、大棗、 麥門冬飲 延年 麥冬、羚角、人參、橘皮、生薑、 半夏乾薑散 仲景 半夏、乾薑、 理中湯 仲景 人參、白朮、炮姜、甘草・ 六君子湯 局方 人參、白朮、茯苓、半夏、陳皮、甘草、 安蚘散 張石頑 烏梅、黃連、蜀椒、藿香、檳榔、胡粉、白礬、

二陳湯 局方 半夏、陳皮、甘草、茯苓、 理陰煎 景岳 熟地、當歸、桂枝、乾薑、炙草、 白通湯 仲景 附子、乾薑、葱白、 異功散 錢氏 人參・白朮、茯苓、甘草、陳皮、 半夏茯苓湯 千金 半夏、茯苓、乾熟地黃、橘紅、細辛、甘草、紫蘇、人參、芍藥・川芎、桔梗、 茯苓丸 千金 茯苓、人參、白朮、桂心・乾薑、根葛、半夏、橘皮、甘草、 獨龍散 上池祕方 伏龍肝、 麥門冬理中湯 千金 麥冬・白朮、甘草、茯苓、人參、橘皮、蓴心・萎蕤・竹茹、生薑、陳米、生蘆根汁・ 澤瀉湯 千金 澤瀉、半夏、柴胡、生薑、茯苓、石膏・桂心、甘草、人參、蓴心・竹葉、地骨皮、 左金丸 丹溪 黃連・吳茱萸、 單甘草湯 千金 甘草、

肺癆病之研究

四年級劉民鑄

吾國爲肺癆患者最盛之邦。平均十人中卽有七八。聞之令人驚駭。但我國研究肺癆。實爲最早之國。有四千二百餘年之經驗。至於東西各國。誠望塵不及也。自黃帝素問已有論及之者。其時名之曰五虛五勞。後又有虛勞。癆瘵。傳尸。傳疰等稱。及唐孫思邈時始有肺癆二字之定名。厥後元明清三代諸醫家各有發明。如徐春甫之古今醫統論及蟲候云「肺蟲如蠶。令人欬嗽」直指云「癆瘵之因。多由少年時血氣未定。酒色傷損。其熱毒鬱積生異物惡蟲。蝕入臟腑。其侍奉之人。薰陶日久。受其惡氣。亦多遭傳染」證上諸說。可知中醫對於肺癆之傳染臟腑之癆蟲。（卽西醫所謂結核桿菌）早已瞭然矣。故中醫依恃數千年經驗之藥方以治頑固之肺癆。定不落西人之後也。日人渡邊熙氏有言「用漢法治療肺病。可減少痛苦。速就輕快」斯言詢不謬也。惟肺病起原及名稱既有上述之不同。而治療自必有彼此之各異。茲舉本病之原因。症狀。治療等項分述於下。然否尚乞高明教正。

〔原　因〕簡而言之。厥有三種。（一）內因——榮養不足。（二）外因——久欬不愈。（三）不內外因——誤犯手淫。色慾過度。或嗜食富有刺戟性之物品。

〔症　狀〕本病初起。概爲潛進期。或隱或現。本無特殊症狀。惟體溫略覺增高。微帶欬嗽。故多數患者。信爲感冒。而不介意。漸至食慾不振。稍一勞動。卽致呼吸促迫。於是日晡潮熱。遺精盜汗。肌肉消瘦。倦怠無力。頸長肩弛。胸脅刺痛。顏面蒼白。兩顴緋紅。脈多虛數。舌絳唇紅。所咯之痰。大率稀薄而白。入後病症漸重。痰亦漸形濃厚。其色汚濁。而有臭味。甚則痰涎帶有血絲。失音咯血。因之而惹起極度之貧血症狀。

〔治　療〕是病治療。宜分藥劑治療與食餌治療兩種。正傳云「治癆之法。一則殺其蟲。以絕其根本。一則補其虛。以復其眞元」詢遵是言。斯得之矣。

（甲）藥劑治療——前賢治癆。各有心得。謹選若干方于后。以俾臨症實習之參考云。

A　止欬寧肺之劑

（一）黃芪鱉甲散　和劑方　治虛勞客熱。肌肉消瘦。四肢煩熱。心悸盜汗。減食多渴。欬嗽有血。

鱉甲　天冬　知母　黃芪　赤芍　地骨皮　茯苓　蓁艽　柴胡　生乾地黃　桑白皮　半夏　紫菀　甘草　人參

肉桂　桔梗

右㕮咀每服五錢。水一盞。煎至七分。食後溫服。

（二）甯肺湯　楊氏方　治榮養不足。發熱自汗。氣短怔忡。安肺消痰。定喘止欬。

人參　白朮　當歸　地黃　川芎　芍藥　甘草　麥冬　五味子　桑白皮　茯苓　阿膠

右水煎溫服。

（三）蓁艽鱉甲散　和劑方　治氣血勞傷。四肢倦怠。面黃肌瘦。骨節煩疼。潮熱盜汗。咳嗽痰唾。

荊芥　貝母　天仙藤　前胡　蓁艽　青皮　柴胡　甘草　陳皮　白芷　鱉甲　乾葛　肉桂　羌活

右爲末每服二錢。水一鐘。姜三片。煎八分。熱服。酒調亦可。

（四）蓁艽扶羸湯　直指方　治肺痿骨蒸。已成勞嗽。或熱或寒。聲嗄不出。體虛自汗。四肢怠惰。

柴胡　地骨皮　鱉甲　蓁艽　當歸　半夏　人參　甘草　生姜　大棗

右水煎溫服。

（五）青蒿散　楊氏方　治虛勞骨蒸。咳嗽聲嗄。皮毛乾枯。四肢倦怠。夜多盜汗。時作潮熱。飲食減少。日漸瘦弱。

天仙藤　鱉甲　香附子　桔梗　前胡　蓁艽　青蒿　烏藥　甘草　川芎

右㕮咀。每服一兩。生姜三片。大棗一枚。水二鐘。煎至一鐘。食後溫服。

（六）紫菀湯　海藏方　治肺傷氣極。勞熱久嗽。吐痰吐血。

紫菀　知母　貝母　阿膠　人參　茯苓　甘草　桔梗　五味子

右水煎溫服。

（七）百合固金湯　通雅方　治肺傷咽痛。喘咳痰血。

百合　芍藥　甘草　麥冬　當歸　地黃　桔梗　貝母　玄參

右水煎溫服。

（八）經効阿膠丸　濟生方　治勞嗽。幷嗽血唾血。

卷柏葉　山藥　阿膠　生地黃　防風　雞蘇　柏子仁　大薊根　五味子　百部　遠志　人參　茯苓　麥冬

右爲末。煉蜜丸。如彈子大。每服一丸。細嚼。濃煎小麥湯送下。

（九）參芪散　直指方　治勞瘵嗽喘。咯血聲。焦潮熱盜汗。

柴胡　阿膠　黃芪　白茯苓　紫菀茸　當歸　川芎　半夏　貝母　枳殼　桔梗　秦艽　甘草　人參　五味子　羌活　防風　杏仁　款冬花　鱉甲　桑白皮

右㕮咀。每服八錢。水一盞半。生姜三片。棗子一枚。煎至八分。食後服。

（十）三才湯　拔萃方　治脾肺虛勞咳嗽。

天冬　人參　熟地

右水煎溫服。或蜜丸。

B　補虛除熱之劑

（一）鱉甲地黃湯　濟生方　治虛勞手足煩熱。心下怔悸。及婦人血室枯乾。身體羸瘦。飲食不爲肌肉。

柴胡　當歸　麥冬　鱉甲　石斛　白朮　茯苓　熟地　秦艽　官桂　人參　甘草

學生成績　予

右㕮咀。每服一兩。生姜五片。烏梅一箇。水二鍾。煎至一鍾。温服。

(二)麥門冬湯 仲景方 治肺痿頓欬勞嗽痰中帶血。

麥門冬　半夏　人參　甘草　粳米　大棗

右水煎温服。

(三)柴胡散 聖惠方 治虛弱煩熱。四肢疼痛。口渴溲赤。

柴胡　地黃　鱉甲　黃連　茯苓　地骨皮　知母　枳實　甘草

右爲散。水煎温服。

(四)五蒸湯 外台方 治五種蒸熱。爲骨蒸初期之主方。

茯苓　葛根　知母　黃芩　石膏　竹葉　地黃　粳米　甘草　人參

右水煎温服。

(五)青骨散 經驗方 治男子五心發熱。欲成勞瘵。

生地　人參　防風　柴胡　薄荷　秦艽　赤茯苓　黃連　熟地

右水煎温服。

(六)白朮黃芪散 宣明方 治五心煩熱。自汗。四肢痿弱。飲食減少。肌瘦昏昧。

白朮　黃芪　當歸　黃芩　芍藥　人參　川芎　石膏　甘草　寒水石　茯苓　官桂

右爲末。每服三錢。水煎温服。

(七)地骨皮枳殼散 拔萃方 治骨蒸壯熱。肌肉消瘦。少力多困。夜多盜汗。

地骨皮　秦艽　柴胡　枳殼　知母　當歸　鱉甲

右爲散。每服一兩。水一鐘半。柳桃各七枚。生姜三片。烏梅一箇。煎至八分。通口食後服。

(八)柴胡梅連散。瑞竹堂方　治骨蒸勞熱。久而不痊。及五勞七傷。虛弱皆治。

胡黃連　柴胡　前胡　烏梅

右爲散。取童便二盞。猪胆一個。猪骨髓一條。韮白半錢。煎至一盞。去渣服。

(九)綏痃湯 漢法醫典方　治欬嗽潮熱。痰中帶血。

柴胡　桂枝　乾姜　括樓根　黃芩　牡蠣　甘草　鱉甲　芍藥

右水煎溫服。

(十)竹茹溫胆湯 壽世方　治熱不退。夢寢不安。心神恍惚。煩躁多痰。

柴胡　橘皮　半夏　竹茹　茯苓　炙草　枳實　黃連　人參　桔梗　麥冬　甘草　生姜

右水煎溫服。

(十一)黃芪湯 直指方　治喘咳。虛汗。骨蒸。渴而腹泄。色情過度。

黃芪　人參　鱉甲　當歸　地黃　茯苓　川芎　芍藥　蝦蟆　半夏　柴胡　使君子　生姜

(十二)治婦人骨蒸勞熱欬嗽方 官邸便方　治婦人罹肺癆。潮熱欬嗽。盜汗。月經不調。

川芎　當歸　芍藥　炙草　麥冬　白朮　生地黃　牡丹皮　地骨皮　五味子　甘草

右水煎溫服。

C　止血殺蟲之劑

(一)百花膏 濟生方　治欬嗽不已。痰中有血。虛人尤宜。

百合　款冬花

右密丸。白湯下。

(二)當歸地黃湯　宣明方　治欬血衄血。大小便血。或婦人經候不調。月水過多。喘欬者。

當歸　芍藥　川芎　白朮　染槐子　黃藥子　生地黃　甘草　茯苓　黃芩　白龍骨

右爲末。每服五錢。水一盞。煎至七分。去渣溫服。

(三)十灰散　葛可久方　治勞症嘔血吐血。咯血嗽血。先用此方止之。

大薊　小薊　柏葉　荷葉　茅根　茜根　大黃　山梔　丹皮　棕櫚皮

右藥燒存性爲末。童便酒水冲服。

(四)將軍丸　祕方　治傳尸勞瘵。有殺瘵蟲之力。

錦文大黃　射香　管仲　牙皂　桃仁　梹榔　雷丸　蕪荑　鱉甲

右爲末。先將蒿葉二兩東邊桃柳李桑葉各七片。水一盌煎去七分去渣入蜜一大盞。再熬。至成膏。入前藥末。及射香安息香搗丸如梧桐子大每服三十丸。棗湯送下。

(五)神授方　三因方　治諸傳尸勞氣殺蟲去毒。

川椒　二斤揀去子并合口者炒去汗

右爲末。每服一錢。空心米湯調下。

(六)芎歸膠艾湯　仲景方　治咯血吐血月經過多。爲止血之主藥。

川芎　阿膠　當歸　甘草　艾葉　芍藥　乾地黃

右水五升酒三升。煑取三升。溫服。

(七)獺肝丸　肘後方　治鬼疰傳尸勞瘵。

獺肝一具須從獺身取下不爾多僞。

右一味。陰乾爲末服三錢日三次。

(八)童眞丸　張氏醫通方　治虛勞吐血氣虛喘嗽。

眞秋石　川貝母

右二味。煮紅棗肉爲丸空心薄荷湯下二錢。

(乙)食餌治療——人命之生存全賴於營養。營養之良善。歸功於食餌。然則食餌與人生有莫大之關係。至肺癆患者之精華既爲癆蟲削伐殆盡。更不能不取適應食餌以補救之也。大凡人身所須之滋養原料。不外乎蛋白質脂肪含水炭素維他命四種。若能調和適宜。則孱弱之軀體。亦得日就於康甯之途。但任何滋補品。斷無一物中而能包含各種原質。甚至有過多不及之弊。欲營養平衡。必須細查各種滋補品中。含量之多寡。而配均調食之。且食物入口須反覆咀嚼。待唾液混和後。方可嚥下。否則免強吞下。食物未溶。則身體吸收之滋養料亦微。而消化器反因之趨形疲倦。誘起消化器疾病。不可不慎也。查本草內所載。肺病患者所宜服之食品有六。(一)牛乳——潤肺養肺。作酪粥。常食之。(二)鷄蛋——潤肺清氣。宜生食之。(三)胡桃——斂肺止喘。常服之。(四)黍米——肺病宜食。可代飯。(五)桃子——肺病宜食。(六)鰻魚——殺癆瘵蟲。久病癆症。和五味子煮粥。常食之。近世西醫亦以鷄蛋牛乳魚肝油豆腐漿四者爲富于滋養原質之食物。且爲容易消化之滋養品。故令肺癆患者常服也。今將適合肺癆之滋養品數種。並分析其成分。列表于下。

種類	水分	蛋白質	脂肪	灰分	纖維質	澱粉質
牛肉	六〇・八〇	一八・〇〇	一六・〇〇	五・二〇		
猪肉	五五・三〇	一四・〇〇	二八・一〇	二・六〇		
魚						

肉類之滋養成分表

羊肉	五七・三○	一四。五○	二八・八○	未明
兔肉	七四・一六	二三・三四	一・一三	○・一九
鷄肉	七六・五六	二○・九八	極少量	二・四六
野鷄	七○・八二	二二・六五	三・一一	未明
鯉魚	七八・八六	一八・九四	○・八三	一・三七
鯛魚	七七。九○	一七・六五	三・○七	一・三八
鮒魚	七九・四六	一七・八六	一・四五	一・二三
鰌魚	七七・三二	一八・四三	一・六九	一・五六
鰻魚	六九・二四	一八・○九	一一・五三	一・一四
牡蠣	八九・八九	八。四五	○・八九	○・七七

豆類成分表

大黃豆	一一・○九	四○・二五	一八・二六	四・五五	三八・八○	二一・九七
小黃豆	一二・七○	二二。○一	○・四一	三・○六	六・四四	五五・三九
豌豆	一四・九三	二三・六九	○。五六	二・四九	七・三○	五一・○三
蠶豆	一五・七六	二八・八八	一・二九	三・一一	一二・二○	四九・七四
豇豆	一五・二一	二一・七七	三・一八	一・三六	一・一七	五七・三二
落花生	六・九五	二七・六五	四・五八	二・六八	二・二一	一六・七五

（百分中之含量）

玆略舉各種食品中。維他命含有量之多寡。列表如下。

（一）維他命A
- 最多量——魚肝油。鰻魚。卵黃。牛酪。魚類之生殖細胞。
- 多　量——牛乳。臟器（如鳥牛豚之肝腎心臟等）蛋。羊脂。魚油。菠菜。番茄。蕃薯。
- 少　量——牛脂。花生油。胡桃。馬鈴薯。黃豆。香蕉。煉乳。牛羊肉。

（二）維他命B及D
- 最多量——蛋。米之胚芽。麥麵。
- 多　量——肝臟。腦漿。脾臟。黍。豌豆。胡桃。米糖。
- 少　量——牛羊肉。牛乳。煉乳。香蕉。小麥。蜂蜜。

（三）維他命C
- 最多量——橘。檸檬。青菜。番茄。
- 多　量——蘿蔔。檸檬汁。（保存品）番茄。（罐頭品）發芽之豆及其他穀物。
- 少　量——牛羊肉。生牛乳。茶。蘋果。葡萄。

「餘論」肺癆為可惡之疾病。治之固非易也。若治療得法。亦未必卽為絕症。本院教授王潤民先生。對于肺癆。有切實之經驗。曾治愈第三期之肺癆。而先生所處之方。恆以獺肝童便二味為主藥。餘則隨症以治之。攷獺肝為肺癆之專藥。本草云「水獺一名水狗。其肝臟氣味甘溫。主治鬼疰蟲毒。止久嗽。治上氣咳嗽。虛勞傳尸。勞極虛汗。客熱。殺蟲」汪昂云「甘鹹而溫。益陰補虛殺蟲止嗽。治傳尸鬼疰有神效」童便為潤肺散瘀之妙品。汪昂云「其性鹹寒。降火滋陰。潤肺散瘀。治肺痿失音。吐衄損傷」且其中含有尿酸。食鹽。燐酸鈣。燐酸鈉。尿素。五種成分。能振起食慾。制止欬血。二者不但有古人之經驗。且有科學之根據。後之治癆者。可取法也。然遇便泄。宜斟酌用之。因二者有滑腸之力故耳。本症除藥劑與食餌治療外。更輔以攝生。如日光。空氣。安靜等法。亦應加以注意也。

（評）所述方劑及食餌治法。尚可取。惟「原因」一項謬誤。因肺癆為傳染病。在先醫已有癆蟲之說。而西哲更有結核桿菌之發明。何以並不述及。而祇謂由「榮養不足」及「誤犯手淫」等。不知此數者。至多爲誘因而已。不能謂之原因。至「久欬不愈」一層。更難即據之以爲判斷。因咳嗽不過爲此病證狀中之一種也。此病至二期以後。治療即感困難。余曾治一患三期肺癆者。（經上海著名醫師診斷）用盡種種心機。雖一時奏赫赫之功。然終不能救其死。於以知實一最險惡之症也。惟中醫治此症方法甚多。頗擬將來於本刊中發表一文。標題曰「肺癆病在中醫學上之種種療法」。敘述自己之經驗心得。並搜羅時賢著作。凡有特見者。無不一一列入。期爲中醫界放一光彩。同時並作爲對病家之一種貢獻。想亦仁人之所許也。海內明達。幸有以助成之。（如荷　惠稿。請寄本學院王潤民收。——在年假期中。寄江蘇泰縣塘灣鎮可也）（編者）

傷寒論瘡家雖身疼痛不可發汗之研究

二年級馬芝馨

經言營氣不從。逆於肉裏。乃生癰腫。蓋瘡瘍之生。雖有多端。要不外氣血壅滯。榮衛稽留所致。故癰字從壅。疽字從阻。意可知也。治之之法。不外疎通其壅滯。和調其氣血而已。如火鬱者宜清。氣滯者宜行。既熱且壅宜下。至若邪鬱於表。證見頭痛身痛者。則當以表散爲主。勢非發汗不爲功。汗之即所以疎解其壅滯。內經言汗之則瘡已是也。然傷寒論。謂瘡家雖身疼痛。不可發汗。汗出則痙者何哉。夫瘡家而身疼痛。則外受風寒。傷寒之表證也。有表證者當發其汗。爲不易之法。而曰不可發者。其原因果何在哉。蓋仲景所言之瘡家。係屬於潰瘍日久。正原已傷。復感有表邪者。因瘡家大膿血後。則營血已虛。衛氣不充。營養之原料已乏。補充之新血未生。八珍十全。將補之不暇。何堪再經刦奪。以重傷其正乎。雖表有寒邪。滋補之品。未可浪投。而投鼠忌器。辛散刦液之品。亦在所宜禁。設不辨虛實。見有身疼痛之表邪。而即誤發其汗。則陰液外泄。榮血愈虛。臟腑失其濡潤。筋脈無以滋養。于是神經拘急。而瘈瘲之痙症。乃發生焉。此仲師言不可發汗者此也。故白中冠以雖身疼痛數字。即所以示醫家當辨症之虛實。不可見表證而即發汗也。雖然。潰瘍正氣虛乏有表邪者。固不可發汗矣。至若瘡瘍雖潰。正元未傷。而感有表邪者。瘡瘍之生。由于風寒凝於經絡者。則仍當以汗解爲是矣。總之可汗不可汗之分。在病之虛實。醫者參以色脈。證以病狀。隨證處治。自無虛虛之禍矣。

發揮精當。讀者可更與東洋和漢醫學實驗集腺病質篇「萬病根源之花柳病在東洋上古已有之證跡」一文合觀。 編者

萎黃病的有效療法——結婚

二年級歐克仁

萎黃病是貧血病的一種。都發生在妙齡時代的女子——從十四歲到廿三四歲的女子。牠的主要現症。就是皮膚及黏膜呈現蒼白色。其牠的兼症。有食慾不振。月經不調·肢體倦重。頭痛眩暈。心悸亢進。呼吸困難等等。強制性慾和手淫是牠最大的病因——並且也是最多的病因。其牠營養不良。神身過勞。白帶等。也有造成這種病的可能性。牠的病理作用是先是卵巢的內分泌機能減退。影響到造血球骨髓的造血球機能。也使之減退。這樣牠造出來的赤血球的血色素 Haemolobin 的含量便減少了。因此患者的皮膚和黏膜。便呈現着蒼白之色。及發生其牠各種兼症。

假使我們要想治愈這個病。第一就要增加患者的赤血球的血色素的含量。然而藥物對於這個病的醫療成績。倒還不如結婚來得有效。因爲女子一經與異性接觸過之後。異性的精蟲便進入她的膣內。而精蟲的蛋白質成分。便被她膣內的血液所吸收。她的卵巢的內分泌機能就會受到這種精蟲的蛋白質的刺激而發達亢盛起來。那爲卵巢影響所及的造血球機關——骨髓也跟着強盛起來。造出來的赤血球的血色素的含量也自然而然的增加了。所以萎黃病便會慢慢好起來了。

解釋結婚所以能治愈此病之理由。頗爲充分。 （編者）

麻黃何以能發汗亦能呈利尿作用論

四年級袁鵬汀

麻黃爲發汗峻劑。人皆知之。然其所以能發汗之理。吾恐知者甚鮮也。原夫麻黃者。產自我國之福建。色黃有節之莖。味乃辛苦。而其主要成分。乃爲 Ephedrine $C_{10}H_{15}H_0$ 餘爲 Cellulose $C_{12}H_{20}O_{10}$ Tannic acid $C_{14}H_{10}O_9$。$2H_{20}$ 其所以能發汗者。因其入於胃

腸也。則能令胃腸之血管收縮。以阻止其胃腸之蠕動。其入血也。又能致血壓升高。鼓進心臟搏動之速力。使血液運流。感激皮膚。旺盛汗腺之分泌。減退身內之熱度。而令血中之氣氧炭氣。排洩於體外也。或謂麻黃發汗。固爲鐵證。而其亦能呈利尿作用者何歟。且夫汗與溺二物。彼此猶能相代。如彼者增多。此必減少。此者增多。乃彼爲減少。故夏日則汗多而溺少。冬日則溺多而汗少。而爲麻黃者。既爲發汗峻劑。勢必不能呈利尿作用。能呈利尿作用。亦必不能復爲發汗。二者未有能相行而不悖者也。李時珍曰。「麻黃發汗。駛不能禦。根節（即麻黃根節）止汗。效如影響。」同是一物。而有節與莖之分。功異治。得效如桴鼓者。能不令人莫測耶。由此以推。麻黃之能呈利尿作用者。恐爲無據。吾謂爲此說者。蓋亦知其一不知其二焉。日本東洞翁曰。「麻黃熱飲。則爲發汗。冷飲則爲利尿。」其言始唱。附和少而譏者紛紛。鵬不敏。嘗深信先生之言。而不能忘懷。仲秋九日。鵬得診治海上徐右痰飲之疾。尿癃而喘逆。投以仲景小青龍原方。而重用麻黃一味。且囑病者冷服其藥。次日復來。喘逆平息。而溲覺沉長。（附註）「痰飲者水份也。人體組織之水份。非由汗腺分必而出。即從腎臟排洩于體外。今冷飲以麻黃。發汗之偉力却失。故小溲自覺增加。亦藥物反應所必然也。」此係病者自告。余亦臨床經驗所得。益信東洞先生之言。不我欺也。嘗見頑固之尿閉。叠投利導之品。竟無反應呈現。而稍雜以麻黃。往往能得奏其效。亦趣事也。有見體腔浮腫。予以重量疎表麻黃之劑。而組織之水份。不從汗腺分泌而外解。乃由腎臟機能代償而排洩者。亦非罕有之事也。且觀乎仲景經方。麻黃湯與麻杏石甘湯二方。僅桂與石一味之差。而其功效懸殊。大相徑庭。蓋因桂枝辛溫內含揮發油。一旦與麻黃相遇。益助其兇燄之勢。故治喘而無汗。散溫機能衰減之症。又因石羔者。性甚寒涼。過抑造溫。收縮皮膚。閉止汗腺之分泌。是爲麻黃之勁敵。故治喘而有汗。放溫機能亢進之症。是故知藥物之配合。貴須適當。煎服之方法。尤宜鄭重。譬諸附塊質料固密。溶化不易。故宜先煎而不宜後下。薄荷主要成分 Menthol「$C_{10}H_{19}OH$」常易化氣逸散。故煎之宜暫而不宜過久。總之欲以回陽溫托。且恃溫熱之性。而助藥力之揮發。則非熱飲不可。欲以遏制體溫。救濟煩渴。增加組織中之水份者。則非冷飲不可。嗚呼。藥物因配合煎服之關係。而常反其固有之效能者。豈獨麻黃一味也哉。如麻黃者。殆爲善變。亦能善治病者矣。

辨別細切。用麻黃者不可不知也。

（編者）

月經的生理作用

二年級李其光

月經是什麼這個問題。我們一定都問過。或者也許想過而想不出所以然來。在俗人的心裏。以爲這個問題。似乎是任何醫生都立刻能答覆出來。其實大多數醫生所能回答的。也還說不上近於正確咧。

我們都知道月經的來潮。普通都是二十八天一次。但是例外的也是很多。如拉伯蘭和革林蘭地方上的女子。則每三個月行經一次。甚至半年一次。者又在法羅羣島上的女子。是終年不行經的。像這許多的事實。很有研究的價值。但是一般的醫學家們發明家們。還未能申說內中情由。依敝人的見解。無非是與氣候有關係罷。

月經初次發現的時候。據生理學家柯爾說。美國女子初次發現月經的時候。總在八十兩月中。德國女子則大都在春季。中國的女子。據敝人的調查所知。則大多數在春夏之交。其他許多。則未有正確的調查。

月經的現象。通常女子大都在十四歲起月經就來潮了。在這時候常常覺得有頭痛腰痛和精神不安等現象。同時大陰唇和小陰唇都腫脹。陰核充血而勃起。月經的成分。說是赤血球和白血球。子宮皮上細胞和各種雜質。在初一二次來潮的時候。成分中粘液比血液來得多。幾次後粘液則慢慢的減少。血液漸漸的加多。只有膠着性沒有凝固性。其排出的分量。這是沒有一定的。其來潮之後。大約要隔四五天才能休。

月經的所以來潮。是由於排卵作用。（女子卵巢中有濾胞）濾胞的中間。常藏着有三萬左右的卵子。每過二十八天就成熟了。成熟之後。就冲破濾胞而流出。在平時卵巢本是平滑的。在這時候則立刻變成粗糙不平了。濾胞有一種黃色顆粒分泌很多的液體等到濾胞破裂之後。就變成黃體。這黃體發現之後三星期。牠就會慢慢的萎縮起來。再等第二次新的黃體發生。這黃體變化一次。就起一種化學作用。這就是叫月經。同時子宮粘膜腫脹。淤積的血就流了出來。這血本是預備着培養胚胎的。平時隨着月經一同流出。所以普通人都認血液爲月經。殊不知血液隨着月經一同流出。乃是附屬的東西。假若排出的卵子受精成胎。這種血液就用來培養胎兒的。所以在姙娠期內。卵巢停止排卵作用。月經也不來潮了。月經來潮排出的卵子。並不跟着月經一同流出。牠藏在輸卵管裏面。等候精蟲到來。和牠結合。就進入子宮裏面。到下次粘膜破裂。月經來潮的時候。一同流出。女子在兒童時代。卵巢因沒有發育完全。所以排卵的作用。也是沒有。但到了四十九歲以後。生殖機能減退。卵巢既不能產卵。而且月經也是已經停止了。

解釋詳明。無模糊影響之談。（編者）

婦女月經不調之原因及治法

三年級魯六華

女子當完全發育時期。經水按月而下。此其常也。惟因種種之關係。誘起其症狀之發現。則經來之時。或超前。或落後。或過多。或過少。或為不行。或為崩漏。失其生理自然之常。而為月經病矣。病而不治。不但有關於生育。抑且影響於健康也。

考月經不調之原因。最大者莫如七情之關係。吾人身體。以精神為主宰。而精神實受環境所支配。因女子有穩曲不得之情。以致心脾氣鬱不舒。飲食日少。血無以生。上既不得奉養於身心。下又無以灌溉乎衝任。則飲食不思。神倦意懶。而為月經不調矣。又人身之內。循環貫注。一氣流通。感觸外邪。亦生病症。蓋陰氣盛則胞寒氣冷。血不運行。所謂天寒地凍。水凝成冰。故令乍少而在月後。若陽氣盛。則血流散溢。所謂天暑地熱。經水沸溢。故令乍多而在月前。又肥胖過度之人。而經水不調者。因膏脂通滿。痰涎壅滯。氣化不利。故有過期而經始行。或數月而經一行者也。

夫經水之期。以準為要。經水之色。以紅為貴。血色之辨。固可察虛實。亦可審寒熱。血濃而多。血之盛也。血淡而少。血之衰也。至於紫赤鮮紅。濃而成片成條者。皆是新血妄行。多由內熱。紫而兼黑。或散或沈。色近敗者。皆因眞氣內損。多由虛寒。其他或如屋漏水。或如腐敗之宿血。又皆紫黑之變象也。凡行後作痛者虛也。少而淡者血虛也。多者氣虛也。月經不調之中。有兼疼痛者。有兼發熱者。有趲前者。有落後者。則趲前為熱。落後為虛也。疼痛之中。有常時作痛者。有經前經後作痛者。則常時與經前作痛者為血積。經後為血虛也。發熱之中。有常時發熱者。有經行發熱者。則常時為血虛有積。經行為血虛有熱也。

本文不談月經之常態。亦不言乾血之重症。單論普遍月經不調之原因。故其治法。亦惟簡潔是求。夫心主血。脾統之。而胃爲任之元。也。養其心。則血生。實其脾。則血足。氣盛則血行矣。其超前者。以先期湯主之。落後者。以過期飲主之。若經前與經行必腹痛者。以烏藥湯主之。氣虛者。以歸脾湯主之。痰濕者。以六君子湯加當歸川芎。至因幽思鬱結所成者。則以逍遙散主之。更須怡養性情。達觀一切。自然有效。因病而經水不調者。先治其病。而經自調。因經不調而後病者。先治其經。而病自愈矣。

謂月經不調之最大原因。爲七情之關係。自是確論。選方亦穩妥。（編者）

消化液表

一年級程紹典

（一）提綱

消化液
- 來源——由消化腺及消化管上皮分泌、注入消化管中。
- 性質
  - 酸性。
  - 鹽基性。
- 成分
  - 水。
  - 溶解之無基鹽類。
  - 有機物
    - 消化酵素。
    - 特異成分。
- 時間
  - 間歇性。
  - 持續性。

- 分泌
  - 物質
    - 分泌水。
    - 特異成分。
  - 原因——求心性神經之反射，引起腺中樞之興奮
    - 反射原因——來自化學的、溫熱的、機械的、或精神的刺激、或血液興奮所引起。
    - 神經種類
      - 血管神經。
      - 運動神經。
      - 固有腺神經。
      - （以上）腺分泌中樞主之。

（二）分類

- 來源——唾液腺之分泌
  - 耳下腺。
  - 顎下腺。
  - 舌下腺。
  - 口腔粘膜之小唾液腺。
- 性質
  - 耳下腺分泌液
    - 透明時因炭酸鈣之沉降而混濁。
    - 稀薄如水。無牽縷性。
    - 呈鹽基性或弱酸性或中性之反應。
  - 顎下腺分泌液
    - 分泌時稀薄如水，其後卽粘稠。
    - 呈鹽基性反應。
  - 粘稠之液體。

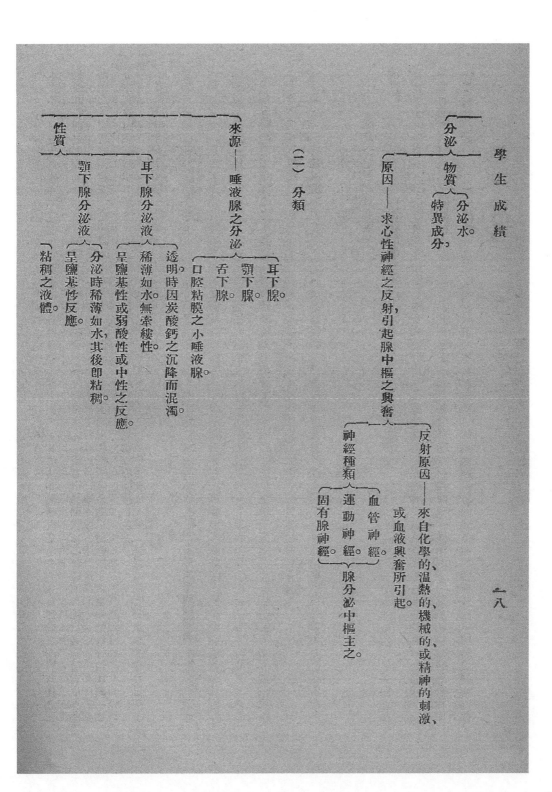

唾液

- 舌下腺分泌液——呈鹽基性反應。
- 混合唾液
  - 無色（或淡青色）無臭。
  - 稍微混濁與粘滑無牽縷性。
  - 呈弱鹽基性反應（弱酸性中性有之）。
- 比重
  - 耳下腺分泌液——一·〇〇三至一·〇〇一二
  - 顎下腺分泌液——一·〇〇三
  - 舌下腺分泌液——一·〇〇三
  - 混合唾液——一·〇〇二至一·〇〇九
- 成分
  - 普通成分——水，金類鹽，唾質，其他，
  - 特異成分
    - 耳下腺分泌液——蛋白質，糖化酵素。
    - 顎下腺分泌液——粘素，蛋白質糖化酵素。
    - 舌下腺分泌液——粘素。
- 分泌
  - 分泌量——一日約五〇〇至一〇〇〇克
  - 原因——神經反射而興奮
    - 無條件反射——食物輸入時，口腔粘膜因器械的、化學的、溫熱的、所誘起之直接興奮
    - 有條件反射——感覺器官之視覺、嗅覺、味覺、或食物想像時卽誘起之間接興奮。
- 作用
  - 器械的作用——水分及粘液質的作用
    - 咀嚼時食物可借以浸潤，或以粘液質混和之，使構成食團易於咽下。
    - 食物中可溶性鹽類及營養分，可借以溶解而抽出，使味覺興奮，幷誘起多量胃液唾液之分泌

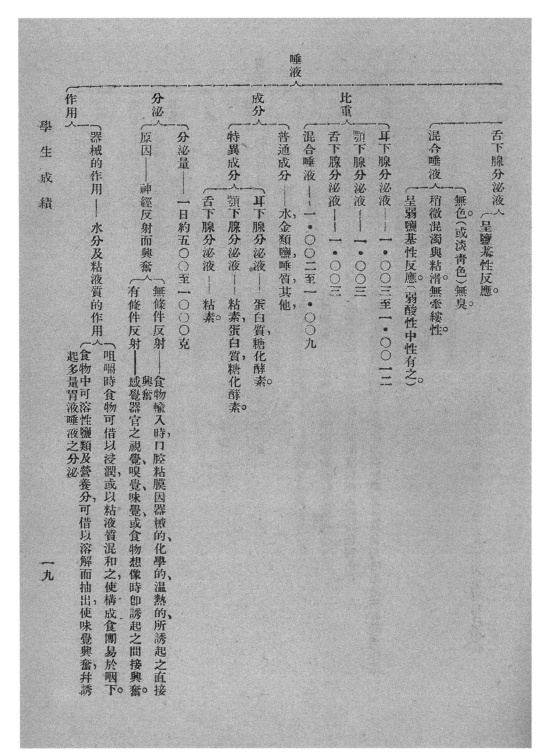

- 化學的作用——糖化酵素之作用
  - 以水解作用分解澱粉爲糖。
  - 使澱粉攝取水分分裂爲小分子。

胃液

- 來源——胃液腺之分泌。
- 性質
  - 透明，無色無臭，帶酸味。
  - 呈酸性反應。
- 比重——一・〇〇八三至一・〇〇八五
- 成分
  - 普通成分——水，胃質，食鹽，綠酸鉀。
  - 特異成分——遊離鹽酸，蛋白質消化酵素，凝乳酵素，脂肪酵素。
- 分泌
  - 時間——持續性。
  - 原因——神經反射而興奮
    - 反射現象——神經系統受刺激而生之興奮。
    - 化學現象——腸胃受化學的刺激而生之興奮。
- 作用
  - 混合胃液——主消化蛋白質；把食物中之含淡物質等變成糜漿以便入腸時便利消化。
  - 特異成分
    - 鹽酸——澎漲蛋白質以利蛋白質消化酵素之溶解分裂蔗糖爲葡萄糖、果糖、等有殺菌作用。
    - 蛋白質消化酵素——溶解及消化蛋白質。
    - 脂肪酵素——作用於乳化脂肪。
    - 凝乳酵素——誘起乳汁之凝固。
    - 抗蛋白質消化酵素(Antipepsin)——有制止蛋白質消化酵素之作用、以免胃自己消化。

膵液

- 來源——膵臟之分泌。
- 性質
  - 透明，有牽縷性，易起泡。
  - 呈強鹽基性反應。
- 比重——一・〇〇七五
- 成分
  - 普通成分——水，膵質，鹽類……
  - 特異成分——含水炭素分裂酵素，脂肪分裂酵素，蛋白質分裂酵素。
- 分泌
  - 分泌量——一日約六〇〇至八〇〇ccM
  - 原因——神經反射而興奮
    - 反射興奮——口腔粘膜咽頭粘膜，與食物接觸時而生者。
    - 液體興奮——來自血液內特別物質流入膵內所刺激而生。
- 作用
  - 混合膵液——脂肪質，蛋白質，澱粉質等皆能消化。
  - 特異成分
    - 脂肪分裂酵素——分解中性脂肪爲脂肪酸，幷使脂肪鹼化。
    - 含水炭素分裂酵素——分解澱粉爲麥芽糖，葡萄糖等。
    - 蛋白質分裂酵素——主分解蛋白質。

- 來源——肝之製造由胆囊分泌之。
- 性質
  - 色青黃，無牽縷性，味極苦。
  - 呈鹽基性反應。
- 比重——一・〇一至一・〇七
- 普通成分——水，胆質，油類，瀉質。

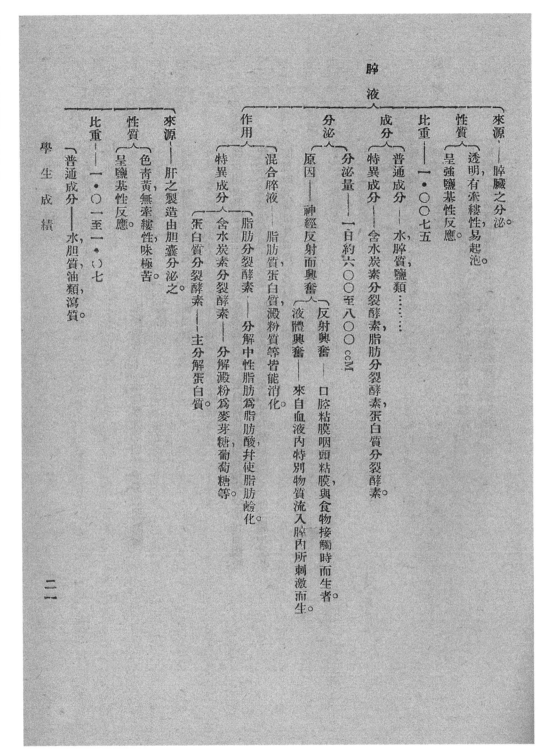

胆液

- 成分
  - 特異成分——粘素，色素，酸鹽。
- 分泌
  - 分泌量——一日約一〇〇〇CCM
  - 原因
    - 神經反射而興奮
    - 其他
      - 液體刺戟——來自吸收之胆汁成分，如胆酸鹽。
- 作用
  - 助成石鹼，使其留於溶液中，以便吸收。
  - 助膵液之脂肪酵素分裂脂肪，幷溶解脂酸，以便吸收。
  - 促脂速由乳糜中分開，使蛋白酵素更易達到蛋白質，俾蛋白質得完全消化而吸收。
  - 對於小腸蠕動有制止現象，大腸蠕動有促進現象，此乃利於吸收及減少腸中腐物。
  - 能自血液排出有害物質及無用代謝物。

腸液

- 來源——腸壁粘液層之分泌腺之分泌。
- 性質
  - 無色，或帶黃色。
  - 呈鹽基性反應
- 成分
  - 普通成分——水，鹽類……
  - 特異成分——粘液，蛋白質，酵素。
- 分泌
  - 時間——持續性。
  - 原因
    - 神經系統之傳達，或因血液媒介刺激腺細胞而生。
    - 腸粘膜受器械的、温熱的、化學的、刺激而發生分泌。

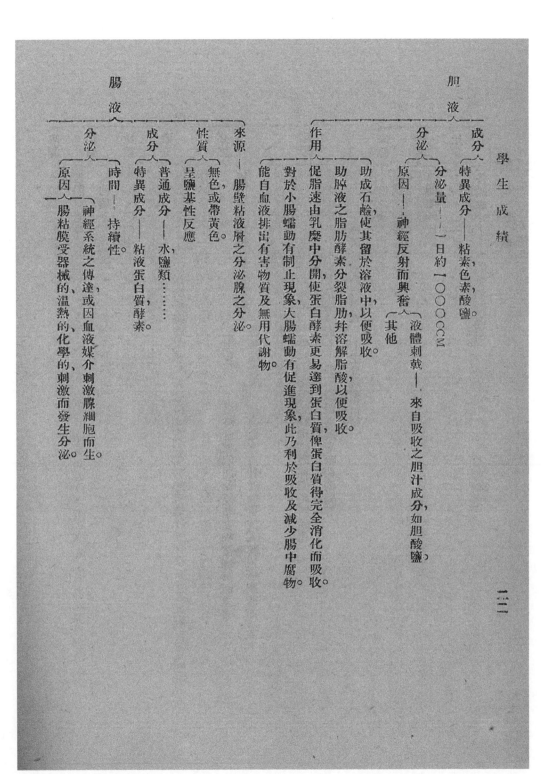

（食物攝取後即分泌。

作用
- 特異成分
  - 粘液蛋白質——潤滑腸腔。使食物易於運動。並保護腸粘膜。
  - 酵素——諸種酵素。共同合作消化脂肪蛋白糖類等。
- 混合腸液——消化最後尚未消化之食物。并滑潤腸腔。保護腸粘膜。（惟大腸液無消化作用）

此表係參考書籍數種而成。（尤以周頌聲生理學爲多）頗爲詳明。足見平素用功。（編者）

論組織研究會之必要

朱鶴皋先生講　三年級張嘉卉記

國醫學者。一科學也。有謂國醫爲虛渺無憑者。亦有謂爲淵深莫測者。此無他。謂其不合於科學耳。彼詆毀國醫者。固不知科學之分量。而國醫之聞其言而自加貶損者。亦未明科學之分量也。一事也。一理也。故歷時更事易地而後見者。是謂定則。古來發現今始發現者不少。其未發現者。尤必無盡。歷時多更事多易地多。皆可悟一時一事一地之非眞相。故猝然之辨別。謂之尋常智識。研究以後之辨別。乃爲學問智識。而條理完具。次序分明。既可由淺入深。並能逐步覆按。然後爲科學智識。此所謂科學之分量也。吾國醫學自農黃創制。垂數千年之成績。彪炳日星。傳至於今。遽爾落伍於西醫之後。西醫進步。不過一二百年事。豈西醫之技能果神奇歟。中學之學說果腐敗歟。非也。其眞相實緣西醫富研究之精神。中醫抱因循之態度。如行路然。健步在自恃眞行之速。中途優游。跛足者自虞其脛之弱。積極進行。不轉瞬間。跛足者已至。而健步者落落矣。豈健步者之能力弗及歟。來發展眞精神耳。欲發展吾國醫學。首先改進國藥。因知病者醫也。去病者藥也。有醫無藥。則病不能治。有藥無醫。則藥無所投。而醫不知診斷。學者病亦不可得而知。故診斷學者。對于治療有重要直接之關係也。診爲視察也。斷爲決斷也。決斷其疾病性質之謂也。我國醫之診斷大法有四。望聞問切是也。望者望病者之色。聞者聞病者之音。問者問病者之痛苦。切者切病者之息至也。吾三年級同學對于開業臨診日近一日。當對于研究診斷有急不容緩之勢。故有組織研究會之必要。將來對於診務上之一臂助也。望者望病者之氣色苦等。是問者問病者之痛苦。

切者切病者之動脈。雖云望而知之謂之神。聞而知之謂之聖。問而知之謂之工。切而知之謂之巧。然亦非盡人所可能也。務必有深切之研究方可。如察舌之如何。古今鮮有眞切之標準。以醒後學之眉目者。故當研究之。以立五彩標本。旁加說明註解。方可心領神會。欲知病人之痛苦。務須先明病人之言語。故對于方言方面亦當加以研究。若不能明病家之言語。則病人不能有信仰心。而醫者亦不能知病者之若何。切脈者古人言得天花亂墜。無非紙上談兵。模糊影響。難於心領神會。不妨取人之長。採用西醫儀器以試驗脈象之如何。研究浮沉遲數之形象。卽以爲定表裏寒熱之一助。對此三者能明晰。則將來對于診務上有莫大之關係。對于外界亦有一稽考之證據。況今中西競爭之時。西醫於精神上形式上。如宣傳藥品及科學之研究等。皆突飛猛進。而社會信仰性。亦漸移于西醫。而吾中醫雖有深奧之學識。及古人創制之奇方。功用效果。較諸西醫實具超過之程度。徒以弱於因循。不肯試驗進化。致失社會上之信仰。由是一犬吠影。衆犬吠聲。卽此而觀。中醫名譽之失敗。果學說之眞相歟。抑精神上未發展歟。西醫戰勝中醫之要點。亦在此也。今我同志組織方言研究及苔色標本脈學研究會。則將來有眞確之稽考。改進修合。亦如西醫之宣傳推銷。灌輸社會上腦筋。內可以增進學術。分可以抗拒嫉風妒雨。則方不受西醫動輒以科學而傾軋也。尙望吾同學共勉之。

本院同學已有藥物研究會之組織。爲時甫數月。而收集各種標本不下數十種。此種精神已博得相當榮譽。目下方言研究會及舌苔標本會脈學研究會等均在進行籌備。所需費用。院方俯允資助。此後進行定卜順利。尙望社會人士共予指教。以利進行。幸甚幸甚。

枳殼治產後子宮下墜之奇驗

四年級王以文

拙荆梁氏。體質中平。去年冬十一月間。產生一子。在斷臍之際。穩婆手術欠精。觸犯寒冷。未過三朝。患臍風急證。未藥卽殤。內人因此大受刺激。日夜憂鬱。加之調理失宜。寒溫不適。輾轉成病。余此時適在院中肄業。接家函時並未云及患何病證。旋卽請假回里。詢問一下。始知子宮下墜。余思其主要原因。不外由產後時用力過度。或落草太早。以致中氣下陷所致。因根據先哲產後應大補氣血之說。以補中益氣法投之。連服十劑。竟未見效。余恐此湯益氣之品多。而補血之藥少。於是改投十全大補湯。約五劑許。又不效。嗣又進歸脾湯及人參養榮湯。如是者數易。不越補血益氣之意。約三十餘劑。終屬藥與病違。如石沉海。此時余已山窮水盡。束手無策。前往質之西醫。則謂此證由陰道壁之張力微弱。子宮之一部。或全部或其下部。自外陰部而露出。藥石殊難奏效。須施以電氣療法。或施開刀手術。始可復原云云。然吾鄉地處山僻。交通不便。城市所設醫院。亦無此種器械設備。若欲赴申醫治。不惟路途遙遠。往返不便。卽經濟方面。亦生問題。徒令人失望耳。一日余在藥店閑談時。述及此症。有一鄉人謂枳殼可愈此症。余問其何以知之。彼謂前數年我嫂患此。曾服有驗。但未知此方伊從何處得來。未之究也。余自忖曰。憶及丹溪心法內。亦載有子腸不收。用只壳煎湯溫浸一條。但未言及服耳。此人既言內服有效。不妨一試。卽不果。想亦無礙。於是卽市枳殼一兩回家。令之煎服。分量每劑三錢。第一劑無動靜。第二劑。下惡露甚多。察其精神尙佳。並無疲怠之狀。又續進之。分量同前。至四劑後。而子宮已上升矣。余乃恍然有悟。蓋余內助之患是疾。因產後值天寒地凍之時。加以憂鬱傷氣。風冷乘虛內襲。與未下之一部瘀血凝結。以致阻滯子宮。不能復原。而向下墜。所以前進補益升提之品。其無效宜矣。今以枳壳能得愈者。緣枳壳性善破氣。氣一破。則瘀行。瘀行則子宮無所障礙。而上升矣。可知吾國藥之治病。眞有不可思議之效。令人所不及料。茲特述之于此。以供關心藥物者之一研究。至於末後所陳管見。未知然否。希閱者有以教我。

按此症爲子宮下墜無疑。治法簡便而奇。亟錄之以告世人。亦患此症者之福音也。（編者）

凍瘡之內外療法

三年級許永鵬

夫凍瘡一患。以頭耳手足等處。得之較易。乃因感觸嚴寒所致。故人皆以貧人患之爲多。殊不知貧人之肌膚。受有自然之鍛鍊。頗耐風霜。雖遇嚴寒。往往有不患者。而富人之肌膚。因保護周道。反變爲柔脆。往往有感受微寒。卽患者。故吾謂此症以富人爲多。今姑不論何者患之爲多。但患者必須治療。方得早痊。否則必待來春天暖血和。始能自然收口。甚則有延久不愈者。茲將療法列之于左。以供患者之一試焉。

外治法　（一）未破者。以碘酒塗之。（二）用紅辣椒不拘多少切碎。以火酒浸一星期。去椒用酒塗之。亦用于未破處。（三）以白礬不拘多少研末。開水調敷。烘乾擦去白屑。再敷。但亦用于腫未破處。（四）以白芨蘸水磨塗患處。（五）以生蟹殼不拘多少。煅灰存性。研末。蜜蜂調敷。（六）以生姜。紅糟。食鹽。猪油。共搗爛敷之。（七）用橄欖核十二枚。（燒灰存性）輕粉二分。共研細末。香油調敷。（八）以密陀僧。不拘多少。研爲細末。熟桐油調敷。（九）用魚膠不拘多少。熬化塗上。再以陽和解凝膏貼之。

內治法　按凍瘡之療法。自古皆以外治爲多。內服藥罕見。惟余憶曾在某書中見有人參養榮湯（人參白朮茯苓甘草當歸白芍熟地肉桂黃芪五味子陳皮遠志生姜大棗）加醇酒。能治凍瘡。又當歸四逆湯（當歸白芍桂枝細辛甘草木通大棗）能治凍瘡二則。若細推其理。則此二方確有療治凍瘡之功效。茲略釋于下。

考凍瘡之起。乃由于氣血凝滯。氣血何以凝滯。曰爲寒邪所阻故也。故治法當以祛寒養血活血爲主。不觀人參養榮湯內有肉桂生姜之祛寒。歸芍地之補血和血乎。然血無氣不能行。故用四君子黃芪之補氣。遠志陳皮之散鬱理氣。恐其各走一途。故用大棗甘溫之調和。五味酸斂之約束。使之合一攻敵。猶恐力之不及。更用行氣散寒之醇酒爲領道。宜乎氣行血活而患愈矣。至于當歸四逆湯之用當歸芍藥者。亦無非欲其補血和血也。甘草大棗者。調和營衛也。桂枝細辛者。祛寒散結也。按木通在本草云。能通利九竅血脈關節。故用木通引諸藥以達四末也。二方藥味雖不同。其意義則一也。不過有虛實輕重之別。用時宜審之。

所述之種種療法。皆可用。內服方見皇漢醫學。　（編者）

痢疾一偏言

四年級陳耀華

痢疾之症。多見于夏秋二季。他時則甚少焉。良因炎涼天氣。適合微物生存。人若飲水食物不慎。必致微菌侵入腸間。爲害消化。而痢疾以生也。尋常療治。無不以芍藥湯葛根黃芩黃連湯香連丸白頭翁湯等。具導滯清熱之方。以爲痢無止法也。然余自實習以來。所治痢疾。間見納少痢多。形消骨立者。每以止補之劑見效。於是乃知痢疾治療。決不能拘泥於無止之法也。第念腸滯未消。則細菌在腸爲祟。不用消導可乎。然亦知飲食無納。痢下久傷者。則菌滯早巳排泄於外。其間必因腸潰未收。若與以止潰補養之品。數日之後。腸潰收乾。茄皮脫落。痢疾愈矣。故痢有當導。當涼。當止。當補。種種之法。皆須臨症診察。如初起頭昏腹脹。裏急後重者。芍藥湯之類。消導裏積是也。若腹不脹不痛。口渴引飲。赤痢腥臭。稠粘如膠者。香連丸白頭翁湯之類。清涼裏熱是也。若痢久無度。色淡不多。精神疲靡。飲食不進。力乏倦臥者。仲聖桃花湯之類。固腸止濇是也。若因病後痢疾。完穀不化。或便溏不臭。舌白溲清者。四君子湯之類。健脾補養是也。此外有腸窒扶斯痢疾等之續發症者。宜須安靜。不可用芍藥湯。有刺激之品。以增進腸蠕動。致有腸出血腸穿孔等之危險。不可不知。吾願爲中醫者。亟須羣起革新。採用科學方針。力求實事求是。排斥玄虛瞽說。以正今古非論。則不但痢疾成法。可以打消。卽陰陽五行。亦在放棄。此庶乎爲國醫界之功臣也。此篇所論。知無精義。不過聊記臨診心得。是否尙祈明哲教之。

別有見解。惟根據經驗而來。不同空想。是不可以不錄。（編者）

石膏知母麥門冬括蔞根之應用

三年級王　概

石　膏

原鑛物　本品爲屬硫酸鹽類而成於岩石中。存於火山之噴火口及温泉等。

成分、含硫酸加爾氣謨 $CaSO_4+2H_2O$（卽硫酸鈣。）

硫酸四六·五分　加爾氣謨三二·六分　水分二〇·九分

性味　甘寒辛

主治　本經謂能治中風寒熱心下熱氣驚喘口乾舌焦消渴。藥徵主治煩渴。旁治譫語煩燥身熱。

知　母

原植物　本品屬百合科知母之根莖。

性味　本經謂能治消渴熱中除邪氣肢體浮腫補不足。近世用以清肺滋腎瀉火。藥徵曰。治煩熱。

麥門冬

原植物　爲屬百合科麥門冬之根。

性味　甘苦寒。

主治　胸腹結氣傷中傷胞胃絡脈絕羸瘦短氣。久服輕身不老不飢。藥選曰。麥門冬療煩熱止嗽潤燥。近世用以鎭咳祛痰通脈止渴生津補肺。

括蔞根（卽天花粉）

原植物　屬瓜科爲括蔞之根。

性味　微苦而寒甘淡。

主治　本經主消渴身熱煩滿大熱補虛安中。近世以之爲生津止渴清胃熱之要藥。

按四藥性味甘寒。皆有解熱生津止渴之作用。乍觀之頗相類似。若無區別者。然本經與本草之所載。及近世醫家之實驗。則四藥在臨牀應用上大有區別。石膏用於實熱。其渴甚劇烈。渴欲飲水數升。其質重性降。並能透熱於肌膚。促其汗液之分泌。仲景之麻杏石甘湯。卽其意也。知母用於虛熱。臟器組織枯燥。渴不甚劇。麥門冬亦能解虛熱止渴。主以肺臟組織枯燥而咳者爲目的。一藥每用於熱性病之中期以後。初期用之者少。二藥並有滋養之特能。括蔞根應用於胃中虛熱。功亦能止口渴生津液。但其滋養力較弱。要之石羔爲急性熱病之主藥。知母爲陰虛火旺潮熱傷津之主藥。麥門冬以潤肺燥鎭咳嗽解虛熱爲主。止渴作用爲客。又括蔞根專清胃熱止渴爲主。鎭咳作用爲客。此四藥應用之大較也。

於四藥之功用分別極爲清楚。惟似曾於日本漢醫書籍中見過。（書名已不記憶。大約不是皇漢醫學。）作者殆有所本乎。

姑存之。　（編者）

酸棗仁能治胃病

二年級陳其珊

胃之主要官能有二焉。分泌官能運動官能是巳。分泌官能者分泌胃液者也。胃液中之原質。爲鹽酸與百布聖。胃之得具消化作用即賴此運動官能者。以胃之內容物運動。使于一定時間送之腸內者也。故飲食不節。或飢或飽。足致胃病。以成既成後而欲治之愈有難若蜀道之行。本院許半龍先生。溯曾患之。始自療而不克奏效。乃延治于西醫。奈何西醫之中治胃病專藥。不外重曹(小蘇打)亦祇能稱效一時而巳也。有謂刺猬心能療是疾者。試服之不果驗也。後服酸棗仁而愈(理由不明尚待明哲指正) 按查幾遍本草。無有言其能治胃病者。而今事實乃爾。不亦奇哉。

附酸棗仁的研究

產地　山谷中。

形態　酸棗樹高四五尺。間達丈餘。處處有銳利之短刺。葉互生。爲卵圓形。或倒卵圓形。邊緣有鋸齒。葉柄短。葉脈現三大縱線。花作淡綠黃色。開五瓣。如棗之小花。果實爲球圓形之核果。大於棗實。生綠熟紅。種子堅硬。碎之中藏有稍扁圓形之仁。即酸棗仁是也。

性味　甘酸而潤。

效能　用作健胃鎭靜滋養藥。治失眠症有特效。適應症胸膈煩躁。不能眠也。

單方　竹木刺入肉。酸棗仁燒末和水服立可拔出。

處方　配甘草知母川芎茯苓。名酸棗仁湯。治煩躁不得眠。配人參，黃芪，白朮，遠志，茯苓，當歸，木香，甘草，龍眼肉。名歸脾湯。治心脾鬱結經閉發熱。配人參，桂心，石膏，茯苓，知母，甘草。名酸棗湯。治虛勞煩擾。奔氣在胸中。不得眠。

禁忌　失眠症屬外感者勿用。不可與防己合用。

用量　七分至一錢。

雜纂　酸棗仁甘酸而潤。足厥陰(肝)足少陽(胆)兩經藥也。各本草皆謂其生者可以醒睡。熟用可成眠。唯藥徵全書則謂其不然。陶隱居謂醒睡者乃啜其實非其仁。實與仁其味不同。效用亦反。猶麻黃與麻黃根之別也。按次說殊近于理。如謂首說有誤則何諸書一詞。予無經驗。不能斷孰者是而孰者非也。姑存疑。

酸棗仁能治胃病。未之聞也。閱之頗饒趣味。　(編者)

龜甲之研究

二年級劉行方

(一)產地　河澤池沼間。

(二)門類　脊椎動物門爬蟲綱之龜類。

(三)形態　軀幹部爲橢圓形之硬殼。計脊甲三片。緣甲二十二片。肋甲十片。腹甲十二片。前後有孔。前孔伸出頭部與前肢。後孔伸出尾部與後肢。肢部所被之皮。爲與鳥類相同之鱗片狀角皮片。鼻準尖。色青綠。眼圓。小口腔內無齒、前後肢各有五趾。趾間有蹼。爲蹼手蹼足。趾端有利爪。尾部不長而尖細。雌龜背部較雄龜略高。

(四)性味　甘平微鹹。

(五)主治　本經治漏下赤白。破癥瘕。痎瘧。五痔。陰蝕。濕痺。四肢重弱。小兒顖不合。久服輕身不飢。

別錄驚恚氣。心腹痛。不可久立。骨中寒熱。傷寒勞復。或肌體寒熱欲死。以作湯良。久服益氣資智。使人能食。燒灰治小兒頭瘡難燥。女子陰瘡。

宏景殼主久嗽。斷瘧。

蕭炳殼炙末酒服。主風脚弱。

日華版治血痲痺。

甄權燒灰治脫肛。

時珍治腰脚酸痛。補心腎。益大腸。止久痢久洩。主難產。消癰腫。燒灰傅臁瘡。

震亨下甲補陰。主陰血不足。去瘀血。止血痢。續筋骨。治勞倦四肢無力。

(六)近世應用　養陰潛陽。

(七)炮製　酥炙。酒炙。醋炙。豬脂炙。燒灰存性。敗者良

(八)用量　五錢至一兩。

(九)禁忌　凡陰虛燥熱者禁用。

(十)處方　配婦人頭髮川芎當歸治難產。配杜仲止瀉痢。配鼈甲燒研細末治人咬傷瘡。

(十一)名方　虎潛丸　治足痿

龜胸丸　治龜胸高起

按龜爲爬蟲綱動物。雖以肺藏呼吸。而血液之循環甚緩。循環緩。則吸入氣少。而燃燒之作用亦因之而少。燃燒作用少。則行動亦不靈敏。故能長久不呼吸。不飲食不饑渴也。我國醫學。以龜生於水。得天地之陰氣獨厚。性甘辛味鹹寒。入足少陰經血分。通血脈。療蒸熱。故凡血虛滯於經絡。用此可解其結邪。氣鬱於隧道。用此可通其阻礙。本經治漏下赤白。蓋濕勝熱則漏下白色。熱勝濕則漏下赤色也。龜甲祛濕熱之功甚專。故能治也。其治兩足痿軟者。因脾受濕。則四肢不用。四肢者。脾藏所主也。故以龜甲祛其濕而堅強之。何患乎不治哉。小兒顖門不合者。腎藏虧也。以龜甲之骨質補之。亦取以骨入骨之會意療法也。

衛生與健康

二年級薛定華

人之所以健康者。因其有衛生在焉。衛生者。何卽保護身體。不患疾病。健康精神。攝生終年也。故健康由衛生而得。衛生因健康而見。衛生與健康。關係誠大矣哉。今將衛生之要點。以衣食住行四事分述于下。

甲 衣服——衣服爲蔽體之要物。且時刻接觸于身。保體溫。禦外侵。滅垢膩。障水淫。穿于身上。體之四圍空氣。皆因衣服包圍。造成人工之氣溫。故天時寒熱。可增減衣服。若體溫超過正常度數。或不及正常度數。皆能致病。故衣服不求衛生。對于身體損害甚大。然衣服衛生約分四點。

一 衣服宜適體。應以人身之大小。爲衣服之度數。若衣服太大。則不便作事。小則壓迫軀體。妨礙呼吸與運動。故衣服宜比身體寬大爲妙。

二 衣服宜寒煖適度。應隨氣溫而增減。若太過易成熱病。不及則易受感冒。故暴風疾雨。酷暑嚴寒。皆宜適應體溫爲是。

三 衣服取材。依天時而定。冬時嚴寒。所穿衣服。宜國產毛織物與棉織物。因其保護溫度之力最大。當外界溫度降低時。毛棉織物能使體溫保持正常。不致消失。且能抵抗寒氣侵臨。夏日炎熱。人身因外界溫度增高。而體溫又不及放散。每有增至攝氏三十八度。亦有至三十九度者。故所穿衣服。以國產麻葛物與絲織品爲是。但衣服之色澤與時令亦有關係。冬日宜黑色。黑能吸收日光。易得和暖。夏日宜白色。白能反射日光。不致受熱。此衣服取材方面與衛生健康關係之重大可以見矣。

四 衣服整理。衣服爲抵抗外界之塵垢與毒物之侵入。表面往往積有垢穢。內面因身體新陳代謝作用。皮膚之角質層常常脫落。附于衣服。汗液及身體排泄之廢料物。亦附至衣服上。若不勤加更換。則發臭氣。汗孔亦因廢物阻礙而閉塞。以致細菌繁殖其間。皮膚則生瘡癬。呈呼吸遲緩。血液污濁。體倦神疲等象。故衣服衛生。有利健康甚大也。

乙 食物——食物爲維持生活。營養身體之用。人生所依賴者也。若食物太過與不及。以及不潔食物。亂食之。則萬病沓來。有害健

康。故食物衞生。尤宜注意也

一　平人食量及食物之分配。平人之食量。每人每日所需蛋白質一百二十七克。油類一百十三克。炭水化合物四百九十四克。以及水鹽糖等等。夫蛋白質爲供給我人生長及修補之用。其副作用供給吾人能力及熱力。因其中有炭輕原質。可與養化合放出能力及熱力故也。動物中含之最多者。如肉類蛋類。植物中如荳類最富。油類亦稱脂肪。爲炭輕養三原質所成。能潤澤皮膚。保護重要器官。爲供給吾人能力熱力之重要原料。專爲缺乏能力及熱力時之用。如人疾病時。以致多日不食。當斯時人體所需之能力及熱力。皆卽平日所貯之油類供給之。此種營養素。植動物皆含之。而究以動物爲多。動物中尤以肥肉爲最。炭水化合物爲輕養炭三原質所成。其中輕養之配合。適可成水。其在體內能產生體溫。增進能力。又能限制蛋白質之消耗。植物中爲米含之最多。約有百分之七十九。麥含之有百分之七十五。而動物中。竟含之甚少。故吾人食物當有定量。配合亦應適宜爲妥。(參考吳克潛先生生理衞生學)

二　平人食物時間及嗜好。吾人食物之時間。往往無定。每餐食物有一定之時間者。未有所聞也。近依衞生家言之。食物有定時。對于身體建康大有關係。如吾國自古以來。每日三餐之定時。大有益于衞生。因食物入胃。所需消化之時間爲五小時。故早餐宜在晨六點半鐘。中飯應宜在十二時。晚餐應在六時。除每餐需五點鐘消化外。尙留半小時爲消化器之休息期也。又每一碗飯。當咀嚼十分鍾。因食物有此長時間之咀嚼。則食物全與唾液混合。先化澱粉爲糖分。且愈細嚼。則生反射作用。胃液分泌增多。可爲消化食物之預備。罹胃病者。當切注意。除此每日三餐每餐三碗外。尙有嗜好品。如酸苦甘辛等。酒茶菸諸類。只能增進食慾與消化吸收作用。而無榮養之價値。多食則傷神經與胃腸。但人各有所好。每隨環境而異。如小兒之嗜糖。孕婦之嗜酸等等。少食之。對于精神身體各有利益。如生姜一物。少食之。能刺激消化器粘膜。可開胃納。以助消化。茶有茶精。酒有酒精。皆能興奮神經。使精神愉快。血流消化旺盛。若過其適度。則呈神經昏亂。嘔吐等之象。以致心臟萎弱。精神變態。及慢性中毒。故人人不可不注意也。

三　食物宜注意冷熱新陳凡食物太熱。則難過口腔。入胃則刺激粘膜過甚。往往發生炎症或潰爛。過冷則易引起腹鳴泄瀉等症。如食冰。等因寒度太過而礙消化故停飲反胃諸症。亦有因此生矣。所以食物冷熱。應宜注意又新鮮之食物。其中所含榮養素未與外界毒物化合。則營養身體力量更富若食物經幾日不食則空氣中之毒菌亦乘機繁殖其中。以及蚊蠅之聚食。則發酵至腐食之往往成病。有害健康也。

四　夏天食物宜熟食素食因盛夏之時。烈日當空。害蟲繁多。疫癘流行。當此天時炎熱。人皆以涼寒爲良而不知生冷食物。最易生殖細菌。若一物已附着有某病之病源菌食之則或生某病。如虎列拉痢疾等大都因食物不潔之故凡食物當斯時宜煮沸。雖含有細菌。亦因沸而死。食之且能進生抵抗力也。矧我國人民衛生素不講求。口腹不辭饕餮病症之來。半由于此種種葷菜。常因夏日溫度過高易成腐敗生毒。日飽酒肉之人則消化因此阻礙。腸胃因此被害。一切細菌。乘機侵入。故富貴之家。其病疫癘者皆因葷食過度故當暑期內。對于飲食一方最合衛生而且健康身體者當以素食爲最因素食味爽而淸物純而潔非若魚肉葷腥之油膩。易于傷犯脾胃且易招集蚊蠅微生物之聚集也。且素肴易于消化。實合衛生健康之原理也故食物衛生增進身體健康大矣。

丙　居住——房屋爲蔽風雨烈日之侵迫。人處其中。當適應環境爲是。然其衛生之法。頭緒繁多。非數言所能盡述也。呂氏春秋云。「修宮室。安牀笫。節飲食。養體之道也」可見居住之衛生。與健康身心有莫大之關係也。今將要點分述于下。

一　房屋位置面宜向東南方使太陽多照屋內。因夏日太陽直射北囘歸線赤道中。則不受烈日之照射。涼風徐來。酷暑盡消。冬日太陽直射之南囘歸線與赤道中而東南之地皆受日光易得溫暖朔風之襲迫。可以減矣。且房間不宜在層樓高聳處。因久不得土氣。多生肝陽燥熱等症。而臥房之板須離地幾尺因南方土地多潮濕。易殖蚊蠅。將發瘧疾霍亂及脚氣等症。凡辦公室臥房。應設在住宅僻靜處。最好在庭園之旁。又宜多闢窗牖。據沈仲圭先生云「臥房每人一間爲妙。窗牖與房間面積至少須八與一之比。亦不能直對牀褥」于是花樹叢生。空氣新鮮。晨起瞻旭日之昇。可行日光浴。夜眠作明月之賞。着枕安睡。此實養身之道也。餘如廚房廁所須分東西。且遠正房。客堂可依住宅之環境而定。否則未有不遭大害也。故房屋應以衛生法則定其位置。對于身體之健康大有利益也。

二 房間之佈置。依人之個性所好定其形式。如藝術家以藝術眼光佈置之。文人學士亦裝清雅之式。佈置物件。切貴簡單潔淨。但牆壁最好不宜白色。因反射光線太烈。有害眼目。所陳列之什物。使多變換位置。譬今週牀左檯右。下期或牀右檯左。或中或邊。視線煥然一新。興奮神經。爲療精神病之一法也。因此轉動一次。可藉此作一大掃除。一切器具。受日光晒曝而消毒。則塵垢可除。細菌可消矣。近世物質文明。夏日電扇。冬日火爐。均爲室內應有之物。雖云可調節氣候。而其中弊害亦不少。因電風旋轉。振蕩房中空氣。非出自然。感其氣。往往頭暈目眩。火爐燃燒。煤氣觸鼻。易罹喉症。近富貴之家。每以電爐取暖。閉門圍坐。日久則身體津液涸燥。亦爲成腦脊髓膜炎誘因之一也。且室內溫暖。忽至戶外。則不禦嚴寒。以致感冒。故室內裝置此等用具。若行之太過。非惟不合衛生。而且有害健康也。且屋之周圍。多闢暗溝。每灌少量石炭酸。以防蚊蠅之發生。此皆房屋之佈置。應宜注意也。

三 房內須知。辦公室光線應由對方左面直入。桌凳不宜過高太低。依辦公人員身軀之長短而定。使不害身體之發育。否則每致彎腰曲背者也。其痰壺應有蓋。且每日須加以百分之三石炭酸水。以作消毒。揩拭檯椅。須以溼潤棉布揩之。不宜以鷄毛帚拂塵埃。使細菌飛揚。若存有肺結核菌。呼吸其間。則肺病難免傳染也。此外以草製地毯舖地。價廉物美。吸收塵垢。調節寒熱。亦宜用之。花瓶可插鮮花數枝。芳香四溢。心神爽暢。對于精神之健康。亦有利益也。臥房尤宜注意衛生。電燈不宜太亮。使不致損目。其被褥亦不宜過厚過薄。如夏日天熱。睡眠時亦應以毛巾被蓋腹。因深夜易受寒冷。將生假霍亂等症。蚊蟲亦宜積極撲滅。其消極抵抗。可以蚊帳防備之。亦可得間接健康身體也。痰壺不宜放置牀邊。面盆洗揩乾淨。熱水瓶亦宜保持清潔。廚房中之食物。亦當以鐵紗蓋蓋之。廁所之間。亦當時刻注意衛生。此等碎事。夏令尤注意清潔也。

旅行——旅行作客。跋涉山川。風宿露餐。苟不講究衛生。則必罹疾病。有害健康。亦不淺乎。茲將旅行衛生之要項分述于下。

一　旅行時宜帶之物件。如衞生絨衫汗衫。應多帶之。面巾牙刷藥皂亦宜自備。傘以紙製爲妙。鞋以布底製或象皮質。柔軟可穿。如扇手帕被單錢袋亦以淸潔爲要。飲食以餅乾牛肉或有殼之果子如落花生之類。皆可代作食料。且應備熱水瓶一盞。口渴時雖溪水澄淸。其中亦含有礦物毒質。如硫礦磷之屬。故當以開水止渴。嗜好品如橄欖林擒棃橘子陳皮梅等。煙酒之類。勿食太過。皆可助消化與奮神經也。

二　旅行時應用之藥品。如十滴水。（解痧却暑，）太乙玉樞丹，（諸痧霍亂疫癘瘴氣，）行軍散，（霍亂痧脹山嵐瘴癘，）通關散，（通竅解痧，）六一散，（却暑，）硼酸，Acidum Boricum（防腐收斂，）酒精 Alcohol（消毒麻醉，）碘，Iodum（能溶酒精消毒殺菌，）石炭酸，Pheno（防腐殺菌，）副腎精，Epinephrina（收縮血管減少出血及腫脹，）氯化鐵，Ferrum Sesquichloratum（止血，）安母尼亞水，Aqua Ammoniae（局部止癢定痛，）胃液素，Peps Num 鹽酸，Acidum Hydrochloricum（助消化，）黃碘粉，Iodoformum（局部防腐止痛，）蓖麻子油，Oleum Ricini（通便）醋酸鉀，Potassii Acetas（利尿，）阿西炭尼利，Acetanilidum（止痛退熱，）阿斯必林，Aspirin（止痛退熱）愛爾邦 Elboin（退熱，）克利金 Cryogenin（解熱鎮痛，）生薑，（健胃止吐解毒，）陳皮，（健胃發汗通氣，）瀉利鹽 EpsonSalt（緩下，）車前子，（利尿，）大黃（清熱解毒通便，）白茅根，（利尿止血發汗，）茯苓，（燥濕利水，）五倍子，（收斂粉止外出血極驗，）驪珠散，（止血，）明礬。（止吐，）荷葉，（止血解毒却暑，）甘草，（解毒祛痰調和，）貝母，（祛痰鎮靜，）桑葉，（祛風熱，）菊花，（祛風熱頭痛解毒，）萊菔，（解毒清肺祛痰，）石膏，（清涼解熱，）杏仁，（咳逆解大毒，）芍藥，（腹痛痢疾，）山查，（傷食腹痛泄瀉。）五加皮，（強壯止痛，）鹽，（解毒通便增消化止痛，）橄欖，（解毒消熱，）綠豆，（解毒利水，）蜜糖，（調和緩下，）連翹，（健胃退熱利尿緩下，）雄黃，（腐蝕，）綠礬，（腐蝕止血，）霍香，（燥濕發汗，）佩蘭，（芳香化濁，）等等。因遠地旅行。舟車之中。人數均多。傳染之病。在所難免。以上藥品簡單而便利。在鄉村之藥店中。惟上列之西藥未免缺乏。皆可以國藥替代之。故凡行旅幾星期者。有患微疾。可作自療。增進健康。爲旅行所必須注意也。

三 旅館中應注意之點。旅行他處。住宿旅館。爲所不免之事。所定房間。宜光線充足。常有日光照臨。宜離遠廚房廁所。旅館中之被褥汚穢者多。未免有傳染疾病之危。故當自帶最良。其茶杯手巾面盆等物。當清潔衛生。飲食物當煮沸食之。且房內常灑百分之二三石炭酸水。以消毒之。早起早睡。尤宜注意。洗臉嗽口。宜以開水。此等皆爲旅行衛生之一道也。

四 曠野中應注意事項。凡旅行途中。衣服應時。當稍多穿爲良。鞋履柔軟質。下腿用皮革綁裹。以防蛇蝎毒蟲等之侵害。如烈日當空。大雨淋漓。均不可曝風冒雨而進。或遇閃電鳴雷。當止步暫蔽。如樹下高山石壁電桿金屬物。或禽獸動物多處。均不宜近身。若身上衣服已濕。亦當暫脫。因此等皆能傳電也。或早晚之時。山溪之間。多居瘴氣。亦不能在此濁氣中步行。如暴雷驟雨之後。不宜卽行。因空氣間。發生臭黴。感後易發腹痛痧疫之症。如此瑣碎之事。不可不愼也。

五 舟車中應注意之點。舟車之中。男女老幼人衆複雜。乘船有暈船素因者。當備止吐藥。如生姜鹹橄欖蕃茄等。若適有傳染病病人者。亦當留意。如患欬嗽口臭鼻塞等人。當不宜對坐。或生瘡癬者。當注意遠離。在夏日天熱。往往有酸臭或髮臭觸鼻。當時可以手帕遮鼻呼吸之。又宜自帶廢紙。舟車之中。適無痰壺。可吐廢紙內燃燒之。不宜隨地吐痰。公衆衛生。應注意之。

總上四事。略述其大概。使我儕衆人各具衛生知識。各登健康樂土。則疾病無從生矣。此亦醫者之大任也。

敍述頗細切。並間有精義。可供研究衛生者之參考。

(編者)

仲秋夜闞悼建昌(續前)

二年級章叔賡

顫抖地。那個學生裝靑年緊握着夾衫靑年的手。斷續地低聲說。

——笑。呀我們不久也要別離了。

——到那兒去。山丁。您怎麼說。

——養病去。笑。醫生說我是第二期的肺癆病者。

學生成績

呵。這是他們相識以來第一次的離別。誰料到也就是他們最末次永決的離別呢。

別後長衫青年沒有一天不在想念着他的好友——學生裝青年的病勢怎樣。直待到聞知了火葬的噩耗之後。他的心中悲痛極了。當夜又回憶起在一年前初冬時候的一幕往事。

在一間長方形的寢室裏。學生裝青年不樂地緊皺着眉頭。從衣袋裏去出一首詩來。一面咳嗽。一面發出很顫抖的聲浪握着他。（長衫者）的手說「笑呀我忍不住了。把這幾句耳語偷偷地告訴您吧。請您在明天要同情的答復我。」

呵。想不到他們那時巳都植下了悲哀的種子了。

這時候電影快閉幕了。最後在我眼前憧憬着這樣的兩首詩。

耳語——寄小青

孫山丁

小青。我們從此沉默吧
再也不要嘻笑了。
我們的心是苦黃連般的·
從苦黃連般的心裏。
那得有甜如蜜的笑呢。
我們的笑也是苦味的呵。
苦味的笑使我們對於生活感到無聊了。
我們從此沉默吧小青。

★ ★ ★ ★ ★

十月的朔風下。

佈滿亂草碎石的野路上。
依依躑躅的我們。
悄無聲地下了詩的種子了。
現在開起淺青色的凄麗的花兒。
從我們的回憶裏。

——一一，八山丁，

行尸——答山丁

章小青

在燈光微黃的初冬夜·
膽瓶中的花兒謝了。
山丁呵。
請您千萬不要做詩了。
在稿紙底上面。
可塗些縱橫不整的線條。

★ ★ ★ ★ ★

那黃連似的苦笑。
雖然感到萬分的無聊。
但如果是沉默更加枯燥。
何況這總算是笑喲——

雖是遠不及那搖籃裏的嚎陶。

★ ★ ★ ★ ★

山丁呵。您可見那尋覓命運的可憐者。
　穿了鉄鞋。踏着落英出去。
自春徂夏。秋去冬到。
　一年又一年的。
祇拾得幾隻衰柳下偃伏着的蟬殼回來。
抹抹髭鬚。嘆聲「老了。」

★ ★ ★ ★ ★

在燈光微黃的初冬夜。
膽瓶中的花兒謝了。
山丁呵。
請您千萬不要做詩了。
在稿紙的上面。
可塗些縱橫不整的線條。

——一九三二，一一，九作於夜闌時。』

——呵。回憶起這甘霖般的往事——往事如烟。

我這樣地太息着。把腰一伸。睁開眼來。膽瓶中的花枝依然在被夜風拂動着。祇是兩行清冷的東西。從面上流到唇邊。嘗到了一種鹹濇的滋味。

我忍不住內心的慽慟便寫了下面這首詩。

駭聞你的尸身焚作塵灰飛
奏音樂——沒趣。
吃糖果——乏味。
寫作品——無意。
雖有許多同學在一起。
北火車站也仍去。
唉。建昌。
祇是少了一個您。

當我寫到「祇是少了一個您」的時候。一個瘦白的面目又在寫字臺旁出現了。

——一九三二，一〇，六，舅父家中

後綴

人生的方式不過等於在水面上打了一個漚影。世界上決沒有快樂一生而永遠不死的怪人。建昌何能跳出方式以外。他死了。本來是一件很平凡的事實。在用不到我嗚呼哀哉的來做這篇追悼的臭文以捧他的死腿（其實他是火葬的無死腿可捧）但是我所缺憾的為什麼他竟死得這樣快。

如今他已於蘇州火葬了。所悲痛着的在家庭方面有父母弟妹……在學校方面祇有獨還慰慈秦明國輔……和我——尤其是我和慰慈因為和他在時喜歡文學和音樂的嗜好相投。我們三人是形跡不離的所以我們稱做「我們的一羣」

「我們的一羣」現在祇剩兩個了。慰慈的悲痛當然不減於我。他說也要做篇追悼的稿子。來述出他（建昌）的身世和我們相識的途徑（獨還不知怎樣）。這便是我在本文中單以情感取材以免重複的原因。不過我深知慰慈是一個寧可如瘋人般潦倒在十字街頭號哭而不願如閨女般躲在綉房中低泣的人。此文之能否寫成我到很在替他担心。如其完稿她的價值定在拙「去」數倍以上。

好久不寫文章。提起筆來總覺得有點拖泥帶水。佈局和描寫的淺陋。使我自己都感到不滿意。可是因爲所受的創痕太深了。也沒有再去修改的心思。好在我的目的。並非以文學家的態度來出風頭。僅僅是追悼建昌而已。就是對于建昌的友誼有寫得不到之處。也有慰慈秦明國輔三人來替我補充。

拙作中刊着的「耳語」。是建昌在時寄我的遺詩。「風雨飄蕭」原是我在去年深秋時的作品。寫得還算滿意。慰慈說我是做詩以來最好的一首建昌也硬要拿去代我製譜現在這詩是隨着建昌超脫紅塵了。還有什麼話可說呢。

（叔賡附誌）

茲有本學院四年級學生劉民鑄遺失第六四號徽章項廷陞遺失第六六號徽章各一枚除補發外特此聲明作廢

教務處註册股啓

雜載

中國衛生行政之現狀與改進

中國醫學院二三級衛生行政研究會輯
朱殿

本級同學組織之診餘研究會與衛生行政研究會兩集會。含義頗深。一則以消極方法。求謀治療醫學之發達。一則以積極方法。研究預防醫學之適宜。蓋醫者天職。不僅欲解除已病者之痛苦。最大責任在使人類無病苦接受之機會。上工治未病。即此意也。研究衛生之始。必先明瞭中國需要何種衛生行政。方克收效。一國有一國之特殊情形。礙難作東施效顰。孫中山先生嘗云「歐美之社會環境與中國處處不同。行政設施。決不能借用」維也納醫科教授湯特勒博士「Jancler」亦說。「歐洲各國之衛生行政設施。未必都能適用於中國」。返觀我國現今之衛生行政。是否合宜於中國環境。是否合宜於民族性。諸此問題。急待解決。國醫界人士。實不能再漠然視之。尤其我儕後起青年。更不能放棄責任。坐視旁觀。使中國衛生行政永陷於萬刼不復之地。故求謀改進。實急不容緩之事。茲先將現在我國衛生行政狀况概略述之。以作討論改革之根據。

中國衛生行政在民國十七年以前。大部份附屬於警務行政之下。民國十六年。國民政府成立。於十七年十一月頒佈衛生部組織法。十八年成立衛生部。設置中央衛生委員會。中央衛生試驗所。及衛生行政人員訓練所。並於部內設總務。醫政。保健。防疫。統計等五司。分掌各項衛生事宜。同年十二月公佈全國衛生行政系統大綱。略爲衛生部之下設衛生處於各省。隸屬於民政廳。受衛生部之直接指揮與監督。各特別市設衛生局。隸屬於特別市政府。兼受衛生部之直接指揮與監督。各市縣設衛生局。隸屬於市縣政府。兼受衛生處之直接指揮與監督。各特別市各市縣衛生局及直接處理衛生事宜之衛生處。就其轄境內得依自治區劃分若干區。

處理衛生事宜。各大海港及國境衝要地。設海陸檢疫所。直接受衛生部之指揮監督。後因經濟關係。及計劃不合施用。未能一一實現。二十年四月。國府明令改衛生部爲衛生署。隸內政部。下設總務醫政保健三科。總務科辦理文書會計庶務及編輯事宜。醫政科辦理醫師藥師助產士護士資格及業務之審定監督。醫院藥商醫師藥師公會之監察。及藥典之調查編訂。麻醉藥及毒藥毒物之取締及飲食品之檢查等事宜。保健科辦理傳染病之檢驗防止。衛生統計。衛生行政人員之訓練各項衛生設施之指導監督及醫藥救濟等事宜。直轄於署之機關。有中央防疫處。中央衛生試驗所。海港檢疫處及中央醫院。最近舉辦之中央衛生設施實驗處。爲全國衛生設施之實驗機關。全處計分檢驗防疫。寄生蟲病。環境衛生。社會醫療救濟。婦嬰衛生。學校衛生。工廠衛生。流行病。及生命統計。衛生教育等九組。分劃地方衛生行政。由各省民政廳掌管。省會公安局皆設衛生科。各市之衛生行政機關。如上海廣州等處。皆於市政府之下設有衛生局。南京漢口於市政府之下。設有衛生處。杭州市於市政府之下設有衛生科。青島天津兩市於市政府社會局之下設有衛生科。綜上情形觀之。目下衛生行政之缺點有三。一徒有其外表名目。而無實際成績。單以每年各地時疫流行。人民慘死者。纍纍載道。衛生當局。既疏忽於前。不有防範。事後又不能撲滅。坐觀病菌猖獗。二衛生機關祇少數大都市設立。各縣區市鎮。則毫無設備。鄉村更不足論耳。以致每年政費支撥下與人民捐助之大批衛生費。徒供少數開支浩大之洋化機關充用。下層階級之人民。毫未享受一些衛生保障之權利。三因衛生設施不能深入民間之故。內地下層社會之衛生事項。非在無人問聞之野蠻時代。卽在流氓土劣借衛生名目實行敲詐索財狀況下鬼混。此三種缺憾。誰爲爲之。孰令致之。今日衛生當局。實不能辭其咎。今後衛生行政之改革。首先應從「人民需要」做起。人民需要之衛生行政。是合乎中國民族性之因地制宜之衛生行政。不是搬運式之向外國借來之衛生行政。

中國醫學院念三級衛生行政研究會成立大會記錄

地點　本學院第一教室

出席人數　念三級全體同學
列席者　教務長蔣文芳
開會
一　臨時主席　黎年祉　記錄　潘球　司儀　陳耀華
二　主席報告
三　籌備處代表朱殿報告籌備經過
四　通過章程
五　選舉
結果　朱　殿十四票　沈宗吳十四票　潘　球十三票　黎年祉十二票　項廷陞十一票　以上五人當選執行委員
魏平孫八票　袁鵬汀八票　王以文七票　以上三人當選監察委員
六　全體執監委員宣誓就職
教務長蔣文芳監誓
七　蔣教務長訓辭
八　會員魏平孫演說
九　續開討論會　議決各項事項如左
一　通告本學院一·二·三·四屆畢業同學徵詢各地單獨施行之醫事法規與因地而異之衛生設施等項以供研究會之參攷
二　訂閱衛生署發行之衛生公報以及各種研究衛生之書籍

三　要求學院當局延聘衛生專家不定期蒞會演講藉以增加學識

四　定本星期五（二十四號）下午三時三十分全體會員攝影以誌紀念　（地點本院藍球場）

五　呈請教務處要求劃出院刊內一部分地位爲本會研究專欄

六　聘請蔣教務長爲本會指導師

十　散會

中國醫學院念三級衛生行政研究會簡章

（一）定名　本會定名中國醫學院念三級衛生行政研究會

（二）宗旨　研究各項衛生行政事宜

（三）會員　本會會員以念三級全體同學充任之

（四）組織　本會設執行委員五人監察委員三人由全體會員中推選之設常務委員一人由執行委員中推選之聘祕書一人書記二人分任各項事務

（五）研究範圍　（一）衛生行政及其設施（二）醫學團體之組織（三）各地醫生登記考試之利弊（四）學徒制度研究（五）地方公立醫院之設施（六）醫生業餘補習方法（七）各省縣醫團總聯合會之促進（八）醫事法規之研究

（六）會期　本會每逢月之一月十五日開研究會一次

（七）附則　本章程呈報訓育處教務處備案後實施

本會向衛生署徵集衛生公報之覆函

頃接
大函敬悉一是查衛生公報前衛生部時曾有發行業已停刊矣本署現尚無此項刊物出版承
囑抑訂閱一節無從照辦爲歉專復此致
中國醫學院衞生行政研究會
內政部衞生署啓

贈書誌謝並代介紹

書名	著作者	册數	定價	經售處
傷寒發微	曹穎甫	四	肆元	上海小西門江陰街江陰公所隔壁
包氏醫宗第一集（傷寒）	包識生	六	陸元	上海新聞路鴻祥里包氏醫宗出版部
包氏醫宗第二集（金匱）	包識生	六	伍元	上海新聞路鴻祥里包氏醫宗出版部
包氏醫宗第三集（診斷）	包識生	四	肆元	上海新聞路鴻祥里包氏醫宗出版部
最新經脈經穴圖（附說明書）	包天白	四幅	叁元	上海梅白格路載德里中國醫學社
精神病廣義	周岐隱	二	貳元四角	甯波廿條橋四一號周醫寓
和漢處方學（譯本）	沈石頑	一	貳元	上海南陽橋安納金路昌明醫學書局
和漢醫學眞髓（譯本）	沈石頑	一	精裝陸元 平裝叁元	上海南陽橋安納金路昌明醫學書局
生育節制法（譯本）	沈石頑	一	六角	上海南陽橋安納金路昌明醫學書局
中國急性傳染病學	時逸人	一	壹元	山西省城精營新民中正街中醫改進研究會
醫界之警鐸	吳漢仙	一	壹元二角	湖南長沙皇倉坪二六號拌湖醫館

雜載

祝氏醫學叢書病理診斷合訂	祝味菊	一	叁元	上海愷自邇路嵩山路口振平里廿三號祝醫室
祝氏醫學叢書傷寒新義	祝味菊	一	肆元	上海愷自邇路嵩山路口振平里廿三號祝醫室
祝氏醫學叢書傷寒方解	祝味菊	一	叁元	上海愷自邇路嵩山路口振平里廿三號祝醫室
如皋醫學報五週彙選	全國名醫	一	壹元四角	江蘇如皋陳愛棠
杏林叢錄	全國名醫	一	叁元	廣州市大德路蔴行街杏林醫學社
藥籢啓祕	許半龍	一	七角	上海千頃堂中醫書局
內科概要	許半龍	一	六角	上海千頃堂中醫書局
內經之研究	許半龍	一	肆角半	上海千頃堂中醫書局
中西醫比觀	許半龍	一	貳角	上海千頃堂中醫書局
中國歷代醫學史略	張贊臣	一	六角	上海白克路西祥康里中國醫學書局
國醫講義六種	秦伯未	八	伍元	上海中醫書局
傷寒條辨	費通甫	二	貳元	上海白克路上公學校
實用中醫學	秦伯未		叁元	上海中醫書局
讀內經記	秦伯未	一	六角	上海中醫書局
內經類證	秦伯未	一	六角	上海中醫書局
中國診斷學綱要	張贊臣	一	八角	上海白克路中國醫藥書局
建設三千個農村醫院	朱殿	一	九角	上海北山西路棣隆里光華醫藥雜誌社
大衆醫藥	吳克潛	四	貳元	上海四馬路大衆書局

腦膜炎家庭治療集	嚴蒼山	一	八角	上海蒲柏路貝勒路口家庭醫藥顧問社
注射治療全書	周星一	一	伍元	上海北浙江路和濟里大中醫院
傷寒全書	鄧源和	一	貳元	上海南市南碼頭內大王廟街九十二號新醫編譯社

報名	全年期數	定價	發行處
診療醫報(西醫)	十二	壹元	上海霞飛路一〇六號
新醫藥刊(西醫)	十二	壹元	上海新閘路一〇九三弄三號新醫藥刊社
東南醫刊(西醫)	四	壹元四角	上海眞茹東南醫學院
大學雜誌	十二	貳元三角	上海福州路一一〇號世界出版合作社
醫報	十二	壹元	上海法租界嵩山路二十號醫報社
現代醫藥月刊	十二	壹元	福建福清縣城內官塘墘現代醫藥學社
醫學雜誌	六	壹元五角	山西省城精營東二道街中醫改進研究會
吳縣中醫雜誌	四	二角	蘇州吳趨坊蘇州國醫書社
杏林醫學月報	十二	壹元	廣州大德路蔴行街八四號
克明醫刊	十二	壹元六角	廣州中華中路克明醫學會
衛生雜誌	十二	壹元	上海南成都路輔德里衛生雜誌社
光華醫藥雜誌	十二	貳元	上海北山西路棣隆里光華醫藥雜誌社
醫藥月刊	十二	壹元	湖南長皇倉坪二六號拌湖醫館
中醫旬刊	卅六	七角二分	廣州紙行街福地巷中醫公會

醫林一諤	十二	貳元	廣州大德路蘇行街內
國醫雜誌			香港德輔道中七五號二樓中華國醫學會
中國出版月刊	十	壹元五角	杭州鼓樓浙江流通圖書館
醫學月刊	十二	九角六分	楊州古旗亭江都中醫協會
華安月刊	十二	四角八分	上海靜安寺路一〇四號華安月刊社
湖北國醫公報	十二	貳元	漢口會通路二二號湖北國醫分館
安徽大學週刊	七二	七角二分	安徽大學出版組
科學的中國	廿四	貳元二角	南京城北四牌樓蓁巷四號
醫藥月刊	十二	叻銀壹元	新嘉坡長泰街門牌四六號中醫中藥聯合會
三餘月刊	十二	非賣品	吳興三餘學社
醫鐘	四	七角二分	山西太原精營川至醫院
國醫雜誌	四	壹元二角	上海西門內南石皮弄國醫學會
醫界春秋	十二	貳元	上海白克路西祥康里中國醫藥書局
台灣皇漢醫報	十二	叁元	台灣北市永樂町二丁目九十四番地台灣漢醫藥研究室
杭州國醫公會年刊	一		杭州佑聖觀巷五十四號國醫公會
杭州中醫專校校友會會刊	無定期		杭州柴木巷中醫專校
家庭醫藥	十二	壹元九角	中海梅白格路載德里七十四號中國醫學社

民國廿二年十二月一日出版

本院發行第四屆畢業紀念刊

本院第四屆畢業紀念刊現已出版內載本屆畢業論文三十三篇均爲各畢業生四年來研究心得之結晶附以師生作品及本院狀況等件都三十萬言精裝一鉅册欲知本院教學上之質量暨新中醫學術思想上趨勢者不可不讀每册實價大洋壹元凡各醫藥團體（蓋有圖章）及投攷各生均收半價

（附告）本院章程函索附郵七分

代售處 上海山東路中醫書局 上海望平街千頃堂書局

定價 每期大洋二角 全年二元（郵費在內）

編輯者 王潤民（學院之部） 蔣文芳（公會之部）

發行者 上海市 國醫公會 中國醫學院 老靶子路二四二號 電話四一一五四

承印者 民光印刷公司 上海新閘路甄慶里 電話三三六〇九

代售處 各大書局

本學院招收二十三年度春季始業一年級男女新生五十名即日開始報名

資格 中學畢業或有相當程度者 **手續** (1)塡寫履歷書(報名單可向本學院領取或函索)(2)呈驗畢業證書或其他證明文件(3)繳納考試費一元(錄取與否概不發還)保證金五元(錄取在學費內扣除不取發還)(4)最近四寸半身照片一張(錄取與否概不發還) **辦法** 將上開手續備齊送交本院招生委員會 **試驗** 國文隨到隨考——**開學期** 二月一日**章程**函索附郵票七分 **院址** 上海公共租界北河南路老靶子路口二百四十二號洋房五路共公汽車十四路無軌電車六路七路五路有軌電車均可直達

中國醫學院招生委員會啓

電話四一一五四號

上海市國醫公會中國醫學院月刊

潘公展題

上海市國醫公會月刊

●會議紀錄

十二月二十一日舉行會員大會第三次籌備委員會議
十二月二十四日舉行第四屆會員大會
民國二十三年一月二十五日舉行執監委員就職典禮同時舉行第一次執監委員會議
一月三十一日舉行第一次常委及各科主任聯席會議

●公牘

本會國醫公約
呈國民政府代電
呈四中全會代電
呈立法院代電
呈社會局市黨部文
北平市國醫公會等代電

●鑑定

江蘇上海地方法院函請鑑定鮑蕉芬藥方
復江蘇上海地方法院函
普濟大藥房律師黃宇平函請鑑定丁公籐是否石南籐
復普濟大藥房律師黃宇平函

會議紀錄

十二月二十一日下午八時舉行第三次會員大會籌備委員會議

出席委員　十九人　主席　蔣文芳　紀錄　葉榮錡

甲、報告事項　一、發徐小圃先生爲准上海市律師公會覆函轉請查照函乙件　一、發本會會員爲定期召開大會通告函共一千一百三十件　一、發市政府市黨部市社會局市衛生局等爲舉行大會請派員出席指導呈文各乙件　一、發上海市國醫學會等爲舉行大會請推代表參加函共五件　一、發老閘捕房政治部爲舉行大會請派員保護函乙件　一、發潘公展文鴻恩林康侯陶樂琴方椒伯馮明政諸先生等爲請出席大會演講函各乙件　一、收中央日報社第二卷第四十八·九期中央時事週報共貳份　一收俞同芳先生大會提案乙件　一、收張贊臣先生楊彥和先生大會提案乙件　一、收萬惟增先生大會提案乙件　一、收夏重光先生大會提案乙件　一、收邵伯山先生大會提案乙件　一、收嚴蒼山吳克濬先生大會提案乙件

乙、討論事項　一、准普濟大藥房李竹儔函因配藥而與醫生病家發生誤會致起糾紛應如何辦理案請　公決　議決　交審查科查明核復　一、大會提案應如何整理案請　公決　議決　萬惟增丙項提案與俞同芳第二項提案合併該第一項提案與嚴蒼山吳克濬提案合併餘均依照原提案提出大會討論

十二月二十四日下午二時舉行第四屆會員大會

會議紀錄

地點　西藏路甯波同鄉會
出席會員　四百零七人
出席代表　市黨部代表毛雲　公安局代表蕭亞雄　衞生局代表鍾子怡　社會局代表顏文凱　上海市國醫學會代表戴達夫　佛慈大藥廠代表馮明政　光華醫藥雜誌社　中國醫學院音樂社
主席團　蔣文元　郭柏良　謝利恆　傅雍言　賀芸生　司　儀　包天白　紀錄　楊彥和　張贊臣　盛心如
開會如儀

甲、報告事項　郭柏良報告開會宗旨（詞長從略）賀芸生報告會務前形（詞長從略）

乙、討論事項　一、擬具計劃籌建本會會所案（附辦法）　提議者大會籌委會　議決　通過其籌款辦法債票除原定外再添加五元十元兩種會員應認建築費再少限度每年五元繼續繳付　二、本會應擬訂國醫公約案（附公約草案）　提議人　俞同芳　嚴蒼山　吳克潛　議決　修正通過　三、本會應注重國醫國藥常識宣傳案　提議人　俞同芳　萬惟增　議決　通過經費問題交下次執監會負責進行　四國醫學院及專校應加解剖一科案　提議人　張贊臣　楊彥和　議決　通過　五，大會通過之決議事項務須執行案　提議人　張贊臣　楊彥和　議決　通過　六、增設診斷評論會案　提議人　萬惟增　議決　改爲「增設疑難時症討論會」通過　七、擴大貧病施診所拯弱扶危案　提議人　萬惟增　議決　通過　八、研究足以代替西藥之國藥以杜漏巵案　提案人　萬惟增　議決　毋庸討論　九、取締巫乩濫發仙方以重人命案　提議人　邵伯山　議決　函請行政機關辦理　一〇、本屆當選職員應遵期宣誓就職否則即以次多數遞補以資充實案　提議人　夏重光　議決　本屆當選職員應遵期宣誓就職或來函表示就職否則作放棄論

丙、選舉執監委員　丁仲英一六九票　蔣文芳一四九票　郭柏良一二六票　秦伯未一二五票　薛文元一一九票　丁濟

萬一〇〇票　包天白九六票　黃寶忠八六票　盛心如七六票　賀芸生七四票　陳存仁七三票　嚴蒼山六九票　沈心九六九票　張贊臣六八票　包識生六五票　等十五人當選爲執行委員　朱鶴皋五三票　許半龍五〇票　任農軒三五票　徐小圃三一票　楊彥和三〇票　等五人當選爲候補執行委員　謝利恆六五票　陸士諤六四票　傅雍言四一票　朱南山三九票　夏重光二七票　朱子雲二四票　方公溥二四票　胡　佛二一票　朱少武二〇票　等九人當選爲監察委員　吳克潛十五票　余伯陶十四票　唐亮臣十二票　等三人當選爲候補監察委員

民國二十三年一月二十五日下午八時舉行執監委員就職典禮同時舉行第一次執監委員會議

出席委員　二十四人

出席代表　市黨部代表　毛霞軒　社會局代表　沈信眞

臨時主席　謝利恆　紀錄　葉棨錡　司儀　蔣有成　開會如儀

主席報告開會宗旨　謝利恆（詞略）

甲、報告事項　一、發（社會局市黨部）爲呈報當選委員名表並請派員監誓就職呈文各乙件　一、發（社會局市黨部）爲呈請更正執行委員名額至二十七人呈文各乙件　一、發（社會局市黨部）爲改定一月二十五日宣誓就職請派員監誓呈文各乙件　一、發當選執監委員爲改定一月二十五日宣誓就職祈出席函共三十二件　一、發（國民政府四中全會立法院）爲請公佈通過之中醫條例及要求中西醫待遇一律平等代電各乙件（四團體署名）　一、收社會局爲據呈當選職員飭遵章程規定辦理並檢同履歷表宣誓書具報候核批示乙件

一、收市黨部爲呈悉准予備案並仰重訂日期宣誓就職再行來會呈請派員監督及所請更改委員名額一節應毋庸議批示各乙件　一、收丁濟萬委員爲請張廉卿先生爲全權代表名片乙件　一、收陳存仁委員爲派金哲明先生爲就職代表函乙件　一、收沈心九委員爲舉行就職典禮因事請假名片乙件　一、收秦伯未委員爲舉行就職典禮因病不能出席請蔣文芳先生代表函乙件　一、收朱少武委員爲因事請蔣有成先生代表就職函乙件　一、收市黨部爲特派毛霞軒爲監誓就職代表函乙件

乙、選舉事項　薛文元郭柏良丁仲英等三人當選爲常務委員謝利恆陸士諤傅雍言等三人當選爲監察主席團又公推蔣文芳爲祕書處主任賀芸生爲組織科主任沈心九爲財政科主任張贊臣爲審查科主任黃寶忠爲庶務科主任

丙、討論事項　一、方椒伯先生等發起爲蔡君茂槐遺族醵集撫養金應如何辦理案　議決　送儀洋拾元　一、江蘇上海地方法院函請鑑定吳縣鮑蕉芬醫士藥方及郭紹仁函請審查方慎盦藥方並乞警告勿妄用藥案　議決　交審查科會同祕書處辦理　一、上屆保留之本會職員要求加薪案　議決　交常務委員會會同財政科辦理　一、大會通過籌建會所之籌款辦法應如何執行案　議決　交下次執監委員會討論　一、大會修正通過之國醫公約應如何辦理案　議決　交下次執監委員會討論　一、大會通過之應注重國醫國藥常識宜傳及楊彥和委員提議組織宣傳委員會應如何辦理案　議決　推楊彥和委員接洽各報編輯人員得有效果後再行函請爲本會宣傳委員　一、大會通過之國醫學院及專校應加解剖一科宜如何辦理案　議決　函知各中醫學校添設解剖一科　一、大會通過之增設疑難時症討論會應如何組織案　議決　交組織科辦理　一、大會通過之擴大貧病施診所拯弱扶危應如何組織案　議決　交組織科辦理　一、大會通過之取締巫乩濫發仙方以重人命應如何執行案　議決　函請各行政機關嚴行取締

丁、臨時動議事項　丁仲英委員提議　南京醫藥同人發起全國醫藥業聯合赴京請願要求政府平等待遇現據京方確息

請願無結果我醫藥業似無立足餘地本會係上海市醫界最高代表團體對於此事究應如何協援之處案　議決　聯合各醫團催促國民政府公佈立法院通過之國醫條例　蔣文芳委員提議　組織特種委員會案　議決　聘請次多數執監委員担任協助委員外並加聘熱心會員共同担任如遇重大會務得由常委會召開聯席會議　嚴蒼山委員提議　函聘毛霞軒律師担任本會義務法律顧問案　議決　通過

一月三十一日下午八時舉行第一次常委及各科主任聯席會議

出席　七八　主席　薛文元　紀錄　葉棨錡

甲、報告事項　一、收中央日報社第三卷期中央時事週報乙份　一、收嶺南醫林一諤社第三卷十一期醫林一諤乙份　一、收漢口國醫公會國醫月報乙份　一、收香港中華國醫學會第十六期國醫雜誌乙份

乙、討論事項　一、常務委員及各科主任聯席會議應規定日期案　議決　於每月十二及二十七兩日各開會一次如遇緊要事件得召集臨時緊急會議　一、上次執監會議交辦之本會職員加薪案　議決　照原有薪金自一月份起暫加一成俟本會會費充裕時再行增加　一、常務委員及各科主任車馬費應恢復案　議決　每年每人仍照舊章津貼洋陸拾元　一、二月十日執監委員會因各委事忙應暫停一次案　議決　通過　一、對於收費車資規定案　議決　實報實支但每月不得超過洋十元

會議記錄

公牘

上海市國醫公會國醫公約草案（第四屆會員大會修正通過）

（甲）對於自己方面

一 勿大言不慚失學者態度。

二 不爲誇大廣告不營非義之財。

（乙）對於病家方面

三 急病請診應於可能範圍內隨請隨到。

四 門診重病應提前診治不得責令拔號。

五 貧病者宜時行方便。

六 勿疾言厲色勿草率處方失仁術之意。

七 不揚人暗疾不爲人墮胎。

（丙）對於同道方面

八 對病家切忌攻訐前醫方藥。

九 對友人切忌評論同道短長。

十　與同道會診須虛心磋商勿爭意氣堅執成見。

十一　同道遇有爭端不能解決時應報告公會處理。

十二　國醫組織公會所以取互助聯絡保障會員之利益凡屬當地國醫皆須加入公會遵守公約。

（丁）對於學術方面

十三　潮流尚新吾道宜益自策勵悉心研究融會新知發揚光大。

十四　國醫之針灸、傷科、外科、成效卓著惜乎近代失傳有關國醫整個存亡宜各竭力提倡公開祕傳俾將來國家之行政、衞生、以及軍隊救護事業均有國醫之地位。

十五　診餘之暇宜出其所學對於社會爲醫藥衞生之宣傳。

十六　中國靈驗祕方失傳甚多此後亟宜公開寄登各種醫藥刊物以廣流傳。

十七　無國醫根底襲西醫皮毛輒自詡爲國醫科學化立說處方非驢非馬宜共起糾正之。

十八　藥名務須通俗勿用冷僻別名以免貽誤。

致國民政府代電

中華民國國民政府鈞鑒。竊維我國醫藥。毀之者斥爲玄虛無據。譽之者稱爲功效神奇。其實我國醫學條例顯明。據以治療。得有相當效果。原無所謂神奇。更無所謂玄虛。特以此種高深科學。非有深切之研究者。不能明瞭其內容。其毀其譽。並無影響於學術之本身。卽以醫學之對象言之。普通疾病固迎刃而解。卽各種疑難雜症爲他種醫術所不能解除者。中國醫藥。往往得有根治之機會。是以直至最近。仍得絕大多數民衆之信仰。民族健康賴以維護。民生經濟賴以維持。國家稅源賴以寬裕。民國以民爲本。政府設施。自應以民意趨向爲依歸。去年十二月十五日。立法院舉行第四十三次會議。根據國情民意。通過中醫條例十條。迄已逾月。未見公佈。

羣情遑急。揣測叢生。爲敢電請鈞府。迅賜依法公佈。以重五權憲法之精神。而維四千餘年之文化。不勝企禱待命之至。上海市國醫公會。中華國醫學會。神州國醫學會。上海市國醫學會。號同叩

致中國國民黨四中全會代電

中國國民黨四中全會鈞鑒。竊維我國醫藥。毀之者斥爲玄虛無據。譽之者稱爲功效神奇。其實我國醫學。條例顯明。據以治療。得有相當效果。原無所謂神奇。更無所謂玄虛。特以此種高深科學。非有深切之研究者。不能明瞭其內容。其毀其譽。並無影響於學術之本身。即以醫學之對象言之。普通疾病。固迎刃而解。即各種疑難雜症。爲他種醫術所不能解除者。中國醫藥。往往得有根治之機會。是以直至最近。仍得絕大多數民衆之信仰。民族健康。賴以維護。民生經濟。賴以維持。國家稅源。賴以寬裕。我國醫藥界服務民族之責任。不可謂不重。捐納國家之稅餉。不可謂不厚。夫民國以民爲本。施政當以民意爲依歸。權利以平衡爲原則。而政府對於中醫之待遇。偏枯之處。尚未獲免。爲敢備文電請鈞會。懇賜提議中西醫師一律平等待遇。制爲決議。以順國情而均權義。黨國幸甚。上海市國醫公會。中華國醫學會。神州國醫學會。上海市國醫學會。號同叩

致中央政府立法院代電

中央政府立法院鈞鑒。竊維我國醫藥。毀之者斥爲玄虛無據。譽之者稱爲功效神奇。其實我國醫學。條例顯明。據以治療。得有相當效果。原無所謂神奇。更無所謂玄虛。特以此種高深科學。非有深切之研究者。不能明瞭其內容。其毀其譽。並無影響於學術之本身。即以醫學之對象言之。普通疾病。固迎刃而解。即各種疑難雜症。爲他種醫術所不能解除者。中國醫藥。往往得有根治之機會。是以直至最近。仍得絕大多數民衆之信仰。民族健康。賴以維護。民生經濟。賴以維持。國家稅源。賴以寬裕。我國醫藥界服務民族之責任。不可謂不重。捐納國家之稅餉。不可謂不厚。夫民國以民爲本。施政當以民意爲依歸。權利以平衡爲原則。此次鈞院制定中醫條例。既適國情。更符現實。無任欽遲。爲特電達下情。並乞嗣後關於中醫條例規程。一秉平等待遇之原則。不特中醫界私幸。民族前途實

利賴之。上海市國醫公會。中華國醫學會。神州國醫學會。上海市國醫學會。號同叩。

呈社會局市黨部文（爲呈報委員就職情形暨當選委員履歷表乞准備案由）

竊査本會第四屆當選執監委員及訂期宣誓就職。業經呈請

鈞局部備案在案。並於一月二十五日下午八時。在本會會所舉行宣誓就職典禮。出席委員二十四人。蒙由

鈞局部委派代表沈信眞毛霞軒先生。市黨部社會局委派代表毛霞軒沈信眞先生蒞場監誓。開會如儀。首推臨時主席謝利恆報告開會宗旨。次卽分別互選負責人員。執委會當選薛文元郭柏良丁仲英等三人爲常務委員。蔣文芳爲祕書處主任。賀芸生爲組織科主任。沈心九爲財政科主任。張贊臣爲審查科主任。黃寶忠爲庶務科主任。監委會當選謝利恆陸士諤傅雍言等三人爲監察主席團。除分呈外。理合檢同當選職員履歷表。備文呈請

鑒核。准予備案。實爲公便。

謹呈

上海市社會局
特別市黨部

附履歷表一份

北平市各醫團代電

中央黨務執行委員會。國民政府中央政治委員會。行政院。立法院。暨各省市醫藥團體。各報社。均鑒。頃閱報載立法院委員兼中央國醫館館長焦易堂。法立院委員。中央國醫館董事長彭養光。此次因國醫館隸屬問題辭職。伏念二公整理國醫。成績卓著。惠及全國。其功不在禹下。恐前功盡棄。殊於國醫前途有礙。且關係全國民族生命。至大且鉅。萬懇政府及國人。特予挽留。勿任高蹈。醫界幸

甚。全國幸甚。

北平市國醫公會。北平市國醫研究會。北平國醫學院。北平中醫學術研究社。北平國醫學會。醫士公會。同叩。

鑑定

江蘇地方法院檢察官公函第一五六四號

為函請鑑定鮑蕉芬過失致人于死案由

案准吳縣地方法院檢察官函稱查劉楊氏等訴鮑蕉芬過失致人于死一案。關于（一）劉貽韞所患係何病症。（二）處方用藥與病症有無不合。（三）如有不合係誤用何項藥品及其理由。（四）劉貽韞是否因誤用藥品致死抑係不治之症。均有鑑定之必要。相應將原藥方連同原訴狀底稿送請貴處查照。希即將該藥方轉送上海中醫公會鑑定。並希于鑑定後連同原件函復過處以憑核辦。等因。准此。相應將原送各件送請查收鑑定。取具鑑定書連同原件函復。以憑轉送。

此致

上海國醫公會。

計送藥方五紙連同鮑宗蕃致幼軒原信及公安局許可證合訂一冊原訴狀底稿二份

首席檢察官樓　英

復上海地方法院函

逕復者接准

鑑定　二

貴院第一五六四號公函內開云云等由准此當卽交付本月二十五日常會討論經決議交審查科審查會同祕書處核復在案茲經審查科審查之後謹將所請鑑定各點答復如下

（一）據原方及原訴狀所載病狀鑑定劉貽韞所患係濕温症

（二）據原方五紙（十六日至二十日）所開案語與藥物鑑定之下尚難認爲不合

（三）缺

（四）統觀全案劉貽韞身患濕温症而其脈搏始終細軟無力足見正氣不充心臟衰弱確爲病人所大忌加以夾雜經事尤見棘手該醫所開方藥或清邪以袪病或培本以扶正繩以普通濕温症方未免雜亂之譏但該醫於此種特殊病狀之下焦頭爛額實已曲盡其應盡之能事謂爲無力回生確係實情謂爲藥誤致死殊難武斷准函前由相應具復卽希

核轉爲荷此致

上海地方法院

上海市國醫公會常委　薛文元　郭柏良　丁仲英　蓋章

普濟大藥房來函

逕啓者。日前有李官勇者因病延龔曼禪醫生診治。而該方單攜來　小號。配劑方中列有一味『丁公籐』。而『丁公籐』在本草上絕無獨立地位。祇附錄於『石楠籐』之下『丁公籐』卽『石楠籐』之別名也。（見本草綱目及醫學大辭典）而　小號　配與之者。就是『石楠籐』。自無絲毫錯誤。迨李官勇君服藥後。覺身體異常不適。乃質詢於龔醫。而該醫旋着李君攜藥渣往驗。經檢驗後。竟謂　小號　誤以他藥代『丁公籐』。該病者乃聽他一詞卽延律師致函　小號　責以玩忽業務等語。想該龔醫既無鑑別國藥之常識。復不問本草之眞相。而偏以別名處於方單。淆亂視聽。假施其過人之技。此種舉動。在醫法旣所不容。醫道也所不許。實爲我國醫前途之障礙也。竊我國醫藥。現在所處之環境。已危乎險極。旣被自稱新醫者。時多攻擊。軍政要人。常有廢止之歌。吾儕自當團結一致。努力奮鬥。以期發揚光大。乃該龔醫不此之圖。尚有自棄欺人。流毒國醫。貽害社會之舉。殊難免所謂新醫者。借端揶揄。而更爲高唱廢止者有所取題矣。誠恐該事一旦擴大。對於國醫藥界前途。殊有莫大之影響。故特函達

端主持糾正。忠告龔醫。幷乞賜函證明。實爲公便。此致

國醫公會

諸公鈞鑒

普濟大藥房李竹儔上

所請計開

(一)致函忠告龔曼禪

(二)賜函小號證明(丁公籐即石楠籐)

律師黃宇平來函

逕啓者。本律師受當事人委託辦理某案。其先決問題。爲『丁公籐』是否即『石楠籐』之別名。抑屬各異之藥品。竊以 貴院爲醫藥之學府。用特專函奉詢。倘爲兩種不同之藥品。乞將其各個性質與功效。一併 見示。至紉公誼。此致

中國醫學院

律師黃宇平

復普濟大藥房律師黃宇平函

逕復者。前接

鑑定

三

鑑定　四

台函具諗種切當經•敝會第四屆會員大會第三次籌備委員會附議。議決。交審查科查明核復在案。去後。茲准復函•內稱。（上略）囑將丁公籐與石楠籐二藥查明具復等情。茲按丁公籐即石楠籐。亦即南籐。屬蔓草類。寄生石間。引蔓木上。莖圓細多節。紫褐色。葉呈圓而厚。色深綠。一節一葉。性質辛溫無毒。（與石南不同石南屬於灌木類）惟此藥肆中。非盡備置。且聞廣東方面多有采用。則丁公籐是否廣東土名。或另有其物。不得而知。擬請該醫士將丁公籐石南籐。備具標本。詳加說明。其異同再行審查。較爲切實。應相函復。仍希提交討論。爲荷。等情到會。相應函復。即希查照。爲荷。此致

普濟大藥房

律師黃宇平

上海市國醫公會啓二二年十二月二十九日

中國醫學院月刊

潘公展題

第六期

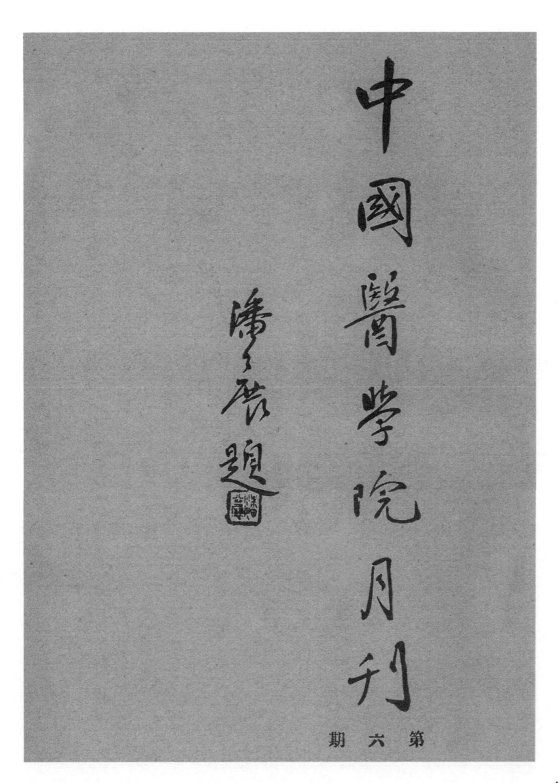

中國醫學院月刊第六期目錄

◉教員著作

中國醫學原流論

◉學生成績

痢續前 四年級 沈宗吳

氣與胃腸病 四年 黎年祉

精神病概說 四年級 朱華谷

肺臟中西學說貫通研究 四年級 王輝中

凍瘡膏之討論 二年級 薛定華

◉雜載

上海市國醫公會設立中國醫學院概況

教員著作

中國醫學源流論

武進謝利恆著

中國醫學可分數期。自西周以前。爲萌芽之期。春秋戰國。爲成熟之期。兩漢之世。爲專門傳授之期。魏晉至唐•爲蒐葺殘缺之期。兩宋至明。爲新說代興之期。起自明末。盛於有淸。爲主張復古之期。此一切學術皆然。而醫學亦莫能外也。諸學之中。儒學最顯。今試借以爲喩。仲尼祖述堯舜。憲章文武。詩書禮樂易春秋。皆西周以前古籍。孔子因以之成。删定之功。六經皆史之說。雖亦不免武斷。要其非前無所承决矣。所謂西周以前爲萌芽之期也。及孔子出而集其大成。七十子後學之徒。傳播尤盛。所謂春秋戰國爲成熟之期也。遭秦焚書。六籍闕然。老師宿儒。猶各抱專門以相授受。其時承學之士。守家法皆極嚴。雖復不能相通。而亦不爲胑論。所謂兩漢之世爲專家授受之期也。漢末喪亂。傳緒載絕。後之學者。不復能親承口說。而徒求之於簡編。於是有南北朝隋唐義疏之學。以謂蒐葺闕佚之期也。至於宋儒。乃排棄舊說。以意推求。自謂淵源直接洙泗。元明二代。其說大行。所謂新說代興之期也。明末諸儒。厭其末流之空疏。而復求之於古。至於淸代。漢學乃代宋學而興。所謂主張復古之期也。中國治漢宋二學者。每互相訾謷。其於自漢迄唐諸儒。遂各以意爲好惡。平心論之。中國一切學術規模。皆大定於戰國以前。自秦以降。不過就古人之成說。引伸推衍之耳。未有能自創一說。卓然與古人並立者也。近之論者。謂中國學術自秦以降。卽停滯不進。誠不爲過。夫旣不能自創一學。而徒襲古人之學以爲學矣。則其於古人之成說。焉得不視同拱璧。漢唐諸儒之抱殘守闕。自不能爲無功•然其物已殘闕矣。徒能抱之守之。而不能觀其會通。勢必至於扞格而不可通。齟齬而不相入。宋儒起而以意推求。勢也。然學術之眞。必存於事物。古人之發明學術者。蓋靡不卽事而求其所以然。其在宋儒。雖亦曰卽物窮理。實則徒託空言。而不免仍爲古人之成說所囿。（蓋宋儒之所謂事物。卽古人之學術。而非兩間之事物也。）

其必不能盡當於事物之理之眞。且必不能盡得古人立說之意。蓋可知也。清儒之起而主張復古。亦勢也。勢之所必至。卽爲理之所固然。易曰。窮則變。變則通。相變也。而實相因。亦卽所以相成。明於進化之理者。更不必更存主奴之見矣。

惟醫亦然。吾國醫學之興。遐哉尙矣。曲禮。醫不三世。不服其藥。孔疏引舊說云。三世者。一曰黃帝鍼灸。二曰神農本草。三曰素女脈訣。又云天子脈訣。此蓋中國醫學最古之派別也。其書之傳於後世者。若靈樞經。則黃帝鍼灸一派也。若本經。則神農本草一派也。若難經。則素女脈訣一派也。其筆之於書。蓋亦在周秦之際。皆專門學者所爲也。鍼灸之有黃帝。本草之有神農。脈訣之有素女。猶之仲尼所祖述之堯舜憲章之文武也。其筆之於書之人。則祖述憲章之仲尼也。其傳承派別可以推見者。華元化爲黃帝鍼灸一派。張仲景爲神農本草一派。秦越人爲素女脈訣一派。仲景之師。元化之弟子。皆著見於載籍。史記扁鵲列傳。載其所治諸人。多非同時。或疑史公好奇。不衷於實。不知扁鵲二字。乃治此一派醫學者之通稱。秦越人則其中之一人耳。此其各有師承。猶兩漢之經師也。特醫學之顯。不及儒術。故其傳授世次。不可得而考耳。其中絕不知何時。然亦必當漢魏之際。故後此治醫學者。若皇甫士安。若陶弘景。皆無復口說可承。而徒求之於簡編也。時蒐討掇拾之功最巨者。於隋則有巢元方。於唐則有孫思邈王燾。此醫家義疏之學也。（南北朝隋唐諸儒。纂輯漢儒之說。孫王等蓋亦纂輯漢後醫家所傳也。）北宋以後。新說漸興。（四庫提要云。儒家之門戶分於宋。醫家之門戶分於金元。此以其顯著者言也。實則其機亦肇自北宋見後。）至金元而大盛。張劉朱李之各創一說競排古方。猶儒家之有程朱陸王。異於漢而又自相歧也。至明末而復古之風漸啓。清代醫家多承之。則猶儒家之有漢學矣。（均見後。）人不能無爲時勢所限。而時勢之變遷。又率由一二人造之。還相爲因。莫知其朕。欲明於學術之升降者。知人論世二者。固不容缺一矣。

鍼灸始於黃帝。本草肇自神農。脈訣傳之素女。此以言乎其託始之時耳。至按其學術之性質而爲之分類。則爲醫經經方二家。醫經猶今言醫學。經方猶今言藥學也。神農本草當屬經方家。鍼灸脈訣則同屬醫經。其書之傳最古者。在醫經當推黃帝內經。漢志作十八篇。皇甫謐以素問針經各九卷當之。所謂鍼經當與今靈樞相出入。素問卽今本草也。何以知之。案素問之名。昉見仲景傷寒雜病論集。（言論所以集此書之意。宋本如此。後世刻本改爲自序。非。）或疑仲景所撰用者。未必卽今素問。然北齊書馬嗣昭傳。有博綜經方甲乙素問之言。北史崔彧傳。又有以甲乙素問善醫術之語。南史王僧孺傳。亦云侍郎金元起欲注素問。訪以砭石。金元起卽世所稱全元起。字以形近而譌也。則其書自漢以來。醫家傳習未嘗失墜可知矣。至唐王冰注之。乃大明於世。（惟刺法本病二篇冰本亦闕。宋劉溫舒作素問入式運氣論奥。始以此二篇附刊於後爲一卷。稱爲黃帝內經素問遺篇。嘉祐中進以此二篇附刊王本之後。亂不可信。宋史藝文志載素問遺篇四卷。其卷數亦不符也。明史藝文志。載趙簡王補刊素一卷問。謂世傳王冰注本有闕簡。王得全本補之。案簡王所刊。卽世所傳趙府居敬堂本。其所刊者。亦卽此二篇也。）素問之素。王冰釋之爲本。不過望文生訓耳。案雲笈七籤引眞仙通鑑云。天降素女以治人病。黃帝問之而作素問。與孔疏所引之說相符。當系古義。可見今之素問。實爲古代素女脈訣一派之學。扁鵲傳之。故繼之而作難經也。

八十一難之名。亦見仲景傷寒雜病論集。皇甫謐帝王世紀云。黃帝命雷公岐伯論經脈旁通問難八十一。爲難經。隋蕭吉五行大義。唐李善文選七發注。引此書文。並稱黃帝八十一難經。隋書經籍志。亦載黃帝八十一難二卷。其以爲秦越人作者。實始唐楊玄操。其言云。黃帝有內經二帙。帙各九卷。而其義幽賾。殆難窮覽。秦越人乃採摘英華。鈔撮精要。二部經內凡八十一章。勒成卷軸。既弘暢聖言。故首稱黃帝。（見史記扁鵲列傳正義。）案史記扁鵲列傳。稱天下至今言脈者由扁鵲。則素女脈訣之學。扁鵲實傳之。玄操所言。必非無據。惟史公此傳。所包甚廣。玄操云云。似亦誤以扁鵲二字爲越人一人之稱號也。（又案文苑英華載王勃難經序云。黃帝八十一難。是醫經之祕錄也。昔者岐伯以授黃帝。歷九師以授伊尹。伊尹以授湯。湯歷六師以授太公。太公授文王。文王歷九師以授醫和。醫和歷六師以授秦越人。越人始定章句。歷九師以授華佗。佗歷六師已授黃公。黃公以授曾夫子。曾夫子諱元。字眞道。自云京兆人也云云。其說自不可信。然亦可見此書自唐以前確有授受源流。）

其鍼灸一派。最古之書。當推靈樞經。然或以當皇甫謐所稱之鍼經。謂卽漢志內經十八篇之九。則非也。案謐之言云。七略藝文志。黃帝內經十八卷。今有鍼經九卷。素問九卷。二九十八卷。卽內經也。又有明堂孔穴鍼灸治要。皆黃帝岐伯選事也。三部同歸。文多重複。錯互非一。（見甲乙經）後人以今靈樞經與謐所稱之鍼經卷帙適當。且其文與甲乙經多相緩纏。斷二者卽一書。且云靈樞之名。隋志不載。而有黃帝鍼經九卷。九靈十二卷。至唐志則並無鍼經之名。但有九經十二卷。宋紹興中史崧乃以家藏舊本靈樞獻之。蓋隋志之九靈。卽唐志九經。其鍼經卽史崧所獻之靈樞。當唐暫晦。至宋乃出也。然宋史哲宗紀。元祐八年正月庚子。嘗頒高麗所獻黃帝鍼經於天下。元祐紹興相距幾何時。雖遭喪亂。豈有卽亡之理。縱云已亡。校理者豈皆不及見。而誤謂崧家藏舊本久晦復出耶。則宋時實不以此書爲鍼經可知。呂復羣經古方論。謂王冰以九靈更名爲靈樞。與唐志所載卷數不合。晁公武郡齋讀書志。謂好事者從內經倉公論中鈔出。名爲古書。亦羌無實據。予謂此等專門家之書。昔時傳者頗多。皇甫謐所見。已有三種。實尙不止此數也。靈樞亦此類書之一耳。必欲以配素問為內經十八篇之九。固非然。其確為古籍。則斷斷無可疑矣。鍼經等書。當皇甫謐時。必已極難讀。所謂錯互非一也。故謐重定之為甲乙經。甲乙經方成。當時必推為善本。鍼經等書遂罕傳習。觀馬嗣昭與崔彧傳。皆以甲乙經與素問並舉。可知其書遂在若存若亡之間。隋時僅存。迄唐而亡。至宋乃復得之高麗。固理之可信者也。

本草之名。始見於漢書平帝紀。元始五年。徵天下通知逸經古紀天文歷算鍾律小學史篇方藥本草及以五經論語孝經爾雅教授者。所在為之駕。軺傳遣詣京師。至者數十人。及樓護傳。傳云。護少隨父為醫長安。誦醫經本草方術數十萬言。乃學科之名。非書名也。故漢志經方十一家二百七十四卷。無以本草名者。至梁七錄。乃有神農本草經之名。而隋志同之。則猶今人言藥物學書耳。神農本草四字。為學科之名。經字為書名。　蓋鍼灸之術。必深明於人之藏府經脈。非若藥劑之易施。其為用較廣。故其書亦較通行也。其著之簡策。蓋亦在晚周之時。陶弘景所謂與素問同類者也。其書專家相傳。頗多竄亂。至弘景始從事於校理。其言云。世傳神農本草祇此三卷。所出郡縣。多後漢時制。疑仲景元化等所記。案仲景元化。為當時醫家兩大師。故舉以概其餘。言若仲景元化一流人。非實指仲景元化也。下吳普李當之徒同。　又有桐君采藥錄。說其花葉形色藥對四卷。論其佐使相須。魏晉以來。吳普李當之徒。更復損益。或五百九十五。或四百四十一。或三百一十九。或三品混雜。冷熱舛錯。草石不分。蟲獸無辨。且所主治。互有得失。醫家不能備見。則知識亦有淺深。今輒苞綜諸經。研括繁省。以神農本經三品合三百六十五為主。又進名醫別品三百六十五。合七百三十種。精粗皆取。無復遺落。合為七卷云云。蓋合諸專家所傳而折衷於一是也。自是以後。歷代相因。屢加修輯。其在唐顯慶中。蘇恭長孫無忌等。奉敕所修者。世謂之唐本草。亦曰唐新修本草。孟蜀時韓休昇又奉命重修。稍增注釋。世稱本草。宋太祖開國。命劉翰馬士等修輯。士又為之注。先是唐開元中。有陳藏器者。撰本草拾遺十卷。以補名醫別錄之闕。

（未完）

學生成績

（三）痢

四年級沈宗吳

痢疾普通分二種。色赤者曰赤痢。色白者曰白痢。其證先起腹痛。則思登圊。而又裏急後重。必感不爽。瀉下之物。稠粘如凍。便量極少。不見糞塊。亦無糞臭。略有腥氣。輕者一日數回。重者至數十回不等。亦有放惡臭者。在西醫謂之壞疽性赤痢。轉沉重時。腹部陷沒。納呆。舌苔。煩渴。嘔吐等。

痢古有滯下腸澼等名。每盛於夏秋。半由暑濕挾積。本病爲傳染病。由飲食不潔而起。暑濕果亦原因之一。好流行於溫帶。病竈多在大腸。甚者間侵及小腸。論其原因。可別爲阿米巴性。與細菌性兩種。前者屬地方性。經過緩慢。解剖上侵入腸膜淺。故痢色常黃白。或紅白相間。而病輕。後者屬流行性。經過急速。解剖上侵入腸膜深。故痢色常赤而證重。然亦不可卽以赤白鑑定彼爲細菌性。此爲原蟲性也。爰有人參敗毒散先解表邪。有發熱惡寒頭痛之證。芍藥湯繼清裏實。止痛須在排除毒素。表證急而審別三陽分經投劑。發熱惡風屬太陽。桂枝湯。發熱口苦舌乾屬陽明。葛根芩連湯。寒熱往來。胸脅苦滿。屬少陽。小柴胡湯。裏勢迫而專究中土。實熱承氣小承氣湯。溫脾湯。治腸胃錮冷。泄瀉腹痛。或通或濇。通者多而濇者少。諺有痢無止法。臨證權宜先痛後痢利不暢。法必從攻。先痢後痛利不禁。痢久滑脫。治惟投補。噤口痢此痢之陷於衰弱者。舌上無津。脈細尿少。大便甚多。呈漿狀。或混血液。腹痛裏急後重。不食等證。噤口痢卽痢而不欲飲食之謂。由於消化液分泌非常減少而致。邪格三焦。丹溪法人參黃連石蓮子。後世都宗瀉心湯半夏瀉心湯去甘草大棗加枳實。尤屬奧妙。休息痢時止時作，成慢性疾患。兜濇太早。千金方駐車丸。治爲扼要。補中法補中益氣湯加木香蔻仁。亦必參投。其或脾腎陽虛。陰邪下迫。關閘大開。晝夜痛泄。往往肛門括約筋痲痺。乃危險之候。戊癸少化火之機。命陽無蒸變之力。是以爲嘔爲脹。不飢不食。參仲景理中湯。腎氣丸。或景岳胃關煎。理陰煎。以上四方。皆溫補脾腎之法。痢之屬虛寒滑脫者。則宜。但夏秋痢症。多屬濕熱。關閘大開。晝夜痛泄。十九多須攻下。一有誤施。死生立判。不可不以四診爲的據也。脫肛尚屬濕熱。勿升勿補。因痢脫肛。多勿宜升補。用五苓散加寒水石。厥陰常多下痢。色赤宜柔宜通。白頭翁湯又阿膠生地麥冬白芍丹皮銀花穭豆皮之屬。桃花湯治肢冷脈微。痢下赤色。駐車丸療陰虛痢血。以上證治。如屬西醫有所傷寒性赤痢。考腸窒扶斯後期之便血。便中或雜粘液。少裏急後重。但三方略有寒熱之不同。抑又參之肢冷脈虛。痢如爛肉腹痛。宜補寒。附子理中湯加肉桂肉蔻。按裏必不急。後必不重。縱初起毋用清疏。陸肖愚案。病久脈滑。舌苔黑。可攻消潤字丸下之而愈。雖產後勿愁瞑眩。陸養愚案。氣下陷而進升柴胡麻。當知趨避。（用補中益氣湯。倘不合宜。反至濁氣上升。作脹作嘔。）症已危而投肉桂附子。應識機宜。（無力服參者。不可輕投大熱。）又聞百順丸開關最捷。三奇散（張石頑曰。服補中益氣治休息痢不應。反下鮮紫血塊者。以此湯倍防風加羌獨升柴。）風泄當施。（上注證治即名風泄。）痢久淹延。大棗烏梅當參朮。（宜貧不能服參者，）津枯。（下痢。難）迸迫（出）首烏麻子（仁。當歸。郁李仁。枳實。）及羊脂（煎。）伏龍肝作湯丸。（伏龍肝煎湯下查炭熬枯渗糖二味爲丸。）治產痢莫言平淡。鮮藕汁（煮熟）和砂糖米。（兼進陳米稀粥。）療噤口痢勿云效微。楊梅酒侵。（楊梅浸燒酒半年以上。）乃赤白之奇品。蘿蔔（海）蛇（。二味共）煮煎。是食痢之驗方。痢止腹痛（。不可忍者。）良薑芍藥等分。膿血頻多。（腹痛欲絕。）乳香末藥散（奪命）。如神阿膠湯（神仙團參阿膠散作湯服。）治五色（惡臭者卽壞疽性赤痢。）後（不良。）狀如魚腦。治痢散療。起初赤白皆驗。至於厥冷。一因亦分陰陽虛實。（有熱痢初起未經疏利。以致壅遏不通。而肢體厥冷。六脈模糊者。其證必脹痛迸迫。寒熱。舌上被苔。）敗症誰惡莫如（發）斑狂躁除中。（此皆不治。）下多亡陰之餘。尺偏滑動。洗小無神之脈。後必多凶。（易變厥逆。自敗症句至此。詳醫門普度。）又若久痢不痊。水漿不入。脣寒氣少。下利純血。噤口嘔逆。並是絕症難療。（詳醫宗金鑑。）他如裏急後重。（肛門括約肌攣縮所致。）口渴腹疼。便赤熱躁。嘔逆噁心。並難執乎一例。（有陰陽虛實之不同。）宜詳察乎諸因。（詳景岳全書。按此皆痢症經過中時有之證候。景岳所論者嫌模糊。不足法宜另考。）

本篇各方配合

人參敗毒散（人參、羌活、獨活、柴胡、前胡、桔梗、枳殼、川芎、薄荷、茯苓、生薑、甘草、）芍藥湯（證治準繩）（黃芩、黃連、芍藥、木香、檳榔、歸尾、甘草、或加桃仁、）又（潔古）（黃芩、黃連、芍藥、木香、大黃、歸尾、肉桂、甘草、大棗、）桂枝湯（仲景）（桂枝、芍藥、甘草、生薑、大棗、）葛根芩連湯（仲景）（葛根、黃芩、黃連、甘草、）小柴胡湯（仲景）（柴胡、黃芩、半夏、人參、甘草、生薑、大棗、）小承氣湯（仲景）（原朴、枳實、大黃、）溫脾湯（本事方）（厚朴、大黃、甘草、肉桂、附子、乾薑、）駐車丸（千金）（阿膠、黃連、當歸、乾薑、）補中益氣湯（東垣）（黃耆、歸身、人參、白朮、陳皮・甘草，升麻、柴胡、）半夏瀉心湯（仲景）（人參、半夏、乾薑、黃芩、黃連、甘草、大棗、）理中湯（仲景）（人參、白朮、炮薑、甘草、）腎氣丸（仲景）（乾地黃、山藥、山萸、粉丹皮、澤瀉、茯苓、肉桂、附子、）胃關煎（景岳）（熟地、白朮、山藥、扁豆、炮薑、吳萸、）理陰煎（景岳）（熟地、當歸、肉桂、乾薑、炙艸、）五苓散（仲景）（猪苓、茯苓、白朮、澤瀉、滑石、）白頭翁湯（仲景）（白頭翁、秦皮、黃連、黃柏、）桃花湯（仲景）（赤石脂、乾薑、粳米、）附子理中湯（證治準繩）（理中湯加附子）潤字丸（陸養愚）（橘紅、牙皂、花粉、山查、白杏仁、前胡、枳實、甘草、檳榔、半夏、生大黃、）百順丸（景岳）（川大黃、牙皂、）三奇散（六科準繩）（枳殼、黃耆、防風、）羊脂煎（千金）（羊脂、白臘、黃連、蜜、酢、烏梅肉、亂髮、）奪命散（烟霞）（乳香、沒藥、）神仙團阿膠散（葉氏）（人參、御米殼、黃耆、阿膠、）治痢散（心悟）（葛根、苦參、陳皮、麥芽、陳松羅茶、赤芍、山查、）

氣與胃腸病

四年級黎年祉

緒言　是篇主旨。在欲明闡國醫所謂『氣』之一部分眞義。兼討論其論理治法之是否合理。並及西醫于此等病症有無特殊之療法。可爲他山之助者。雖自知其識見之狹隘。然愚者一得。或有幾微之可取歟。

何謂氣　氣之一字。在古籍上之意義。殊爲廣泛。而不易加以解釋。與下其定義。如氣血之氣。則幾代表人體生活力之全部。氣分之氣。則與血分對稱。而隱括疾病在某種時期之全部。六氣之氣。則自然界之變遷。幾乎一網打盡。其他瑣瑣。尚不知有幾許。若欲分析解釋。勢非專篇不可。故茲所論。不得不稍加以限制。余之爲此。初非有意乖張氣字之本義。而實爲劃出氣字本義之一部。加以探討也。吾所認爲氣之一部分眞義者。爲一種有體積無色無形之物質。當其居留于人體。則佔去相當之空間。而令人感覺痞脹不舒。其運行也。則摩盪人體之某部。而感覺有一種物質之經過。其畜積胃腸者。因由腐敗醱酵而產生。故恆帶有異臭。

胃腸氣體如何產生　據今日病理學說。皆由于消化不良。食物停潴醱酵之故。蓋酵母菌 Yeast Plant 爲單細胞植物。其質至賤。隨處可生。合糖類之流質。尤爲其寄生之佳良大本營。吾人飲物中之澱粉質。經唾液之拌和。則分解爲糖質。此種糖質入于胃中。若因消化不良而停留過久。則酵母菌乘機繁殖。糖質被其分解爲酒精及炭酸氣。炭酸氣畜積既多。則胃壁緊張而有脘痞之感。痞極則胃肌起收縮作用。迫開噴門。而令氣體排出。是謂之噫。其在腸部。理亦同等。考之成說。則謂乃由腸胃鬱結。穀氣內發。鬱在胃。則上爲噫氣。鬱在腸。則下爲矢氣。是其觀察甚爲準確。惜未能深切說明其理耳。獨務博之書。其推論病原。往往牽涉甚雜。此以氣體固皆由一消化不良而來。而所以致消化不良者。則非一故也。國醫從原因之原因。謀根本解決之道。故立論未免甚繁。然欲求愈病者。則非此不可。

胃腸積氣之徵候　西醫診治胃病。若欲確知其胃壁擴張至如何程度。除用水內服。察其胃下彎之限界外。常用某種藥物內服。更進以相當之水分。則起分解作用。析出一種氣體。充滿胃中。而胃之形態。隆然呈予吾人之目前。此時病者卽覺胃部脹滿不適。是卽為痞。稍間片時。胃肌起收縮作用。將氣體由食道排出。是卽為噫。不過其氣體或由人造。或由病理的產生耳。若此氣在腸。則為腹脹。因腸之運動而行走。則為腸鳴。或突出肛門。則為轉矢氣。證雖有五。實則皆一氣之崇耳。分述于次。

噫氣　或曰噯氣。氣由胃中上升。經咽而出于口也。與噦異。噦者喉間呃呃然作聲。初無一種物質隨之上升。故不得為氣病。與嘔吐更不同。嘔吐必有痰。涎。血。食之類。隨之而出。噫氣則一氣之外無他物。論其原因。無非由于消化不良。更進而求其消化不良之原因復甚多。如神經性消化不良。有本證。其原因在神經衰弱。（謂由于鬱）胃癌。胃潰瘍亦有本證。其原因則由胃中之實質受害。（肝胃氣）急慢性胃炎有本證。而原因于傷食。胃擴張。胃弛緩。胃下垂俱有本證。而原因于胃壁之鬆弛。缺乏運動。致食物容易停留于胃中。致起腐敗醱酵也。

轉矢氣　素問脈解篇曰。「得後與氣。則快然而衰。」其所謂氣。蓋卽指此。快然而衰者。因氣體既排於體外。則腸中異物之感已除。而頗覺舒適也。或作轉失氣。俗謂之屁。卽一種氣體由腸中經肛門而排于體外也。無混淆之症。醫學上分為二種。一卽傷寒論上之轉矢氣。僅有氣而無其他物質並出也。一卽金匱下利篇之氣利。俗名夾水屁。尤怡註曰。「氣與屎俱失也」是故轉矢氣者。每與便祕相因而至。而夾水屁則常與下利同見。何則。仲景之視轉矢氣。頗恃為大便祕之主徵。與潮熱。手足汗出。小便利。譫語。同等重視。論曰。「……若不大便六七日。恐有燥屎。欲知之法。少與小承氣湯。湯入腹中。轉矢氣者。此有燥屎。乃可攻之。若不轉矢氣者。此但初頭鞕後必溏。不可攻之。……不轉失氣者。愼不可攻也。」又曰。「陽明病。譫語。發潮熱。脈滑而疾者。小承氣湯主之。因與承氣湯一升。腹中轉失氣者。更服一升。若不轉失氣。勿更與之。……」可以證也。蓋大便祕結。在熱病經過中。不外水分之耗散過多。腸中乾燥之故。漸熱。汗出。小便利。皆足以耗去大量之水分。故皆得為大便硬之一徵。便結既久。則糞塊腐敗醱酵。發生氣體。而排出肛門。故屁者。尤為大便硬之確診也。至于氣利。金匱主訶黎勒散。而金鑑釐為虛實二證。曰。「所下之氣臭穢。所利之物稠粘。則為氣滯不宣。或下之或利之。皆可也。若所利之氣不臭。所下之物不粘。所謂氣陷腸滑。故用本方（指訶黎勒散）以固腸。或用補中益氣湯以舉陷亦可。」蓋前者為腸炎之初期。不消化食物。雖得下利。而其利不爽。其內容尚多。故主以通下。俾其腐敗之內容。洗刷一清。為害之物既去諸恙自可漸已。後者乃腸炎之經久不愈者。腸內容均已排于體外。故但與止濇即可。

腸鳴　因腸中積水或氣。由腸之蠕動。而奔走作聲也。往往與下利並作。亦腸炎之一證。急慢性腸加答兒及結核性腸潰瘍俱有之。仲景曰。「傷寒四五日。腹中痛。若轉氣下趨少腹者。此欲自利也。」又曰。「……脅下有水氣。腹中雷鳴下利者。生姜瀉心湯主之。」是也。惟此處僅爲氣之一部。夫氣水之辨。仲景曰。「其人素盛今瘦。水走腸間。瀝瀝有聲……」此以其平素之體質辨也。丹溪引內經曰。「按腹不堅。水氣客于大腸。疾行則鳴濯濯。如囊之裹漿。」此以其證候辯也。倘其因氣而鳴。則與此大異。仲景曰。「腹中寒氣雷鳴切痛。胸腹逆滿。……」以其逆滿。故知其爲氣。何則。氣與水之比重。相去甚遠。氣質輕。故浮于上。而其脹也上逆。水質重。故沉于下。而其脹也如囊之裹漿。悉聚于下部。此皆言其絕對不同者。若通常腸炎。往往水氣俱有。故處方亦往往混治之。

脘痞　胃部壓重也。爲一種自覺證。凡神經性消化不良。慢性胃炎。胃癌。胃酸過多等屬之。其胃擴張。胃下垂。胃弛緩及急性胃炎之脘痞。則不但爲自覺證。同時又爲他覺證。方書別號脘脹。今則並附于此。皆由食物腐敗醱酵所致。而胃擴張。下垂。弛緩等三症。因胃之體積。本已擴大。即胃中空虛。亦有痞滿之感。急性胃炎則一時性停食過多。脹滿特甚。

腹脹　亦有自覺症及他覺症。前者曰滿。而後者曰脹。今略之。急慢性腸炎及結核性腸潰瘍俱有之。又曰鼓腸。其原因于腸狹窄者。以糞便不易通過狹窄部分。勢必停留于其上部。而腸壁擴張。爲醱酵之間接原因。

治療概說　前固已言之。氣之外候雖有五。而所以造成此氣之產生者。不過一消化不良。故其治療之目的。即在恢復其消化力。使復于常。第消化不良之原因又甚多。故治療亦因以不一。若見其噫氣。而投以降氣。見其痞脹。轉矢氣而投以理氣破氣。是對症療法。非探源之治也。此種療法。非不能排其氣于一時。而終無斬盡根荄之望。蓋所謂降氣。理氣。破氣之劑。初不外催進腸胃之運動。（新中藥曰。陳皮。刺激胃黏膜。使運動加速。丁香。使胃之蠕動迅速。檳榔。刺戟迷走神經。使腸之蠕動迅速。俱可證。）促氣體之排除。同時。因腸胃之運動亢進。故有幫助消化。消滅醱酵根本原因之效。仲景用小承氣湯。（中有枳實。厚朴。乃破氣之藥）以驗轉矢氣之有無。習俗治肝胃氣脹。必語病者。藥後得噯而脹即暢。俱斯理也。然若屢屢投以理氣之劑。腸胃受刺戟過度。藥物起習慣作用。於是初可以輕劑見効者。繼則非重劑不爲功。而終乃重劑亦如石投水矣。此時腸胃之運動力。極其薄弱。幾乎近于麻痺。故脹滿反甚。此事老于醫者。類能言之。相戒過用理氣之劑。丹溪曰。「世人痞塞。喜行利藥。以求速效。雖暫時通快。痞若再作。危殆滋甚。」其有見于此耶。又有謂忌用補藥者。而尤畏忌補氣之劑。其意以爲氣病氣本已多。耗之之不暇。今復加益。則腹中將無法容納。而痞必轉甚。殊不知補氣之劑。非眞能予人以氣體。若然則服黄耆者。事實上何以並不便便其腹乎。蓋彼見脘腹痞滿之患者。進補氣藥而痞滿益甚。以爲補氣之藥。果挾其所有之氣。納入其人之腹矣。不亦大可哂乎。推原其故。半由其無亢進腸胃運動之作用。半由其消化之不易。遵程云。「黄耆（補氣藥之最著者）極滯胃口。胸胃不寬者勿用。」以腸胃之缺乏蠕動及消化不良之患者。反進以不易消化之補氣藥。則消化益形障礙。何得不氣悶益甚。此時即進以尋常滋膩食物。亦無不如響斯應。豈獨補氣之藥爲然哉。以上爲自來醫家對于攻補之論調。其治法分條于次。

噫氣　旋覆代赭石湯　心下痞鞕。噫氣不除者。

本事枳殼散　痞悶作痛。噫敗卵臭。

回春破鬱丹　婦人噯氣胸緊。連十餘聲不盡。噯氣。心頭略寬。不噯即緊。

理中湯加枳殼。砂仁。香附。　老人噫氣。

右四方。第一方原因于下後續發之胃炎。近賢已有論之。然臨床上則不僅施于此症。第二方爲急性胃炎。故其氣臭如敗卵。且覺悶痛。良由食物停滯不化。故方意亦側重于推逐。第三方名爲解鬱。細析方意。亦不外健胃理氣。排除不消化食物。爲治標之計耳。第四方則側重于健脾。少佐理氣。適合于虚性病人。

轉矢氣　已詳前。

腸鳴　自來都謂爲水。無與于本題。惟內經「土鬱之發。腸鳴而數後。」後人主以平胃散加半夏。茯苓。木香。差近。仍多雜治水之藥。蓋因腸炎之滲出物過多。非此以制止其分泌不可耳。

脘痞　辛通法　舌白或白膩者。枳橘生姜湯。

苦降法　舌黃或焦黃。大黃黃連瀉心湯。

右二法。前者由胃中機能之不足。須設法與奮其機能。故用芳香辛辣之品以刺戟之。後者由胃肌之過度充血。須設法減輕其炎證。故用苦寒沉降之味以鎮靜之。惟此大部已非本題範圍之內。

腹脹　厚朴生姜。半夏甘草人參湯腹脹滿者。

腹脹痛而使祕者。小承氣湯。

右二方。前者爲虛。後者爲實。其關鍵全視大便之如何。若大便祕結。而不謀排除之。則氣體之產生。源源而來。豈僅理氣二字可以畢乃事哉。

其餘飲食治法及物理療法（電氣。按摩。水治法等）西醫論之獨詳。而國醫微缺。然又藥物療法中之克遼瑣甙 Kreosotum 利瑣耳金 Resorcinum 等。能制止醱酵。番木鼈 Strychni 之製劑。能刺戟胃肌。促其緊張。國藥中實無與此等同効之藥物。（或有之然余未能知）間有近似者。而其效能亦不甚確實。吾願有力者迅起研究。冀覺得其代用品。爲我國醫界補苴罅漏焉。

精神病概說

四年級朱華谷

疾病繁多。難以指數。然而大別之。厥有二端。器質病與官能病而已。器質病者。構成軀體之物質上所發生之病變也。有病灶可資鑒徵者也。官能病者。物質產生之勢力所發生之病變。而未及於器質。故無病灶可資鑒徵者也。予所論精神病。雖或間及於器質。然而強半則屬于官能病。

精神二字。內經常與魂魄並舉。如靈樞本神篇所云。而求其定義。則極少顯明連繫之解答。淮南精神訓曰。「精神。天之有也。而骨骸者。地之有也。」又曰「精神者。所受于天也。而形體者。所稟于地也。」古以地爲陰。形體骨骸。既取象于地。則載空間。可以手觸目覩之物質明矣。天爲陽。精神既取象于天。則虛無渺茫。無形無跺。不可以鼻嗅耳聞之勢力明矣。班固白虎通情性章曰。「精神者。何謂也。精者。靜也太陰施化之氣也。象火之化任生也。神者。恍惚太陽之氣也」夫以氣以恍惚馴精神。更可爲予說之佐證。莊生曰「澡雲而精神。淮南俶眞訓所論精神之用曰。「夫目察秋豪之末。耳不聞雷霆之音。耳調玉石之聲。目不見太山之高。何則小有所忘而大有所忘也」準此以觀。然則精神云者。更可得進一步之解答。一言以蔽之曰人之靈氣而已

吾人既知精神二字之定義所在。則精神病云者。當亦可不煩言而解。即所謂靈氣之病變是也。舉凡人格之病理變動皆屬之。

國醫論精神病之專籍不多覯。故治醫者每多忽此。夫七情之變化。雖曰渺于六淫之侵襲。然而癲狂一世。或癡呆終身。亦豈可等閒視哉。相對斯須。便處方藥。以有情之病變。乞靈於無情之木石。殆已

精神病之起因。屬於先天者。遺傳一也。屬于後天者。感受刺激一也。疾病之轉歸二也。

精神病之種類。證狀。治療等等。若毛指而髮舉。則累篇累牘。洋洋數十萬言。恐亦不足以盡其概。今擇其習見于各載籍之犖犖大者。得而言之。以爲吾儕臨診之參攷。

（一）七情

喜怒憂思悲恐驚。謂之七情。七情之偏勝。爲搆成種種精神病之原素。

何謂喜。素問宣明五氣篇曰。「精氣并于心則喜。」蓋人遇喜樂之事。精神與奮。氣行舒緩。以前所有種種不快。盡付東流。其有益於身心。固不待言。是以衞生家常提倡之。斯時也。器質方面。百骸舒寬。血液暢行。故素問舉痛論曰。「喜則氣和志達。營衞通利」然而日中則昃。物極必反。喜至太過。則亦流弊滋生。神經以之疲弛。血流以之遲滯。而心藏亦蒙其影響焉。故靈樞本神篇曰。「喜樂者。神憚散而不藏。」素問陰陽應象大論曰。「喜傷心。」喜笑之病。古皆屬之於心火。靈樞行鍼篇曰。「多陽者多喜」又曰「火太過爲嚇曦。嚇曦之紀。其病笑狂妄。」河間云「笑蕃茂鮮。淑舒榮彰。顯火之化也。故喜爲心火之志也。喜極而笑者。猶燔爍太甚而鳴笑之像也。故病笑者。心火之盛也。」治法多用黃連解毒湯或千金定志丸之屬。有痰者加菖蒲遠志半夏竹瀝等品。

何謂怒。素問五常政大論曰。「發生之紀。其病怒。」宣明五氣論曰。「膽爲怒。」氣交變大論曰。「歲木太過。甚則忽忽善怒。」蓋怒則百部緊張。動脈之血壓增加。靜脈之還流止息。致末梢血液鬱滯。甚至局部充血極度而致破裂外出。或引起局部之機能障礙。故舉痛論曰。「怒則氣逆。甚則嘔血及飧泄。」百病始生篇曰。「喜怒不節則傷臟。」靈樞本神篇曰。「肝氣實則怒。」調經論曰。「血有餘則怒。」素問陰陽應象大論曰。「怒傷肝。」疏五過論曰。「暴怒傷陰。」怒之爲病。古皆依肝胆論治。以爲肝膽取象於木。木性條達。一有所鬱。逆其條達之性。則激而成怒。大致用芳香理氣之劑。如大小柴胡。越鞠。七氣。四磨。四七。柴胡疎肝。沉香降氣之屬。

何謂憂。素問陰陽應象大論曰。「心在聲爲笑。在變動爲憂。」夫愁眉不展。頹喪懊憹。」憂之象也。斯時也。氣道壅滯。胃次窒悶。故靈樞篇曰「憂愁者。氣閉塞而不行。」口問篇曰。「思憂則心系急。心系急則氣道約。」呼吸爲之鬱滯。肺氣爲之不宣。故素問陰陽應象大論曰。「憂傷肺。」氣機不利。每易引起消化不良。或大小便閉結。至是則脾藏亦傷矣。故治之之法。如尊生靜神散之外。有取用濟生歸脾湯者。

何謂思。素問陰陽應象大論曰。「脾在志爲思。」靈樞本神篇曰。「因忘而存變謂之思。」夫因忘而存變謂之思。誠若靈樞所言。萬事之成就以之。世界之演進以之。雖然朝斯夕斯。竭心力。絞腦汁。亦未始與身體無礙。神經以之疲勞。消化以之呆滯。食欲以之減退。故素問陰陽應象大論曰。「思傷脾。」舉痛論曰。「思則氣結。思則心有所存。神有所歸。正氣留而不行。故氣結矣。」古以脾之神爲意。意爲心之所發。由發而漸引曰思。思屬於心。故謂思發于脾而成于心。故治法每有兼及者。普通用清心補血湯。益榮湯。養心湯。定志丸。靜神丹之類。

何謂恐。素問陰陽應象大論曰。「腎在志爲恐。」靈樞經脈篇曰。「腎足少陰之脈氣不足則善恐。心惕惕如人將捕之。」夫人受極度之刺激。自計必不免于危險者。則恐怖生矣。斯時也。壯志全消。故靈樞本神篇曰。「肝氣虛則恐。」隨意神經因抑制太過。遂影響及不隨意神經而遏止其作用。于是血液沉降。而顯面色無華。故傷寒論曰。「人病恐怖者。脈行如循絲纍纍然。其面白脫色也。」甚至有寒慄失溲者。故素問舉痛論曰。「恐則氣下。恐則精卻。」素問陰陽應象大論曰。「恐傷腎。」考治恐之法。古有腎肝肺心四藏之分。而其注重則仍在腎。以其原出于腎也。腎傷者。用六味或八味丸加枸杞遠志等塡髓寧神之品。肝虛者。六味丸加棗仁龍齒或酸棗仁湯去黃芎蓮肉加山藥丹皮白芍之屬。屬胃者。四君子湯等壯氣之劑。加木香之屬。屬心者。遠志丸加硃砂琥珀犀角之屬。或定志丸加金銀箔琥珀犀角龍齒之屬。

何謂悲。素問陰陽應象大論曰。「肺在志爲悲。」五常政大論曰。「伏明（火不及也）之紀。其病昏惑悲忘。從水化也。」夫人受傷感之刺激。則中樞隨意神經反應而與奮。斯時也。心搏動爲之充進。呼吸爲之迫促。然而爲時過久。則將因疲勞而陷入退行。故素問擧痛論曰。「悲則氣消。悲則心系急。肺布葉擧。而上焦不通。營衛不散。」至機眞藏論曰。「悲則肺氣乘矣。」治之之法。或用加味溫胆湯。安神補心湯等。依心肝兩虛爲治。或用生脈散。二冬膏。並加薑棗。潤肺氣。降心火爲治。

何謂驚。素問大奇論曰。「肝雍兩胠滿。臥則驚。不得小便。」痺論曰。「肝痺者。液臥則驚。」驚恐二字。常連貫而言。故驟視之。一若二而一。一而二者矣。實則不然。驚出倉卒。恐有漸致。驚出被迫。恐由自動。張子和曰。「驚者爲自不知也。恐者爲自知也。」良然。故靈樞經脈篇狀恐曰。「心惕惕如人將捕之。」素問陽明脈解篇狀驚曰。「聞木音則惕然而驚。」神經突感猛暴之刺激。不勝應付。遂麻痺而呈「木乃伊」狀態。故素問擧痛論曰。「驚則心無所倚。神無所歸。慮無所定。」可謂熨貼極矣。考治法。肝虛受風者。獨活湯珍珠母丸。酌用。氣鬱生痰而驚悸不眠者。四七湯加茯神遠志石菖蒲之屬。虛而有痰者。十味溫胆湯。或養心湯。熱鬱生痰者。寒水石散。痰盛而驚者。加味定志丸。心氣不足而驚者。妙香散。腎虛而驚者。宜人參黃耆當歸白朮玄參陳皮黃蘗之屬。胆虛而驚者。宜人參枳殼肉桂五味棗仁熟地杞子柏子仁之屬。血虛而驚者。宜硃砂安神丸。思慮過度而驚者。宜淸心補血湯。

七情之病理。既如上述。而治之之法。亦粗具梗概。誠能善自運用。當亦可左右逢原。措置裕如。然而仍未免無情治有情。雖間有能得効者。必其心靈已自釋耳。否則未敢所謂藥到病除也。且知犯何逆。隨證治之。誠若仲景所言。不滯故常。神而化之。是在醫者。譬之怒病列方。間有一二。未始不適用于憂思之候。喜病列方。間亦有適用于驚恐之症者。若夫刻舟求劍。按圖索驥。則其幸而獲效。亦僅矣。嘗讀丹溪書。診一婦人。以思夫致病。側身而眠。形若木雞。百醫罔效。丹溪至。刮以耳光。詬以猥褻。婦怒而醒。然後曉以喜樂之事。以漸向愈。衆叩以故。丹溪曰。「憂思鬱結。非藥石所得效。余以怒勝之。蓋宗內經之旨。」一事果然否。效果彰否。不暇辨。且以五行生尅爲言。似難徵信。然而所治于藥石之外。亦足爲後人所師法也。又七情之變化。每爲各種疾病之誘因。何則。七情內變。則正氣薄弱。而外邪易侵也。故七情列方。多非治七情之藥。然則醫者遇此。又當出入其間矣。

(二)癲狂

癲狂二症。靈樞編爲一門。素問亦多雜出。後世諸家。都宗越人難經三十難所云。「重陽者狂。重陰者癲」之說。於是陰陽寒熱。存乎其間。水火冰炭。不相混淆。治法以之大相逕庭。然而五十九難又曰。「狂癲之病。何以別之。然狂疾之始發。少臥而不飢。自高賢也。自辯智也。自倨貴也。妄笑好歌樂。妄行不休是也。(此數語亦曾一見于靈樞癲狂篇)癲疾始發。意不樂。僵仆直視。其脈三部俱盛是也。」然則難經所之癲疾。又似後世所謂發則昏不知人。眩仆倒地。不省高下。甚而瘛瘲抽掣。目上視。或口眼喎斜。或口作六畜之聲之所謂癇病者矣。實則果不侔也。

癲病者。悲泣無定。哭笑無常。語無倫次。如醉如痴。不知穢潔。不知恥辱。狂者猖獗剛暴。登高而歌。棄衣而走。罵詈不避親疎。踰垣上屋。非力所能。狂病之發。卒然而成。癲病之發。以漸而來。

癲病俗又謂之失心風。思慮傷心而得者。酒調天門冬地黃膏。心經蓄熱。或時煩躁。眼鼻覺熱者。定志丸加黃芩黃連麥冬牛黃。實者涼膈散加川連麥冬菖蒲。或用芩連淸心丸。因驚而癲者。宜抱龍丸。痰火俱盛者。甘遂散吐下之。心氣不足。神不守舍者。宜歸神丹。若大病後心神虛散而得者。亦可用。因思慮忘想不遂。致神不守舍。忘言忘見。若有神祟所憑者。初起用半夏茯苓散。日久爲湯藥所汩。神出舍空者。大劑獨參湯加薑汁竹瀝。塡補其神。氣結爲痰。鬱閉其神識而癲者。專服四七湯。

狂病之治。上實者從高抑之。生鐵落飲。抱膽丸。養正丹。在上者因而越之。來甦丹。瓜蒂散之屬。陽明熱甚。胃家實者。宜下之。大承氣湯當歸承氣湯。以大利爲度。微緩時再以瓜蒂散入防風末藜蘆末吐之。其病立安。後以調心散。洗心散。涼膈散。解毒湯等以調之。不欲食。大小便通調。脈來緊盛。骨節煩疼。翕翕如有熱狀。奄奄如狂。濈然汗出而解者。此陽明經熱。欲作汗而狂也。不需藥。宜頻服薑湯助其作汗自解。熱入血室。發狂不識人者。宜小柴胡湯加犀角生地黃或用牛黃膏牛黃解熱丸。少腹急結。脈沉身黃。唇焦漱水。小便自利者。此爲蓄血如狂也。桃核承氣湯。温病熱病時疫熱毒內盛。脈大腹滿。便祕發狂者。並宜承氣合黃連解毒湯。若脈浮兼表證者。涼膈散。雙解散。三黃石膏或大承氣加薑棗。皆能發汗解表也。汗盛多怒狂妄者。鍼足大敦穴屢驗（在足大指上）心經邪熱而狂亂者。宜牛黃瀉心湯。或黃連瀉心湯。直視便溺自遺。與汗後大熱脈躁狂言不食。皆不治。

(三)臟燥

藏燥之症。古皆以爲婦人所獨有。故西醫名之曰歇司的里。Hysterie（子宮之意）蓋沿舊名也。金匱婦人妊娠脈證篇曰。「婦人藏燥。喜悲傷欲哭。象如神靈所作。數欠伸者。甘麥大棗湯主之。」實則不特男女兩性所共有。卽孩提亦有發生本病之可能性者。故日人栗園氏釋甘麥大棗湯主治曰。「凡右腹下臍邊拘急有結塊者。用之有效。又小兒之啼泣不止者。亦效。又可用于大人之癇症。（此癇殆癲字之訛）此所謂病急者。食甘以緩之之義也。先哲遇夜啼客。大抵用此方治之。」又如心虛驚悸。悲傷不止者。淡竹茹湯。或以紅棗燒存性。半飮調下。

縱觀癲狂藏燥三者。皮相論之。似狂病至重。癲症藏燥次之。然而治之得法。狂病速成而易去。癲與藏燥緩來而難瘳。何則。蓋精神病之挾有自主力者最難治。以其施術之時。其精神上之變化。每予醫者以掣肘也。狂病似乎知覺全失。而癲與藏燥。則猶可謂于半知覺狀態中也。不特所謂陽病易治。陰症難療而已。精神病之種類。除上述者外。又有所謂夜行症等等。治法又有所謂工作療法。理學療法。精神療法。按摩療法等等。限于篇幅。不克備載。一在醫者之隨機應變而已。

嗚呼。世事滄桑。人心變幻。志士有銅駝荊棘之悲。曲子有燈窗困厄之苦。父母舐犢。孺子割股。精憂任怨。虎視狼眈。世無莊周。孰能達觀。然則精神病將以時厄以益多。將以時厄以不勝醫矣。

(附則)詐病

病非人所樂生。何以有詐。蓋或以鬬毆。或以訟爭。或以妻妾相妒。或以名利相關。則人心狡猾。出乎其間。仲景曰。「病者向壁臥。聞師到。不驚起而盼視。若三言三止。脈之嗞唾者。此詐病也。設見脈自和處。或師持其脈。病人欠者。皆無病也。但言此病大重。當須服吐下藥。鍼灸數十百處乃愈。」嗚呼。使無燭照之明。則鮮有不爲其欺者。然而以欺攻欺。醫家之用心苦矣。特附錄于此。以志遇可疑之病之不可妄治也。

肺臟中西學說貫通研究

四年級王輝中

按中西學說。論肺均極詳明。茲特會而通之。經云。肺主氣。西說謂人身體中養化作用。不可或缺。故宜輸養氣於體內。新陳代謝。炭酸發生。又宜驅炭酸於體外。於是呼吸作用起焉。其作用以肺臟爲主。此非肺主氣之說乎。經云。肺主皮毛。西說謂呼吸分二種。一外呼吸。一內呼吸。外呼吸又分二種。曰肺臟呼吸。及皮膚呼吸。肺臟呼吸。爲肺本臟之呼吸。其竅在鼻。人所共知。皮膚呼吸。其竅在毛孔。西人謂人之外皮。亦具呼吸機能。以起氣體交換作用。但其機能極弱。攝取之養氣。不過肺百八十分之一。排出之炭酸。不過二百八十分之一。是人體息息相通。鼻孔氣進出呼吸。毛孔氣亦進出呼吸。特其體量較小耳。此非肺主皮毛之說乎。經云。肺爲五臟之源。西說內呼吸者。大循環之毛細管。與百般器管之氣體交換也。自血液中賦與養氣於各組織中。又自各組織中吸收炭酸於血液中。血液在各組織中。輸入養氣。取入炭酸。在肺中取入養氣。排出炭酸。質言之。卽爲五臟大腑排去濁氣。而輸入清氣是也。此非肺爲五臟之原之說乎。經云。營衞會於手太陰肺。西說肺管之末。有微小細胞。與微絲血管。交錯密佈。吸入養氣。排出炭酸。純以此點爲交互市場。營者血。衞者氣。微小細胞爲氣管。微絲血管爲血管。二者交錯於肺。此非營衞會於太陰之說乎。如此尚多。略舉數例。如反覆研究。必奧妙不盡。而西說有優於中說者。如肺司呼吸。中西學說所同。究之肺能容氣若干。中說尚無定論。而西人得科學之助。加以細密較量。謂肺之容量爲三百三十立方寸。呼吸每年至少七百萬次。吸氣十萬立方寸。所潔之血。三千五百噸餘。此西說優於中說者一也。中說雖云肺主呼吸。而呼吸之氣。其成分多寡。有何變異。尚未研及。西人則較量極精。其論吸氣之成分。謂乾燥空氣。其百分中含養氣二〇•七。淡氣七八•三。炭酸〇•〇三二。及少量之水蒸氣。吾人吸之。以資營養。故吸氣之成分。卽空氣之成分也。其論呼氣之成分。謂呼出之氣。與吸入之氣。其成分互異者。以氣當吸入後。起一種化學作用。呼氣比較吸氣中養氣減少四・一。炭酸加多四・三六八。淡氣之量不變。因而定呼吸之變化。在養氣與炭酸之互易。此西說優於中說者二也。肺體柔軟。故生肋骨。防衛外界刺激。肺氣清肅。故生膈膜。撫蔽下方濁氣。然使肋骨。不上下推動。膈膜不上下伸縮。則必礙肺體漲大。有妨呼吸之功能。中說僅言上焦如霧。上焦為宗氣所居。未研究及此。而西說謂二者。有助呼吸妙用。極力發揮。是論肺而及肺之環境。將上焦呼吸形狀。全盤託出。足補中醫所未及。此西說之優於中說者三也。而中說亦有優於西說者。如西人祇知血液循環。不知氣液循環。雖近年發明汁循環。其圖式層網密布。與血細毛管一致。然言汁而不言氣。終差一黍。而中說則發明在四千年以前。經曰。營行脈中。衛行脈外。周營不休。五十度而復大會。又曰衛氣行陽二十五度。行陰亦二十五度。分為晝夜。此中說之優於西說者一也。西說肺氣吸去血中炭氣固已。然不惟血賴氣排去穢濁。水亦賴氣妙其運化。西說則未辨及。經曰。飲入於胃。游溢精氣。上輸於脾。脾氣散精。上歸於肺。通調水道。下輸膀胱。水精四佈。五經幷行。將氣化水。水化氣。氣化水行。一身上下內外。活潑潑完全繪出。此中說之優於西說者二也。西說言氣之多寡。氣之成分則詳。而氣之根源則不知。根源何在。兩腎中間動氣是也。經曰。逆其根。伐其本。則害其眞矣。氣之精華凝結者。西人亦不知。凝結者何。老子曰。道無可名。強名之曰道。此物亦無可名。強名之白魄。故經曰。肺藏魄。實令指之。魄即肺氣之朗潤淸華者也。肺主呼吸。孰為為之。孰令致之。蓋有紀綱。是主宰是之大魄力在也。不然人死。肺臟組織亦猶是也。何以不能呼吸也。又人死氣斷。陽氣出上竅。陰氣出下竅。下出者為魄。故肛門又名魄門。言人死魄從此去也。上出陽氣易散。下出陰氣善凝。故人死非道者不能化神。而常人則普道化鬼。不達魂魄之理。安足以窮生死之理。此中說之優於西說者三也。合觀以上中西學說。一究形質。一究氣化。各有所長。會而通之。肺之全體功用則愈明矣。

凍瘡膏之討論

二年級薛定華

凍瘡一病。多見於冬季。因嚴冬之時。外界空氣寒冷。耳及四肢。時受刺激。皮下組織起異常狀態。則血行障礙。微血管鬱血。則凍瘡成矣。故初起之時。鬱血部分發生水疱。（皮膚粗糙之部屢生皹裂 Rhagade 而出血）皆由鬱血更滲出而起。呈腫脹狀。甚則成爲潰瘍也。前期月刊中。曾有同學言之甚矣。今余不必再此一舉。然因余對于是問題。早存疑問也。其動機發生于本級課餘醫藥研究會製藥組試製凍瘡膏時。以松香黃占同麻油煎熬而成。爲治已潰凍瘡之外敷劑。當時許多同學。談及本校事務主任黃寶忠先生。有至驗凍瘡膏之祕方。每年製成施送。結果非常靈驗。但未知以何藥配成。據云方以涼性藥。不以溫藥也。余聞之之後。多方參攷。終未有見以涼藥治凍瘡也。近據友人潘君告示凍瘡膏一方。是方乃他家所祕傳。其配伍皆用涼藥。外敷治凍瘡發炎腫痛頗有效驗。余喜而錄之。以供諸同學之研究也。方列后

凍瘡膏

側柏三兩　黃柏二兩　茄根二兩　楝樹果二兩　冬瓜皮三兩　梅片三錢　川連一兩　連翹二兩
甘遂二兩　黃芩二兩　甘草一兩　五倍子一兩

右味共研極細末。勿洩氣。加陳黃酒少許。麻油調外敷。治凍瘡腫赤疼痛或潰爛。

是方之藥物配伍。性皆寒涼。有消炎之功。收斂之能。但余未經試驗。始終懷疑不決也。適昨閱京江趙竹泉先生所編著之內外驗方祕傳一書中。有治凍瘡一方。所配藥味。與余友所述者大同小異。亦用涼藥。今又錄于下。以供考證也。

趙竹泉先生凍瘡驗方（側柏三錢　茄根黃柏各二錢　蠶豆葉三錢　楝樹果二錢　冬瓜皮三錢　甘遂二錢
川連一錢　鴿屎二錢　黃芩二錢　蛤粉灰三錢　甘草一錢）
晒乾爲末。以陳酒姜汁蜜和敷。

以上兩方之比較。藥味之去入。不過蠶豆葉。鴿屎。蛤粉灰。冰片。連翹。五倍子等味。但兩方之本性。各仍有消炎之功。經我友之試驗。及趙氏之經驗。是二方確有可取。蓋凍瘡雖因寒而生。但當其局部發炎時。則非涼藥消其炎不爲功。正合黃先生之說也。故陽和膏僅治其最初時有效。是二方治凍瘡腫赤疼痛爲最宜。潰後賴其收斂者。余以爲其效甚微。余希望各同學。有見患凍瘡者。與以一試。

上海市國醫公會設立中國醫學院概況

歷史　民國十六年開辦計第一屆畢業生十八人第二屆畢業生二十四人第三屆畢業生十六人第四屆畢業生三十三人

負責人員　除院董會外院長薛文元名譽院長朱南山副院長朱小南蔣文芳教務長蔣文芳（兼）訓育主任朱鶴皋事務主任黃寶忠

現任教授　講堂教授丁福保謝利恆秦伯未祝味菊方公溥費通甫張贊臣許半龍包識生包天白沈石頑吳克潛王潤民章巨膺沈嘯谷景芸芳朱壽彭章鶴年蔣文芳（以上國醫學）張劍雄葉信誠（以上西醫學）住院實習教授張廉卿院外實習教授李遇春馬濟仁趙實夫唐亮臣俞岐山謝也農

學級編制　分一二三四年級四級秋季始業四年畢業自民國二十三年起添招春季始業一年級新生五十名推行雙軌制以爲分系之準備

現有學生　一年級生六十名二年級五十七名三年級四十二人四年級三十一人共計一百九十八

▲附教學方案如左▼

宗旨　本學院遵照中華民國教育宗旨以研究中國歷代醫學技術融化新知養成國醫專門人材充實人民生活扶助社會生存發展國醫生計延續民族生命爲宗旨

學程　一年級黨義國文生理解剖藥物醫經醫學常識醫史醫論病理方劑傷寒等科二年級黨義國文藥物醫識傷寒病理方劑

診斷温病外科醫論婦科兒科雜病等科

三年級上午臨診實習下午金匱經方外科婦科兒科花柳科喉科眼科温病雜病等四年級（1）臨症處方（2）教師指導（3）同級研究（4）課外閱讀

教材　整理固有學術之精華列爲顯明之系統運用合於現代之理論製爲完善之學説生理解剖外科急救等並採用西醫學術各科講義均由各教授自編

實習　三年級生每日上午至各名醫處臨診實習四年級生於教師指導下在本院施診所臨症處方在醫院內臨床實習

本院招收二十三年度春季始業一年級男女新生五十名（即日開始報名）

資格　中學畢業或有相當程度者　**手續**　（1）塡寫履歷書（2）呈驗畢業證書或其他證明文件等（3）繳納考試費洋一元（錄取與否概不發還）保證金五元（錄取在學費內扣除不取則發還）（4）最近四寸半身照片一張

辦法　將上開手續辦齊逕交本院招生委員會定日考試　或隨到隨考（試驗學科）國文

定二月十八日開學二月十九日正式上課　◎函索章程附郵票七分本院招收三年級插班生十名——試驗藥物病理方劑傷寒金匱——二年級插班生八名——試驗國文藥物病理——如有轉學證書等證明文件者免試（手續同前）

▲院址　上海公共租界北河南路東首老靶子路口二四二號洋房

◉本院第四屆畢業紀念刊內載畢業論文及教授大作四十餘篇篇篇精采句句誠肯均屬師生四年來之點滴心血關懷中國醫學在時代的趨勢者不可不讀定價每册大洋壹元凡醫藥團體憑有正式公函者及投考新生均得享半價優待

民國廿三年三月一日出版

定價 每期大洋二角 全年二元（郵費在內）

編輯者 王潤民（學院之部） 蔣文芳（公會之部）

發行者 上海市國醫公會 中國醫學院 老靶子路二四二號 電話四一一五四

承印者 民光印刷公司 上海新聞路甄慶里 電話三三六〇九

代售處 各大書局

上海市國醫公會
中國醫學院
月刊

潘公展題

▲國醫藥界空前創舉
▲光華醫藥雜誌第六期

女醫專號

本月十五日出版全刊均由女國醫撰述每篇並附作者最近照片共有三十餘幀內容豐富異常

登載國醫藥界重要消息內容一斑

緊要消息

蘇省主席陳果夫任本社社董　鎮江專電
江蘇省將開始管理國醫　鎮江專電
蘇民廳取締非正式西醫　鎮江快信

編者小言

蘇州西醫庸醫殺人案判決　蘇州快信
汪精衛反對中醫條例公布　南京快信
汪精衛肝病迄今未愈　本埠特訊
汪精衛夫人陳璧君信仰國醫　本埠特訊
中央國醫館粵整會改組　南京快信
北平建設偉大之國藥化驗所　北平快信
義公使館徵詢我國樟腦大黃　北平快信
浙省救濟院補瘟盛況　杭州快信
獎金萬元徵求肝癌療法　南京快信
暹邏大華醫院發生風潮　暹京專電

評論　朱殿

中國醫藥科學化之急迫要求　北平饒鍾雲
國醫界一個偉大的革命工作　江陰曹柱鳳
改進國醫藥先決條件　北平孫靜雲
提倡女醫事業之重要　杭州樓載訴
女子學醫可以促進新生活運動　杭州裘吟五
現代女醫應有之修養　紹興曾六華
女醫服務社會兼能操持家政的特性　川沙謝瑜
經方與時方平議　上海周慧仙

醫事法律講座

醫師業務上過失與病家妨害名譽之刑罪合論　女律師楊志豪

醫藥界消息

國外通訊

一　女醫殺媳判決（駐美記者通訊）　二　英國任用女醫藥衛生視察員（駐英記者通訊）　三　瑞典女醫院發達（駐日內環記者通訊）

國內通訊

一　北平中醫學術研究社教部認爲正式高等學術團體　二　漢口國醫公會籌辦醫藥專校　三　浙江省國醫分館結束　四　江陰舉行國醫登記考試　五　金壇中醫公會召集大會　六　北平將編印醫藥年鑑　七　溫州普安施醫局開診無期　八　平市舉辦中醫考試　九　杭市第二次審查國醫訊

有趣的研究資料

無錫少女隱病　無錫通訊
長沙婦女產蛇　長沙通訊
意大利奇怪病人　羅馬通訊
十六年不眠　匈牙利通訊

讀者信箱

組織中國女醫社提議　海門魏雪芳
月經過多　蕪湖王秀英

尚有醫藥研究等細目不及詳載

定閱價目

全年十二期二元，半年六期一元，寄費在內，〔香港南洋與國外寄費另加〕郵匯不通之處，郵票代洋，九五折計算，惟以一分至五分之郵票爲限。

光華醫藥雜誌社　社址上海北山西路棣隆里九號

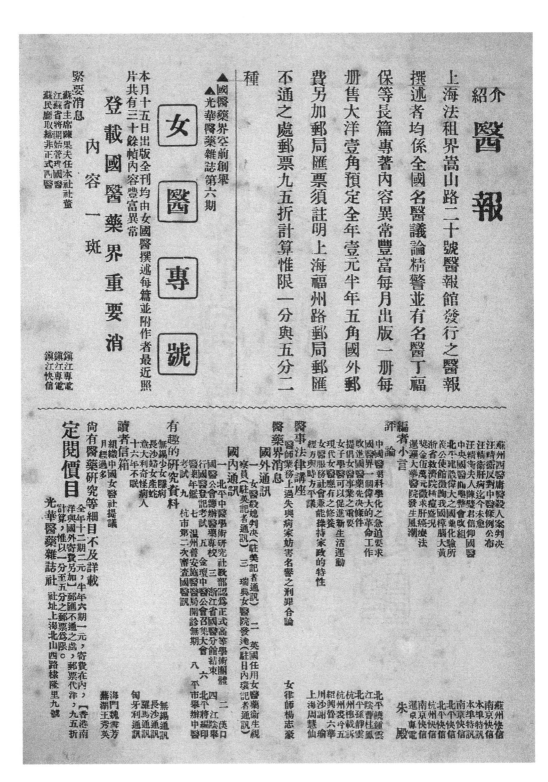

上海國醫公會月刊

●言論

●會議記錄

二月八日舉行第一次執監聯席臨時緊急會議

二月廿六日舉行第二次執監委員聯席會議

二月廿七日舉行第二次常委及各科主任聯席會議

三月十日舉行第三次執監委員聯席會議

三月十二日舉行第三次常委及各科主任聯席會議

三月三十日舉行等二次執監聯席臨時緊急會議

●鑑定

江陰佛神化學製藥社函請鑑定婦女至寶丹發給證明書 附婦女至寶丹藥方

復江陰佛神化學製藥社函

江蘇上海地方法院函請鑑定鮑蔗芬藥方函

復江蘇上海地方法院函

江蘇上海地方法院函請鑑定劉楊氏等評議書 附評議書

復江蘇上海地方法院函

●代電

長沙市國醫國藥公會魚代電

北平市醫藥民衆代表劉文英魚代電

會議記錄

二月八日下午八時舉行第一次執監聯席臨時緊急會議

出席委員　二十八人　主席　薛文元　陸士諤　紀錄　葉榮錡

甲、報告事項　一、收丁仲英先生爲因事赴杭此次會期請蔣有成代表出席函乙件　一、收謝利恆先生爲因事今夕會議請王警愚代表出席函乙件　一、收吳啓賢堂爲會員吳蔭堂病故乞准取消會籍函乙件

乙、討論事項　一、時報登載范天磬攻擊國醫一文應如何應付案　議決　交本會法律顧問毛霞軒研究後再定進行方法並推蔣文芳嚴蒼山二委員前去接洽　一，蚌埠國醫公會抄寄中央國醫館元電詢對於該電作何表示案

議決　存

丙、臨時動議事項　嚴蒼山委員提議　本會所設中國醫學院據辦事人報告辦事棘手應如何辦理案　議決　自本學期起應請薛文元院長行使職權負責辦理並由本會常委協助之　盛心如委員提議　本會所設中國醫學院及其附屬事業經濟狀況從未報告到會應否催令報告案　議決　自本學期前一切收支詳情應請負有經濟責任者從速報告

二月廿六日下午八時舉行第二次執監委員聯席會議

會議記錄

出席委員 十六八 主席 郭柏良 謝利恆 紀錄 葉榮錡

甲、報告事項 一、發組織科主任賀芸生爲抄錄議案請查照辦理函乙件 一、發楊彥和委員爲遵議請接洽各報編輯人員爲本會宣傳委員函乙件 一、發本會執監委員爲通知二月十日執監委員會期因近年關暫停舉行一次函共三十二件 一、發毛霞軒大律師爲聘請担任本會二十三年度常年義務法律顧問函乙件 一、發社會局市黨部爲呈報委員就職情形暨當選委員履歷乞准備案呈文乙件 一、發本會中國醫學院爲抄錄二月八日議案請查照函乙件 一、發本會常務委員爲抄錄二月八日議案通知協助院長辦理院務函共三件 一、收中央日報社第三卷第四·五期中央時事週報共貳份 一、收上海市衛生局第四卷第二期衛生月刊壹份 一、收中央國醫館第八·九期國醫公報共貳份 一、收上海市社會局爲據呈報當選職員宣誓及分配職務情形已悉批示乙件 一、收山西太原市中醫改進研究會第七五期醫學雜誌乙份 一、發上海市公安局爲會員黃寶忠被匪誘出兇砍受傷懇予嚴限破案法辦呈文乙件

乙、討論事項 一、江蘇上海地方法院函請重行鑑定鮑焦芬方中犀角一藥有無致死關係案 議決 組織審查委員會審查當推張贊臣包天白盛心如三先生爲委員 一、江陰佛神化學製藥社函請鑑定婦女至寶丹並乞發證明書案 議決 交審查科審查 一、上次保留之大會通過建築會所籌款辦法應如何執行案 議決 組織上海市國醫公會建築會所籌款委員會委員額定由常務委員聘任 一、上次保留之大會修正通過之國醫公約應如何公佈案 議決 呈請主管機關備案後再行登報公佈

丙、臨時動議事項 賀芸生委員提議 本會庶務科主任黃寶忠因公被匪砍傷應否派員慰問案 議決 派員慰問 薛文元委員提議 中國醫學院教務主任蔣文芳辭職甚堅應由本會常務委員會同該院院長及總務主任予以懇切挽留案 議決 通過 張贊臣委員提議 中國醫學院所發生事件以及罷教等情應由本會函請該院院

長切實維持到底案　議決　通過　盛心如委員提議　中國醫學院院董會應亟組織以維院務案　議決　通過　朱鶴皋委員提議　通過之組織中國醫學院院董會案恐與前議矛盾應請暫爲保留案　議決　俟朱委員提出矛盾意見後再爲核議進行

二月二十七日下午八時舉行第二次常委及各科主任聯席會議

出席　五人　主席　丁仲英　紀錄　葉榮錡

甲、報告事項　一、發常委及各科主任爲遵議舉行會議函共八件　一、收庶務科主任黃寶忠爲被匪砍傷請准假兩星期函乙件

乙、討論事項　一、審查委員會審查鮑蕉芬方中犀角一藥應定期召集案　議決　交審查科定期召集　一、組織本會建築會所籌款委員會應如何辦理案　議決　以執監委員爲當然委員外另聘醫界同人共同組織之　一、派員慰問黃主任案　議決　推舉丁仲英先生慰問　一、挽留中國醫學院教務主任蔣文芳案　議決　推舉三常委挽留

三月十日下午八時舉行第三次執監委員聯席會議

出席委員　十四人　主席　郭柏良　夏重光　紀錄　葉榮錡

甲、報告事項　一、發江陰佛神化學製藥社爲覆審查婦女至寶丹應予證明函乙件　一、發朱鶴皋委員爲抄錄二月二十六日議案請依案具復函乙件　一、發江蘇上海地方法院爲復鑑定鮑蕉芬藥方函乙件　附原件　一、收中央日報社第三卷第八六七合期中央時事週報共貳份　一、收上海市公安局爲會員黃寶忠被匪砍傷仰候嚴

令限日緝獲批示一件

乙、討論事項　一、組織科擬具組織增設疑難時症討論會及擴大貧病施診所辦法可否施行案　議決　二案辦法通過其簡章公推組織科主任賀芸生起草再行會議修正　一、中國醫學院薛院長函送組織院董名單應即聘任案　議決　院董照名單通過再增加八人共由十五人組織之當推丁仲英先生郭柏良先生秦伯未先生嚴蒼山先生許半龍先生包識生先生賀芸生先生朱子雲先生等八人爲院董並由各提議人分別徵求意見限一星期內報告到常委會加聘之　一、朱鶴皋委員函請嚴蒼山委員提議據辦事人員報告辦事棘手應請嚴委員說明辦事人員姓名及報告之事實俾明眞相應如何辦理案　議決　函請嚴委員書面答復　一、朱鶴皋委員函復對于本會請薛文元先生及常委協助院務一節但因二十一年六月五日之決議案載公會對于學院既由主持處一切全權辦理自不能越俎代謀二十三年二月八日之決議手續錯誤顯屬矛盾應如何解決案　議決　據來函研究並無矛盾之點照案函復

三月十二日下午八時舉行第三次常委及各科主任聯席會議

出席　五人　主席　薛文元　紀錄　黃棨錡

甲、報告事項　一、收山東醫藥總會爲請代向中國醫學院購買所編各科講義俾作指南函乙件　一、發常委及各科主任爲舉行會議函共八件

乙、討論事項　一、本會組織建築會所籌款委員會根據前議應如何徵聘委員案　議決　保留

三月三十日下午八時舉行第二次執監聯席臨時緊急會議

會議記錄

出席委員　十八人　主席　薛文元　謝利恆　紀錄　葉棠錡

甲、報告事項　一、收中央日報社第三卷第九·十·十一期中央時事週報各乙份　一、收暹羅中醫總會爲對於國醫事務請時通消息函乙件　一、收上海市衛生局第四卷第三期衛生月刊乙份　一、收上海華隆中醫院爲現已改進完善請證明介紹函乙件　一、收北平市醫藥民衆代表劉文英爲保存國藥通電乙件　一、收智育研究會爲請立法院更正通過之國醫條例代電乙件　一、發朱鶴皋委員爲抄錄三月十日議案函復查照函乙件　一、發嚴蒼山委員爲抄錄三月十日議案請查照具復函乙件　一、發組織科主任賀芸生爲抄錄三月十日議案請查照辦理函乙件　一、發上海華隆中醫院爲復證明介紹函乙件

乙、討論事項　一、江蘇上海地方法院函請鑑定劉楊氏等評議書案　議決　交上次審查委員會會同祕書處審查具復　一、上海市國藥業同業公會擬發起組織全國國醫藥團體聯歡會函請加入連名發起案　議決　先推蔣文芳朱鶴皋二委員接洽如何辦理俟報告到會再行核議　一、中國醫學院主持處主任朱鶴皋函請該院院務既由本會組織院董會負責辦理希卽於五日內派員來院以便移交案　議決　於院董會未成立以前仍由主持處負責但院董會必於一月內組織成立再爲辦理　一、組織科主任賀芸生草擬疑難時症討論會及介紹貧病求診二案簡章應予修正案　議決　通告各會員酌量辦理

丙、臨時動議事項　朱鶴皋委員提議　常務會保留之大會通過建築會所案應積極進行案　議決　請常委會積極進行

五

會議記錄

鑑定

敬啓者鄙人有祖傳婦科實驗藥方一則爲貢獻社會救濟民病起見特用科學方法將各藥提取精華配製成片定名婦女至寶丹經多次實驗功效顯著並經敝縣國醫公會鑑定發給證明書行銷各處成績極佳夙仰
貴會爲全國最大之醫團衆望所歸茲特敬懇
貴會賜予鑑定發給證明書以利銷行不勝感激之至此上
上海市國醫公會

附藥方各一頁婦女至寶丹一瓶

江陰佛神化學製藥社主人任永慶具

婦女至寶丹方

人參二兩	川芎二兩	延胡二兩	白朮二兩	香附四兩
當歸二兩	沉香六錢	蘄艾二兩	五味一兩	龜甲四兩
生地四兩	沒藥一兩	青蒿二兩	藁本二兩	河車一具
丹皮二兩	白芍二兩	茯苓二兩	石脂二兩	
甘草一兩	白薇一兩	益母四兩	肉桂一兩	

致江陰佛神化學製藥社函

爲審查婦女至寶丹應予證明由

案准

台函。請予審查婦女至寶丹一藥。業經　敝會第二次執監聯席會議。議決。「交審查科審查」在案。去後茲據函復。「審查藥方配合組織。尚屬相宜。對于婦科。確有調經健補之功能。應予證明以資提倡」等由。到會。相應函達。卽希

査明。爲荷。此致

江陰佛神化學製藥社主人任永慶

江蘇上海地方法院檢察官公函　字第1753號

爲函請鑑定鮑焦芬藥方由

案准吳縣地方法院檢察官函稱。「査劉楊氏等訴鮑焦芬過失致人子死一案。關於該藥方與病症有無不合。業經函請

貴處轉函上海中醫公會鑑定。並准函復在案。惟査藥方內有犀角一味。(見十六日脈案)雙方爭執甚烈。鑑定書內未曾述及。究竟(一)劉焰韞之白瘖。是否因用有犀角。(據鮑醫稱二分)致使退隱。抑係另因受涼所致。與犀角無關。(二)劉焰韞之死。是否因白瘖退隱無可救治所致。有再行鑑定之必要。相應將原藥方連同原訴狀底稿再函送請

査照。希卽將該原藥方等件。轉送上海中醫公會鑑定之。並希於鑑定後。連同原件函復過處。以憑核辦。」等由。准此。相應將原送各件。

送請査收鑑定。取具鑑定書。連同原件函復。以憑轉送。此致

上海國醫公會

計送藥方五紙連同鮑宗蕃致幼軒原信及公安局送可證合訂一冊。原訴狀底稿二份。

首席檢察官樓　英

中華民國二十三年二月九日

復江蘇上海地方法院函

爲覆鑑定鮑焦芬藥方由

案准

貴院第一七五三號函開「云云」等由。准此。當經　敝會二月廿六日第二次執監聯席會議。議決「組織審查委員會審查。當推張贊臣盛心如包天白爲委員」在案。並於二月廿八日舉行審查委員會專案審查。詳細討論。謹將所請鑑定各點答復如下（一）査犀角性味。甘辛鹹寒。對於白㾦並有透達之功能。且分量僅用二分。不致退隱。據十六日方案內開略感新寒云云。恐係受涼致隱。（二）白㾦退隱。不能透出。在病情之過程中。最爲大忌。准函前由。相應檢同原件一併函覆。即希核轉爲荷。此致

江蘇上海地方法院

江蘇上海地方法院檢察官公函

字第2025號

爲函送劉楊氏等原狀及評議書請鑑定由

案准

鑑定　四

吳縣地方法院檢察官函稱。「查劉楊氏等訴鮑蕉芬過失致人於死一案。關於劉貽韞之白痦。是否因用有犀角致使退隱等情。業經于二月六日函請貴處轉函上海中醫公會鑑定在案。茲據劉楊氏等狀以被告用藥錯誤。及應注意而不注意各點。復有五項研究。製成評議書。送請核辦前來。相應將原狀及評議書。送請貴處查照。希卽轉送上海中醫公會一併鑑定。」等由。查白痦是否因犀角退隱一節。曾准貴會鑑定函復在案。茲准前由。相應將原送各件。送請

查收鑑定。取具鑑定書。連同原件函復。以憑轉送。此致

上海國醫公會

計送抄原狀一件。抄評議書一件。

首席檢察官樓　英

中華民國二十三年三月十三日

抄狀

原訴人劉楊氏　代訴人劉貽謀　被訴人鮑蕉芬（卽鮑宗蕃）

爲續訴事。竊訴被告業務過失致人於死一案。迭蒙

鈞處依法偵查在案。關於被告用藥錯誤。及應注意而不注意各點。氏夫復有五項研究。製成評議書。理合隨狀附呈。應請

鈞處鑒核。將評議書及前兩次關於醫藥各論告。一併抄送醫學專家。切實審查。庶幾事無枉縱。寃可得伸。謹訴

吳縣地方法院檢察處

證物　對於中醫鮑蕉芬診病用藥評議書一件

中華民國二十三年三月三日　具狀人劉楊氏印代訴人劉貽謀印

抄評議書

對於中醫鮑蕉芬診病用藥評議書

一、查鮑醫八月十五日第五診藥方雖經遺失。但有是日報告病情之函可據。稱該函略稱『令嫒身熱。頭痛。胷悶。腹脹。癸停。及再診四次。可告痊愈云云。』（原函附卷）又查是日病者舌苔黃膩。照此徵象。實爲濕温病。係暑濕穢濁之邪。蘊於上中二焦。蒙閉清竅。按照醫理。宜用芳香化濁法施治。鮑醫遽投犀角。誤於寒涼。以致悶逆內閉。此其錯誤者一。

一、據本草從新載『犀角性苦、鹹、酸、寒、涼心、瀉肝、清胃中大熱』云云。如所患純係暑熱。脈大。舌苔紅絳起芒刺。用犀角涼心瀉肝。乃爲對症。如係暑熱夾濕。舌苔薄白黃膩。未具化燥現象。卽不宜用此苦寒之犀角。鮑醫於病者暑濕之症。偏用犀角。殊有遏邪深入之弊。此其錯誤者二。

一、白痦多見於濕温病中。據温熱經緯。謂爲濕温鬱於氣分。失於開泄所致。以其熱中有濕。故凡如犀角之苦鹹酸寒。當歸、川芎、黨參、之辛温膩補。均屬忌用。鮑醫第五診用犀角病起變化後。第六、七、八、九、診。卽連投黨參、當歸、川芎。皆與醫理及病情相背。且病爲時症。非產後疾也。縱有停經之症。亦無如是補法。此其錯誤者三。

一、葉氏（名桂別號天士乾嘉時名醫蘇人尊爲天醫）温熱論載『白痦用甘藥補助』之說。不過指明邪出而氣液傷者而言。（參考温熱經緯白痦條）故下文又有『或未至久延傷及氣液者。乃温鬱衞分汗出不徹之故。當理氣分之邪。』數語。若不問病邪已否外出。氣液是否被傷。一是白痦。卽縱投參蓍。蠻補焉有不誤事者。要知白痦僅濕温病現象之一。濕熱鬱於經脈。失於開泄方見痦。所謂『邪出氣液傷見痦以甘藥補之者。』乃救氣液之傷。非爲痦而施也。鮑醫第五診用犀角誤於寒涼。第六、七、八、九診。卽連投黨參、黃蓍、川芎、當歸。專事蠻補。不注意其裏病。以濕熱蘊於上焦。昏厥不治。此其錯誤者四。

一、查濕温原屬傷寒之一種。夏日濕温病不可用温補以助邪。故張仲景立傷寒。吳鞠通立濕温。各有見地。不濕温用藥與眞傷寒迥別。（仲景醫理謂未至霜降節者非眞傷寒。仍爲暑濕常病）傷寒有六經傳變。隨經象用藥。濕温則宜芳香化濁。分三焦施治。鮑醫於八月十一日起。連診十餘次。於病者所患何症。始終未曾認明。（稱爲夾經傷寒。於病者昏迷中。稱爲噤口傷寒。時在廢歷六月中旬照仲景醫理尙爲暑濕而非傷寒。飽醫認作傷寒。顯係錯誤。）僅含糊影響。溫涼雜投。直以人命爲兒戲。此其錯誤者五。

綜上五端。皆有醫書及飽醫所立脈案可據。試醫所立脈案溫補夾雜。毫無法制。投涼案無熱病可指。用補案無虛象可徵。致以應透化開泄之病。一誤於涼。再誤於補。殊堪浩歎。用將研究所得。分項縷述。伏祈海內法家鑒教。不勝感戴之至。

中華民國二十三年二月　日　劉幼軒稿

復上海地方法院函

逕覆者接准

貴院第二〇二五號公函內開案准「云云」等由准此卽交三月卅日臨時執監會討論當經議決交上次審查委員會會同秘書處審查具覆並於卅一日召集審查委員會加以審查簽以本會歷屆鑑定藥方均以下列三點爲目標（一）曾否誤認毒劇藥品爲普通藥物（二）關於應注意能注意之處曾否漫不經心貽誤病家（三）所開案語與所用藥物有無矛盾前准來函業已依據上述目標鑑定具復在案茲又附來劉幼軒所擬評議書一件閱其內容眞爲治療上意見與飽醫發現相左之記載夫治療上之意見中醫有各家之不同西醫有各派之互異（如英美派德日派）均以其術行世活人殊難謂某家某派之意見必是而某家某派之意見必非且在鑑定人方面旣未目睹其病狀之經過亦不容事後以揣想之談武斷某人意見之非是當經決議「無庸鑑定」准函前由相應函復卽希

核轉爲荷此致

上海地方法院

代電

快郵代電

各院部、會中央國醫館、各省市黨部、各省市政府、各公法團、各醫藥團體、各報館、暨全國同胞公鑒、本會昨上湖南省政府、省市黨部。文曰。呈爲請求取消醫藥省有制度。以救危亡事。竊民等閱國民日報。載本年元月二十六日省務會議。通過全省公共衞生計劃。其重要之點有四。第一點、以省有制度爲目標。期於十年之內。關於保健預防及治療各項。能普及全省。幷完全由政府主持。以防止私人藉醫藥營利之弊。第二點。先於本省設立湖南衞生實驗處。卽於各縣設立衞生院。幷於鄉村設立衞生所。第三點、暫以湘雅醫院。爲訓練人才機關。將來畢業。派往各縣城市及鄉村工作。第四點、舉辦種痘、防疫、助產、醫藥救濟。學校衞生婦嬰衞生。工廠衞生。特產傳染病。流行病。八種事業。讀之非常憤慨。竊嘆此種計劃。直將國醫藥業。宣告死刑。而國家因而滅亡也。何以言之。查總理建國方略。載國家最大財源。如礦產、森林、鐵路、諸事業。爲私人資力所不能辦者。宜收歸國有。其他大規模之工商事業。由人民出資經營。政府爲之協助。幷未聞有公有制。至於醫藥中央黨部規定醫師爲自由職業。藥業爲交易職業。原以此種事業。與人民生命。國家經濟。有莫大之關係。幷非如最大企業。壟斷專利之嫌。況中醫多係土著。中藥概屬國產。請求簡捷。價值低廉。於市鎭農村。均爲便利。社會心理。尤爲樂從。人民自行營業。實合乎憲法營業自由之旨。有何防止私人營利之可言。更何有所謂醫藥之可藉。縱觀寰球萬國。從未聞對於醫藥有公有制度之規定。原聽病人之信仰自由。今衞生計劃。定醫藥爲省有制。不准人民自由營業。是政府剝奪人民生計。且予病者以別無救濟之途。王光宇爲湘雅醫院院長。竟將全省醫藥大權。操諸一人之手。民等誓死不能承認。此其應請取消者一也。至第二第三兩點。所有實驗所。衞生院。由湘雅醫院訓練之畢業人才。派往各處工作。尤爲荒謬絕倫。我

代電 二

湖南三千萬人民。恃中醫中藥以爲生計者。奚止千餘萬人。衛生工作。既皆屬之湘雅人才。則所用藥物。當然屬之舶來品。而中醫中藥。已經一網打盡。在人民驟增此無數失業。政府雖不足惜。獨不思利權外溢。有危及國本者乎。今西藥輸入我國。年來據海關報告。年達一萬萬元以上。以吾國號稱西醫人數。不滿二千人。平均計算。每一西醫。年需西藥五萬元。又以中國九萬萬方里。每四方里需一醫計算。至少須有醫生二百萬人。則每年所需西藥。達一億億元。積此無數金額。輸出外國。以資強敵。設因此乘隙以謀我。我炎黃貴族。行將淪爲奴隸牛馬矣。政府不察。一任王光宇一手包辦。亡國滅種。在所弗計。民等誓死不能承認。此其應請取消者二也。至於鄉村工作。據其列舉。不外種痘、防疫、助產、醫藥救濟、學校衛生、工廠衛生、特產傳染病、流行病八大端。查此項工作。中醫何一而非優爲。姑就種痘言之。西醫用牛苗任點。一顆至二顆。每年必須一次。方保無虞。中醫則取清冷淵銷鑠二穴。點種十顆或十二顆。祗須一二次。終身永不復發。在洋苗未入以前。幾見鄉村人民。有一未種痘者。又幾見人民已種而後死於痘病者。自西法種不盡毒。而因痘死亡者。不可勝數。已可概見。又如防疫、西醫重注射。嘗有發生他種危險。且其效力。未必可恃。卽可恃亦不過一月半月。況注射未能免疫。如報載熊式輝司令之夫人注射防疫針。後不數日。卽發疫病而亡。是其明證。中醫則先解除毒氣。次培養元氣。故能永不傳染。至於助產。從前鄉間婦女。類皆優爲。其因產難而亡者。萬無一人。今則省城一隅。有因西醫助產。致令母子俱亡。據報所載。已屬不少。且因而起訴法院者。現有多起。其他學校工廠之衛生。不外清潔消毒數事。西醫能之。中醫獨不能乎。今政府於全省工作。概以屬之湘雅畢業生。而置中醫中藥於不顧。此其應請取消者三也。總理遺訓。人民有政權。政府有治權。是人民參與政權之權。任何國憲法。皆有規定。今衛主計劃。凡關於衛生行政事項。概由西醫總握。不容中醫置喙。此皆七八世紀之僧侶、貴族、平民制而謂能行。於現今之法治國家乎。今湖南財政如此枯竭。王光宇長湘雅醫院。每年攫取十餘萬。而猶不足。又於公共衛生事業。歲更攫取三四十萬。以便其植黨營私之計。政府無一不予取予求。不汝瑕疵。而我中醫藥界之請求設醫院、設學校、設國醫分館。求些微之補助。竟一毛不拔。且凡關於衛生行政機關。并不容有一中醫藥中人插足其間。是直以七八世紀之平民相待。其不平等孰有大於是者。民等誓死不能承認。此其應請取消者四也。民等値此職業被其屏除與死亡之無日。用敢遵照憲法所載。人民有請願政府之權。泣涕上陳。(

一）請政府取消醫藥省有制。以符總理營業自由之旨。（二）請政府任用醫藥人才。中西應一律平等。（三）請政府增聘中醫爲衛生顧問。（四）訓練衛生人才機關。應以湘雅醫院與國醫院同負責任。（五）衛生教育健康委員會。應聘中醫爲委員。人數與西醫同。（六）國醫院國醫學校應與湘雅同等補助。（七）請政府電致立法院速將國醫館組織法提前公佈。并電內教兩部速將國醫院國醫學校條例從速頒行。以上七點。務求鈞府俯准採擇施行。否則我國醫藥全體將效秦庭七日之哭。淚盡而繼之以血矣。謹呈查衛生計。劃宣布國醫藥死刑。湖南如此。各省想亦皆然。用特錄文電達。即希查照。一致主張公道。不勝盼禱。長沙市國醫國藥公會叩魚印

爲保存國藥致全國通電

各界同胞鈞鑒　竊查國醫國藥　益人至深　凡我國人　皆應提倡　乃有舍本逐末之輩　謬倡廢弛中藥之說　駭聞之下　憤慨勃生　當呈中央立法院一文曰

呈爲國藥廢弛　民命攸關　略抒管見　仰祈鈞鑒事　竊維我國醫藥　發明至早　上起三代　下迄遜清　自古迄今　人民災疾　胥賴濟治　韓昌黎　所謂爲之醫藥　以濟其夭死　非虛語也　今者歐風東漸　迎新者　竟有廢弛中藥之說　在下者　謬信外說　趨之若鶩　固不足責　在上者　對於國藥大計　未暇計及　遂使民生疾苦　國人生命　時時仰托於外人鼻息之下　不誠大可悲哉　謹就所見略陳於左

查國醫用藥　純係國產　遵古修製　療疾至效　由來已久　如廢除之　則民衆有病　雖有良醫　其如無藥以用何　或謂西藥猶可用　何必中藥　不知用藥如用兵　國藥既廢　國醫則成無兵之將　敵將安禦　吾恐數千年文化　亦將從此而爲外人所侵略矣　日本向稱醫學精進之國　考其實際　頗多崇尚我國醫藥　近如日人東洞益吉　藥徵之發明　大抵不出神農本草　及傷寒金匱等書　所用之各種國藥　是國醫與國藥之價值　以日人發明而益彰　不其信耶　彼則日謀進

展　我則日肆摧殘　是中國民族未亡　而國藥先亡　且使歷代高深學術　隨之逐漸消沉　事堪痛哭　莫玆爲甚　此國藥之不可廢弛者一也

本草所載動植礦物　皆就國土所出　備病者之需　一旦廢弛　則吾國各省　天產優良之品　行將化爲糞壤　千萬販藥之商　亦將變爲無業遊民　國藥既廢　凡民有疾　勢必專求西醫　改用西藥　而我國人　年購藥價盈千累萬　皆將不脛而走入外洋　漏巵之大孰有甚於此者　當此國困民貧　經濟枯窘之秋　開源節流　猶虞不資　矧此全國醫藥巨數顧可讓諸外人哉　或謂外洋　年購我國之藥　如大黃　甘草　麻黃　薄荷等　爲數至鉅　即使我國不用中藥　外人猶能購用　亦可獲利　不知外人購我之藥　運歸其國　加以製造　復售我國　實與布帛毛革無以異也　是又棄貨於地利權外溢之一大宗款項矣　且中藥廢弛　改用西藥　在平時國際之秋　供求固無恐慌　然市價高騰　時受宰割限制亦意中事　設當國際戰時　交通中梗　經濟絕交　種種嚴禁出口　西藥之來源既斷　國內之儲存又竭　凡民衆有病無藥治療　亦惟有坐以待斃而後已　又況西藥來自海外　關徵路費　成本較國藥爲高　在富人患病　固有入醫院　購西藥之財力　彼貧苦者流　購價廉之國藥　力猶不勝　更服西藥　是何異蚊背負山　欲求不蹶且殆得乎　再國藥多屬草木　棄之則爲廢物　聚之則備時需　若不棄廢　則是使無用之利物　而爲有用之材料　既符經濟之原理　且免利權之外溢　孰得孰失　明者自知　此國藥之不可廢弛者二也

人生地域　氣候各殊　所飲所食　亦復各異　以我國言　北方土厚氣勁牛羊麥黍之味　勝於淮魚海錯　水田稻穀　故病實者　十居八九　東南土薄水輕　氣體孱弱　弱則寒暑易入　故病虛者爲多　國醫用藥　今古異宜　南北異效　往往南醫用藥　多輕描淡寫　即能奏絕大之奇效　反之北醫用藥　又需重劑大劑　乃能克奏膚功　南北氣候不同　固不能強以相合　豈中西風土各異　用藥獨可強乎哉　況人之患病　虛實寒熱　陰陽表裏　病由非一　專賴醫之望聞問切細心體察　詳慎處方　君臣佐使　輕重緩急之間　皆有奪天工之妙　至復診時間　視病勢之出入　定藥物之增減　無

成見之拘泥　無一定之套方　又非西醫所能及者　國藥之性質氣味　古人久有相當之配合　最合國人之生理　用當通神　效如桴鼓　夫學術不分中西　適於用者　即爲良好　國藥之良好與否　姑置弗論　第能療疾驅病　則可爲良好之藥　中西醫術　各有所長　不可偏廢　但西醫每有不治之症　經中醫一藥而愈者所在多有　讀去冬中央國醫館　焦館長易堂　爲擬定國醫條例　敬告國人書一文　舉證確鑿　不其彰明較著者乎　且國人所患之病　未必悉同於西人　病旣不同　藥又安可適用或謂中藥不及西藥　使用之便　據爲廢除國藥口實　不知國藥丸散膏丹之配製　不但家用便利　即使遠行攜帶　亦無不便之事　觀北平同仁堂　同濟堂等藥舖　吾國各行省　每每一購千金　或數萬元　從未聞有不便之說　如果不便也　則人將棄之不暇　安有一購如許之多種藥物哉　更進而言之　即咀片湯劑　未始不可以固有原料　仿西法之製造　供應之便宜　歐陽文忠公云　去其所短　用其所長　事無不濟　製藥何獨不然　吾國藥品　本有專長　奈之何舍我之長而就彼之短耶　此國藥之不可廢弛者三也

綜上三端　實爲內存國粹　外塞漏卮　強種濟民之要點　想久在　政府洞鑒之中矣　惟文英等　痛念國藥如果廢弛影響於國醫之興廢　與民族之存亡　關係至大難安緘默　幸希垂鑒　毋任翹盼　所有國藥廢弛攸關民命　各緣由是否有當　理合呈請鈞鑒訓示　施行謹呈

立法院長等語　尙祈羣情一致　努力圖救　以保國粹　而挽利權　至所企禱　諸維亮鑒

北平市醫藥民衆代表劉文英叩魚印

附錄

奉批示院長發下來呈一件爲國藥廢弛民命攸關略抒管見仰祈鈞鑒訓示施行等情奉批交法制委員會參考等因除照交外相應函達查照此致北平市醫藥民衆劉代表文英立法院祕書處啓三月六號接到回文抄錄公閱

代電

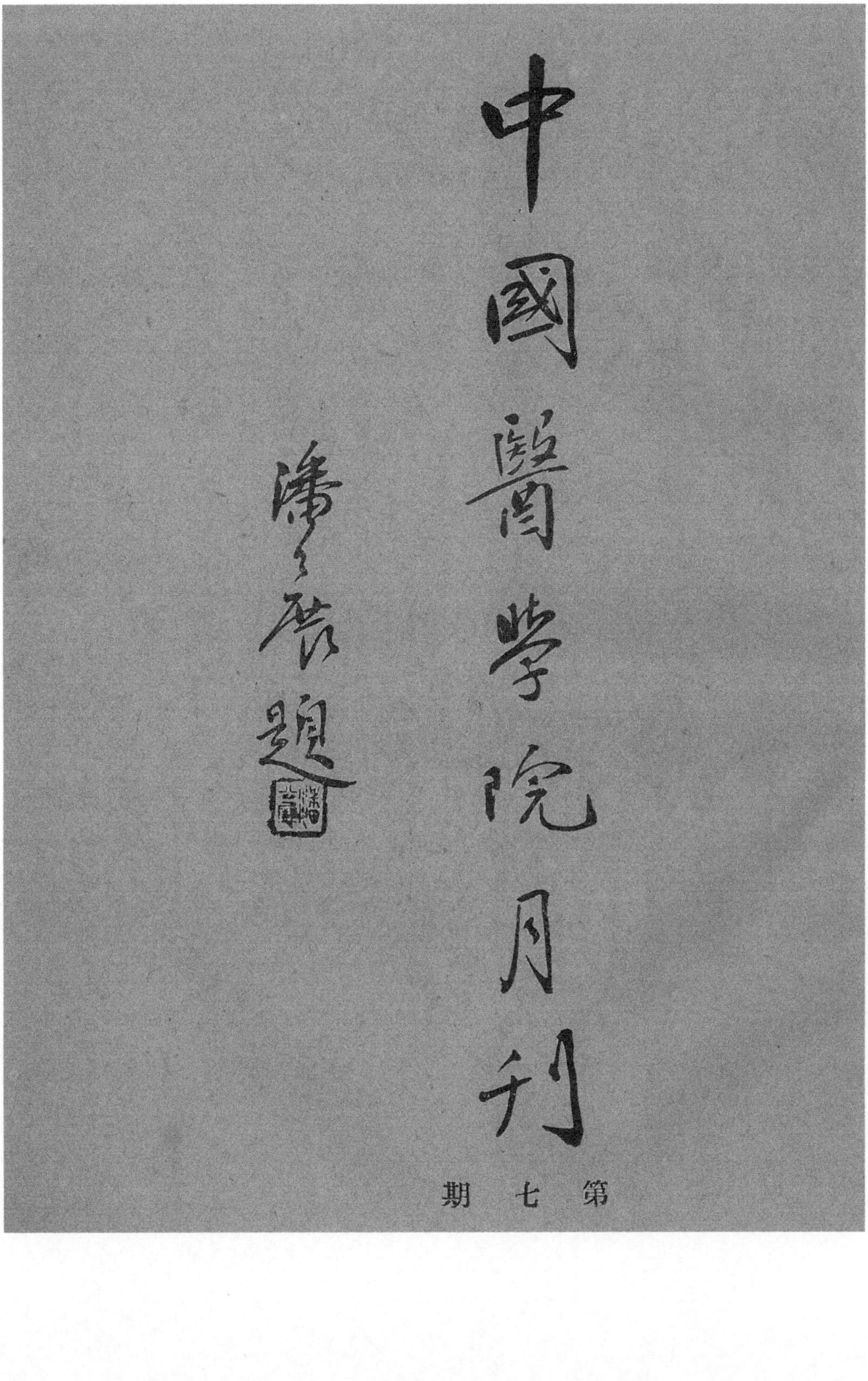

中國醫學院月刊

潘公展題

第七期

編輯者言

（1）本期爲第七期

（2）本期內容。與前期大致相同。計分三項。（甲）講師著作（乙）教員著作（丙）學生成績

（3）濕温病之正當療法一文。從下期起續登。

（4）本期出版遲緩。請閱者原諒。

中國醫學院月刊第七期目錄

●講師著作

中國醫學源流論（續） 謝利恆

●教員著作

傳染病概論 朱壽朋

玄覽齋醫餘隨筆 朱壽朋

論感冒咳嗽之治法 王潤民

中醫界必讀之書（續） 王潤民

●學生成績

1. 痛 四年級 沈宗吳

2. 論汗吐下三法之大概 二年級 薛定華

3. 月經初至及斷絕期之研究 二年級 邱傳芳

4. 半夏之研究 二年級 劉行方

5. 牛蒡 二年級 邱允珍譯

6. 治驗誌喜 二年級 陳其珊

7. 黃老大的呻吟（文藝） 三年級 翁澄宇

朱壽朋著

民間藥劑

通函預約 出版收款

定價實洋壹元伍角

通函預約者只收壹元郵資在內

截止期——國歷六月底出書期另告

此書由民間實驗單方及草藥之化學觀二稿而成。歷時歷八載足跡涉五省。費資徵求者不下千餘元其價值可想而知。朱壽朋君監製之肝胃氣痛獨靈草痛經白帶特效藥甯坤寶痢疾靈藥痢獨靈小兒疳積靈藥六稜草由中國製藥社集資營業。已風行海內。卽本此書之一鱗一爪而成功者。

上海白克路西祥康里七十七號

中國醫藥書局

甯坤寶

諸位同志：你們家裏婦女們。或者你所醫治的婦女們。倘有月經痛與白帶病。你認爲有把握。就照你的主張醫療。你倘若覺得困難，請你放心用甯坤寶救治，這樣藥我經過長期實驗成功的，確含有不可思議的妙用，特約經理處上海白克路西祥康里七十七號中國醫藥書局。

壽朋

疳積六稜草

醫界同胞：倘若有小兒疳積病，經過小兒科專家，或西醫博士，斷爲希望很少了，請介紹向上海閘北柳營路平民教養院鄙人處索取六稜草，免費贈送，有奇異之治績。

壽朋

講師著作

中國醫學源流論（續前）

武進謝利恆著

神農本草經考證

古代所傳之神農本草經。至陶弘景時已多竄亂。弘景始爲之分別。於舊所傳者。書之以朱。後來所附益者。書之以墨。其所分別。固未必盡當。然終相去不遠。嗣後輾轉相傳。淆亂又甚。開寶新詳定序。所謂朱字墨字。無本得同。舊注新注。其文互異者也。然淆亂雖甚。其區別卒未嘗廢。至證類本草猶然。後世考古之士。斤斤焉欲求神農本經之眞面目於百一者。其所據猶證類本草之黑白文也。證類本草。清代所傳凡有二本。一爲明萬歷丁丑翻刻元大德壬寅宗文書院本。前有大觀二年仁和縣尉艾晟序。書錄解題稱爲大觀本草。蓋因此。一爲成化戊子翻刻金泰和甲子晦明軒本。前有政和六年提舉醫學曹孝忠序。故此本亦稱政和本草。二本相較。大觀本朱書墨。蓋較爲分明。而四庫轉以政和本著錄。非知言也。厥後孫星衍及從子馮翼。（字鳳卿。）校輯神農本草經。所據者卽大觀本之黑白文也。又就御覽所引。云生山谷川澤者。定爲本經。其有郡縣名者。定爲後人羼入。刻入平津館叢書中。然神農本經。李時珍本草綱目。亦載其目。與孫氏所輯大異。其後顧觀光（字尙之。）又別輯一本。刻入武陵山人遺書中。則皆以李氏所載爲據者也。平心而論。時珍綱羅雖富。辨別古籍。初非專長。其所釐定。豈能勝於唐愼微。然開寶新詳定序。已云朱字墨字。無本得同。舊注新注。其文互異。則愼微所定。又豈必近古乎。又况泰和中所刻政和本。有大定己酉麻革序及劉祁跋。並云中陽張存惠將寇宗奭本草衍義增入。而大德本亦然。蓋元人復刻時。又從金本轉錄也。則今所傳證類本草。又非唐氏之舊矣。（日本望三英有刻本。云係家藏舊本。朱爲張存忠所竄亂。不知信否。）如是而欲引爲古據。不亦謬乎。要之古書之傳播愈廣者。其竄亂亦愈甚。今日醫家各種古籍。皆可從事校理。獨本經則竟無良策也。（漢志所謂經方家。當兼方藥二者言之。然後世方書。傳者極多。）

而本草則祇此一種。且不必後世。卽漢志所載十一家。其九家固爲方書也。湯液大法三十二卷不知爲方書藥書。神農黃帝食禁七卷。周禮賈疏引作食藥。孫星衍謂禁字當譌。食藥卽本草之類。又周禮鄭注。五藥。草木蟲食穀也。其治合之劑則存乎神農子儀之術。賈疏引中經簿有子儀本草經一卷。或出陶氏所傳之外。然亦僅此耳。蓋古代格物之學不明。祇知用藥以療疾。而不復知考求藥性之本原。今人所謂知有術而未足與於學也。

傷寒雜病論考證

內難本經而外。醫家古籍。無過仲景之傷寒雜病論。案史載仲景書目甚多。梁七錄有黃素方二十五卷。傷寒身驗方一卷。平病要方二卷。隋志有療婦人方二卷。張仲景方十五卷。新舊唐志亦載仲景十五卷。宋志又載脈經、五臟榮衛論、五臟論、療黃經、口齒論各一卷。陳自明云。男子婦人傷寒。仲景治法別無異議。比見民間有婦人傷寒方書稱仲景所撰。而王叔和爲之序。以法考之。間有可取。疑非古方。特借聖人之名。以信其說於天下也。婦人良方。則諸史所載。亦不免依託矣。孫眞人稱江南諸師祕仲景要方不傳。其所祕者豈果盡出於仲景哉。蓋自漢而後。明於鍼灸者。惟元化獨傳。長於方藥者。則仲景最著。二人實爲當時兩大師。故從而依託之者衆也。觀魏晉而後論列醫家者。恆以元化仲景二人並舉可知。然書雖不必果出於仲景。其中亦必多存古方。而今竟無一傳者。可惜也。范陳二史。皆不爲仲景立傳。論者多疑之。余謂此無足異。古之視醫。不過執伎事上之流。越人元化。蓋亦後世草澤鈴醫之類耳。仲景嘗爲太守。則史家不復廁之方伎之列矣。然醫家則固奉爲師也。

金匱要略——考證

傷寒雜病論序文自言凡十六卷。隋志不載此書。而注引梁七錄有張仲景辨傷寒十卷。唐書藝文志載傷寒卒病論十卷。案卒病爲雜病之譌。見郭雍傷寒補亡論。今諸篇皆冠以辨字。則唐志所謂傷寒卒病論者。實卽梁七錄所謂辨傷寒。其卷帙與論集所言不符者。蓋全書論傷寒者十卷。雜病者六卷。後人析而爲二。七錄唐志所載。皆其傷寒之十卷。而唐志又以冒全書之名也。此書嘗改題曰金匱玉函方。證類本草所引。悉然。觀周禮賈疏疾醫已有張仲景金匱之名。則其由來已久。晉書葛洪傳。洪著藥方百卷。時後方及抱朴子。皆云所撰名玉函方。則玉函蓋古時方藥書之通名。然外臺所引。均仍稱傷寒論。蓋從其朔也。宋時折行之傷寒論十卷猶存。而論雜病之六卷久亡。惟有一本將全書十六卷刪節爲三卷者。名金匱玉函要略。尚存於館閣中。其書上卷論傷寒。中論雜病。下載其方。並療婦人。王洙於蠹簡中得之。以其論傷寒者文多節。取雜病以下至服食禁忌二十五篇二百六十五方。而仍其舊名。見書錄解題。林億等校理。又取此二卷分爲三卷。以符原定之數。而改名曰金匱方論。即今金匱要略也。蓋自鍼灸之術失傳。中國醫家治病。惟藉方藥一科。然古書或有方而無論。或有論而無方。求其方論兼全。而其傳又最者。（後世於醫學無所發明。皆因襲古人而已。因襲既久。不免傳譌。故醫學愈古愈可信。）蓋莫要於傷寒雜病論。而其闕佚不完又如此。蓋醫學之有待於張皇補苴者多矣。學者其可專已以自封哉。（傷寒論刻本。精者頗少。武陵山人遺書中。翻宋本較善。）

古代脈經

脈學原起亦甚古。近人多詆其術之不足恃。然古言四診。切本居末。後世醫論。遇有證脈相違者。亦多主舍脈從證。間有主舍證從脈者。則必逆知此證將有變動。不當徒泥目前之證以施治。而此證究竟將有變動與否。則借脈象以參之。非徒恃切脈遂可治病也。故切脈者診察之一術。而未足語於診察之全也。然古之知醫者少。皆視醫爲神妙不測之事。以證爲人人所共見。脈爲醫家所獨知。遂爲醫之於脈。別有不可言醫之妙。而醫家亦藉此自炫。以欺愚昧。其流弊幾謂專憑脈象便可治病。此世俗人之言。非學人之論也。夫診察之術。望聞問切。四者豈足盡之。然今之醫家。於望聞問三者。講求尚罕。遑論其他。此誠中醫之過。然謂脈不足盡診察之術則可。謂其並非診察之一術則不可。且中醫數千年來。以他種實驗之術。均不講求。故乃獨致力於脈。其憑虛臆度之論。誠極多。亦間有辨拆精微足資參證者。固未可一筆抹然也。

古代脈學蒐輯之功。首推王叔和脈經一書。包孕弘富。後世言脈學者。卒莫能越其範圍。且所引古籍。多與今本不同。內難傷寒。皆資參證。誠醫學之至寶矣。（此書隋唐志皆著錄。五代時僅有傳。本且譌奪特甚。宋熙寧中出內府藏本。令林億等校讎刊板行世。然其傳不廣。嘉定間。陳孔碩以所得福建本刊之廣西漕司。元泰定四年。柳贇謝縉蓀復刻陳本於江西宗濂書院。明吳勉學古今醫統亦有刻本。頗多謬誤。萬歷三年。福建參政院徐中行屬袁表校刻。校讐少精。而又有以意刪改處。清四庫未著錄。道光時。嘉定王鉉始以所藏舊鈔本與元泰定本期明童文舉重刻袁表本及趙府居敬堂本互校刊行。同時金山錢熙祚亦得是書。刻入守山閣叢書中。光緒辛卯。建德周學海又合校錢黃二本。刻入所刊醫學叢書中焉。蓋此書若存若亡者幾二千年。幾亡而幸存者數矣。中國醫家皆好言脈。而卒莫肯研討是書。而俗陋之脈學紛紛而起。亦可見醫家眞能治學問讀古書者之少也。）傷寒中之平脈辨脈。亦當出於叔和。

古代鍼灸經

鍼灸家之書。爲吾以後人所輯者。當以甲乙經爲最古。此書自言本於鍼經。及明堂孔穴鍼灸治要。則內經十八卷中。鍼經九卷之遺。實當於此書見之。且鍼灸之術。通者較少。故其傳書譌奪尤甚。當謐時。此三書者既已錯互非一。而謐實爲之校正。則讀古代鍼灸之書者。尤當以此書爲據也。此外隋唐志所載諸書亡佚。其存於今者。惟宋王惟德同人腧穴鍼灸圖經三卷。曁不著撰人名氏之銅人鍼灸經七卷。西方子明堂灸經八卷。銅人腧穴鍼灸圖經。爲仁宗時惟德奉敕所撰。與其所鑄銅人相輔而行。（見讀書志及玉海。）周密齊東野語記宋時所鑄銅人極爲奇巧。（原文云。嘗聞舅氏章叔恭云。昔倅襄州日。嘗獲試鍼銅人。全像以精銅爲之。府藏無一不具。其外腧穴則錯金書穴名於旁。凡背面二器。相合則渾然全身。蓋舊都用此以試醫者其法外塗黃蠟中實以水。俾醫工以分折寸。案穴試鍼。鍼入而水出。稍差則鍼不可入矣。亦奇巧之器也。後趙南仲歸之內府。叔恭嘗寫二圖刻梓以傳焉。）則此書當亦專門授受之道。然傳本極少。四庫書目因誤以銅人鍼灸經爲惟德書。後慈谿馮一梅乃得三書互校。則惟德經所載腧穴。半爲銅人鍼灸經所無。而銅人鍼灸經第二三四六卷所載諸穴。亦有爲惟德經所無。幷爲王泳素問注甲乙千金外臺聖濟諸書所未載者。馮氏謂其別有師承。信然。蓋此類專家授受之書。固不過存十一於千百耳。（觀現代書目可見。）明堂灸經。則依據惟德書刪其鍼法而成。蓋鍼之誤人較易。全憑手術與實驗。後世能工其術者。遂有專言此法之一派。外臺其先河也。然此書分別部居。實取用千金方明堂三人圖。主治各病。亦兼采外臺諸家。故與惟德書仍互有同異。按千金明堂三人圖序云。舊明堂圖年代久遠。傳寫錯誤。不足指南。今一依甄權等新撰爲定。則千金所本明堂。實爲甄權所撰。與甲乙經所本黃帝明堂不同。一蓋爲舊傳之本一爲新定之本　今甄權所撰明堂已佚。千金所撰明堂三人圖亦不存。猶賴此書見之。又銅人鍼灸經于惟德書所載腧穴不全錄。而此書視惟德書有增無刪。尤可寶也。（以上略本馮氏校識之語。案馮氏所校。即當歸草堂叢書本。其所改字。仍彙記於後。檢閱即仍可見原本之舊。至爲矜慎。——又案明堂二字。爲古人稱人體生理之名。其義未聞。錢曾讀書敏求記曰。昔黃帝問岐伯以人之經絡。盡書其言。藏於靈蘭之室。洎雷公請問。乃坐明堂授之。後世言明堂者本此。其說當有所本。然恐非古義。隋志有明堂孔穴五卷。明堂孔穴圖三卷。又明孔穴圖三卷。唐志有內經明堂十三卷。黃帝十二脈明堂五藏圖一卷。黃帝十二經明堂偃側人圖十二卷。黃帝明堂三卷。楊上善黃帝內經明堂類成十三卷。楊玄孫黃帝明堂三卷。今並佚。）

黃帝蝦蟆經一卷。日本人所刻。論月中逐日蝦蟆兔之生長及人氣所在。與之相應。不可鍼灸等說。謂隋志有黃帝蝦蟆忌一卷。當即此書。又太平御覽引抱朴子黃帝經有蝦蟆圖。言月生始二日。蝦蟆始生。人亦不可鍼灸其處。隋志又有明堂蝦蟆圖一卷。徐悅孔穴蝦蟆圖三卷。則似晉宋間其說已行於世。史記龜筴列傳有月見食於蝦蟆之語。則其書似出於漢人云云。案日本所云中國古籍。亦有不可盡信者。然此書則似非僞造也。

此外古代醫家之書。爲隋唐人所輯存者。當推巢元方諸病源候總論。孫思邈千金方。王燾外祕要台方三書。病源六十七門千七百廿篇。爲古代醫論之淵藪。其書爲隋時諸醫奉敕所撰。而巢元方總其成。（見四庫提要。）以儒家之書譬之。猶孔穎達之義疏也。千金外臺皆以方爲主。所收旣博。而又多出古來專家之傳授。逈非後世憑虛臆度自製一方者可比。亦醫家之鴻寶也。（千金外臺卷帙浩博。後世能羽翼之者極寡。惟清張璐有千金方衍義三十卷。又千金寶要十七卷。附論及千金須知爲十八卷。宋宣和中郭學士思刪節千金方而作。刻石華州公署。明正統景泰間。俱有木石刻本。隆慶六年。秦王守中復刻石耀州孫眞人廟。清四庫未著錄。孫星衍得明刻拓本刻入平津館叢書中。）其托名古書而實不可信者。則有肘後備急方。中藏經。褚氏遺書三種。肘後方本名肘後卒救方。爲晉葛洪所撰。陶弘景補其遺闕。都百有一首。改名爲爲肘後百一方。隋時陶書已亡。而葛書迄趙宋猶存。（見隋書經籍志及宋史藝文志。）金楊用道取證類本草所載諸方。隨證附入。名爲附廣肘後方。元至元間。有烏某者。得其本於平鄉郭氏。始刻而傳之。段成式爲之序。稱葛陶二君共成此書。而不及楊。明嘉靖中。知襄陽府呂容又刻之。並列葛陶楊三序於卷首。書中凡楊氏所增者。別題附方二字列之於後。而於葛陶二家之方不加分別。案陶書當隋已亡。烏氏焉得而刊之。烏氏且未得楊氏附廣之本。呂氏又熟從而得之。其爲僞託顯然矣。中藏經託之華佗。前有鄧處中一序。稱佗得是書於公宜山老人。人已爲佗外孫。因佗歿後示夢。得之石函中。褚氏遺書則託之南齊褚淵。謂黃巢時羣盜發冢。得其石刻。有蕭淵者。其父見之。載歸遺命。即以爲槨。而淵敍其事。亦刻諸石。僧人義堪復得之蕭氏冢中。云立說詭誕。詞尤鄙淺。其爲僞託。更不俟論。然二書立論處方。皆頗合古誼。且叔和脈經。已引華氏內照法中語。周密癸辛雜識。亦引諸書非男非女之身一條。則亦有古書以爲之據。二書均至宋史始著於錄。蓋唐末五代人所僞造也。（中藏經通志藝文略及書錄解題均著錄。宋史作黃氏中藏經。黃氏爲華氏聲誤。其書宋元間傳鈔頗廣。明吳勉學始刻入古今醫統中。清孫星衍兩得元人寫本。均稱趙文敏書以校吳本。每篇奪誤各數百字。方藥分兩亦均被刪。乃校定爲三卷。刻入平津館叢書中。然此書別有坊本。誤奪難讀。而後別附方一卷。內照法一卷。周學海刻醫學叢書。又取其方及內照法刻諸孫氏三卷本之後。然錢塘胡氏百名家叢書及格致叢書亦刻此書。又有內照法一卷。周氏又未之見也。）

宋明醫方

中國經籍之傳世者。至宋而始多。蓋鋟板之術。盛於是時使然。然醫家之書。經宋人蒐輯傳世者。醫經類甚少。同一經方也。本草類亦甚少。而方書獨多。蓋醫理深邃。非盡人所能知。方藥則專足便民。好蒐輯之者較衆。而流傳亦易。但格物之學不明。徒知蒐輯成方以治病。而不復能研究藥性。所謂知有術而未足語於學也。職是故。醫經及經方中本草一類之書傳者遂少。雖欲蒐輯之亦有無所取材之歎。中國歷代政府重視醫學者。無過於宋。當時官簒之書。本草而外。亦不過局方及聖濟總錄二書。卒不能如隋代之采輯衆論以成病源。則醫家專門授受之學至宋而日已亡失。概可知矣。此以輯舊說成書者言。至於宋人之自創新說者不在此限。

太平惠民和劑局方凡十卷。成於宋元豐中時。詔天下高手醫各以得效祕方進。下太醫局試驗。依方製藥鬻之。仍摹本傳於世。見讀書志。

政和中徽宗御撰𢙾濟經十卷。又集海內名醫出御府禁方共相討論。成聖濟總錄二百卷。二書雖駁雜不絕。然前此專家之遺多在於是。終可寶也。岳柯桯史嘗譏和劑局方用藥差僞。以補虛門中山等丸誤寫牛黃清心丸之後。蓋官修之書。往往不免如此。局方尚有完本。經濟總錄久而佚脫。清程雲來購求殘闕。用力至勤。尚闕百七十三至七十七五卷就其所得。刪錄爲纂要二十六卷，後震澤汪鳴珂又展轉蒐補重刻之。中祇三卷有漫漶者百有三行。餘皆完好矣。

其私家所輯傳於今者。則有王袞之博濟方五卷。此書傳本久佚。清開四庫館時。從永樂大典中輯出。其中方藥。多爲他書所未載。沈括之蘇沈良方八卷。此書沈括所輯方書。後人以蘇軾醫論附入。改名爲蘇沈良方。實未妥。陳直之養老奉親書一卷。元鄒鉉續撰三卷。改名奉親養老新書。洪遵洪氏集驗方五卷。遵字景嚴。此書久佚。李時珍本草綱目徵引宋代方書亦未及。嘉慶中吳縣黃丕烈得宋本重刻之。董汲旅舍備要方一卷。王貺全生指迷方四卷。宋藝文志作三卷。久佚。清四庫館從大典中輯出。改爲四卷。許叔微普濟本事方十卷。夏德衞生十全方三卷。奇疾方一卷。清四庫館從大典輯出。吳彥夔傳信適用方二卷。東軒居士衞濟寶書二卷。袁永之影宋刻本。嚴周和濟生方八卷。清四庫館從大典輯出。史堪史載之方一卷。堪字載之。周學海醫學叢書中有之。張銳雞峯普濟方三十卷。此書第一卷爲諸論。蓋銳所自撰。以下念九卷皆裒葺成方。各分門目。宋志作張銳雞峯備急方一卷。馬氏經籍攷同。今爲全書中之第三十卷。蓋別有此單行刻本也，本草綱目引。亦稱雞峯備急方。則亦未見他卷。道光八年。長州汪士鐘得南宋刊本復刻之。目錄闕一至九葉。第十卷五葉。二十卷十五十六葉。二十二卷四五卷二十五卷半葉。以下二十三卷一至十一葉皆闕。餘均完好矣。王璆是齋百一選方二十卷。日本寬政己未。醫官千田子敬假獲元凱所藏元本重刻。璆字孟玉山陰人。是齋其號。仕爲漢陽使。其人非醫。而前有章璆序。謂其生長名家。畜良方甚富。千田氏亦謂試之刀圭。屢獲奇効云。陳造江胡長翁集。謂是書撰集凡十九年乃成。蓋亦非苟爲而已。全書凡三十一門。爲方千餘。曝書亭集有此書。跋謂書錄解題載此書三十卷。宋志作二十八卷。而其所藏本止二十卷。與千田氏所刻同。王碩易簡方一卷。此書中國亦佚。予所見者。爲日本文化十三年和氣惟亨校本。碩字德膚。書中往往引用局方。又引用三因乏兎煎。則在此二書之後。自序謂取常用之方。可以外候用者。詳著大義於篇。以治倉卒之病。療易之疾。輕者自愈。重者亦可籍此招醫云云。蓋爲不知醫者而設。施發續易簡方論六卷。發字政卿。永嘉人。以攻王碩簡方不待識脈明證之非爲主。自序謂與德膚早歲有半面之好。以人命所關。不容緘默云云。則與碩同時人。其今已亡佚者。尚不在此數。迄於元代。而風末沫。其書之傳於今者。有薩理彌實瑞竹堂經驗方五卷。四庫從大典輯出。危亦林世醫得効方二十卷。積其高祖以下五代所藏醫方而成。所載古方甚多。而明周定王之普濟方。起而集其大成。普濟方四百二十六卷。惟第三十一卷眼科五百八十八方有單行刻本。見冷盧醫話。明藩王多好方書者。又有醫方選要十卷。爲蜀獻王侍醫周文采所葺。魯王府秘方四卷。爲魯王府侍醫劉應泰所輯。周定王又有救荒本草四卷云。蓋蒐葺醫方之風。起於唐而盛於北宋。其流風餘韻。迄明清猶未艾也。

傳染病概論

朱壽朋

微生物侵入人體發育繁殖戰勝人體內之防禦力使人體生理變常而發病者謂之病原體吾國古籍謂之「邪氣」「天地不正之氣」「六淫之邪」是也病原體飛散空中或由其他媒介可以彼此相感連帶成病謂之傳染病原體由傳染病原體而發之疾病謂之傳染病世俗稱曰時疫如鼠疫霍亂傷寒痢疾瘧疾痲疹天痘俱有傳染力人皆知之矣

古代人民知識未啓對於自然界認識混昧不清凡疫癘之興或歸於神意或信爲天罰迨文化漸進知識日增始漸知探考傳染病所以流行之故將疫病之原因歸諸空氣謂由空氣腐敗所致此說名曰瘴氣說降至中世紀天花流行接踵而起一般醫家目覩健人受病之狀疑有接觸傳染毒存於其間於是將傳染病分爲瘴氣性及接觸性二種以霍亂傷寒瘧疾等屬於瘴氣性淋濁等屬於接觸性其介於二者之間者稱爲瘴氣接觸性傳染病以痲疹等症屬之

歐西當一八六〇年拍脫可夫(Petten Kofer)氏唱地下水說以諸種傳染病之流行歸諸地下水之變化謂地下水近於地表則傳染病減少下降則傳染病增多此實亦一無稽之談也

我國古代傳染學說除仲景傷寒論外絕少系統專書迨明吳有性著温疫論清劉奎著說疫全書暨温疫論類編戴麟郊撰廣温疫論余師愚著疫症條辨吳瑭著温病條辨王士雄著温熱經緯霍亂論等對於急性流行傳染病始較有詳明之敍述然温病傷寒雖有界說與定義然糾纏不清含混難明玄說奧義集全神於氣化乏科學之物質爲之證明此乃一大缺點也

十九世紀末葉德國考克 Robert Koch 出世發現多數傳染病原體更闡明傳染病之「傳染源」「經過」「寄生部位」醫界許多疑問藉以有精確之解釋現今細菌學說之澎湃奔騰 R. Koch 實啓其源

傳染病之分類方法古今屢有變遷古昔分爲瘴氣性與接觸性固爲不妥後拍脫可夫 Petten Kofer 以病毒成育於生活體內而傳染於健康人者曰內生傳染成育於外界之病毒傳染於人者曰外生傳染其或成育於外或內者曰兩生傳染雖較瘴氣性接觸

性之說爲進步只可爲醫史上之過渡梯航。終非千古定論。嗣後貝靈 Behring 復區別傳染病爲毒性及傳染性二種。由細菌之分泌毒素而發中毒症者曰毒性傳染病。如白喉是也。由細菌增殖而傳染者曰傳染性傳染病。例如傷寒霍亂是也。輓近則隨各種病原體之病原作用而分類更進步。其概要如左。

一　產生毒素病　因細菌之產生毒素而發病。白喉痢疾肉中毒等屬之。

二　菌體內毒素病　因細菌體內毒素而發之疾病。如鼠疫霍亂傷寒等屬之。

三　抗酸性菌病　如肺結核菌之體內毒素。體外毒素。均有發病作用。而含抗酸之性等屬之。

四　原始動物病　如回歸熱瘧疾睡眠病阿米巴痢等之由原蟲寄生而起者屬之。

五　病原不明病　如天痘恐水病等病原至今尚未得確據者屬之。

傳染病基於病原體。經近世科覺之發覺。自無疑義。但其造成種種之病變。自有相當之條件。卽「傳染源」「傳染之路徑」「侵入之門戶」「寄生部位」及毒素等。莫不有重大關係。研究傳染病者所不可不注意。茲分述之。

傳染源　傳染源如疾病之原泉。流瀉不盡。可分爲下列數項。

一　病人　傳染病原體常發育於病者之身。故病人卽爲一危險之傳染源。如處置失方。卽蔓延流害於他人。

二　排泄物　病人之排泄物及嘔吐物。俱含有極大之傳染力。

三　傳菌者　本身不病或恢復期帶攜細菌以寄他人。名曰傳菌者。蓋表面視之爲健康人。多不知防禦。然其爲病之傳播。故亦爲傳染病之源。

四　飲食物　飲食物中混以病原體。易於傳染。例如傷寒菌混於牛乳中。繁殖甚速。爲害極烈。

五　水土　傷寒霍亂之菌。當其流行之際。多由水土關係漫演成災。故水土亦爲傳染源之一。

傳染路徑　病菌自病人傳於健康人。各有一定路徑。可分爲二大綱。

一　直接傳染　健康者與病人接近。傳受其病毒。因以成病。例如與肺癆白喉病者談話接吻。與梅毒淋病者交接。與疥瘡及大痲瘋病者握手共衾。因以成病之謂也

二　間接傳染　病菌由種種媒介物造成傳染作用。曰間接傳染。其大概如左。

1.空氣　病者排泄物分泌物……含有無數病菌。乾燥後隨風飄揚。遇人而侵入其體內。發育成病。猶植物種子。得沃土而萌芽繁殖。如肺癆之痰。天痘及猩紅熱之痂皮。含有無數之菌。在空氣中乾燥後。乘風飄揚。健者染之。因以成病是也。

2.土壤　破傷風菌。惡性水腫菌。脾脫疽菌。常混於土壤內。藉以傳染於人身。

3.水　病菌混入水中。每能藉水以傳於人。如霍亂傷寒是也。

4.飲食物　傷寒痢疾諸菌之附着於蔬菜。霍亂菌之附着於魚蝦。可以生活數星期。燒煮時如不周到。健者食之。卽以致病也。

5.昆蟲　蚊蠅蚤虱臭蟲常爲瘧痢傷寒等傳染之媒介是也。

傳染門戶及寄生部位　病原菌之侵入於人體。或自外皮。或自消化器。或自呼吸器。或自視器。隨細菌之種類不同。如霍亂痢疾。僅能由腸粘膜侵入。鼠疫則自全身任何部分俱可傳染也。寄生部位云者。卽病菌由門戶侵入體內。發育繁殖。而使其發病之部位也。蓋無論何種病原菌。旣入相當門戶。苟不達其易於寄生繁殖之部位。則不能逞其造病之作用。如霍亂雖侵入於皮膚及肺。然因此非其寄生之部位。故不致病而終歸殲滅。若侵入於腸。則星火燎原。頃刻成災矣。

關於傳染門戶及寄生部位所宜注意者。有下列各端。

一　皮膚　健全之皮膚。病菌不易侵入。稍有微傷。卽有侵入之機會。創傷愈深。則侵入亦愈速。如創傷及於肌肉。則半小時內可達臟器。

病菌之好以皮膚爲寄生部位者。如表層爲癜風菌。黃癬菌。其深部者則爲病原性惡性水腫菌等。

二　粘膜　粘膜之健全者有防菌之力。一遇微傷。即易爲細菌所侵入。然亦有一二例外者。如白濁菌能侵入健康結膜。並能蕃於健康尿道粘膜中。白喉菌能蕃殖於健康者之口腔及咽頭。

粘膜對病菌之種種關係茲略述如左。

1.口腔　消化器之病菌。多以口腔爲侵入之門戶。其侵入後或停止於口內。或更經食道而入腸胃。病菌之好以口腔爲其最良之寄生部位者。如鵝口瘡菌是也。

2.胃　胃內分泌鹽酸。有殺菌之力。一般細菌在胃內不易繁殖。亦不能由胃傳播於身體各部之組織。然一旦胃有病徵。或胃液分泌較少時。細菌即可通過而入於腸也。

3.腸　腸內富有滋養分。且常呈鹼性。頗宜於病菌之發育。故病菌侵入腸內。即易成病。然腸無疾病。腸壁無損傷時。亦不易侵入。是以夏秋腸胃傳染病流行之際。善於講究衛生保護腸之健康者。可避免疫病之發生也。

4.鼻腔　其粘膜有損傷時。細菌即由此侵入。

5.咽頭　咽頭粘膜有損傷時。則細菌由此侵入。而即留於附近之林巴腺。白喉菌肺結核菌多以咽頭爲最良之寄生部位。

6.氣管氣管枝及顫毛上皮　此三種有防禦細菌侵入之力。病菌能通過此部。即深入於肺。或抑留於附近之淋巴腺中。病菌之以此部爲寄生部位者。如百日咳流行性感冒菌等。

7.眼　結膜在平時有防禦細菌侵入之力。然淋菌即在健康時亦易侵入。病原菌之最嗜寄生於此部者。淋菌之外白喉菌亦然。

8.尿道　尿道粘膜之健全者。有防病菌侵入之力。然淋菌即在健全時亦能侵入。宿娼者易患淋。即此故也。

9.膣及子宮　女性生殖器之膣及子宮。在平時病菌不易侵入。但在產後及月經時。則易被侵入。產後婦人往往發熱致死。即因產褥熱連鎖菌侵入子宮創傷部而逞其病能故也。

毒性及菌數　病原體侵入人身。發病與否。其毒性與菌數大有關係。毒力強則發病。否則卽達於易寄生之部位。亦不致起病的現象。如經人數次培養次數過多之病菌不易致病。又狂犬之初咬人者毒深難救。咬過數次後。縱有被咬者。則毒輕易救。次之菌數之多寡。亦大有關係。毒性強者卽菌數少亦可使動物或人之被染者發病。如鼠疫菌之於鼠及人是也。又細菌之病原作用。不必與繁殖相平行。例如白喉繁殖極盛時。其毒素產量甚微是也。

感受素因　人體或動物之適宜於病原體之繁殖寄生。或感受其毒素而發病。此種性質。謂之素因。但因種類之不同。而感染素因亦異。如人不感染牛疫。動物不感染瘧疾。人對於牛結核。牛對於人結核。頗不易感染。動物之對於某種病原體有感受性者曰天然或先天性感受素因。缺此感受性者曰天然或先天性免疫性。此素因卽在同一種屬之動物。每因個體之不同。而異其強弱。如霍亂痢疾流行之際。同一生活下之個人。有感染或不感染者。曰個體素因。吾人所謂對於抗病力之強弱。其意義卽感受素因之大小也。

個人素因。多可由後天性感受素因說明。

先天性素因。往往因人種。兩性體質而異。大概衰弱者易罹慢性傳染病。但傷寒類急性傳染病易侵犯強壯之人。

後天性素因由下列各點關係而分強弱。

1.營養不良　營養不良則血液減少殺菌之力。反是則抵抗力佳良。如壞血病病人屢發口腔外傷傳染病。而體質堅實者。雖染有病菌。亦不易致病者。

2.精神感動過度。及身體過勞。均能減弱體力。使對於病菌感受性增強。

3.飲酒　飲酒後血液之殺菌力大減。故對於病菌感受性增強。試日飲家免以酒五瓦至一五瓦。則其對大腸菌及連鎖狀菌易於感受。

4.感冒　身體受冷。因其刺激。誘起粘膜鬱血。血液鹼基性減少。故抵抗力亦隨之減弱。試置不易染脾脫疽之雞於寒地。然後注以脾脫疽菌。卽易感染。

5。糖尿病　糖尿病病人之皮膚屢生壞血性潰瘍。並動輒感染化膿性疾病。其原因今尚未明。或謂由於糖分減退血液殺菌力低弱所致。

遺傳性傳染　出產前由父母傳病毒謂之之遺傳性傳染。可分下列二種。

一　胚種傳染　由精蟲及卵傳染者。曰胚種傳染。急性傳染病無之。即慢性者惟梅毒確有先天遺傳。此外主張肺癆亦有先天遺傳性者。近多否認之。

二　胎盤遺傳　病菌自母體通過胎盤而傳染者。曰胎盤傳染。徵之多數之實驗。及動物試驗。健全之胎盤。决不容病菌之通過。惟胎盤有損傷出血。或剝離時。病菌始能移行於胎兒。

病理及症狀　關於病理及症狀可分爲下列諸端述之。

一　潛伏期及經過　病原體侵入人體組織。必經一定度之繁殖。方能戰據生體之抵抗能力。而使陷於病態。由病菌侵至入發病之時間。謂之潛伏期。內經所謂冬傷於寒。春必病温。此自傷寒後至發温止。其所歷之日期。即潛伏期也。

潛伏期之長短。因細菌之毒力數量。發育速力。宿主抵抗力。侵入門戶。及寄生部位之差異。而不一致。例如注射微量之破傷風菌於鼠。經六七日始發病。若注大量。二十四小時內發病。又注破傷風菌於神經中樞。其潛伏期大可縮小。又狂犬病毒自創傷侵入後。如不達到神經中樞營一定之結合。亦不發病也。

傳染病之經過及輕重。亦與病原體之毒力數量。傳染門戶。寄生部位。及病人抵抗力。甚有關係。例如注射強毒性之百斯篤菌於動物。則該動物速發中毒症狀而斃。其血液中僅能發見少量之百斯篤菌。若注射弱毒性則不然。必須達一定度之繁殖。誘發敗血症後始斃。故百斯篤菌充滿於血液。又注射結核菌於動物之皮下。則其經過爲慢性。而生粟粒結核。若注於血管。則該動物即陷于敗血症而斃。人體亦然。其經過亦視病原體及傳染門戶而不同。如釀膿菌於指之緊密結締織。發瘭疽。於疎鬆之蜂窩織。則發蜂窩織炎。達於皮膚之淋巴管。發丹毒。於腹腔發腹膜炎。苟入血管。則發敗血症。

病原體之體內蔓延　病原體因其種類之異。其於宿主體內之蔓延狀況亦不同。多數病菌停留於侵入部。形成局部病灶。例如膿菌之於癤疽膿瘍是也。又有自局部蔓延於連接部。更連接部蔓延於連接附近發病者。如感冒菌自喉部蔓延於氣管支及肺而發氣管支炎化膿性肺炎。淋菌由尿道蔓延於睪丸而發睪丸炎是也。

病菌之體內蔓延。由第一病竈而蔓延於遠隔部形成第二病竈。謂之轉移。如傷寒發薔薇疹於皮膚。淋濁於關節發關節炎是也。

細菌之侵入於血液。喜寄生於心瓣膜。則發化膿性炎症。復因傳染性組織片之剝落形成心臟麻痺。

病原體侵入於血管。發育增殖。分泌毒素。使血輪破壞。生機喪失。則成敗血症。

病菌中有其自身不侵入於血道。僅由其產生之毒素。彌漫於血液中者。名曰毒血症。

病症　病原體侵入於動物體。常發一定之病症。可分爲局部及全身二種。

一　局部症狀　病菌侵入體內。使局部組織陷於病象者。謂之局部症狀。如癰癤瘰疽鵝口瘡等是也。

二　全身症狀　病原體寄生於人體。其所分泌之毒素。雖因種類及寄生部位之不同。而其使人體現種種之症狀。約有下列數點。

1.發熱　無論何種病原體。其寄生於人體。無不發熱。即死菌亦然。至其所以然之原理。今尚未明。或謂由於病原體之內含熱毒素云。

2.白血球增多及減少　傳染病患者。其白球大概增加。但傷寒與瘧疾等症。則白血球減少。

3.白血症　因病菌之不同。或產生血色素。或產生妨礙造血臟器之毒素。而發貧血症。

4.脾腫　多數傳染病。其脾臟腫大。而尤以傷寒瘧疾等脾腫爲尤甚。此蓋由赤血球崩潰產生物之蓄積。及脾機能亢進也。

5.營養障礙　凡傳染病必發全身營養障礙。使心肝腎等臟發生炎症。尤以腎因排泄細菌毒素。其上皮及血管均被侵害。發現蛋白尿。

6.神經障礙　病原體之毒素。有特犯神經系者。如恐水病傷寒破傷風肉中毒毒素等侵犯中樞神經。大痲瘋毒素侵犯末梢神經。霍亂毒素痲痺溫中樞。

7.消化障礙　病原體對於消化機能。亦大有關係。如害傳染病之傷寒霍亂瘧疾等症。消化系統亦大受妨礙也。

混合傳染及續發傳染　病由特異之病原體而發者。謂之單獨傳染。然亦有與他之病原同時侵入者。則發複雜之病。古所謂合病併病。如白喉與猩紅熱併病。痲疹與肺炎併病是也。續發傳染。例如傷寒霍亂瘧病等症。發生潰瘍壞疽上皮損耗時。各種病菌。再由傷部而入。續發肺炎。心內膜炎。淋巴腺炎。膿瘍丹毒等症是也。

玄覽齋醫餘隨筆

朱壽朋

余妻吳氏。頗通書史。能吟詠。常爲余抄書謄稿。善盡內助之責。惟體質柔弱。多愁善病。其經斷懷孕時。酷似虛勞。余因服公異鄉。爲庸工誤投攻藥。卒至不起。余曾作悼亡百絕以紀哀。又感世之婦女。因妊娠誤藥致死者有之。成病者有之。適四川劉宗岳以妊娠診斷法見問。感時懷舊。乃作妊娠論。全書約五萬餘言。於古今中外關於先期妊娠診察法。記述頗詳。書脫稿時。曾題二絕云。折肱著書悔已遲。稿成含淚又吟詩。傷心只被功名誤。萬惱塡胸欲化癡。青燈夜坐暗銷魂。放達未能效鼓盆。妊娠論成寶鏡缺。算來字字淚留痕。蓋卽悼亡之末二首也。

女弟子蘇若蕙。浙之奉化人。蓋小學時之優等生也。後精研美術。嫁軍人李超白。革命軍北伐之際。余任十九軍醫務。時寓甯波觀宗寺。旋因被選任海門黨部執委。辭職歸故鄉。取道奉化。重經其地。往訪焉。時伊適患經閉萎黃。延醫服藥。疑爲勞傷。小談片刻。因知余寢食於醫者有年。乃乞診斷。余察脈搏和緩流利。舌苔不變。據云自小腹有氣上衝。卽欲嘔吐。斷爲此係衝脈之逆。妊娠之兆也。當於信箋上書詩一首以示之。並囑略食水菓。勿藥爲上。詩云。楊柳池塘初潤雨。杏花庭院淡含煙。雙雙喜鵲高枝語。一段春風孕育天。後果得育麟。來信道謝。並附詩云。病骨支離屢喚娘。却將有喜誤勞傷。憑師一試回春手。詩句勝於續命湯。

素問榮衞生會篇曰。「人焉受氣。陰陽焉會。何氣爲榮。何氣爲衞。榮安從生。衞於焉會。願聞其會。曰人受氣於穀。穀入於胃。以傳於肺。五臟六腑。皆以受氣。其清者爲榮。濁者爲衞。榮在脈中。衞在脈外」靈樞榮氣篇曰。「榮氣之道。納穀爲寶。穀入於胃。乃傳於肺。流溢於中。散佈於外。精專者行於經隧。常榮無已。終而復始。是謂天地之紀」此皆吾國古代之生理學說。治呼吸循環消化於一爐。其所謂榮。即近世科學所謂由左心室流出之動脈血。灌溉全身。達於各部組織細胞。而營其生活機能是也。其所謂衞。即全身經過榮養之血・挾其新陳代謝之廢物。由大循環靜脈向右心耳。迴流而循行於肺動脈。以達於肺胞微血管。而呼出其二養化炭是也。肺胞微血管。既呼出二氧化炭。復吸收新鮮養氣。使血液紅活。再由肺靜脈入左心（）而至左心室。陸續流注。無時或已。此即靈樞所謂「…常榮無已之說」也。

中西醫藥各有短長。例如肺癆。白喉。赤痢。脚氣。國醫棘手之內科症也。用西法治之。每多殊效。麻疹。痘瘖。驚風。疳積。西醫難治之兒科症也。用國藥治之。時見奇功。此中西內科各有短長之說也。瘰疽疔瘡。西醫外科視爲險惡。吾國民間醫以蒼耳蟲治疔。以蜣螂治瘰疽。神效立見。背癰瘰癧。西醫外科視爲頑痼。吾國民間祕方。以鹹白菜葉貼背癰初起。隨手而消。以白蟮老虎貼背癰潰瘍。指日收口。蜘蛛蛋梅花蛋治瘰癧初起。收效神速。連球松治瘰癧潰瘍。奏效靈異。此吾華奇藥。斷非西人夢想所能及。至若西藥之脫呂帕弗拉文 Trypaflavin。美路蘇可羅媚 Mercurochrome。過養化輕液 Perhydrol。雷佛奴耳 Rivanol. 等消毒殺菌有奇功。愛太衣那克西路 Etanioxyl 能防止癰瘤瘰疽等化膿。砒汞鉍碘等製劑。對梅毒有特效。則又爲吾華所不及。究醫者融會貫通。捨短取長。斯爲得之。

太極拳是中國一種神祕性之體育。以練氣還虛爲原則。其動作純任自然。完全循曲線之變化。奧妙無窮。其防敵也。以柔化勁。可以不受打。其襲敵也。善攻人之虛。借人之勁。令之自倒。至其在生理上之價值。則運用神經。調和呼吸。流動血液。運轉筋骨。同齊並至。無一遺離。各國任何體操。不能望其萬一。更適宜於老人婦女。惜含理太深。而眞好之少耳。

（待續）

論感冒咳嗽之治法

王潤民

近數星期來。患感冒咳嗽者甚多。本院同學中亦不乏其人。有發熱者。亦有不發熱者。（發熱者其症象往往爲惡寒。發熱。頭痛。咳嗽。有痰。口或渴或不渴。苔淡白。鼻塞。噴嚏。甚有發鼻血或兼喉微痛者。）不發熱者。余恆勸其多飲熱水。不可受寒。聽其自愈。發熱者則以其口是否渴。舌是否乾。爲標準。更參以是否惡寒。頭痛。及身痛等症象。而處以適當之方。效果甚速。（大約不過一二劑卽愈。）因思感冒咳嗽雖爲小病。但屬進行性。不可忽略。謹不避淺陋。將余所用之方法列左。以爲衛生家之一助。

按此症乃肺爲風束。治之之法。當以宣散爲主。又須分寒化熱化及濕化。所謂寒化者。口不渴。舌潤。惡風是也。若口渴。舌乾燥。卽爲熱化。若咳聲。濁如在甕中。者卽爲濕化。余方恆以荊芥（八分至一錢）防風薄荷（各八分）驅風爲主。加象貝（二錢）杏仁泥（三錢）桔梗（八分）橘紅（一錢五分）等以化痰理氣。更視其寒化熱化濕化。酌加以下各藥。四肢痠楚加秦艽（一錢五分）口苦加黃芩（一錢）熱重寒輕加桑葉（三錢）口渴或發鼻血。更酌加天花粉蘆根。咳聲濁者。加薏苡仁（三錢至四錢）赤白苓（各約三錢）通草（約八分）等以利濕。如此施治。殆無有不效者。

惟有一點。不可不注意者。卽分量是也。大凡重病用重藥。輕病用輕藥。此一定不易之理。人祇知重病用輕藥。病不愈。不知輕病用重藥。病亦不愈。不但不愈。反戕賊臟腑。此病是輕病。故當用輕藥。各藥用量皆當如括弧中之所示。（上下加減而已）非可以任意亂開者也。

往年見友人一仁先生所編醫藥衛生月刊。中載沈仲圭先生一文。略謂。「感冒咳嗽宜毛達可咳嗽方。（桔梗。荊芥。甘草。陳皮。紫菀。白前。百部。）咳而且喘者。宜麻杏石甘湯。（方中麻。杏。乃主要藥。分量不能太輕。）前方爲余雲岫先生經驗後方。經方家頗賞用之。」愚按此方能治愈感冒咳嗽。事極尋常。惟尚有未盡善者。卽紫菀白部皆潤肺藥。於此症初起。未用驅風藥以前。實不相宜。余氏祗知試用成方。不能加減。尚爲一間未達。考其治效。或尚未能與拙方較一日之短長也。

（二三，四，四。）

中醫界必讀之書續

余前著「中醫界必讀之書」一文載於本刊第四期中。承讀者來函。謂爲選擇謹嚴。可爲初學圭臬云云。惟於時賢著作。不多介紹。良以未經寓目者固不介紹。寓目矣不敢自信者。亦不介紹也。且屬稿匆匆。即古人之著作。亦多有遺漏。如錢氏小兒藥證眞訣（此爲中國小兒科專書之祖。亦爲一極有價值之書。有張山雷箋正本可閱）明陳思成黴瘡祕錄（此爲中國最古之梅毒專書。於梅毒傳入中國之歷史有關）柯韻伯來蘇集（章太炎先生盛稱之）皆有一讀之必要也。（各書詳評容俟異日）茲讀時賢著作一種。以爲有介紹之價値。謹述之於左。

1.中國急性傳染病學　此爲儀徵時逸人先生著。於各大傳染病（鼠疫。霍亂。赤痢。白喉。喉痧。流行性腦脊髓膜炎等）之病原。病理。證狀。治法等。無不一一詳述。其方法皆可施諸實用。實可稱爲中醫傳染病學中（已出版者）之最有條理者。（此書之出版處及價目等。請參看本期廣告。）

2.溫熱辨惑　書爲本院教授章巨膺先生著。此書係以戴北山廣溫熱論及時賢惲鐵樵氏之著作爲骨子。而更參以科學解釋。及經驗心得而成。讀之可使人了然於傷寒溫病之辨。不爲異說所迷。實爲醫林正軌之書。雖先生自序謂「自愧無所發明」然以吾觀之。中國溫病書中界說之明白。系統之淸楚。未有如此書者。（此書發行所上海廈門路尊德里十二號章寓）

又沈君仲圭前貽余書。謂毛達可之經驗方。亦一有價值之書。余不敏。尙未之讀也。不敢妄語。姑止此。以示甯闕無濫。

文藝

西湖旅行雜詠

壽朋

遊玉泉寺

偶從樂國悟眞如。玉泉放生池名曰魚樂國萬物原來一點虛。苦厄脫開名利網。人生誰似佛家魚。

未能名利看虛無。蕉鹿黃粱夢一途。何怪今人迷智見。爭將泡影認珍珠。寺內有珍珠泉人於池邊以足印地則水底浮細泡多顆酷似珠點

遊虎跑寺

結伴登臨訪古泉。憑欄靜看水中天。無緣不見當年虎。兩耳松風雲一肩。

題冷泉亭

飛來峯畔水爭鳴。冷可除煩清濯纓。借問亭邊遊覽客。幾人對此動詩情。

攬勝雲林逐野煙。徘徊亭畔望清泉。問他活潑源頭水。是否千年龍吐涎。

錬丹井懷葛仙翁

古井澄波絕點塵。長春錬藥仰仙巾。安能錬得囘生藥。普救塵寰枉死人。

葛嶺憶天台仙人座

我曾攬勝入天台。歷險親攀雙闕臺。瓊臺雙闕爲天台奇景之一下臨百丈坑在壁立懸崖中有一石座適可容一人相傳葛仙在此脫凡離此不遠亦有葛仙廟百丈懸崖留石座。千秋不見葛仙

回。

登雷峯塔舊址

色相己空千古塔。鐘聲猶打夕陽天。重來記取滄桑感。風月煙雲共一肩。

詠孤山梅

爲愛西泠水一灣。羅浮拋却隱孤山。高人夢入香中雪。放鶴亭邊月影閒。

鐵幹橫空玉作枝。香來湖水照清姿。何緣嫁與林和靖。月下老人知不知。

月明風裏一聲鶴。飄渺素魂何處託。爲報舊時處士情。舍香飛向墓前落。

不慕羅浮鄧尉岑。不思粉蝶與霜禽。自從嫁與林和靖（古句）放鶴亭邊夜夜心。

過宋義士武松墓適遇大風

曾於稗史記英名。今日墓前縱馬行。忽憶景陽崗上虎。天風如吼壯詩情。

題蘇小墳

西泠橋畔一堆土。說是當年蘇小墳。玉骨香魂難想像。徘徊搔首望春雲。

岳墳感懷

奸相黑心甘賣國。忠臣赤血竟成仁。墳前鐵鑄千秋恨。回首中原涕淚新。

白雲菴有感

或結姻緣或化烟。或將恨海對情天。白雲菴內徘徊望。誰問當年月下仙。

癡男怨女唱情歌。月老無端爲執柯。環境改時心境變。愛河波浪淚痕多。

近來心跡學逃禪。訪勝行吟月老前。繞座絪縕香霧裏。却將蒼狗悟因緣。

遊孤山懷詩友紅雪女史

少年弄筆好題詩。豔句曾邀閨閣知。女史以和余啼鶯與雙燕詩結文字緣曾偕遊於此其父任倪嗣沖部下團長張勳復辟失敗後隨父北行音信遂絕今日難尋鶯燕影。天涯何處寄相思。

孤山項上望西湖。倩女曾偕入畫圖。舊事而今重想像。鶯聲燕影兩糢糊。女史臨行留別詩又用啼鶯原韻有句云柳暗花明鶯語倦又攜詩筆逐征蹄用雙燕韻有句云從此天涯增客感更於何處認烏衣

學生成績

(四)疝

四年級沈宗吳

疝俗名小腸氣。陰囊腫大。紅赤堅硬。望之生畏。患之者。時發時愈。累贅不堪。古有七疝之分。少腹痛引陰丸。氣上衝心。不得二便者為衝疝。少腹痛引陰丸。腹之逆氣衝胃作吐者。為厥疝。少腹之氣不升。左右癥塊作痛者。為瘕疝。臥則入腹。立則出腹。為狐疝。少腹痛引陰丸。橫骨二端約紋中狀如黃瓜。內有膿血者。為㿉疝。少腹痛引陰丸。小便不通者。為癃疝。少腹不痛。陰囊腫大頑硬者。為㿗疝，

疝由衝任為病亦屬督脈所生。詳內經。疝病在西醫謂之腸脫或大網脫。因腹壁弛緩。失其抗制。小腸或大網遂卽由隙處脫出。脫入陰囊。則陰囊膨大而垂墜。脫入鼠蹊。或腹之兩側。則腹膜外凸而梗起。發必攻衝者氣論。衝疝。宜胡蘆巴。吳茱萸。蓽薢。川椒。蒼朮。此與金匱奔豚病相似。蓋係一種發作性腸神經疾患。約紋堅痛者㿉名。大黃皂刺湯主之。脫出腸部，因某種障礙引起化膿者有之。但此如橫痃症。氣衝吐逆卽為厥疝。治以奪命湯。此與衝疝相類。不過較劇。故作嘔。夜出晝伏義作狐評。狐疝主以補中益氣湯。小腸或大網脫入陰囊。有立卽還納性者。，㿗疝頑痲腫墜不痛。桂苓丸。加蒼朮。厚朴。黃柏川烏。睾丸積水症。常累月甚至經年不消。橫弦豎弦結聚牽疼。瘕疝。按內經言瘕疝證狀。曰。少腹寃熱而痛。出白。一名曰蠱。此近世之花柳病白濁症也。橫弦豎弦。形容腹部弦梗而起。或橫或直。皆因腸之脫出所致。癃疝溲難痛引陰丸。主葵花湯。測方證如屬淋濁之泌尿器病，若夫睪丸所屬左水右火故治氣宜右而治血宜左。病機沙篆云。疝症往往見偏患左者。則痛多腫少。偏患右者。則痛少腫多。此亦氣血之明驗也。痛多腫少。宜當歸。白芍。木香。茴香。青皮。肉桂。木通之類。痛少腫多。宜二朮。牛夏。茯苓。木香。烏藥。枳殼。猪苓。荔枝核。木通之類。暴疝多寒久疝多熱。葉天士治疝大綱。詳臨證指南。仲景方溫補散寒當歸羊肉。當歸生薑羊肉湯。子和法泄肝緩導金鈴子散虎潛丸。濕熱房勞散宜十味蒼柏肝氣不宜。少腹橫梗痛擾腰脅。以及陰囊。治用左金。吳萸。黃連。山甲。又青木香。川楝子。延胡索。橘葉。溫通肝絡。疝墜。左筋縮連少腹痛。乳香山甲楝川楝子。黑川烏。又橘核小茴韭白汁法丸。直走至陰。疝痛有形。嘔吐黃濁。大便不通。鼠矢韭根汁。桃仁。橘核。又金鈴子。延胡索。小茴。香青。肝風筋疝。考筋疝之名。出於子和。卽內經之瘕疝。但內經所指之瘕疝。為淋濁病。此方證疑亦腸脫出之橫弦豎弦之類也。宜通補以熄風。蓯蓉。補骨脂。歸尾小茴。韭子。茯苓。胡桃，青鹽。羊肉腎。蒸熱和丸。陽微陰凝。寒戰後熱。囊大尿少。至晚腫脹愈加。當溫經而泄濕。桂枝吳萸。川楝子。茯苓。牡蠣。澤瀉，青皮。陽衰疝墜。干薑。吳茱萸。人參附子。當庸故有自壯至老。病根不輟。下焦日衰。升陽頗合二鹿茸。角霜。菟絲子。當歸桂枝沙蒺藜。久疝止作無休。三層茴香丸。可愈內疝無

疼。氣擾導氣。湯。郁氣丸。能安。經驗疝方。五苓散。茴香。川楝檳榔木通橘核。鎮攻疝劑。淬鐵飲。鎮陰煎。導水。茯苓湯。攻積通經。散。

本篇各方配合

大黃皁刺湯金鑑 大黃。皂角刺。奪命丹金鑑 吳萸。肉桂。澤瀉。白茯苓。補中益氣湯東垣 黃耆。白朮。陳皮。升麻。柴胡。人參。歸身。甘草。桂苓丸張氏醫通 桂枝。茯苓。葵花湯瘍醫大全 冬葵子。瞿麥。滑石。黃芩。枳實。猪茯苓。木通。車前子。炙甘草。當歸生薑羊肉湯仲景 當歸。生薑。羊肉。金鈴子散保命集 金鈴子，延胡索。虎潛丸丹溪 龜板。熟地。知母。黃柏。牛膝。白芍。虎脛骨。當歸。陳皮。乾薑。鎖陽。十味蒼柏散金鑑 蒼朮。黃柏。香附。青皮。益智。附子。甘草。小茴。山查。桃仁。元胡索。左金丸 吳萸。川連。三層茴香丸六科準繩 舶茴香。川楝子。廣木香。北沙參。導氣湯尊生 川楝子。木香。茴香。吳萸。郁氣丸 六味丸，加五味子。五苓散仲景 猪茯苓。桂枝。白朮。澤瀉。淬鐵飲未詳 鎮陰煎景岳 附子。肉桂。熟地。牛膝。澤瀉。炙草。導水茯苓湯證治準繩 赤苓。麥冬。澤瀉。白朮。桑皮。紫蘇。檳榔。木瓜。陳皮。砂仁。木香。大腹皮

攻積通經散未詳

論汗吐下三法之大概

二年級薛定華

夫病之有治。治當有法。法者何。猶大匠之示人以規矩是也。蓋我國治病之法繁多。不勝枚舉。程普明之八法。徐四鶴之二十四方。劉河間之十八劑。張景岳之六法。如此之說。各有利弊。不能一概而論之。孫台石曰「張子和之治病。不離汗吐下三法。本療暴病。而今病亦可以湊捷。」故引涎漉涎嚏氣追淚凡上行者。皆吐法也。炙蒸薰渫洗熨烙針刺砭射導引按摩凡解表者。皆汗法也。催生下乳磨積逐水破經泄氣凡下行者。皆下法也。範圍廣博。能兼衆治。誠仲景八法之正變治也。故曰子和汗吐下三法。簡而明。密而實。凡病之在表者汗之。在裏者下之。胸膈之疾。汗之不能。下之不可。涌吐而出之。總此三法。皆以排毒于體外爲主。實合今之所謂排毒素療法也。但三法之應用。各有所主。今略分其作用適應證藥物範圍四者述之于下。

(一)汗法

汗法之作用　凡能刺激神經。或催促血液之循環。以增加皮膚水分之排泄者。謂之汗法。又肺胃粘膜受刺激。或心悸亢進。以喚起

嘔吐者。亦有發汗之效。或服解熱藥。往往亦有發汗之作用。但以藥物發汗者。係利用人體之自然療能。皆以驅逐病毒於體外也。

發汗之適應症　凡熱性傳染病及感冒。急性氣管支炎之初期。國醫所謂表病是也。用此法可頓挫其病勢。或汗出而愈。又浮腫滲出液硝子體之溷濁等時。用汗藥使血液濃厚。促進該病等之吸收。以及腎臟有急性病。或慢性機能不全。用汗藥可減輕腎臟排泄水分之作用。且新陳代謝產物。皆可由皮膚排出。此外水銀鉛中毒。汗之使其毒由汗液而排泄體外。國醫以防風一味水冲服能解砒毒。紫蘇解蟹毒等等。亦有此意也。

發汗之藥物　中醫汗藥繁多。約分熱涼二類。如桂枝。麻黃。細辛。升麻。香薷。紫蘇。浮萍。薄荷。荊芥。防風。葛根。柴胡。豆豉。前胡。蔓荊。桑葉。葱白等。是此外如陽虛者。宜補中發汗。方如麻黃附子細辛湯。陰虛者。宜養陰發汗。方如新加湯。挾熱者。宜清涼發汗。方如銀翹散。挾寒者。宜溫經發汗。方如麻黃附子湯。兼濕者。宜燥濕發汗。方如藿香正氣散。傷食者。宜消導發汗。方如荊防敗毒散。複保和丸。表裏俱實者。方如防風通聖散。表邪重者。大青龍湯。輕者葱豉湯。此乃發汗劑之大概也。

發汗之範圍　發汗之法。大概用在人身水分未缺乏之時。或過剩時。如皮膚水腫。可用大劑發汗藥。但心臟性水腫。不可發汗。或感冒等表病。亦當用汗解之。爛喉痧疹子不出者。亦當辛涼發汗。反之如貧血病與一切癆瘵及酒客烟家等。或有癰疽之患。心臟衰弱之人。皆不可大汗。腸胃發炎之裏病。亦不可發汗也。孕婦亦忌用之。

(二)吐法

涌吐之作用　嘔吐之生理作用有二。一爲刺戟胃之知覺神經。因刺戟反射於延髓之嘔吐中樞而起。一爲吸收於血中。直接刺戟嘔吐中樞而起。當嘔吐時。藉腹壓之作用。可吐出肺部痰液。及胆囊內之廢物。故胃中有宿食以及胸膈中有廢物痰飲之類。皆可藉此作用而由口腔而出也。

吐法之適應症　凡胃中有宿食。或服毒物留于胃中。未曾吸收者。或胸膈停滯痰飲。或食道與氣管有異物之嵌入。有阻礙其工作時。皆可吐之。此外如氣道之義膜欲使之剝落咯出時。用吐藥可亢進其分泌。使氣管弛緩。且喚起嘔吐運動。或有胆石疝痛病時。可藉其腹壓作用。吐出胆囊內所壅塞胆汁之結石等。或中風猝仆。牙關緊閉。皆可先以吐藥吐之。

嘔吐之藥物　嘔吐之藥物。雖仲景有瓜蒂散之良劑。如遠志。半夏。皂莢。藜蘆。芫花。常山。烏頭。附子尖等之植物吐劑。全蠍梢之動物吐劑。鹽。普礬。銅綠。輕粉。胆礬等之礦物吐劑。種類繁多。性質各異。雖有蠍梢。藜蘆。輕粉。烏頭。附子尖。芫花等之大毒。常山瓜蒂胆礬等之小毒而作吐劑。亦有具解毒之能。例如胆礬一物。化學名爲硫酸銅。如對于燐中毒。不但不使胃中毒質吐出。且遇燐酸。化爲無毒燐酸。被覆於其表面。能阻止吸收。而奏解毒之效也。

吐法之範圍　涌吐之法。古人多用之。迄今醫道失傳。以吐法之治病者甚稀。故無人作深刻之研究。誠可惜也。蓋以吐法治病。當知病灶之何在。若病在胸膈部。皆可吐之。肥胖之人。素多痰濕。皆可以此法緩緩吐之。胸膈懊憹不快。噎食不下。或傷食感冒。吐之病愈。如有動瘤重症。心臟病。及高度血管硬化症之病人。不可用吐法。因嘔吐運動。往往使胸腔腹腔之內壓突然變化也。此外如肺結核。腹膜炎。腸穿孔。脫腸。諸血家。以及老年。姙娠末期。膈噎。癆瘵。鼓脹等病。皆不可以吐法也。

(三)下法

下法之作用　夫下之一法。乃使腸內廢物由肛門而排泄之。所謂通大便是也。如用藥物。刺戟腸壁神經。亢進腸蠕動。使其下行之力加速。或以潤滑之物。滑利腸壁。或以多含水分之物。稀薄腸內之凝聚物。成以阻止腸壁吸收水分。使稀薄凝結積聚之物也。此等皆爲下法之作用也。

下法之適應症　便閉而發頭痛。胃重之感。或協熱利。急性慢性腸炎。赤痢。皆可用本法。尿閉症用下法。可抑制腸之吸收。並旺盛其分泌。浮腫組織內。或體腔內水分蓄積時。以下藥能阻止腸之吸收。或如脂肪過多症。因本病之便中所含之脂肪及其他營養分較多。蓋因腸內容物排泄迅速。吸收不及。亦爲治肥胖病之一法也。或內蓄瘀血。或腸熱生瘡者。亦爲本法之適應症也。此外如腦肺眼等都充血發炎。屬實熱者。用下法頗有效驗。西醫所謂誘導療法也。此外如脾約。結胸。傷寒熱病。時疫瘟毒。及瘡毒攻心屬實者。亦皆可用本法也。

下法之藥物　本法所用藥物頗多。大概分有寒溫二種。潤下緩下峻下之別。潤下者。對于糞便調度無分別。緩下者。無損害身體機能之工作。峻下者有影響于身體機能之工作。溫下劑如巴豆。麻萆子等。寒下劑如大黃芒硝等。潤下劑如蓯蓉枸子郁李仁桃花蕚。白蜜猪胆當歸之類。緩下劑如萆麻子。婁仁杏仁檳榔。澤瀉之類。峻下劑如大黃。芒硝皂角枳實。牽牛甘遂大戟巴豆之類。方藥如承氣湯。麻仁丸枳實導滯丸桃核承氣湯抵當湯陷胸湯。三白散十棗湯神佑丸。控涎丹等皆為下之大劑也

下法之範圍　凡腦膜炎腸炎及熱性病等。皆不能以溫下劑。如巴豆一物。易起腸炎且腸被刺戟。蠕動旺盛。又易起嵌頓也。又貧血老人小兒等。皆不可以峻下劑攻之。孕婦及女子月經時。亦不可以峻下劑。因恐骨盤充血有月經過多。或流產早產之患。久病之人。大便閉。結亦不可以峻下劑。僅可用緩導之法也。或外感病初起時。亦不可用下法也。若久積寒結。不可寒下。或素體肥胖有痰飲之病。屬實者非以峻下除積之藥不為功。總之裏實者攻下。裏虛者緩潤。此下法之標準用也。此外如灌腸之法。外以器械而泄出腸內之宿物。亦乃施用于裏虛不可攻之人。昔仲景用蜜煎導通便。亦此意也。

總之三法之應用。當先辨病之表裏虛實。以後定三法之寒熱緩急。察疾病之輕重。定藥量之多寡。方謂三法之能用也。何西池曰。子和治病。不論何證。皆以汗吐下三法取效。此有至理存焉。又云。諸風寒之邪。結搏皮膚之間。藏於經絡之內。留而不去。或發疼痛走注麻痺不仁。及四肢腫痒拘攣。可汗而出之。風痰宿食。在膈或上脘。可湧而出之。寒濕固冷。熱客下焦。在下之病。可泄而出之。然其用三法。變化自在。切不可固執也。苟能辨覈精詣。則闖仲景之堂奧。愈病於覆杯間。亦不為難矣。

敘述清楚。可供參考。（編者）

月經初至及斷絕期之研究

二年級邱傳芳

女子情竇初開的時期。我國所謂「豆蔻年華」「破瓜」「及笄」「成年」。等統指這個時期。最初的表現就是月經。或曰「天癸」。在月經未來之先還要經過一個月時期。叫做「先成年時期」。在這「先成年時期」之中身體上發生極大的變化骨骼漸見增長腰

部漸見寬大……等。這個現象經過了時久。才見月經。經曰。女子二七天癸至。任脈通。太衝脈盛。月事以時下。故有子。七七任脈虛。太衝脈衰少。天癸竭。地道不通。故無子。以此論之。凡女子的生育。當然在月經開始之後。停閉之前。研究這些原由。凡女子到了成熟的時期。便要發生排卵作用。隔一定的時間。從卵巢排出卵子。子宮的內面「內膜」也在粘膜上發生充血的現象。粘膜逐漸肥厚。準備養育受精之卵而完成姙娠的工程。故有子。月經的繼續年在三十五六年之間。從四十五六到五十歲之間。名曰「更年期」。月經漸見減少。終至閉止。。閉止以後排卵的工作。即亦消失。便乏娠姙的機能。故無子。但女子月經的行止。猶草木得春夏而華茂。逢秋冬肅殺而萎黃。每有遲早之不同。故女子月經的行止。豈能亦無遲早乎。但月經初至之期似乎必以二七爲始。經止之期。似乎以七七爲終。孰知有不盡然者哉。夫月經之至。原夫衝任之通盛。月經之止。由天癸之虛竭。著內經論及二七至七七止之說。乃道其常。未及其變也。似不知初次發生月經的時期。非常複雜。雖同一女子。因其所處之地氣不同。或風俗之各異。更身體有寒暖之殊。幷有天資智愚之別。而遲早於以分也。然以地氣而論。居南方溫熱之處者。較早于北方寒冷之區。並以風俗而論。居繁華城市者。較早于鄉偶偏僻之域。以其情竇初開。卵珠亦能早熟也。以體氣言。寒遲於熱。以其體內熱度不足。則卵珠成熟亦遲也。到老年經止之時。大約在于六七至七七之數。然有較此過遲過早者。大抵開始早者。停止反遲。開始遲者。停止反早。以其稟賦有厚薄之不同也。又有先天足與不足之別。然婦人神經過敏。經過一次很利害刺激以後。停止較早。或生育過多。並且喂乳過甚。經絕亦早。因爲生產過多。合泌乳過甚。卵腺容易萎縮。不易發展之故。或有平均不調。未有生育者。經絕較早。因他的卵腺。生來就是極小。不能發展完全。故先天虛者。停止較早。先天足者。停止較遲。內經所謂有其年已老而有子者。何也。此天壽過度。氣脈常通。而腎氣有餘也。究女子之月經開始與絕閉。有種種之不同。豈無遲早之異乎。經曰。知其常。乃知其變。蓋內經此論。亦不過道其常而未及其變也。

說理尚明白。姑存之。　（編者）

半夏之研究

二年級劉行方

(一)科屬　天南星科半夏屬。

(二)形態　多年生草平野自生高七八寸。葉爲複葉以三小葉合成葉柄生肉芽。花單性。爲肉穗花序。雌花在下。雄花在上。花序以大苞包之。花軸之上部伸長如線突出苞外地下之塊莖大三五分許皮黃肉白入藥。

(三)產地　產山東省歷城縣益都縣等處。

(四)性味　辛温有毒。

(五)主治　本經傷寒寒熱。心下堅。胸脹。欬逆頭眩。咽喉腫痛。腸鳴下氣止汗。

別錄消心腹胸膈痰熱滿結欬嗽上氣。心下急痛堅痞時氣嘔逆。消癰腫療痿黃。悅澤面目。墮胎。

甄權消痰。下肺氣開胃健脾止嘔吐去胸中痰滿。生者摩癰腫除瘤癭氣。

元素治寒痰及形寒飲冷傷肺而欬。消胸中痞膈上痰。除胸寒和胃氣。燥脾濕治痰厥頭痛。消腫散結。

大明治吐食反胃。霍亂轉筋。腸腹冷。痰瘧。

震亨治眉稜骨痛。　好古補肝風虛。

時珍除腹脹目不得瞑。白濁夢遺帶下。

(六)藥徵考徵　主治痰飲嘔吐也。旁治心痛逆滿咽中痛。欬悸腹中雷鳴。

(七)近世應用　化痰。燥濕降逆。

(八)方劑名稱　薑半夏。仙半夏。宋半夏。法半夏。竹瀝半夏。

(九)用　量　錢半至三錢。

(十)炮　製　皂筴白礬煮熟。薑汁拌製。

(十一)禁　忌　凡肺病咳嗽。癆瘵吐痰。陰虛血少。痰因火動。汗家渴家血家及孕婦禁用。

(十二)處　方　配秫米和營衞。配豬苓牡蠣治夢遺。配白蘞治金刃入骨。配瓜蔞仁治邪熱結胸。配竹茹治驚悸。配黃芩黃連治火痰老痰。配薑附治寒痰濕痰。

(十三)名　方　省風湯——治痰厥中風。

三仙丸——清氣化痰。

按半夏辛溫入足太陰脾經足陽明胃經足少陽膽經。蓋脾經受濕。健運失司。於是清者難升。濁者難降。留滯其間。蓄積生痰。明李時珍曰脾無濕不生痰。故脾爲生痰之源。肺爲貯痰之器。胃經虛寒食已卽嘔。以半夏能和胃氣。投之極效。復佐柴胡。助黃芩。治往來寒熱之少陽證。爲治嘔之特效藥。仲景凡遇嘔證無不加之。如葛根加半夏湯用之治太陽與陽明合病。不下利但嘔者。柴胡桂枝湯用之治傷寒六七日。發熱。微惡寒者。微嘔。半夏瀉心湯用之治嘔而發熱。生薑瀉心湯用之治乾嘔發熱。黃芩加生薑半夏湯用之治太陽少陽合病。不下利而嘔。黃連湯用之治傷寒腹中痛欲嘔吐。竹葉石膏湯用之治傷寒解後虛羸少氣。氣逆欲嘔。小半夏湯用之治嘔家不渴。但有支飲。大半夏湯用之治胃反嘔吐。半夏乾薑散用之治乾嘔吐逆吐涎沫者。生薑半夏湯用之治病人胸中似喘不喘似噦不噦似嘔不嘔。乾薑人參半夏丸用之治妊娠嘔吐不止……等皆是。

牛蒡 Arctium Lappa L.

二年級邱允珍

(植物)原產歐洲。栽培于田地之越年草。根多肉直生。莖高一——一五米。葉長柄闊大成長心臟形。齒牙緣下面密生綿毛。頂生房狀花序。夏日開紫色花。梢頭形如管狀花。

(生藥)牛蒡子（惡實）Fructus Bardanae 卽採集果實之種子。本品稍稍彎曲成倒長卵形。長約五粍。幅不過二粍。外面呈黑褐色而顯稜線。頭部直徑約一粍。略凹成圓盤狀。橫斷面呈長橢圓形。味似油而稍苦。

牛蒡根 Radix Bardanae 卽採集開花前之根使之乾燥。本品成圓錐形。長三〇——六〇糎。肥大至四糎。外面呈黑褐色而有多數縱皺內面類白色。橫斷面平坦。性收斂。味微甘。

(性味)子：辛平微。甘根：甘平稍苦。

(成分)根含有(伊努林) Inu Lin(45%)脂肪油等。其組織如下。

(乾燥物中%示)粗蛋白一二、三炭水化物六九，○粗脂肪○、八二灰分三、六新鮮根含有水量七三%左右。

果實含有配糖體亞爾知印 Aactiin $C_{28}H_{33}O_{12}$(1)及脂肪油二五——三○%。

此牛蒡子油之主成分爲派爾明酸斯的亞林酸油酸等之偏里攝里度而成。又含有菲度斯的龍 (Gobo-sterin)(2)一○三%葉含有粘液質單甯精油（○，○三%）等。

(藥用)漢方：牛蒡子有利尿之效。治浮腫及咽喉疼痛腫脹解瘡毒。毒蟲。毒蛇。化膿亦可解熱潤肺利咽喉散瘡毒。

和漢藥考：治脚氣中風疥癬諸症。

能：去五臟惡氣。治手足不健。並治中風脚氣咳嗽疝氣通經脈根主牙齒痛勞瘧諸風脚弱風毒癰疽咳嗽傷肺肺壅冷氣積血。

漢方藥術：療諸風治遍身腫毒。咽喉病淋巴腺炎及其他皮膚腫瘍齒牙病筋骨病等。又有解消痘毒之偉力與扁桃腺炎。

民間藥：(惡實)爲瘡毒便毒腫物等之消毒解凝藥。又水腫病淋病之利尿藥。根可作健胃之用。

歐洲民間：牛蒡根(英米準局方)古作利尿藥。又治梅毒及慢性水銀中毒。

按：鼠粘爲去風瀉熱之要藥。又能利水解毒治咽喉淋巴腺炎消痘毒及扁桃腺炎等外科治腫瘍諸腫用之尤多。根能健胃可作爲民間之食料。或爲外科治疥癬等。

用量：一錢——三錢。

(未完)

學生成績　九

治驗誌喜

二年級陳其珊

講堂教師口中言經驗心得其中含蘊臨課而爲學生者不洗耳恭聽也愚矣。是治驗之由來。亦得自王潤民先生口述。憶先生云『嘗以玉女煎（熟地石膏麥冬知母牛膝）加茀根玄參治痊某戚衄疾。後屢試而屢效云云』後有金某者罹衄疾來三載矣予遂以先生所云法治之。厥心則惴惴焉恐疾之根深蒂固而不果驗。距僅三劑而功告成。當佳音傳來。予爲之不勝雀躍。蓋樂其靈效有出人意料之外者。

此二月前事也。爰校刊將付梓乃書之以諗同學亦所以示勸勉云爾。

此小法耳。何足爲奇。若並此而不知難乎其爲醫生矣。（王潤民）

黃老大的呻吟

三年級翁澄宇

雪花紛紛。片片飛來。地面上滿舖着白銀銀的玉雪。北風吹得呼呼的狂吼。在那枯樹殘枝上。就如穿着了白衣一般。鴉雀無聞。愁雲滲淡。濛瀧的夜神。罩漫了整個天地。

洛陽古城的一角。有巍峨的大廈。屋瓦簷前。積有很厚的雪。大廈底前廂窗縫。微微透出隱約底火光。室裏一鬚髮蒼蒼。瘦骨如柴的老者。躺在半榻的床上。喘欬呻吟。微言斷續。接着咳嗽幾聲。床前圍着老幼男女十許人。靜悄悄的侍候。狀似聽遺囑的模樣。

有一少年趨近床邊。道老祖宗。我去延東鄰的醫生來診治好嗎。

那老叟聞見東鄰二字。嚙牙切齒。怒目直視。欲起身而未能。喘欬不停。依然躺下。詈曰。可恨底東鄰呀——是——再喘了幾息——是與俺世仇。我甯願待斃。不願見那口蜜腹劍的壞蛋啊。

那少年愁着臉說道。老祖宗喘得這樣的不息。什麼辦呢。

傍有一老嫗。流淚漣漣。接着說道。好孫兒。你年紀還小。尙未知東鄰。與俺有不共戴天的仇怨。你快快去延請世代名醫的神農醫生來。

那少年匆忙去了。

一時室內靜沉沉。陰霾四怖。隔了片刻。那醫生隨少年入內。對老叟診察。細問證情。說道。老先生。是心血不充。用腦過度。以致心陽虧損。腎源不固。療法。應先納其腎氣。補其心陽。用仲景復脈湯合入腎氣丸一方。臨去。再三叮嚀老叟。勿再勞思。靜心調養。自會全癒。告辭而去。

移時那少年將藥捧上。扶那老叟坐起。徐徐服下。隨閉眼寐有片刻。喘息較平。四野淅瀝。雪珠敲着窗櫺的反響。床前的人們靜候好消息似底。老叟轉側翻身。精神頗覺好些。用手招呼那少年。至床邊。華生我是不能活下去了。你現在已中學畢業。世故要懂得一些。自你父親和你二叔死後。我受了很深的刺激。苦心孤詣。撫養你們成人。支撐這個門戶。誰知四鄰都是存心不良。明搶暗奪俺們許多產業。我雖姘命與他爭論。總是強弱懸殊。向以你們年少。隱忍到今。未曾談過。遂喚那少年向楊西鐵櫃的底取出一幅地產的圖樣。把手指點着——東：西：：南：：：北：：：邊景。你看看現在是到什麼地步啊。

少年沉者憤怒。看他形態。係富有思想的青年。老叟接連咳嗽數次。少年曰。老祖宗喝點水嗎。老叟點點頭。少年斟上開水一杯。老叟喝了一口。等了一會。噯呀。好孩子。你要繼續我的意志。努力奮鬥。替我復仇雪恥。方才是我黃氏門中的好子孫哩……至于你父親過世。是這樣的情形。我乘此亦告訴你吧。你的父親是極會經營的人。那年往漢口收賬——語至此。忽然嗚咽的哭不成聲。老淚迸流。悲傷已極。那少年說道。老祖宗。勿再追憶前事。是妨身體。靜養要緊。遂取了手帕對那老叟拭去悲淚。

坐在旁的老嫗。亦是淚珠滿面。接着說道。你父親到漢口。被那無情的波濤葬身魚腹之中了。

少年的眼眶裏。亦是含着一腔熱淚。說道。屍身無着嗎。

老嫗道。是呀。是呀。連聲嗚咽。一室都成淚人兒矣。停了片時。續道。至你二叔是黃浦軍官學校畢業。來到家裏。此處鄉老謂這裏盜匪出沒無常。着人聘請你二叔去担任民團訓練官。我二老因你父親去世後。你祖父悲傷過度。時常患病。家時無人照顧。苦勸他不要外去。多管那種事情。他正血氣方剛。說道在鄉里辦事。往返極便。亦可兼理家務。設團兵訓練強悍。土匪聞風。自然不敢來擾。間接亦是保護家門的安甯。總不聽二老的話。毅然底担任去了。上年忽土匪攻城。你二叔率團兵與匪劇戰。不幸受傷。馬上請那東鄰的洋醫調治。那知這倭奴洋醫別有用意。將他毒死。說着憤恨異常。老淚縱橫。驟然大哭。此時室中滿罩陰沉沉的空氣。非常的緊張。連許多少孩亦哭起來。老嫗忍淚說。好孫兒。好孩子。不要怕。不要怕。

忽然聞大門前。有人如擂鼓的敲門。一醉漢橫擅進來。大喝道。半夜三更。哭得價響。年暮歲底。難道——你這老不死。哭些甚麼。來言時。憤憤進內去了。

老叟聞聲。咳嗽復緊。氣逆喘急。少年曰。老祖宗。靜養些罷。又將二盞的藥汁捧上。老叟服下。閉上眼皮。臥睡着了。

那老嫗嘆氣。輕輕說道。孫兒你看你三叔忤逆無倫。你祖父病到這步田地。還是那種行爲。你未明白他從前交結東鄰倭奴。以爲良朋。引誘去嫖賭蕩遊。任意揮霍。二老屢戒不悛。倭奴見俺家老的老。小的小。壯的不肖。就陰謀百出。霸佔我們的產業。南邊和東的園地搶奪去了。至于西南北鄰居出來講好講歹可憐我們。沒有一位強幹的人。亦被他們這樣照法泡製。也乘分佔了許多地步。你的四叔從小過房與你老表叔章霖民。就改名叫做章三省。表叔亦是世代簪纓。家頗豐富。自表叔逝世後。三省習了紈袴習氣。嫖賭吃著。終日遊蕩。百事不管。討了許多小老婆。在外面胡天胡地。平時與你三叔和那東鄰倭奴。往返極爲親密。上年來。舍美名說奉侍你老祖父。實在是欲來爭分家產。那知其小老婆。和東鄰這壞蛋子孫。輒起併頭。乘你表叔不在家。唆使其小老婆說。你表叔虐待。將產業強奪。又唆使別房子孫。聲言你表叔不是章家血統。控于法庭。涉訟終年。委曲莫白。你老祖宗替他担心。更加橫禍遽來。受了許多激刺。憂心煩慮。憤恨愁鬱。致成這樁大病。敍談至此。時已村鷄唱曉。微微的晨曦射進窗來。老叟睡得鼾鼾。老嫗叫許多孩兒婦女同房且去休息。只留老嫗和少年二人在旁侍候。

天氣依然寒冷。籬笆河邊。冰雪凍結。期待那公平無私的太陽來融化他們。忽太陽衝開愁雲。在那窗檯之中透進一股日光的暖氣。

老叟轉過身子已是醒了。咳聲稍稀。喘急略平。少年徐步趨前問道。老祖宗痣好些嗎。

老叟答道。好些。你們尚未睡麽。好去休息。

少年答道。不覺甚麽困倦。

老叟道。華生。我昨夜說的話尚未完呢。

老嫗接着說道。家裏的事情我已告訴了孫兒。

老叟道。既已告訴就好。惟俺家祖上世代華胄・聲名鼎盛。到我老悖。生了敗家子弟。四鄰以爲可欺。恃強凌弱。這般可恥的事。希待你們青年代吾洗雪。總要戒除奢侈習慣。克勤克儉。努力求學。改革衰落的家庭。重整我們舊日的風光。你年紀比傍的孫兒較大。須要領導他們共同奮鬥。非達目的不可。

老嫗說道。你可靜睡。勿過多言。免損精神。華生你可再去請那神農醫生來診治。少年遵命。請了醫生前來。

經那醫生診察後。說老先生。諸痣皆瘥。漸有囘生之望。總要安心調養。仍用前方化裁。遂辭去。

後來經那醫生調。不上半月。那老叟身體。漸漸囘復康健。扶杖步至庭前。僕人取了一隻睡椅。坐下。向太陽融光處取暖。有十幾個男女小孩。繞膝遊戲。有的踢毽子。有的跳繩。有的捉迷藏。種種的遊戲。有的孩子。向那老叟要糖果。那老叟叫僕役取了。糖餅。每孩給了二塊。十幾個排列在那老叟面前。伸手取了糖餅嬉嬉去玩。

那少年趨至那老叟前。作揖道。老祖宗。今天接到學校裏來函。說要開學。日期在卽。我馬上就要動身。

老叟道。好。我毛病。已痊好。你去吧。華生努力用功。勿忘紀我的話。勿忘紀我的話。

少年點頭諾諾。卽令僕役將行李送往火車站。進內叩別長輩。幷對老叟。安慰了許多話。再向弟妹們囑規矩向學阿哥囘來買些東西給你們好好勿鬧。許多小孩。爭要同少年至火車站。少年道。你們勿去。吾囘來每人給一把槍一塊糖。有一較小的。「哥哥。我要二把槍。二塊糖。」少年曰。好好我買來給你就是。衆小孩排成一列。向那少年鞠躬作別。(閉幕)

中国近现代中医药期刊续编·第一辑

中国医学院学生自治会
第二届特刊

提要　王咪咪

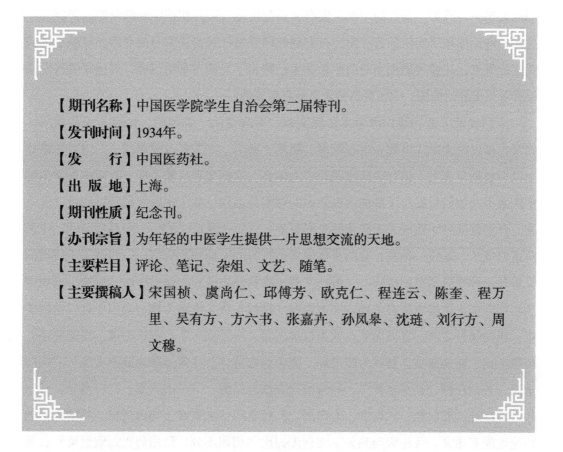

内容提要

【期刊名称】中国医学院学生自治会第二届特刊。

【发刊时间】1934年。

【发　　行】中国医药社。

【出 版 地】上海。

【期刊性质】纪念刊。

【办刊宗旨】为年轻的中医学生提供一片思想交流的天地。

【主要栏目】评论、笔记、杂俎、文艺、随笔。

【主要撰稿人】宋国桢、虞尚仁、邱傅芳、欧克仁、程连云、陈奎、程万里、吴有方、方六书、张嘉卉、孙凤皋、沈琏、刘行方、周文穆。

该刊扉页有当时的卫生部门负责人薛定华写的卷头语：“这是一块小小的园地，里面种着许多的花儿。在现今隆冬的天气，风霜交迫的时候，他们能够仍旧如那春天般地争放着……开满了灿烂的鲜花。”当时中医发展正处在艰难时期，正如同文中所说的“隆冬的天气，风霜交迫的时候”，但该卷头语反映了薛定华对当时的中医学生们依然充满着期盼和希望，在文中将他们比作“灿烂的鲜花”。卷头语展现出的期盼和希望，也是该刊对当代年轻中医学生的最好寄语。

该刊首页是中国医学院教务处处长蒋文芳的序文，其内容有“考古为吸收已经之经验，求新为开辟未来之途径，前者为学子应负之责任，后者为学子应有之欲望”等，这些话语引发了当时中医学子们的强烈共鸣和深刻思考。

该刊的主要学术文章都是学生们的杰作。“评论”直指当时最尖锐的问题：中西医学矛盾。“把中西医学熔成一炉，所创造出来的医学，更比中医或西医的单方面互相研究发明的医学来得优良……自从欧美各国发生用科学方法提炼中药，英国姆巴著《中医初步》，法国巴黎大学编中医讲义，俄国在莫斯科创设汉医学校……收获了圆满的效果……感到‘土气的中医’实有提倡的价值，而互相把中西医学汇通研究。”这样的评论体现了当年的青年学生有明确的研究目标和奋发学习的动力，反映了他们关注的焦点，让读者感到当时的中医学生已跨出了只读古书的门槛，对国家的医学发展有着更美好的憧憬：中国医学的未来是有希望的。

该刊收录了近20篇中医学术研究文章，有理论的、临床的，也有关于药物的。文章大多以论文形式出现，也有笔记、随笔、杂俎、文艺等其他形式；在内容的编排上以引经据典为主，结合临床实践及个人体会。这些文章反映了那一时期中医学生的中医水平及他们对逐步了解的西医知识的理解与运用。如《中医所谓痰饮的意义》一文，开篇就谈到中西医关于痰饮的不同见解：“一个是广义的，一个是狭义的。中医所谓的痰饮，是指一种在正规的身体中所不宜有的一切物质而言……西医关于痰饮的见解是一种呼吸器官的疾病。”另一文章《痰饮病之研究》则对中医“痰饮”的病理和治疗方法论述得更加有条理，文中讲到“稠浊为痰，清澈为饮；痰因于火，饮因于湿；痰为肠胃之液，自内而生；饮为蓄水之名，由外而入”“积饮不散，固能变痰，聚痰不化，亦能成饮。是饮为痰之源，痰为饮之所化，亦何须强为分辨者哉”“痰即水液，其标在脾，其本在肾”，并将治疗方法总结为：“一曰攻逐，二曰消导，三曰和，四曰补，五曰温，六曰清，七曰润。”还有一些文章对于病因病机、基础理论的讨论也颇有意义。《论火与热》一文首先提出“病因不分，致用药也每致混淆”，其后提示“热指体温升高之现象而言，火当指组织充血或发炎之现象而言”，文章虽不长，但提出的问题的确容易在临床上被忽视。还有些文章是对常见病的讨论，如《我于风温证治之认识》讲到“即病为时气，初病在皮毛，皮主肺之合，肺主气，故曰在气分。渐传入里，而扰及血脉”，行文条理，论述清楚。另有《流行性痢疾概论》《淋病证治概说》《各种急性发疹传染病之鉴别诊断》《月经病概说》《黄疸概论》

《瘰疬之病理与证治》《肠结分热盛伏寒论》等论文。也有关于药物和方剂研究的文章，如《白虎汤五苓散同治渴饮论》《栀子豉汤是否为探吐剂之我见》《国医与麻醉剂》《中毒和解毒》等。从这些文章中都能感到他们在努力挖掘和理解着中医理论的精髓，力求让自己成为优秀的中医传承人。

在“杂俎”栏目下，有《沙眼新说》《石膏之研究》这样的小文章；在“笔记”栏目也记载着《临证一得》《治验一例》《小儿病精华录》这样的点滴体会；在“文艺”专项中，不但有小说，也有《咏菊》《雨后》《秋雨》等一些很有文彩的诗歌。

期刊最后有一个完整的通讯录，包括了当时中国医学院60余名老师及200余名学生的全部通讯方式。这本纪念刊，今天依旧能引起我们很多遐想，这是近百年前一批充满希望的年轻中医人留给社会、留给历史、也是留给自己的最好纪念。

王咪咪

中国中医科学院中国医史文献研究所

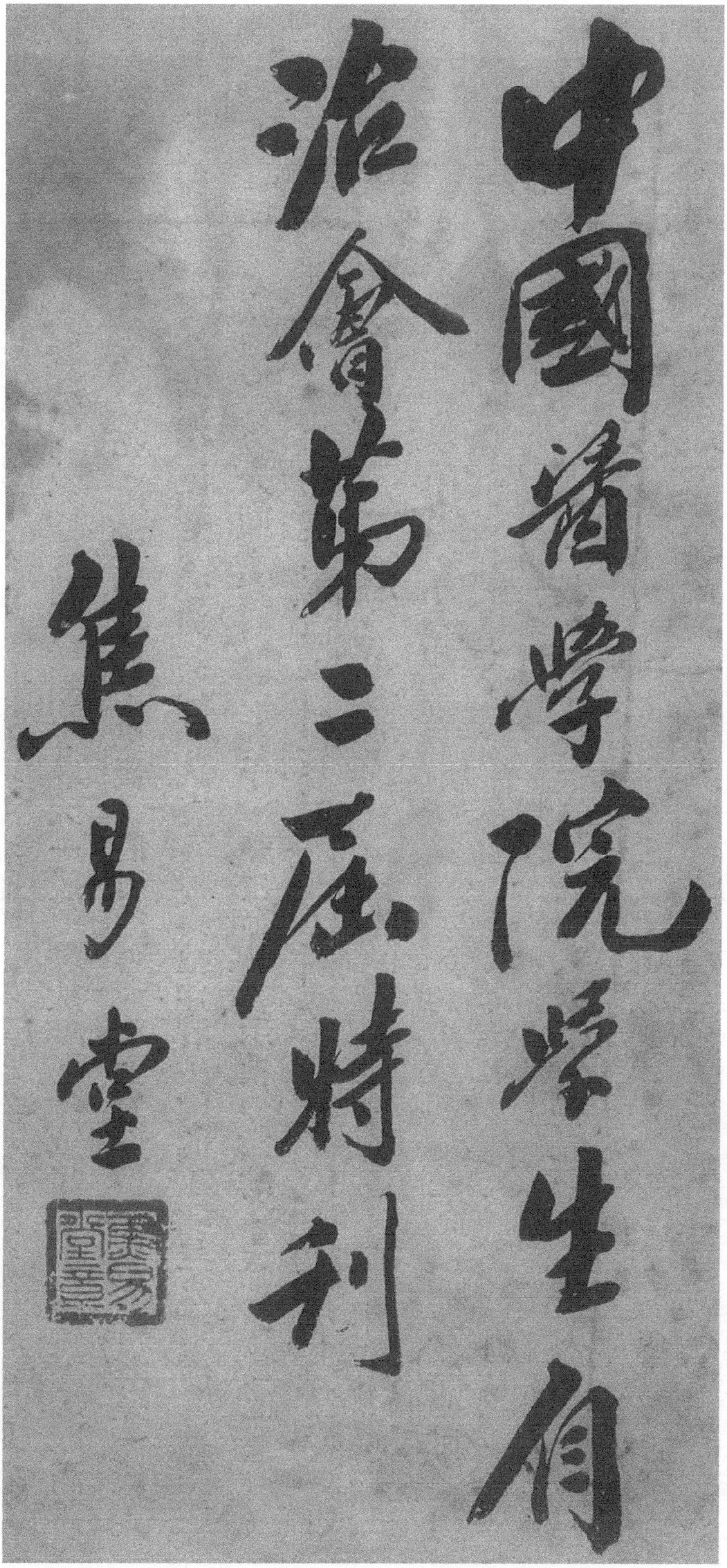
中國醫學院學生自治會第二屆特刊
焦易堂

卷頭語

薛定華

這是一塊小小的園地，裏面種着許多的花兒，在現今隆冬的天氣，風霜交迫的時候，牠們能夠仍舊和那春天一般地爭放着，抽放了翠嫩底枝葉，開滿了燦爛的鮮花，這樣的景象，眞使我們可愛可視啊！它好像脫離了自然界一般，一年之中，沒有季節的劃分，只有春神與牠伴着，牠的環境是永遠的這樣幸運，它等候着人們，努力地播種子，競生存，表示牠神靈的偉大——萬能

但是，我們的希望無窮，假使替它鏟除了荆棘，打破了障礙，使它開滿着科學之花，散溢着科學之香，滿載着適合世界的醫與藥。那時我們的園地在地球上自然佔了一個重要的位置了！這個並不是妄想，只要把我們熱赤赤的心血來灌溉，軟白白的腦髓來栽培。

朋友？我們人人都具有園丁的資格，我們人人都負有灌溉的責任？切莫憂愁肥料的缺乏，沮喪自己偉大的神靈，辜負了世界的人們。快來！！

快來開拓我們的新園地！

快來灌溉我們的新園地！

快來發展我們的新園地！

我們起來高呼一聲我們的新園地「前程無限」。

中國醫學院學生自治會第二屆特刊目錄

卷頭語……薛定華

題字

像片

序……蔣文芳

醫藥評論

論中西醫學結婚……章叔賡

研究

六淫病病理概論……宋國楨

中醫所謂痰飲的意義……虞尚仁

論火與熱……歐克仁

我於風溫症治之認識……程連雲

流行性痢疾概論……陳奎

白虎湯五苓散同治飲論……程萬里

梔子豉湯是否爲探吐劑之我見……吳有方

瘰癧之病理與證治……方六書

中毒與解毒……孫鳳皋

腸結分熱盛伏寒論……張嘉卉

淋病證治概說……夏子均

各種急性發疹傳染病之鑑別診斷……桂士瞿

月經病概說……胡倩霞

黃疸概論……胡惠康

國醫與麻醉劑……沈璉

濕溫述要……周效寅

痰飲病之研究……邱傳芳

太陽證標病傳本證候及其治療大概……葉培根

沙眼新說……周文穆
石膏之研究……劉行方
隨筆……陳其珊
濟廬隨筆……馬芝馨

筆記

臨診一得……陳其珊
治驗一得……邵亮東
小兒病精華錄……葉天士原著 劉國輔增補

文藝

趙大媽……張克勤
盤婦……張劍虹
肺病……李其光
西子湖畔……蔣功淦
憶……章叔賡
祝詞……吳枕流
詠菊……翁澄字
為友題山水畫幅……前人
詠水仙……前人
詠菊……陳其珊
遊西湖回憶……前人
哭四弟家炘……汪家煊
秋雨……朱永康
雨過……前人
秋感……蔣御天

雜俎

研究股研究錄
武備三年……阮秦明著 劉行方校
本院通訊……
本會概況……
餘瀋……薛定華

通訊錄

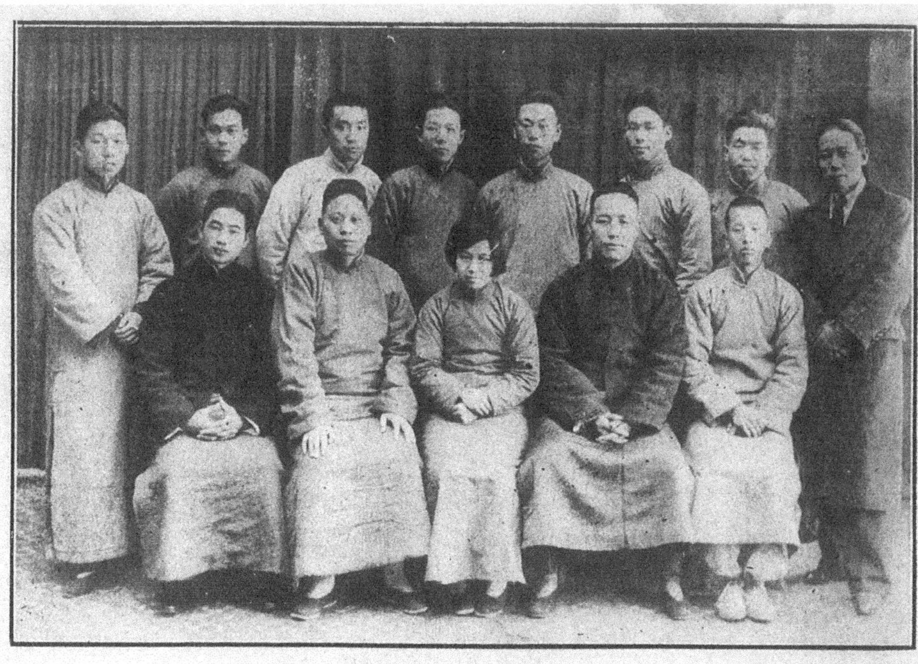

本屆幹事會全體幹事攝影 1934 10,10.

後立者(←) 沈耀先 潘伯龍 劉一平 宋國楨 張興邦 周焜雲 蔣滋慈 張逸桐

前坐者(←) 薛定華 王一濟 陳長珍 周文穆 虞尚仁

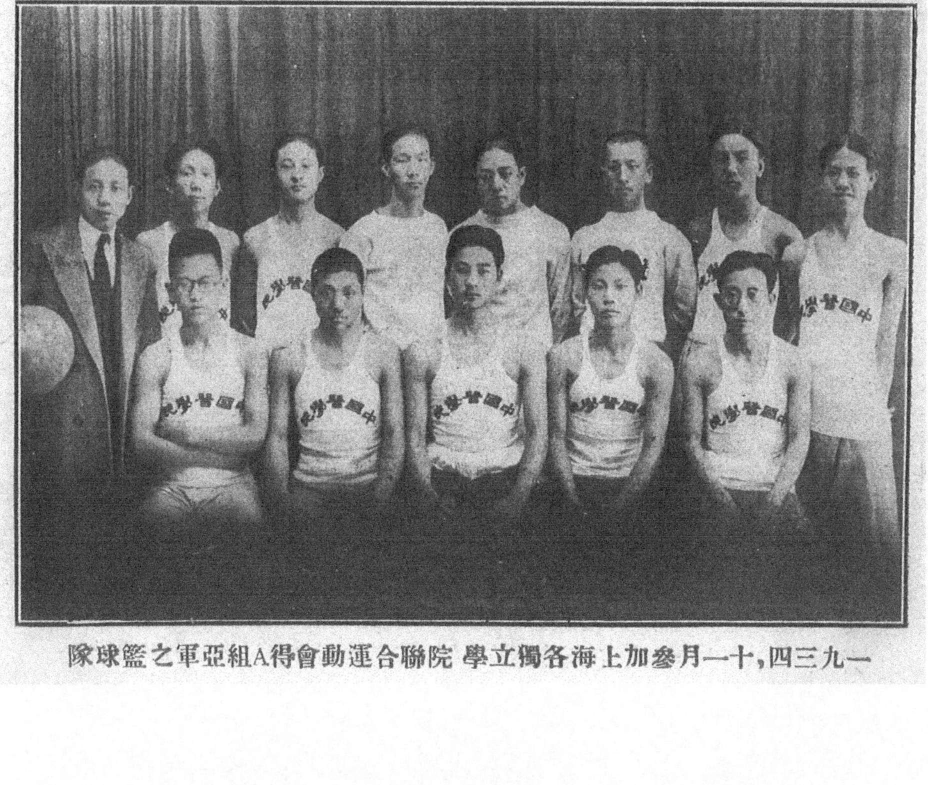

一九三四,十一月參加上海各獨立學院聯合運動會得A組亞軍之籃球隊

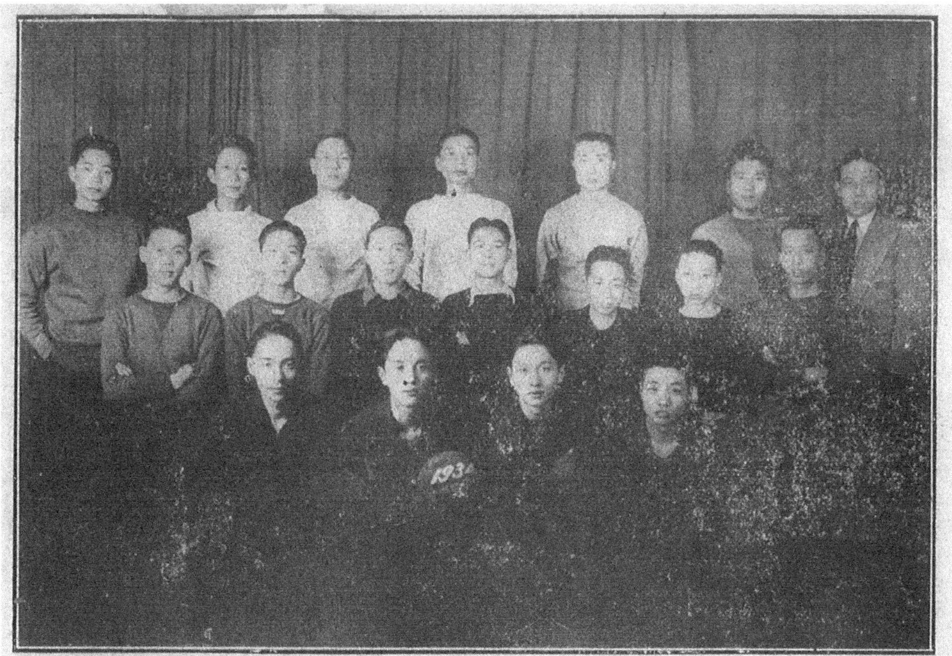

一九三四，十二月參加上海各獨立學院聯合運動會之足球隊在出發前攝影

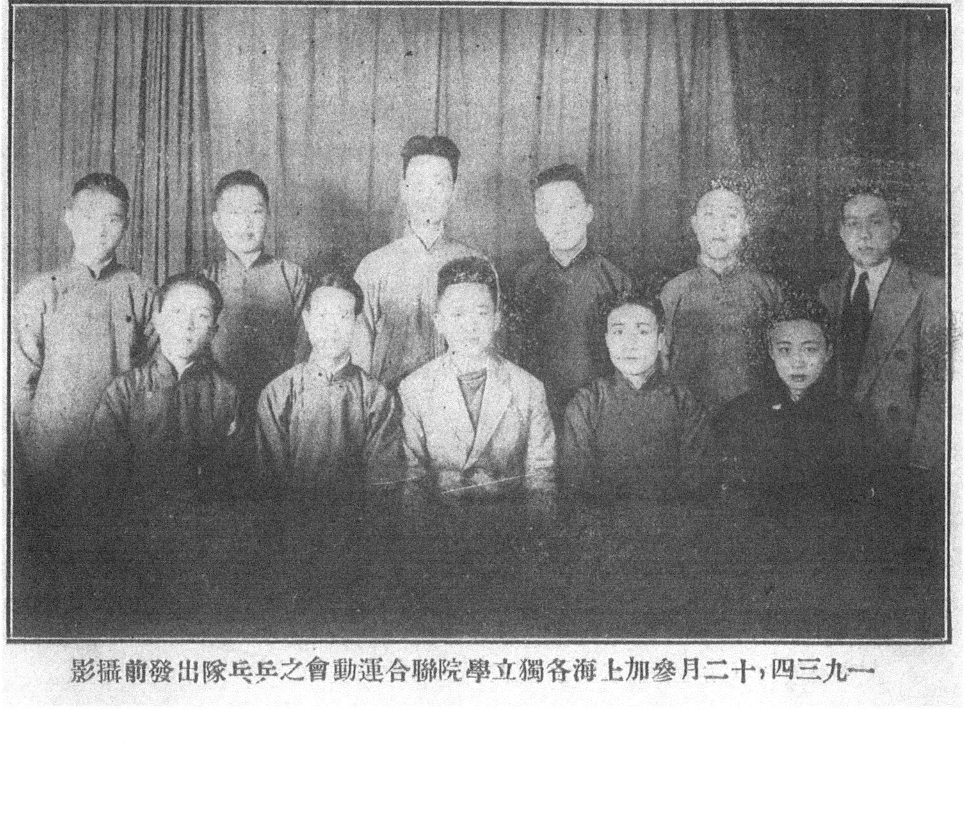

一九三四，十二月參加上海各獨立學院聯合運動會之乒乓隊出發前攝影

蔣文芳先生序

不佞軀殼雖未老朽。頭腦自認冬烘。忝主本院教務。驅策未老朽之軀殼。爲院服務。不免用已冬烘之頭腦。向人說詞。日以機械式之講堂功課。強諸青年終朝忍受。並用缺課扣分等種種方法。梏桎學子之性靈。自不能不網開一面。容許自尋知識上之食料。以飽腹笥。故對於學生自治會學術股工作。除供給其便利外。絕未加以干涉。希望其學術自治之園地。不受藩籬之約束。而日以擴張。近一二月來。爲整個國醫國藥事件。僕僕於首都及江蘇省垣間。坐息未遑。自治會幹事薛君定華來前面告。謂自治會有特刊發行。業已付印。校對且將竣事泥爲序文。以置卷首。不佞既未閱其內容。直不知從何序起。且也晚近刊物之序文。大類墓誌壽銘。揄揚讚美。充塞乎字裏行間。其性質不啻爲刊物之廣告。而此本特刊爲我同學之作品。其將隨波逐流。歌誦敷衍乎。則阿私所好。在勢既有所不行。其將摘瑕覓玼。嚴詞指斥乎。則不佞既未閱其內容。瞎三話四。不近人情。在理亦有所欠達。然而不得不序也。無已。其惟有懸我之鵠。以待拾玦之士。可乎否乎。

我知研究中國醫學者。無論其爲潛心探討。無論其爲發爲鴻文。大致當不出攷古求新二途。所謂溫故知新。凡百學術之進展。殆出一轍。用將攷古求新二途。憑藉個人經驗以及感想所至。忠實抒寫一二。

醫學爲自然科學之一種。依據事實而演進。醫籍爲古人於事實上尋求所得之記載。換言之。即爲古人紀錄治効上實驗之賬册。我人欲明瞭中國固有之醫學。非閱讀醫籍。孜孜攷古不得入門。我人欲發展中國固有之醫學。尤非先行閱讀醫籍。孜孜攷古。不能成功。顧中國醫籍浩如煙海。皓首難窮。苟於去取之間。欲求標準。非先明瞭中國醫學之如何發明。如何構成則有治絲益紛之弊。須知中國醫學。先有事實之發現。而後麗以足以自圓之學說。某病服用某藥某方。迭經試驗。均告成功。此事實上之發現也。既經發現某病服用某藥某方。萬試萬驗之事實矣。從而探求其故。不得不加以當時認爲圓滿之說明。而構成學理而便解釋。以資應用。從而可知中國醫學建築於治効之實驗。非在說理之空談。反對中國醫學者。只能吹毛求疵。攻擊我固有之理論。不能否認我固有之實驗。是則攷古者。對於我國醫籍一覽其內容。當即可以明瞭去取之分矣。傷寒金匱千金外台。其內容多記事實。並列系統。不尚空談。不涉玄理。攷古者奉爲科律。良有以也。宋元以降。文勝於質。偏重說理。漸趨下乘。迨及晚近競爭名利。忠實記載乃不多覯。醫案原所以記錄治療成績。以垂楷模。竟至屍人捉刀。白壁虛構。醫書原所以發表經驗心得。以壽斯民。竟至計字論値。限日交件。好古之士。於是有「文章惟讀周秦漢」之論調。此攷古者對於醫籍之時代。不可不加注意者也。更須知醫籍所載。不過示人規矩。未可拘泥，猶諸孔子席不正不坐。割肉不方正者不食。要在表示生活之整飭。非謂孔子每食必以羅盤計之由尺測量其席若肉也。我同學其能攷古得要。而不泥於古乎。

攷古爲吸收已經之經驗。求新爲開僻未來之途徑。前者爲學子應負之責任。後者爲學子應有之欲望。求新而無害於固有。最爲舒適而相宜。譬諸居宅左列坑牀。右陳沙發。在場面上既可示其富有。在晏忽上。左右逢源。各竭其妙。尤見陳設之完備是以力求新知。補充固有知識之不足。爲研究中國醫學者應具之量度。「長江後浪推前浪。」我人既飽吸新知。返顧固有之學說。自不得熟視無睹。更不得不運其精力。以謀革新。從兼收並蓄進而一統醫學之江山。願望旣極偉大。工作當然艱辛。於斯時期。我人既不能否認確切昭示之事實——中國醫藥治效上之實驗——遷就一小部分成功之化學遺跡。——如廣告上各大老闆口中所喊之科學——更不能運用現代極幼稚之化學遺跡。以證明確切不移治療上之事實。其煩悶不平。直使靑年難以忍受。顧求新之路。雖難如蜀道。究非難於登天。我人苟能定其步驟。分其區域則如入山陰道上。有目不暇接之趣。柳暗花明。別有洞天福地。決無此路不通之憾。所謂區域也者。我人當將中國醫學劃爲實驗理論二大領地。甯願犧牲一部分不合時代之理論。絕不能放棄一分已有之實驗。庶幾革新之結果。得「革新而無害於固有」之收穫。以步驟言。此於第一階段。醫學爲病人與藥物發生關係之媒妁。是以病理學診斷學治療學藥物學有息息相通之聯絡。同舟共命。不得分離。在藥物學未曾澈底革新之前。鄙棄固有。東拉西扯。片斷抽象。以詡革新。危如盲人瞎馬。非顚蹶不止。我親愛之同學其有此躐等之弊乎。謹以爲序。

民國廿三年十二月上海蔣文芳序於教務處

醫藥

評論

論中西醫學結婚

章叔賡

江蘇省立醫政學院，爲全省研究中西醫學之最高學府，自今夏籌備創辦以來，不到幾個月的歷史，就引起了全國醫界的注意；雖然該院之將來是否能夠脚踏實地地去研究創造而現實的達到中西醫學共熔於一爐的使命？尙是一個疑問；然而依照該院之目的和外界所對他的輿論來靜察，的確蘊釀着一種歡欣熱烈的新希望！所以在上海光華醫藥雜誌二卷一期的紀念號內，就登着一篇王彬君所記的焦易堂先生在該院行開學典禮時的一段演說：

「……記得山西有一個醫學校，裏面有中醫；有西醫，表面上雖然中西醫混合，可是裏面仍然分得很清，中醫是中醫；西醫還是西醫。這可以說是結婚沒有同床；現在醫政學院把中西醫打成一片，今天的開學典禮，彷彿是中西醫行結婚禮，陳主席是一位證婚人，我們來賓都是來觀禮的人，希望結婚後，能夠生產出一個很胖的孩子來。」

看了焦先生這段演說，口氣很覺發噱同時對於醫政學院將中西醫學的匯通希望也很深切。先生此外還說了些什麼有價値的話？作者是不得而知不過我可廣義的推進一步說：除了醫政學院之外，對於全國（世界）的中西醫們，也何嘗不要急待着共同的匯通起來，努力地幹結婚呢！

根據優生學來講：因了血統的關係，異族結婚所生產的孩子比同族結婚所生產的孩子來得強壯，異種人結婚所生產的孩子更比同種人結婚所生產的孩子來得強壯；醫學結婚也是這樣。因了學有專長的關係，從中醫或西醫的單方面互相研究發明的醫學（如一切研究醫學的團體）比拜老師，當看護，守舊法所得來的醫學來得優良；把中西醫學熔成一爐所創造出來的醫學更比中醫或西醫的單方面互相研究發明的醫學來得優良——目今日本的中西醫學結婚，（以中醫作根本；有不足地方，再以西醫來作借鏡）能夠產生出一個胖孩子來，占上世界醫學重要地位，也就是這個原因。

中國的中西醫學，本來根本沒有結婚的觀念。非但已往的中醫認爲中國醫學與蟹行文字的西醫學完全不同，（？）而在故步自封；就是在西醫方面，也在輕視着本國醫學的「陳腐（？）和「士氣」（？），而在獻媚於碧眼的高鼻子，自誇他們塗金醫學的漂亮；更不惜毀謗本國醫學，將「不科學」三字的罪名硬掛在中醫的身上，以造成他們自己西洋姨太太的特殊地位。至於要中西醫學共同的起來互相研究而實行結婚，在事實上是成了不可能的局面。自從歐美各國發生用科學方法提練中藥，英國姆巴著中醫初步，法國巴黎大學編中醫講義，俄國在莫斯科創設漢醫學校……以來，都受着優生學的結果，收獲了圓滿的效果。這不僅予墨守舊法的中醫吃一當頭棒；即是在一般輕視中醫的中國西醫，也感到「士氣的中醫」（？）實有提倡的價值。而互相把中西醫學匯通研究——結婚。然而根據近來中西醫學的匯通歷史上的攷察：結果是江山好改，本性難移。中西醫雙方的自私觀念還是都沒有打消：一方面是依然徒在口中空喊而自私着不肯下苦功實際地去研究，一方面是因了研究的成績太幼稚而致弄錯了，一面少數虛榮心太重的西醫，仍舊在自私地摧殘中醫；前者固然是由於中國醫界的不肯吃苦和人才的缺乏，後者還隱隱約約地流露着崇拜泰西偶像的自卑心理。而互構成今日的中國醫學日趨衰落；西藥進口額逐日增加的不景氣現象。我們日處於國際醫學，經濟劇烈鬥爭之中，如不再奮發起來，力圖防禦，對於將來我國醫學的衰亡經濟的外漏，實在不堪設想！

現在，既然有賢明的江蘇省主席陳果夫氏洞鑒於此，創辦醫政學院，在鼓勵着研究中西醫學的匯通——結婚了，這的確是樹立了我國醫學復興的基礎和間接挽救西藥進口經濟外漏的妙策。我們除了和焦易堂先生一樣的在預祝着醫政學院將來成績的優良，希望生出一個很胖的孩子來之外；同時還抱着十二萬分的期望，請全國的中西醫們，都能深悟到從前之中西醫學匯通研究的失敗，是在於自私觀念的謬誤所致，而再來重振旗鼓，共同的把中西醫學來熱烈地實行正式結婚！在中醫方面，不要厭惡西洋醫學的羊騷氣味，須知它是有給你做借鏡的地方，受着優生學上的定律所驅策，應當勇往直前地去盡心愛護它；同時在西醫方面，也切莫厭惡本國醫學的「士氣」和

「陳腐」須知它是有數千年醫治疾病的光榮歷史，是創造二十世紀中國新醫學的主體！如此雙方都以學者的態度，一無所偏，平心靜氣地去悉心研究探討，做成一對恩愛的伉儷，不但是可以漸入佳境而抵禦外敵，即是所謂結晶品的胖孩子，也有呱呱墜地的希望哩！

研究

六淫病理概論

宋國楨

風寒暑濕燥火，此天地之六氣也，吾人生息其間，不能須臾或離，考六氣之所由生，不外氣候變遷，四季循環之所致，此固天地生長收藏自然演變之常例也，然氣候有非時之變，六氣有太過不及，當之者疾病因以作也，夫此劇轉迅變太過不及之氣，稱之爲淫氣，蓋即國醫病理之所謂六淫是也，吾人欲明六淫之成因及致病之由，則必先言六氣之常變，茲請述其梗概：

宇宙間之萬有生物，無不藉溫度以生，若無溫度，則必絕滅盡淨，而六氣者，亦隨溫度之遷移而變生焉，考溫度之來源，不外由日光之照射而產生，此固盡人皆知者也，然使有日光而無空氣，則溫度亦無從產生矣，蓋日光之照射，必遇物質而後始能生溫，且溫度之保存，亦必有賴於空氣，凡無日光之時，而仍有相當之溫度者，空氣吸收保存之溫度也，由是觀之，日光爲生溫之源，而必以空氣爲從者也，氣象學中稱日光所發生之溫度爲照射溫，空氣所吸收之溫度爲氣溫，二者固相互聯繫而不可或離者也，吾人既明溫度之來源，則六氣之常變，可得而言矣，夫地球繞日而行，既隨異其對日之向而變其直射之位，則春夏秋冬之四時以運，春氣溫和，夏氣炎熱，秋氣斂燥，冬氣凜冽，凡此遞變，皆原於照射溫之強弱，夏之炎熱，稱之曰暑，冬之凜冽，名之曰寒，此寒暑二氣之由來也，南方諸地，土地肥沃，河道密佈，氣候溫和，其受日光之照射而蒸發於空中之水分，自較多，此即六氣之所謂濕也，西北諸地，土地剛燥，廣沙萬里，少河道之佈，鮮日光之照，其空中所含之水分特少，此即六氣之所謂燥也，地面之氣體，每因遇熱而上升，是時地面之空氣特稀。外方之氣體，遂乘間而入，已昇之氣體，復因不得下降本位，而注於他方，於是太空之氣體，因氣壓與氣流之作用而動蕩不停，此即吾人之所謂風也，火者，暑燥相合，熱極乾燥之謂也，初非空中眞有此火之一氣，苟若有之，則大地之萬有生物，早被其燃燒而灰化矣。

以上所述，爲六氣之常變，得其平，則四時調和，萬物化生，此本天地長養萬物之大德，初無害於人體者也，若太過不及，演變非時，則生物受其殃矣，茲將六淫致病之理分述於下：

風寒

風寒二者，異名而同實，上述之成因雖殊，其實互有密切之關係，蓋寒之成，雖爲日光之照射減低所致，然吾人試一究空氣之動蕩，實亦爲致寒之一因，舉例以明之，夏日炎熱，煩悶異常，一得微風，立感涼爽舒適，冬令嚴寒，氣溫緊縮，偶遇北風，頓覺凜然寒慄，由是可知風寒二者，同屬寒性，其致病也自不能截然而分，夫風寒二者，富含刺激性，其中人也，初則凜然以寒，繼則發熱頭痛骨節疼痛咳嗽氣喘等症接踵而至，其所以發熱惡寒之原理，蓋因風寒驟干肌表，則肌膚緊縮，血液不能暢達表層，故凜然以寒，此時因肌表受寒冷之刺激，體溫遂起反應作用而奔集肌表以爲抵抗，若外界寒冷之刺激如故，則體溫必源源接濟，熱度遂繼長增高，此時體溫已高於空氣之溫度，故發熱雖甚而惡寒之感覺始終不除也，至頭痛骨節痛咳嗽等症，由於風寒之刺激而引起腦部骨節部氣管支部之充血或發炎所致，喘者則由於皮膚感寒而緊縮，其排洩呼吸之機能完全障礙，於是肺部加緊工作而起代償性之作用以爲救濟，故氣喘而促，總之，風寒傷人，其所現之症狀，全爲人體自然療能抗病作用之表現也。

暑

暑者熱極之謂，人之體溫，有一定之常度，雖嚴冬炎夏，不之變焉，究其所以能保其常度者，賴有調節之機能在焉，調節者何，造溫與散溫是也，夏令炎熱，則皮膚疎鬆，汗孔開張，以便體溫之散放焉，冬季嚴寒，皮膚緻密，汗孔緊縮，所以制體溫之外越焉，設夏令氣候過熱，外界空氣之熱度高於體溫，更或赤日長途，炎暑下迫，斯時雖毛孔盡開，汗出涔涔，而體溫終不克放散，抑且復受外熱之束迫，當此之時，體內造溫中樞之造溫量，並不因散溫障礙而減低，致體內溫度過臏而灼爍津液，復因自汗淋漓，津液愈耗，故口渴引飲以自救，熱犯心包則心煩，熱灼神經則昏譫，熱迫血液則發斑，經脈肌肉失津液之濡養，則手足攣搐，其變象尚不止此，然總不外熱壯液耗之所致也。

濕

空氣中所含之水分，有一定之度量，即所謂飽和度是也。飽和度者，爲適於人類之健康生活者也，苟濕度過盛而超過飽和度，則人類蒙其害矣，蓋人體內由飲食而生之水分，除供各部組織之吸收消耗外，其餘一部，必待排洩，考排洩之道有五，大小便皮膚（汗液之蒸發）口鼻（呼氣時混合於氣體內之水蒸氣）是也，長夏之令，濱海之地，空氣中所含之水分，每易超過飽和度，則不特口腔皮膚之排洩受阻，抑且外界之濕亦時有侵入人體之可能，於是體內濕氣瀰漫，各部組織均爲所困，故現肌肉弛緩，身體重痛，胸悶腹脹等症，同時因汗液之不能蒸發，體溫之放散亦受障礙，此濕溫病之所由作也。至若早晨冒霧，雨露浸衣，或由口鼻而入，或由皮膚而入，此乃濕之屬於寒者，流於關節則疼痛不能屈伸，侵於肌肉則身重或腫，不能自轉側，入於胸膈則痞滿，積於胃部則成飲，干於大腸則泄瀉，是則濕之爲病，當分其寒熱者也。

燥

燥者濕之反也，凡枯涸乾澀，皆屬於燥，當秋氣高爽，金風送涼之際，吾人每有口唇乾燥，肌膚枯澀之感覺，蓋秋氣寒斂，地濕之上蒸於空中者甚鮮，故國醫有秋燥之名，當此之時，人體之水分每易被外界乾燥之空氣所刼奪，苟身體強健，正氣充實者，其生理機能尙能設法應付，不足爲病，設津液本虧，虛火素旺之人，則本元既有不足，復受外燥之刼迫，則津液愈虧而虛火愈盛矣，二者互爲因果，病亦隨之遞進，此身熱口渴乾咳喘急等症之所由作也，亦有陽熱內熾，灼爍津液而成燥者，（如陽明胃實症暑熱症等）其津枯液燥雖同，而直接間接之辨，又不可不詳察者也。

火

暑燥相併，名之曰火，言空氣之熱極乾燥也，致病之理，與暑燥若，其症亦與暑燥相類，如煩熱口渴，便祕溲赤，譫語面垢，舌焦齒黑等，或因內熱太盛，血液枯凝而紫赤成斑，或因血流過速，引起微血管之爆裂，而見吐血衂血血結膀胱等症，其有因六淫鬱久化火者，來源雖殊，其證治則一也。

以上所述，爲六淫致病之梗概，此外如風與熱合，名曰風熱，暑與濕合，名曰暑濕，濕與熱合，名曰濕熱，風與火合，名曰風火等等，錯綜變化，筆難盡述，究其致病之理，則亦不外上述之數端而已。

中醫所謂痰飲的意義

虞尙仁

中西關於痰飲的見解，一是廣義的，一是狹義的，中醫所謂的痰飲，是指一種在正規的身體中所不宜有的一切物質而言，以症狀來說，什麼「痰迷心竅」「痰核」「痰色」……等的病名，在西醫對於「痰迷心竅」的解釋，不過是腦部因有流血而現昏迷不醒的現象，「痰核」不過是淋巴液的凝固，「痰色」是舌下腺壅塞所致，所以中醫痰飲的疾病，假使拿西醫所謂痰的學說來解釋，眞是風牛馬不相及，是難以溝通的，因爲西醫關于痰飲的見解，是一種呼吸器官的疾病，譬如肺氣管枝，鼻，咽，喉頭，肺細胞，等黏膜，若受外界的刺激，呼吸失其常態，而發生過多分泌，和入外界之塵埃相混，由氈毛的氈動作用，輸送體外者謂之痰，所以說他是狹義的，是單指於呼吸器官的疾病而言，現在把中醫所謂廣義的痰飲意義。分區別，構成，來源，排泄，研究分述于後：

(一)痰飲的構成和區別：

考痰飲一名稱，始於仲景金匱，自明清二代朱丹溪喩嘉言輩出，方有痰飲的分別，指稠稠的叫痰，稀薄的稱飲，而且又分陰陽清濁的不同，其學說：『陽盛陰虛，則水氣得陽煎熬而爲濁痰，陰盛陽虛，則水氣得凝聚而爲清飲』換句話說，痰是因於火而成的，飲是因於濕而成的。

照上面的議論，知道痰飲是形異同源的，都是爲水氣所化，那麼水氣是什麼呢？中醫謂之津液，所以痰飲的成功，和人體體溫的高低，有密切關係，因人體內各組織，筋肉，腺器，及胃內食物等，起酸化燃燒作用，或因毒素的刺激體溫高昇，那末燃燒後，所得到的殘渣廢物，藉血液及淋巴的運輸，經過肺臟和着粘膜所分泌的粘液，混合而成濁痰，或由大小便排泄，所以用顯微鏡檢查，在痰的成分中，往往可以看到蛋白質，脂肪及各組織的纖維碎片，並白血球的尸體，假使說體溫降低或平常的時候，酸化作用因而不亢盛，排泄的殘渣廢物較少，所以排泄的痰是稀薄的，故稱爲飲，在中醫是認爲寒濕內蘊的症象，這就是中醫所謂痰飲成因的理由，亦就是陰盛陽盛的意義。

(二)痰飲的來源及排泄：

西醫說痰的來源是由於肺臟，是呼吸氣管粘膜的分泌物，而中醫關于痰的來源，是屬於脾臟的，先賢說「脾爲生痰之源」脾臟何以能生痰呢？一般人不是要懷疑麼？

中醫所說的脾臟功用，及作用，與現今西醫生理學所說那個保留已破壞的紅血球底鐵質，以備作紅血素之用，及含有一種酵精，能夠把一種生質精，(亦叫核精Nuclins)變成爲尿酸的脾臟，是完全不同的，中醫的脾臟，就是指腸胃吸收作用而言，陸淵雷先生已經有篇文章發表過，（不容多說）因爲我們的食物，由口腔而經過食管，到胃中，胃臟遂起運動來消化成爲乳糜狀液體，我們要曉得胃壁的最內層爲粘膜，粘膜裏有許多管狀液腺，常分泌液質，以消化食物，這個腺叫做胃液腺，假使胃液腺分泌缺乏，而胃的吸收遲鈍，或失其機能，以及腸壁乳糜管吸收遲鈍，或失其機能的時候，那麼胃中的水分，脂肪，蛋白質等，糜乳樣混合的食物，並和着胃粘液，因腸胃不能夠充分的吸收和消化，則成一種粘液狀膠質，中醫定這種粘液狀膠質，稱爲痰飲，譬如西醫所說胃液缺乏症，胃積滯，急性胃炎等症，所分泌的粘液意義，是相同的，先賢所說，「脾爲生痰之源，胃爲貯痰之器」就是這個意義，譬如說，脾臟健運（即小腸吸收作用及蠕動旺盛）所吸收的養料，經燃燒作用後，所餘存的殘渣，爲血液循環的運輸，若經過肺臟在肺細胞中蓄留，附着粘膜所分泌的粘液，而排泄體外，中醫就有「肺爲出痰之竅」的學說，故而西醫說肺臟爲生痰的來源，是謬誤的，大概因爲沒有深切認識的緣故吧？

痰的排泄，一方雖然是由於肺氣管枝的氈毛作用，在另一方面，胃臟亦有排痰的可能性。胃何以亦有排痰的作用呢？因胃臟若受刺激、或反射作用而興奮，亦有驅逐痰飲外出的可能，例如仲聖瓜蒂湯，以及鵝毛刺激喉頭起嘔吐作用而排除，所以總括的說一句痰飲的來源，是脾臟所產生，排泄的門戶，是肺臟及胃腑。

（三）飲的研究：——

飲是稀薄的液體，在西洋醫學書籍中，這個名詞，是找不出來的，而中醫對痰飲所造成的疾病，種類的繁多，眞是不勝枚舉，什麼「怪病痰治」「無痰不成瘧」等等中醫成語，在症候方面，什麼喘，嗽，嘔吐，滿痞，眩暈怔忡，心悸，……等等，大都皆由痰飲所造成的。

關於飲的成因，方書中是這樣的說「夫飲者，積水不散也，有憤鬱而停者，有困乏而停者，有思慮而停者，有痛飲而停者，……揆其所由，皆由氣鬱中州，水漿入胃，不能運化，隨臟腑虛處而留着焉」我們從這段文章的觀察，飲的成因，最着重的，就是氣鬱中州的一句話，所以吾們要研究飲是怎樣造成的，先應當明白氣是什麼？中州是什麼？氣在近代的解釋，是神經作用，中州這個名詞，古人是指胃腸的地位而言的，又名中宮，氣及中州的意義，既然瞭解，那末胃與神經，有什麼作用和關係呢？根據蔡翹生理學胃臟運動底神經宰制篇中，有這樣一段文章：

「胃的蠕動，是有定時的，就是有調節的，究竟這種有調節的蠕動，從那裏發生呢？當感情作用太盛時，胃的運動暫時停止，我們當怒，喜，哀，樂，過度時，每有不消化的感覺，……胃的運動神經有兩種：一種爲激動纖維，一種爲禁動纖維，激動纖維包在迷走神經裏，刺激牠的時候，胃便收縮起來，……禁動神經，是在臟腑神經裏，牠的動作，使胃的收縮馬上停止，或轉寬息，……賁門括約肌，和幽門括約肌，也是受這兩種神經來支配』我們由這段文章，知道胃的所以能夠運動，能夠一收一縮，以及賁門幽門括約肌的啓閉，完全依賴迷走與臟腑神經的支配，所以氣鬱中州的一句話，可迎刃而解了！因氣鬱的意義，就是神經失掉調節的作用，假使說，胃神經一失調節，則胃的運動一收一縮，勢必至要無規則的遲緩起來，呈消化不良的現象，那麼胃中的水分，胃粘液，以及咀嚼後乳糜樣食物，難以運輸到腸間去，胃就呈積滯，胸腹間即起脹，悶，痞，滿，等的感覺來了！

若因反射作用，胃內的粘液物，排出體外時，中醫卽謂之曰飲，然在金匱中關於飲的議論有四，(一)由胃而下流於腸稱痰飲，(二)由胃而傍流於脅曰懸飲，(三)由胃而外出於四肢曰溢飲，(四)由胃而上入胸膈名曰支飲，照一般人的觀察，一定要批評古人是邪言惑衆，無稽之談了？因爲胃臟決定不是一個四通八達的臟腑，以胃內的積飲，而發出四種地位不同，症狀各異的病症來，當然是說不通了？

我們要明白古人對於飲的解釋，並不是指胃中分泌的混合粘液而言的，一定是另一種物質，古人把飲來代稱能了！那末另一種物質究竟是什麼呢？以我個人的管見，所謂另一種物質就是一種不正規的淋巴液，亦可以說是不正規的血漿，(因淋巴液與血漿是相似的，)何以不正規的淋巴液，可以說是飲呢？

我們要研究飲，就是一種不正規的淋巴液的話，應當先要瞭解淋巴的生理，功用及其變形物如何？現在很簡單的說明於後：

一、淋巴的生理：在人體的體素細胞，和微血管壁中間，有一層液體，這液體叫做淋巴(lymph)淋巴的成因，由於微血管內血液，因生理濾透作用而滲漉跑到淋巴空間去，所以淋巴就是稀薄而淡的血漿，

二、淋巴的作用：人類軀體，由于各種不同的組織構造而成的，組織的能夠生活，完全依賴滋養料的營養，——循環器爲運送滋養料及攝取廢物的機關，因血液內的滋養料，滲透過毛細管壁，運送至各組織，並將各組織內，因新陳代謝所遺棄的廢物，輸送至血液中，全爲淋巴的作用。

三、淋巴的變形物：經近人的研究淋巴的組成，是由於蛋白質，如纖維狀蛋白元 Fibromogen 血清蛋白Serum Globulin 血清蛋白素 Serum Albumin 等，及鹽礬質。其渣質則爲碳強酸尿毒 Vrea 等，此皆屬於淋巴中的固體，約佔全身百分之六，餘爲水分，而固體質中，蛋白質佔其半數，吾人呼出身體外之口氣中，含有碳酸 Acid Carbonae 及水氣由淋巴中輸送至肺者，必居一部，淋巴腺中有涎腺三對，就是舌下腺，頷腺與顋腺，所以口中的唾液，成於淋巴，又因淚腺在眶上外角；故眼中之淚，亦爲淋巴所造成的，體內外的洞膜分泌，洞膜皮膚的汗腺分泌汗液，及腎臟的排泄尿質，皆是直接，或間接，以淋巴爲源泉的，所以涕，垢，汗，涎，同小便完全爲淋巴的變形物，

由上面三點，關於淋巴的生理，作用，變形物可以知道他的大概了！我們人身的組織，全部好像浸在淋巴液中一樣，人體中所排泄的汗，涎，尿，涕……等等，完全爲淋巴液直接或間接的變

形物，講到飲的成因，何但不是淋巴液的變物呢？因古人不明白什麼淋巴液血漿等等名詞，祗知道是一種稀薄的液體，同痰有點相象，就立了飲的一個名詞來代替罷了！現在關於這個疑問分症候及治療來證明分述于後：

（一）症候的證明：

中醫外科學中，在頸項之間，起一種不紅不硬不痛亦不作膿，推動輭滑的痰核症，關於這症的病因中醫說是濕痰留聚而成，考西醫有一種因淋巴排流妨礙，或淋巴漏凝固而成的淋巴栓，其內容物或純爲淋巴液，或含有多量脂肪球，而呈乳糜樣液，症候亦不紅不硬，不痛，推之移動，而輭滑與痰核症一樣，這一點，古人大概曾經施行解剖的手術，覺得所排泄的內容物不似膿毒那樣的濃厚而惡臭，好像痰飲一般，因其形狀如果核，就稱爲痰核了！又好似生在舌下結腫，如匏光輭如綿的痰包症，其病因，亦爲舌下腺壅塞而成，（舌下腺，爲淋巴的變形物，見上節。）與痰核是同一意義的，並且什麼痰毒症，爲痰飲日久化成膿毒，此因血液中的滲出液，（即血漿亦可說是淋巴液）日久凝聚假設化膿菌侵襲，就要化膿逐漸潰爛了！和痰注發症，凝結於肌肉之間，完全爲不正規的淋巴液作祟，此係古人所謂的痰飲，即現代不正規的淋巴液證明之一。

（二）治療的證明：

略舉一例來說明，例如金匱溢飲治法「病溢飲者，當發其汗，大青龍湯主之，小青龍湯亦主之，」假使這條條文把西醫單以肺臟排泄的痰學說來解釋，那就艱難了！中醫溢飲的解說，金匱中說「水飲外溢，四肢身體疼痛，謂之溢飲，」那末飲何以能跑到四肢去呢？以現代的解釋，因爲淋巴管是滿佈全身的，若受外傷性壓迫，或內傷性肌肉的壓迫，或爲老廢物的阻塞，機能的失司，淋巴管因而壅塞或破裂，尤其是四肢的肌肉，比較發達，而常起劇烈的運動，所以淋巴管一破裂，則淋巴液不絕的漏出，滿佈在四肢肌肉皮膚之間，則浮腫，汗腺閉塞不通，知覺神經受滲出液壅聚的壓迫，而發疼痛，或牽引及全身神經，所以仲聖發明大小青龍湯藉麻黃桂枝細辛發汗的峻劑，使不正規淋巴液，由汗孔而排泄，配合生石羔，或從小便而排泄，此證明之二。

由上面的幾點，下一結論，中醫所謂痰飲的學說與意義，並不是像西醫單指肺臟所排泄的痰飲而言的，除此以外，中醫痰飲的解說，可分爲二：

一、由胃臟大腸機能失司，消化不良，腸間乳糜管吸收遲鈍，壅滯於腸胃之間，（即脾胃虛弱或爲外邪所困）所以金匱中，有腸間瀝瀝有聲的痰飲症，與心下積飲背寒冷如掌大的留飲症，（按心下即人字骨下，胃腸的地位，）主以十棗湯，厚扑大黃湯攻裏，使飲從腸排泄；或主以苓桂朮甘湯腎氣

丸，由小便而外洩，

二、為不正規的淋巴液，滲漏而浮腫，用青龍湯發汗而排除，（上文已說明）

先哲云「蓋行則為液，聚則為飲，流則為津，止則為涎」關於飲的認識，古人可以說已經澈底的瞭解了，——在事實上淋巴液未曾壅塞，或滲漏外面的時候，確是營養各組織的津液，若不流行或因他故而機能失司時則成飲的預兆了！所以古人關於飲的治療，往往週神效而建奇功，因為他們是根據病因為出發點，以臨床的經驗為準繩，遺傳到現在，我們毫無是議的服從他的治療法，奉為金科玉律的聖典一樣，我覺得我們不是妄從的！

國醫所以有數千年的歷史，在現今科學昌明遍受攻擊的環境中，尚且能夠受民衆熱烈的信仰，尚且能夠不折的巍巍獨立，因為他有偉大的貢獻顯著而優秀的成績吧了！

論火與熱

歐克仁

夫火熱兩者同為陽性名辭也。我國醫學上用之久矣。素問陰陽應象大論曰。南方生熱。熱生火。至眞要大論曰。少陽司天。其化以火。靈樞刺節眞邪篇曰。虛邪與衞氣相搏。陽勝者則為熱。素問熱論曰。人之傷於寒也。則為病熱。此皆論火與熱者也。其他更不勝枚舉。然火熱二者雖同屬一性。實有軒輊之別。自來醫家對此兩字。多溷淆不分。有誤火為熱者。有誤熱為火者。更有不知何謂火何謂熱者。大抵皆不細析而互相混淆。致用藥亦每易魯魚亥豕。有唇裂齒燥而倘用芩連。遂致焦枯出血者。可見一斑也。衡之新說。此二者對病機言。熱當指體溫升高之現象而言。火當指組織充血或發炎（患部見潮紅腫脹灼熱疼痛及官能障礙。甚或出血腐化。能發生於軀體之內外各部。）之現象而言。究其原由。則熱因病毒之侵襲。空氣成分之影響。及自身機能之調節失常等種種關係。而致放溫機能（皮膚腎臟肺臟）遲鈍。或造溫機能（生理的由於氯化作用摩擦作用。病理的由於血液抗病作用。而血球被破壞。纖維發酵素遊離，細菌或發酵素分解破潰組織。因產生發熱性物質。）亢進。又或放溫機能雖不失職。而造溫機能却極度亢進所致。火則因受溫熱毒物傳染化學器械電氣等之刺激而起。其中尤以由受溫熱之刺激而引起者為最多數。言其外症。身熱便祕口渴唇燥尿黃自汗不畏寒等熱也。目赤口苦喉梗癃閉淋瀝赤白帶濁牙痛齦宣等火也。仲景傷寒論中。白虎（加人參）湯治熱之最著者也。黃連阿膠湯梔子豉湯則治火者也。觀先師述白虎湯之治症。曰脈滑而厥。曰腹滿身重。難以轉側。口不仁。面垢。讝語。遺尿。曰自汗出。述加人參湯之治症。曰大煩渴。曰脈洪大。曰舌上乾燥而煩。曰欲飲水數升者。凡此種種。無非皆熱之作祟也。故以寒凉直折之。而以增液之品輔之。其主藥石膏。本草備要言其甘淡辛寒。治陽明頭痛。發熱惡寒。日晡潮熱。肌肉壯熱。小溲赤濁。大渴引飲。中暑自汗。舌焦牙痛。則石膏爲有卓效之折熱藥。可以知矣。更觀先師述黃連阿膠湯之治症。曰少陰病得之二三日。心中煩。不得臥。梔子豉湯之治症。曰虛煩不得眠。若劇者必反覆顛倒。心中懊憹。曰發煩熱。胸中窒。曰心中結痛。曰饑不能食。曰下利後更煩。按之心下濡者。總此一切。又莫非主爲胸部充血或有炎症也。故自以減退充血或消炎爲主治。黃連阿膠湯之黃連黃芩。梔子豉湯之梔子。皆具有斯種卓效也。本草備要言黃連大苦大寒。入心瀉火。鎮肝涼血。……開鬱……除煩……厚腸胃。消心瘀。……治腸澼泄痢。痞滿。心痛伏梁。目痛眥傷。癰疽瘡疥。酒毒胎毒。明目。……言黃芩苦入心。寒勝熱。瀉中焦實火。除脾家濕熱。治澼痢腹痛。……黃疸。五淋。血閉氣逆。癰疽瘡瘍。及諸出血。……養陰退陽。……瀉肺火。利胸中氣。治上焦之風熱濕熱。火嗽喉腥。目赤腫痛。……言梔子苦寒。……瀉心肺之邪熱。……而三焦之鬱火以解。熱厥心痛以平，吐衄血淋血痢之病以息。治心煩懊憹不眠。五黃五淋。……目赤。紫癜，白癩，皰皶瘡瘍。……據此則彼等有減退充血或消炎之偉能，誠不誣矣。

大抵治熱之藥多帶滋性。如石膏（「寒能清熱降火……生津止渴」據本草備要。以下仝。）知母（「止渴……治傷寒煩熱」）天花粉（「治熱狂時疾……口燥唇乾」）蘆根（治……消渴寒熱』）之類。蓋熱多傷液也。治火之藥多帶泄性。若黃連（「入心瀉火……燥濕」）黃柏（「瀉膀胱相火……除濕」）黃芩（「瀉中焦實火……利水」）龍膽草（「益肝膽而瀉火……除下焦之濕熱」）之屬。因火多致患部充血脹也。是故熱症不可用治火藥。以其泄也。（嘗諸唇裂齒燥而用芩連。必致焦枯出血而後已）惟參於清滋藥中用之則亦無不可。火症不可用治熱藥以其滋也。（假如赤痢而用膏知毋。貽隔靴搔癢因循誤病之譏）又熱之作祟，其範圍大。多帶全身性也。蓋體溫增高之關鍵。繫於循環系。循環系固全身皆其勢力圈也。雖間或有上熱下寒內寒外熱之阻隔變象。究屬罕見。故因熱而引起之病症。（如消化系之便祕少納。神經系之頭痛眩暈。筋肉系之倦怠。泌尿系之尿赤。）各系各部皆有也。火之爲患。其境界小。多帶局部性也。因充血或發炎決不能全身皆作。否則充血或發炎之內容物。試問來自何處，故因火所引起之副症。必較熱爲少也。

我於風溫症治之認識

程連雲

風溫之邪。大祗由口鼻吸入。或侵襲於肌腠。有卽病有不卽病者，卽病爲時氣。初病在皮毛。皮毛爲肺之合。肺主氣。故曰在氣分。漸傳入裏。而擾及血脈。血脈爲心肝之合。肝藏血。心主脈。故曰在營分，是由淺而入深，由表而入裏之謂也。不卽病者爲伏氣，初病發於血脈。逐漸外達。蒸迫於皮毛。是由內而向外。由裏而出表之謂也。

風爲陽邪。其性慓悍。其氣温熱。激盪於空中。中人而病。其症初起無不類於傷寒。惟傷寒傳變有序。而風温則傳變無常道。蓋以臟氣之強弱。而相搏相勝。爲從化之關鍵。雖然。其症之淺深，不外在表在裏。其邪之轉向。不外入氣入營。區別既明。辨症自晰。如見頭痛身痛。胸悶咳嗽。發熱有汗。則知病在表。邪在氣分。宜以辛涼之品。葱豉荊防之屬。疎表分之壅遏。透氣分之蒸灼。表邪一解。不致內搏於裏。氣分之熱。一經清澈。營分自然安靜如常。而血脈無燔灼之變矣。如以初起微有惡寒之故。誤投辛温之味。助其蘊蒸之勢。未有不致燔灼於營陰。而速其變端。此治風温症之所戒。有以異於傷寒方也。如見但熱無寒。口渴欲飲。甚則煩熱喘渴。神昏譫妄等症。知邪勢向裏已著。內灼之勢將成但初傳又得開達樞機。冀其轉出氣分而得解散。若桑菊銀翹蟬衣牛蒡薄荷豆豉梔子等。清宣疎化之品。用以清營泄熱。白虎葛根等湯。則權其輕重緩急而用之。亦無不可。如至擾動血脈。而至發斑發疹。則熱焰沸騰。耗傷血液。犀羚地芍之屬。以之清營解熱。滋液救焚。在所必需矣。此以時氣之風温。由表入裏。由氣入營者言之也。

若伏氣之風温。乃伏於營分之邪。因蘊畜於血脈而化爲熱。一被新感引動。如桴鼓之相應因而蒸達於表。由營分外迫於氣分。起病之初。往往心煩口渴惡熱。蓋以血脈中潛伏之熱。以皮毛復被風寒感觸。因而發動。內外相薄。其勢益張。而血液久已耗損。不堪加虐。勢將涸竭莫救。即宜投以甘淡之品。如生地石斛花粉白薇青蒿丹皮赤芍等藥。清解營陰之燔灼。宜疎肌理之壅遏。使其樞機展開。乃得返出於氣分而解。誠以氣主一身之表。營主一身之裏。表合皮毛。裏應血脈。明表裏而別症之淺深。察氣營而可識邪之轉向也。

流行性痢疾概論

陳奎

痢疾一病，內經名曰腸澼，千金外臺等書又謂之滯下，傷寒論謂之下痢，此外尚有天行痢，(范任方)膿血痢，(病源)氣痢，(仁齋直指)疫痢，(赤水玄珠)熱毒痢，(千金方)……等名，難經五泄中之大瘕泄，亦即此病，蓋或依其證狀或依其原因而命名者也。是病四季均有之，尤以夏秋間爲最猖獗，其證數至圊而不能便，裏急後重，逼迫膓人，症情險惡，醫治偶誤，即可致人于死；至傳染之速，尤可令人寒心，故醫者之於此病萬不可不講也，茲將其原因證狀及療法，約略述之于次；

原因　本病原因，古無定說，且東鱗西瓜，不易得其綱領，內經所載，但辨脈證，決死生，而未嘗明言原因，雖有『少陽司天，泄注赤白，少陽在泉，火淫所勝，民病泄注赤白，少陽之勝，下沃赤白，歲火太過，血溢血瀉注下，』及太陰陽明論：「犯賊風虛邪，陽受之，飲食不節，起居不時者，陰受之，陽受之則入六腑，陰受之則入五臟，入六腑則身熱不時，臥上爲喘呼，入五臟則䐜滿閉塞，下爲飧泄，久爲腸澼，』等語，但前者純以運氣爲言，後者亦語焉不詳，皆未足爲定論也，至劉河間首倡濕熱說，謂本病之原因乃由濕熱鬱化於腸胃所致，自此說一出，歷代學者，乃莫不靡然宗之，如聶可久卽其最著者也，卽間有別倡異說，如李東垣，張景岳，李士材等，謂病由脾胃虛寒，主用溫補，清孔賢溪著痢疾論，痛斥河間濕熱說之非，謂本病由陽氣抑鬱於腸胃，亦主用溫補，雖均言之娓娓動聽，一若各有至理，奈均因立說失之偏頗，故和之者絕少，此外如近清諸名家，亦大多以濕熱說爲主，如徐靈胎云：「夏秋之間，總由濕熱積滯，與傷寒傳入三陰之利不同，……」吳鞠通溫病條辨云：「濕溫內蘊，夾雜飲食停滯，氣不得運，血不得行，遂成滯下，浴名痢疾，……」卽葉天士王孟英輩所言，亦大致相同，可知痢疾由於濕熱之說，在國醫舊說上已成爲公認之定案，至一八九七年，日本志賀潔氏在東京發現赤痢稈菌，其形兩端純圓，孤立或二個相連，不生胞芽，無運動性，其後 KRNSE及Felxber 二氏繼在菲律賓及德國等地，亦發現與此同樣之菌，於是世界學者，遂共倡此菌爲本病之原因，我國西醫，亦遂持此說爲攻擊國醫之利器，一若痢疾之原因除却痢菌外，無復有所謂濕熱者，其說驟聞之，似亦有根有據，無可置疑，然徵之治驗與事實痢菌似無獨立致病之可能，須以濕熱爲之左右，濕熱進，則痢菌生，濕熱除則痢菌亦除，痢菌之于濕熱氣候，猶魚之于水，不容或缺，則痢症之原因，亦在濕熱，不獨在痢菌矣，何以知之，以吾國醫之治驗知之，國醫治本病大法以祛濕熱爲主，絕不用任何殺菌劑，濕熱清則痢愈，不殺菌而痢菌自滅，蓋痢菌因去其濕熱之環境，則無以生存也，且本病獨盛于夏秋，他時則絕少，推其原因，亦當因夏秋之濕熱氣候較他時爲獨盛之故，又西醫治此病以直接殺菌爲治，其效反每不如中醫去濕熱法之穩速，凡此種種，非皆濕熱能左右痢菌之佐證乎？據西醫譯籍所載，謂本病初期，便中每不能檢得痢菌，健康人反常有之（內科全書）則痢菌不能爲本病之主要原因，又彰彰明矣，吾意細菌之所以能發育繁殖，須有相當之環境，尤以氣候爲必不可少之條件，（沛登考夫三因鼎立說）在某氣候環境之下，則有某細菌發現，某細菌須得有某種環境和氣候，才得生存，痢疾菌之所以能繁殖於腸部，正因腸部有濕熱之環境也。西醫但細舉菌，似未甚當，凡各傳染病莫不如是，豈獨痢疾爲然哉！

症狀及病理　本病初起，每有寒熱，飲食乏味，腹中雷鳴，痛痛，大便不正，及倦怠等前驅證狀，（亦多有無前驅證者）繼則日下利數次，乃至數十次，所排泄之糞便，與正常者不同，或赤或白，或赤白雜下，次數雖多，而便量甚少，且放精液樣臭氣，排便之先，大概有腹中雷鳴，疝痛，便意窘迫，等證狀，便時則肛門灼痛，尤以裏急後重爲本病所必有之特徵，此外或兼有小便短少及泛逆嘔吐等證，重者或至噤口不食（所謂噤口痢）或五色雜下，（五色痢）及發高熱與譫語等危證，又有一種屢愈屢發，纏綿難愈者，即古所謂休息痢者是，

痢疾病灶多在大腸，（亦有波及小腸者，）腸粘膜發生炎證，或潰瘍，故膿血雜下。所排便中之主要成分，不外粘液，血液，膿汁，及組織片，與食殘片等而已，大低含黏液，膿汁，等居多者，則其色白，（白痢）若腸血管受侵襲而出血，排泄物中含血液居多者，則其色赤，（赤痢）可知古人以白痢從大腸來，赤痢從小腸來，及赤痢屬心，白痢屬肺等言，全屬臆說，即白屬氣，赤屬血等說，亦未甚確當，腹中腐敗物醱酵而瓦斯充盛，故腹中雷鳴，膿血切膚，腸神經受刺激，故腹部時痛，至裏急後重一證，乃因腸神經受膿血等汚物之刺激，於是腸壁發生攣縮，同時蠕動亢進，欲將內容之有害物盡量從肛門排除之，此本乃體功抵抗疾病的生理現象，但肛門括約肌因刺激過度而攣縮，延髓脫糞中樞亦因刺激過度而痲痺，故欲便而不能便，逼迫惱人，舊說謂裏急後重由氣分不調所致，故有調氣則後重自除之語，蓋因藥效而推測知之也，體內水分因痢疾之消耗，故小便每短少，痢症之重者其餘波每越小腸而上至胃府，胃受毒素之刺激而痙攣，或毒素乘血液之循環而直接作用於延髓嘔吐中樞，故令人呃逆嘔吐，或竟噤口不食，古謂噤口痢由濕熱上衝胃府，亦即此意也，倘腸部因發炎而潰瘍，由潰瘍而腐敗，則所排便中除濃血等外，往往帶有一種褐綠的顏色，視之五色灼爍，非即所謂五色痢者乎，國醫舊說於噤口痢則曰濕熱上衝。胃津灼枯，於五色痢則曰五液注下，又云五臟之證，窮必歸腎，而以爲腎病，蓋皆形容其病情之危篤耳，屢愈屢發之休息痢，諸家均以爲因兜澀太早，積熱未淨，及調攝失宜，不能節食戒慾所致，然觀其經過情形及種種證狀，頗與原虫性（阿米巴）痢疾相似，

療法　西醫治此證，除令病者安靜，及食餌調養外，在初起僅有甘汞，篦麻子油，硫苦，等下劑，經時稍久。乃以吐根，鴉片，石榴皮，硝酸銀，單銀酸，等收斂藥以止濇之，其法頗拙，故每不能收良好之効果。即志賀氏之痢疾血清，其効亦不甚確實，因西洋醫學之理論雖宏辨，其治療方法固尚在幼稚時期也，國醫因限于時代，其理論雖間有未當處，然療法則由數千年之經驗所積成，對證下藥，效如桴鼓，即就痢疾一病論之，治法大約可分初中末三期，初起見有表證者，以解表爲先，表解其痢自鬆，方如葛根苓連湯，（葛根，黃芩，黃連）柴胡荊芥湯，（柴胡，荊芥，竹茹，銀花，連翹，白芍，杏仁，桔梗，木香，黃芩，甘草）人參敗毒散，（人參，羌活，獨活，

川芎，柴胡，前胡，桔梗，茯苓，枳殼，甘草）及參蘇飲，（人參，紫蘇，前胡，姜半夏，乾葛，茯苓，陳皮，枳殼，桔梗，木香，甘草，姜，棗）之類，均可隨證採用，又痢症初起，大概以有積滯者爲多，故俗有無積不成痢之語，治宜兼消其積，如腹痛逼迫甚者，可以大黃下之，務必掃盡腸內之刺激物，庶病勢不致上進，痢初起之輕者，因用解表攻裏二治法後，即歸全愈者，亦不在少數，此初起之大概療法也，如外無表證，內無積滯，或本有之，而因藥後已解除，但見便利膿血，裏急後重者，治宜清裏以消其炎證，方如潔古芍藥湯，（芍藥，黃芩，黃連，當歸，肉桂，甘草，檳榔，木香）仲景白頭翁湯，（白頭翁，秦皮，黃拍，黃連，）均其對證良藥，惟芍藥湯之肉桂一味，宜審愼用之，或不用亦佳，因此藥含揮發油，頗有刺激性，似不利於炎證也，腹痛者加砂仁，白芍，白多者加陳皮，砂仁，茯苓，紅多者加當歸，川芎桃仁，其効如響，又仲景白頭翁湯，於痢疾之屬熱者，無論或紅或白，用之均有奇效，予於本院施診所中，已歷試不爽矣，此痢疾中期之治法也，尋常之痢疾，大概用上例各治法，即能使之全愈。如有不能治愈，而貽留慢性洩瀉者，宜詳審其脈證，若確屬寒屬虛，治宜溫之補之濇之，可用仲景桃花湯，（赤石脂，糯米，乾姜）烏梅丸，（烏梅，黃連，黃柏，人參，桂枝，細辛，附子，當歸，花椒，乾姜，）眞人養臟湯，（木香，訶子，罌粟殼，當歸，肉豆蔻，白朮，白芍，官桂，甘草，人參）東垣補中益氣湯，（黃蓍，人參，炙甘草，白朮，陳皮，歸身，升麻柴胡，姜棗）等治之，此末期之治法也，至痢疾噤口不食者，（噤口痢）乃屬至危之候，宜宗丹溪法：用人參，石蓮肉，黃連，煎湯，入生姜汁，徐徐呷之，庶可救橫夭於垂絕，外如倉廩湯，（陳倉米，人參，茯苓，甘草，前胡，川芎，羌活，獨活，桔梗，柴胡，枳殼）救胃煎，（生地，白芍，黃連，黃芩，玉竹，花粉，杏仁，桔梗，石膏，麥冬，枳殼，厚樸，甘草）開噤湯，（人參，麥冬，天冬，石膏，梔子，黃連，黃芩，黃柏，生地，白芍，當歸，財干，杏仁，檳榔，枳殼，甘草，花粉）隨症加減用之，亦可有效，如見五色雜下，（五色痢）治宜救熱存陰爲主，如黃連阿膠丸，（川黃連，阿膠，茯苓）駐車丸，（阿膠，黃連，當歸，乾姜，）之類是也，亦間有屬於虛寒者，可用附子理中湯之類加減，惟此症頗不易治愈耳，屢愈屢發之休息痢，治法亦可分二種，若因止濇太早，瘀熱未淨者，宜再用青甯丸，當歸蘆薈丸，（當歸，龍胆草，黃連，梔子，黃芩，黃柏，大黃，青黛，蘆薈，木香，麝香，神麯，）或承氣湯等攻之，如屬於虛寒者，宜理中四逆輩溫補之，又孫眞人法，用羊脂四錢，白臘三錢，黃連末三錢，白蜜八錢，烏梅肉炒研末二錢，血餘灰三錢，攪煎爲丸，丸如梧子大，以米飲送下三十丸，日三服，治休息痢亦頗著成效云，

總之，痢疾病態多端，治亦萬變，臨症活法，固在其人，以上所述，不過本病之大概療法，本未能全備也，如欲詳盡，當求諸專書，本文範圍苦狹，恕不贅焉。

九月二八日受薛君定華之催促勉強脫稿

白虎湯五苓散同治渴飲論

程萬里

一病有一病之主方。一方有一方之主症。甲病不可替以乙方。甲方難以治療乙病。是治病一定之理。而方異症似之不可不辨也。白虎湯與五苓散同治口渴之方。然白虎之症。絕非五苓所可誤投。五苓之症。又非白虎所能奏効。此白虎五苓同治渴飲之異點。又不能不辨以曉之，

虎而曰白。豈貫力勝白虎。蓋以白虎之性肅殺。遇暑熱液涸之病、有非白虎無以清其熱而救其陰也。苓而名五。實非五味皆苓。亦以苓功利水。如陽結津少之渴。有非五苓無以瀉其陽而行其津。是其命名之異。已足明其所治症之不同。考白虎湯爲陽明氣病之方。亦即三承氣之初步。三承氣有燥有結。邪已歸府。此則但燥無結。邪散於肌肉之間。其症狀爲口渴引飲身熱，多汗，舌乾，唇燥，小便少赤。脈洪大。皆緣暑熱內灼。汗出津乾。汗與溺之源。同出於膀胱。膀胱燥而溺少。津液燥涸而舌乾，唇燥，口渴引飲。在此表裏津涸。引水自救之時。必以清熱救液之品。始得熱退津出。是以方中用石羔以清熱透邪。知母以生津止渴 火。甘 秔米和中生液。若液耗過多。大煩渴不解。則更加人參之生津養陰。厥功益大。炎炎之熱。無不一服而消。是以清熱生津。爲白虎之特性。五苓散爲太陽軀殼燥病之主方也。其主症爲口渴發熱，煩躁，不得眠，小便不利，汗出，水入則吐。而最重在渴字。按我人之津液。上輸於口而爲唾。下輸於陰而爲尿。今太陽之邪化熱而成陽實。陽實則津液不得輸佈。故上焦之液爲熱遏而口渴作。中焦之液爲熱蒸而煩躁。下焦之液爲熱蓄而小便不利。陽實故發熱，不得眠，陽結於中。故水入則吐。此皆陽實於內。津液不得宣佈也。故方內重用利水之茯苓，猪苓，澤瀉，白朮，復用桂枝以宣陽微汗。使其利水通陽。三焦之熱。得隨水分以排泄於外。熱去則津回而渴自止。所以五苓爲治陽實口渴者也。惟是白虎之口渴爲熱盛津涸所致。五苓之口渴。乃陽實液不佈而成。蓋白虎用藥皆清熱生津之品。是知其津液本虧。故須生津以濟其急。清熱以治其本。五苓用藥皆利水發汗之品。是知其津液本不虧。而所以有渴者。以津液不輸化。故祗須通陽利水也。否則救津養陰之不暇。曷得重利其水。復發其汗以促陰液之早亡哉。又白虎之發熱爲大熱。五苓之發熱，僅微熱。白虎之熱在全身。五苓之熱在局部。白虎之燥爲熱邪內實之陽明病。五苓之燥爲正氣內化之太陽症。白虎之渴必引飲無度。五苓之渴雖飲即吐。白虎之治以內清。五苓之治以外解。是故太陽陽實微熱而渴者忌白虎。以其表未解也。陽明熱盛

津涸而渴者忌五苓。以其益耗津液也。

梔子豉湯是否爲探吐劑之我見

吳有方

梔子豉湯世稱爲吐劑者久矣。然徵之實驗。服本方而得吐者。十無一二。則斯湯是否爲吐劑。不得不提出討論。以求眞實。

考梔子性味苦寒。功能瀉心肺三焦之火。解煩悶。治鬱熱。行結氣。通小便。豆豉性味。諸書多云苦寒。然依愚見言之。凡苦寒之品。均爲瀉火之用。何豆豉又屬於發汗之類。且經云。辛甘發散爲陽。酸苦湧泄爲陰。足徵豆豉功能發汗解表。除煩下氣。其必具有辛涼之性味。並不苦寒者確矣。今藥理既明。則方意益顯。先引古說以證明之。

傷寒論云。「發汗吐下後。虛煩不得眠。若劇者。必反覆顛倒。心中懊憹。梔子豉湯主之。」又曰。「發汗若下之。而發煩熱。胸中窒者。梔子豉湯主之。」又曰。「傷寒五六日。大下後。身熱不去。心中結痛者。未欲解也。梔子豉湯主之。」又曰。「陽明病。下之。其外有熱。手足溫。不結胸。心中懊憹。饑不能食。但頭汗出者。梔子豉湯主之。」又曰。「下利後更煩。按之心下濡者。爲虛煩也。宜梔子豉湯」張氏集註云。「舊本有一服得吐止後服七字。此因瓜蒂散中有香豉而誤傳於此也。」張錫駒傷寒直解云。『梔子豉湯舊說指爲吐藥。』王好古云。「本草並不言梔子能吐。奚仲景用爲吐藥。此皆不能思維經旨。以訛傳訛者也。如瓜蒂散二條。本經必曰吐之。梔子豉湯六節。並不言一吐字。且吐下後虛煩。豈有復吐之理乎。此因瓜蒂散用香豉二合而誤傳之也。」傷寒論今釋云「梔子豉證而嘔者加生姜以止嘔。可知梔豉決非吐劑。煮服法中之得吐止後服。必後人所增也。」統觀以上諸說。則梔子豉湯之不能例入吐劑者明矣。或曰。「梔子豉湯之所以爲吐劑。乃係豆豉之臭氣所致。」此說疑亦屬不通。蓋淡豆豉若果屬吐藥。何葱豉湯不爲吐劑。且瓜蒂散與燒鹽方之探吐。是否均係其氣味而得稱吐劑乎。又仲景云。「汗吐下後。虛煩者。服梔豉湯。」豈汗吐下後。正氣已虛。而再用梔豉取吐乎。若謂仲景吐下後。復用梔豉。認爲餘邪未清。則何又言虛煩懊憹。卽爲餘邪未清。亦無用吐劑之必要。蓋吐者乃吐有形之積。今傷寒論之「發汗……」一條。豈爲有形之積乎。總之梔子豉湯之功用。乃宜發鬱氣。清解煩熱。決非吐劑。可昭然若揭矣。此一管之見。尚望高明正之。

瘰癧之病理與證治

方六書

瘰癧之爲病。屬三焦肝胆等經。風熱血燥。或肝腎二經。精血虧損。虛火內動。或恚怒憂思。氣逆於肝胆二經。氣血阻礙。鬱則生火。於是肝火動而致血燥。血燥則筋脈失於榮養而病矣。其症初起結核。累累若貫珠。多生於耳後項間。連及頤頷。下至缺盆及胸腋之側。又謂之馬刀。未曾化膿時。經解剖報告。中有形圓之粒核。外胞薄膜。內似肉類組織而成。俟化膿後。則難奏效。又一名鼠瘻。攷瘰癧與結核相似。大如桃核。皮色不變。連綴不一。其證可分六種。遍繞項頸者爲蛇盤癧。又名馬鈴癧。外起一皰。中裹十數粒者。爲蓮子癧。僅有一核者名曰單窠癧。初曰單窠癧。後乃出叠者。曰重台癧。形如燕窠者。曰燕窠癧。初生項後。流注四支。曰流注癧。總由陰虛生熱。七情氣鬱而成。故往往變爲癆瘵。外台祕要云。肝腎虛熱則生癧。病機云。瘰癧不係膏梁丹毒火熱之變。乃因虛勞氣入所致。如惡寒腫痛者。有表邪也。若日晡潮熱。骨蒸盜汗者。乃虛損之證。宜以育陰潛陽。益氣養營之藥。調而治之。然而無論虛實。淸肝之藥不可少。所謂治病必求其本也。

治瘰癧奇要方　胡蔔去肉一個　全蠍一隻　蜈蚣一條　活蟾蜍一隻。

製法　先將胡蔔殼。將蜈蚣全蠍放於其內。後復合密束好。強使活蟾蜍吞下。將其四支縛住。使其不能動。用紅泥塗之。放瓦上用火燒之。俟其煅後。覺其體輕。乃將外面之泥搗碎。將蟾蜍等研爲細末。每日用開水略加酒吞下。病輕者三隻可愈。重者四五隻可愈。

按胡桃味甘濇性熱。補命門之火。養營滋腎。全蠍性味甘辛平有毒。此物稟火金之氣。色靑入肝經。有驅風逐邪之功。蜈蚣性溫味辛略帶毒。稟火金之氣而生。可升可降。入肝經。蟾蜍性凉味辛有毒。乃稟土金之精氣。入胃經。爲殺虫拔毒之良品。純以補腎平肝。誠治瘰癧妙方也。

中毒和解毒

孫鳳皋

在沒有說起這「中毒和解毒」的正文之前。先要把這篇不成其爲稿子的稿子的主人翁「毒物」的定義來認淸一下子。換句話說。就是什麼叫做毒物。依毒理學的眼光來講。凡是一種物質進入生物體之後。因了牠的固有的化學性質。而使得牠的寄生體的生理作用反乎尋常。或則甚至於死的。那這種物質。就可以被稱做毒物。（但也要曉得。——並且還應該記住——毒物不是一定能夠毒害人的。如果少量的適當的應用。倒還可以治療疾病哩。——像毛地黃葉，咖啡鹼，昇汞……等等。——不過假使用過了牠的極量。那就可以致人於死地了。）——然而毒物在法律上的定義。却不是像毒理學的拿化學眼光來作準繩。而是拿物理學的眼光來作準繩的。所以燒紅的鐵。沸滾的水。因爲牠們都具備着傷害或則甚至於殺死人的能力。也叫做毒物。但也就因爲這個緣故。法律上毒物的定義。便不及毒理學的毒物的定義來得情而且確了。

至於毒物進入生物體的徑路。大概都是取道於口腔或則鼻腔這兩個門戶。很少從牠部位進入的。而當牠進入生物體之後。所引起的作用——一種反乎尋常生理的毒理作用。(重的就是所謂「中毒」了)是因個人的抗毒力的強弱。(抗毒力強的。牠——指毒物——所引起的毒理作用就很微弱。否則便極強大。)毒性和構造方式的關係。(例如沉基鹼(NH_2CH)和聯鹼(N_2H_4)都能夠與生物體起作用。却不能夠與死原漿(deal plasma)起任何的反應。就是這個道理。)毒性和毒物溶解度的關係。(例如被稱爲劇毒藥的昇汞。在溶解了之後。就電離爲汞和氯二種遊子(ion)。而各各逞現牠固有的毒性。至於氯化低汞則因爲不容易溶解的緣故。也就不容易電離。所以即使拿來吃了。牠也只能夠散佈於身體的裏面。而不會得施展出牠那可怕的毒性來。終至於被排出到身體的外面。而完結牠短短的一生。)和毒性與牠的穩度的關係。(例如氰化硫的二烷衍化物——$(C_2H_5)_2SO_2$——因爲牠的穩度不足的緣故。在生物體裏面。就容易崩壞。而顯出牠的毒性來。至於一烷衍化物則因爲牠的穩度太高的緣故。就不容易崩壞。而不會得顯出牠的毒性來了。)而不同。所以生物中毒程度的強弱深淺。那也自然不同了。又如幼童的抗毒力不強。所以比較成人來得容易中毒。(然甘汞和茛菪科植物毒等。却是例外。)病人的抗毒力也不強。所以也比較健者來得容易中毒。(但麻醉性毒物對于癲狂病人又是例外。因爲牠們所引起的反常生理。恰和癲狂病人的神經錯亂相反對。所以便不容易顯出牠的毒性來。)腺器官和受傷的器官的感受性也比較其牠不受傷的器官來得強大。所以容易中毒。但要曉得。牠們還是有例外的。

再講到毒物的毒理作用。大概總不外乎下面的六種。1. 影響到心臟。——像地奇他林(diyitaline)等。2. 使血液的循環發生障礙。——像過氯化氫等。3. 使血液的血色素變質。——像安尼林等。4. 直接作用於血色素。——像猜氫酸等。5. 影響到神經。——像迷蒙精等。6. 使組織發炎或腐蝕。——像酸。鹼。氰氣等。——無論何種中毒。總免不了上面的任何一種作用。這是可以斷言的。

現在既然已經說過中毒的一切了。就來講解毒的方法吧。說起這解毒的方法。倒可以分做二種來講。一種是屬於化學的解毒方法。(這是靠着某種物質的化學作用。來減除因中毒所引起的反常生理的。)一種是屬於生理的解毒方法。(這是靠着自己的生理本能。來減除毒物的毒性的。)而化學的解毒方法。又可以分做二種。一種是加入某種化學品。使牠和毒物中和起來。而變成功一種無毒的物質。（例如氯氣中毒。吸入阿摩尼亞氣體。就可以中和牠的毒性。而使牠變成無毒的氯化錏和氰氣）另外一種是加入某種化學品。使牠和毒物互相結合起來。而成爲一種不容易溶解的沉澱物質。那牠就不會顯出固有的毒性來了。（例如鋇化合物中毒。吃了硫酸鈉。那末牠們就會結合起來。而成爲一種不容易溶解的無毒物質硫酸鋇了。）至於生理的解毒方法。也可以分做二種。一種是靠着某種藥品的一種和因中毒所引起的反常生理相反對的作用。來減除因牠所引起的反常生理。（例如嗎啡中毒所引起的反常生理的主要症候。是瞳孔縮小和筋肉痙攣。假如拿阿特洛品(atropin)給他吃。那牠所引起的反常生理的主要症候。却是瞳孔散大和鎭靜痙攣。這樣一來。反常的生理就好了。這就是「以毒攻毒」的法子。）還有一種是靠着生理上固有的能力。來減除毒物的毒性的。這又可以分做三種。1. 由嘔吐和泌尿而排泄。——唾液，乳線，肝腺。肺臟也有得排出。不過很少罷了。2. 使毒物沉積固着於身體裏面的某種器官。不使牠再流到其牠的各器官裏面去。——肝臟最具有這種沉積固着毒物的機能。3. 使毒物在身體裏面自然的變換牠的性質。而成爲一種無毒的物質。但上面的三種生理的解毒方法。（嘔吐或泌尿。沉積固着。變性。）僅僅在某種慢性中毒的時候。方纔能夠十足地顯出牠的作用來。如其是急性中毒的話。那是大都不見些微的作用。而立刻就會逞現出劇烈的反常生理來的。不用說得。這是必須乞靈於藥石的了。——至於造成中毒的各種物質和可以解毒的各種藥物的詳細的各論，因爲這裏是單講牠們的總論的緣故。恕我不能夠將牠們寫述出來。而祇好付之不談了。

——二三，十二，十二於自修室。

腸結分熱盛伏寒論

張嘉卉

大腸者。傳導之官。乃指排泄而言。故大腸之病。僅在能排泄與否。及排泄之是否正當而已。大腸傳導失司。排泄之物必不正當。則泄利便閉。漸次捷發。今且以便閉而言。積熱氣祕血枯。皆能成便閉之症。而傷寒便閉一症。有陽明少陰之別。陽明爲多血多氣之海。氣獨盛。血獨旺。熱獨多。其爲病皆實熱有餘之症。仲景曰。陽明之爲病。胃家實也。故陽明便閉。乃蘊熱之實症。其原由於傳變者多。或因病久化燥。或過投溫熱。熱氣伏於大腸而結乾。致傷津液而成。經云五穀入胃。胃者水穀之海。六府之源。其糟粕不能下輸大腸。而屎燥難出。致成發熱譫語。腹滿煩躁。狂亂棄衣。則脈滑數。舌乾苦燥。其治當遵熱者寒之，留者攻之之旨。如大承氣之類攻之。則便解熱退矣。至少陰便閉。乃伏寒之症。屬於虛。內經云。諸寒收引。皆屬於腎。故寒邪之中。必入少陰。其臟當脊骨第十四椎中。而其脊髓上至腦海。下至尾骶。是以頭眩脊強。腰疼腹痛。甚則如刺。腸結反吐。脈沉細而苔膩。神識清醒。身熱而喜被。口渴而喜熱。蓋以腎藏屬水。開竅於二陰。寒則凝結。痛則不通。此卽少陰伏寒之便閉。治當從甚者從之。結者散之之意。如四逆合承氣寒熱並用之法。則溫中而便解痛止。是以少陰伏寒便閉與陽明熱盛之燥結。同一便閉。而寒熱殊途。虛實迥別。一則熱結大腸實熱有餘之症。一則寒鬱凝結。虛寒不足之症。治時不可不察者也。若發熱汗出而惡寒。尙有餘邪未清。苟驟然攻下。則病變百出。是以內經治腫脹。惟立開鬼門潔淨府。內外分消。二大途徑。開鬼門者。發汗解肌。潔淨府者。清利二便也。施治有序。攻下有時。則效如桴鼓。若失其先後。昧其緩急。非徒無益。而有害之也。

淋病證治概說

夏子均

在我國商業凋零農村破產的社會中。有閒階級的人們。成了畸形的發展——淫——經醫生的統計。十人裏面有三四個人躑足於花柳場中。但是那三四個已經踏入花柳場中的可憐蟲。是沒有一個不傳染着花柳病的。尤其是淋病。最爲普遍。因妓女的身上。差不多每個都有大批的淋菌駐紮着。經男子的一度接觸。淋病的細菌。乘了有隙的機會。墾闢了傳種的殖民地。漸漸地繁殖起來。同時。被染者生命的危機。亦隨了漸漸地爆炸開來。這時若不及早回頭。並且不及早醫治的話。那末、輕則就有絕嗣的厄運。重則更有生命的危險。把可貴的人生。斷送在無價值的一剎那間。是何等的不幸而可憐啊。

淋病的定名。中醫分做石淋膏淋氣淋血淋勞淋五種。定牠的原因爲濕熱所成。換句話講。就是西醫的所謂細菌。西醫的定名。以病灶爲單位。如前尿道炎後尿道炎膀胱炎精道炎子宮炎等等。中醫的定名。有以原因定名的。如勞淋氣淋等。有以形象定名的。如石淋膏淋血淋等。所以叫做膏淋的。就是膿水點滴。如脂如膏的現象。血淋。就是淋的液質。似血的現象。石淋。就是淋液中夾有固體質的現象。勞淋。就是遇着勞苦的事情。病症便隨時發作。氣淋。就是淋時少腹脹滿。溺有餘瀝的膀胱炎症。淋病的名稱旣知。淋病傳變的症狀是急應知道的。

淋病的症狀。可分前尿道炎與後尿道炎二階段。又因男女生殖器構造的不同。所以病症也稍有差異。

膏淋　膏淋的症狀。前尿道炎和後尿道炎都有的現象。不論他前部發炎和後部發炎。淋的膿水如脂膏樣的。都可叫做膏淋。

1. 前尿道炎——初起的時候。尿道口和牠的近旁。有熱痒的感覺。龜頭部漸漸紅腫起來。一二天後。痛感漸覺增劇。小便時痛得更加利害。有稀薄的膿水滴着。再過幾天。膿水漸漸轉稠。並且很多。龜頭部痛得像針刺似的。厲害的尿道口竟至翻轉。陽物的全部。亦稍腫大。行走的時候。擦痛得像要命的難過。這樣的經過六七天之後。病勢漸漸減輕。這時若醫治得早。約過三四星期就會治愈的。不然。則病菌有入後尿道的傾向。變成慢性的後尿道炎。治愈的希望。是很困難的了。(尿道炎。是男女多有的。不過女子的尿道較男子短。所以發的病症也比男子輕些。還有女子的陰道淋。和陰門淋的症狀。是同前尿道炎一樣的。在這裏。女子的尿道炎。和陰門陰道炎。恕我不多說了。)

2. 後尿道炎——後尿道炎的症狀。是前尿道炎傳進而生的。在後尿道發炎的時候。前尿道炎的一切病症。差不多輕得像消失的一樣。病人往往以爲快要痊癒。不過在尿道的後半部。覺得有些灼熱。會陰部亦覺得有些壓痛。小便的次數加多。小便時尿很溷濁。有一二滴的膿水流出來。(女子的尿道很短。所以沒有後尿道炎。並且女子子宮淋的症狀。是同後尿道炎的症狀一樣。故不再說。)

血淋　血淋是在後尿道炎最厲害的時候。血液和膿水同時流出。小便變淡紅色。非常的溷濁。所以叫做血淋。

石淋　淋病的細菌侵襲到膀胱。小便裏的石灰質。漸漸地積留起來。就變成了石淋。(又名砂淋)有阻塞尿道的可能。那是很危險的一件事。

勞淋　已經成爲慢性的淋病。以前病劇的時候。身體中漸漸產生抵抗力。病菌亦漸漸地潛伏着。一旦病人勞動過度。抵抗力薄弱的時候。病菌就活動起來。所以叫做勞淋。

氣淋　膀胱發炎的時候。膀胱口的括約筋。被淋菌侵襲後。消失了牠本來的機能。所以溺有餘瀝。同中醫所說的膀胱氣化不利。是一樣的意思。

一般的用藥

治淋病的主要目的。是利用尿量的增加。時時冲洗患部。同時賴藥的殺菌力和藥的幫助抵抗力。來消滅淋菌。中醫的所謂清利濕熱和補中益氣。就是這個道理。

石淋　1. 導赤利竅法——石燕　石葦　瞿麥　滑石
2. 二神通淋法——海金砂　滑石

勞淋　1. 補中益氣法——黃耆　人參　甘草　白朮　陳皮　歸身　升麻　柴胡　生薑　紅棗　加車前子　澤瀉
2. 六味滋腎法——地黃　丹皮　茯苓　山藥　澤瀉　山萸肉

血淋　1. 清熱利竅法——瞿麥　山梔　甘草
2. 清心導赤法——生地　木通　竹葉　甘草

氣淋　1.通利水道法——瞿麥　冬葵子　茅根　茯苓
木通竹葉　滑石　冬瓜子
2.潔淨膀胱法——石葦　冬葵子　木通　車前子
赤苓　瞿麥　楡白皮　滑石
甘草梢

膏淋　1.補氣利水法——沉香　陳皮　黃芪　瞿麥
楡白皮　韭子　黃芩　滑石
甘草
2.聚精補腎法——黃魚鰾膠　沙宛蒺藜

各種急性發疹傳染病之鑑別診斷

桂士瞿

急性傳染病之過程中。發疹者殆佔大多數。猩紅熱、麻疹、風疹、痘瘡、水痘、傷寒、發疹傷寒、丹毒等皆是也。因彼等皆發疹之故。於臨床時區分上甚爲困難。不得不借助於鑑別診斷學也。今將以上各病之鑑別診斷法。分條述之如下。至其原因、療法、預後等等。以不在本篇範圍之內。姑從略。又非急性傳染病之有發疹者。如梅毒、濕疹、寄生性匐行疹、汗疹、痒疹等。亦不贅述。

猩紅熱——本病無前兆症。以突然高熱、頭痛、戰慄（於小兒往往兼見嘔吐、痙攣、下痢）開始。經一日或半日。即起咽喉痛、頸痛、及嚥下困難。喉間扁桃腺腫脹潮紅。頸淋巴腺脹起。脈搏甚迅速。同時生粘膜疹。再經半日或一日發皮疹。其發疹爲強度之瀰漫性發赤。不呈斑點狀。先發於胸部、頸部、鎖骨部、項背部、下背部。至翌日漸次蔓延於四肢。起帽針頭大或亞麻仁大之密集融合性鮮紅色。（初各個相分。其後始密集。）而尤以頸、背、腹爲最多。獨口唇周圍則缺如。且呈蒼白色。是爲本病之特徵。頭面有時不來發疹。惟稍形脹起。皮膚初觸之甚平滑。後稍覺粗糙。如以爪尖爬皮膚。則呈一種白條。是爲猩紅熱線條。熱度因發疹而更上昇。有至四十一度以上者。經七八日或十日前後。始爲渙散性下降。此外。更有一特徵。卽呈覆盆子樣舌是也。（此又名楊梅舌。因舌乳頭腫脹發赤。宛如楊梅。故名。）本病之疹。至一週之終。二週之初。全行消失。又本病發結膜炎者甚少。

麻疹——本病之前驅症。（高熱、戰慄、衄血、咳嗽、羞明、聲音嘶嗄、眼瞼腫脹、淚液溢出等。）以徐徐開始。至第三四日發疹。於皮疹發出之前。先於咽頭、懸壅垂、口腔粘膜發不正形之前兆期粘膜疹。然後於顏面頭部（多在耳後、顳顬部、頤部及頰部。）發生極多數呈暗赤色丘疹狀隆起小斑疹。漸次及於頸部、上腕、驅幹、前膊、手上、腿下、腿足部等。經二日至三日。爲下行性而蔓延於全身。其形狀大小不同。通常起初多甚小。旋增大如扁豆。始初雖平坦。以後卽從中央稍形隆起。略呈乳嘴狀。可得觸知。色爲淡紅色。或鮮紅色。或暗赤色。疹上不發水泡。於各斑疹之間。可見正常之蒼白色皮膚。不如猩紅熱之呈瀰漫性發赤也。且各個發疹之內部。多呈暗黑色。而鼻及口唇周圍。尤爲著明。疹數則顏面及頸部最密。軀幹及四肢稍疏。背部及臀部往往簇生多數發疹。互相融合。本病發疹之特徵。厥爲頰粘膜及口唇之發生帽針頭大稍形隆起帶青白色成圓形之水泡狀小點是也。(西名 Koplik 氏斑) 此爲本病所獨有者。(但於發疹之後第三日。即行消失。) 舌雖有腫脹狀態。然決不如猩紅熱之甚。且不發赤。熱候前驅期甚高。次之二三日。則降至常溫度。疹發現則復升至四十度以上。熱候多爲持續性。通常自初發至第五六日而分利。

風疹——本病以惡寒、戰慄、發熱、咽下困難、乾咳嗽、扁桃腺及頸淋巴腺腫脹、咽部粘膜潮紅、羞明開始。大概無粘膜疹期。二日後始發皮疹。呈不明瞭之丘疹狀斑。如扁豆大。僅帶暗赤色。且不融合。常少數存在。面及頭部(多見于鼻翼及上唇)先發。隨後延及全身。約三四日而退却。熱候在發疹期稍高。在開花期之初。達最高點。迨疹花爛熳之時。通常已無熱。若曾染麻疹。而現以上之症。(更證諸 Koplik 氏斑之缺如) 則斷爲本病。當毫無疑義。

痘瘡——本病以重篤之全身症、高熱、戰慄、開始。脈搏甚迅速。呼吸亦增加。屢訴呼吸困難。常呈譫語、痙攣等神經症狀。眼結膜充血甚強、而羞明。嘔吐。乾咳嗽。聲音嘶嗄。衄血。咽下困難。且有劇甚之薦骨痛、頭痛、(不如猩紅熱之甚) 腰痛等。第二日於股三角發腥紅熱樣或麻疹樣或出血性暗紅色之前驅疹。(但不久即退) 於口腔呈粘膜疹後。即發生皮疹。同時發四十一度之高熱。疹出現後。即下降。甚有降至常溫下者。大概先發於顏面及頸部。再擴延他部。發疹經過二三日至五六日。於赤色丘疹上成立水泡。翌日水泡漸次增大。緊張充滿。表面呈眞珠樣光澤。其後水泡之中央稍形塌下。成爲痘臍。再過三日。入於化膿期。(痘瘡者不形成膿疱。則在丘疹期與麻疹之鑑別甚爲困難。然此際若施種牛痘而善感者。則可知其非痘瘡矣。) 再起重篤之全身症。復呈四十一二度之化膿熱。同時痘泡之內容混濁。成乳狀或膿狀。且稍形增大。中央叉凸起。周圍圍以稍形腫脹之紅暈。通常化膿皆自頭面始。漸次及於全身。經三日後。再入結痂期。是時皮膚之痒感甚強。往往不能耐。

水痘——本病前驅症屢缺如。且結膜炎鼻炎等亦無之。熱候於發疹時昇騰。多昇至三十九度至四十度之間。恆數日不退。大抵以分利而復于平溫。發疹成於小水泡。數甚少。初多爲圓形之小薔薇疹。中央生小乳嘴狀隆起。薔薇疹上數時內生微細之水泡。旋增至半碗豆大。內容物初甚透明。後混濁。不化膿。初期現於頭面。爲不規則散在性發生。經一二日而結黃褐或黑色之痂皮。再數日而脫落。不留瘢痕。

傷寒——本病之薔薇疹。不如痲疹之多數發生。其數至多不過六百。且不發前驅疹。於第二週之半。始出現於胸部背部腹部。（無變爲紫斑者）不發於顏面及四肢。更證諸遲脈、脾腫、煤灰舌苔、階梯狀熱型等。不難診知爲傷寒發疹也。

發疹傷寒——本病以惡寒、戰慄、高熱、嘔吐（小兒兼見痙攣子癇等神經症狀）起始。於第三日至第六日發薔薇疹。爲帽針大或更大之圓形淡紅色斑點。初現於下腹部、肩胛部、及背部。漸次蔓延於四肢。其數頗多。有至數千者。但不現於顏面。且亦無粘膜疹。於第二週。所發之皮疹變爲紫斑。高熱長久持續。通常經十四日至十七日。始爲分利而下降。脾腫於一二日間。已往往有之。（約四分之三）腸症則較傷寒爲輕。

丹毒——本病以卒然寒戰、高熱、惡心、嘔吐、頭痛、速脈開始。同時於皮膚創傷部之周圍。發生平等之赤色斑。往往成立水泡。一日蔓延至二十糎外。創傷部則灼熱疼痛、腫脹。但與健康部之劃界。甚爲分明。本病之特徵。厥爲皮膚有創傷部。在其周圍發生紅斑是也。故診斷不難。

月經病概說

胡倩霞

經病一證。爲婦女所習見之通病。然其原因症狀甚爲複雜。今分述之

經事超前——經來超前一症。證之各書。皆謂血熱。熱湧凝沍。原爲普通之病徵。故時下各醫。凡遇此症。概以涼血清熱爲主。若身熱血色鮮而多。或色紫成塊。脈弦滑而數。苔滑膩者。此固爲熱候。治以前法。病當霍然。然體質孱弱。而有此症。非由於血分有熱。皆因於氣虛血弱。氣爲血帥。氣虛卽不能統血。其症每見舌絳面浮。脈微細。身微熱。小溲清長。經色淡而多。若悞認屬熱治以前法。其不死者亦當殆矣。蓋當用甘溫以攝養。使氣充血旺。則不難逐漸就痊也。

經行落後——此症爲衝任督三經受寒。或因素體虛寒。或因肝經受鬱。凝結氣血。或因脾經血虛之故。皆能成爲此病。其症腹痛。或不痛。腹痛者。由肝經氣鬱。不痛者。因脾血衰少。身微熱。血色淡。脈洪大而芤。治法宜和營溫經。用桂附姜艾以散寒邪之內停。當歸川芎丹參等以祛瘀生新。血虛者。宜養氣補血爲主。若煙癖之人。其月經之來。有較平人遲數日者。極爲習見。而不能與平人同日而論也。蓋因煙癖之徒。吸烟過多。消耗精血。精血既虧。尙有何血再排泄於子宮。宜以原因療法。勸其戒絕鴉片。稍事補養。亦不難恢復如初也。

倒經——室女倒經。其由有血熱。火氣上升。或當期偶感風邪。爲其激蕩以致逆流而上行。（書名血風）或由氣虛陽不藏潛

而上亢於腦。其發之時。頭目眩暈。甚者不省人事。頭面胸背。皆發赤斑。治當細察其原因而療之。若因血熱妄行者。宜降逆涼血。其因於風邪所激者。宜以四物加祛風之品。若因氣虛而陽不潛藏者。宜補氣潛陽以鎭攝之。

經閉——多現於體質薄弱。七情內鬱之婦女。或因於勞傷氣血。身體虛羸。及風冷客於胞中。內傷於衝任之絡。症狀每見經停不行。面黃腹脹。胸悶痞滿而痛。脈遲緩。血虛者。宜以四物加味。肝脾鬱結者。歸脾逍遙亦可酌用。若兼腎水不足。六味丸又堪加減。因瘀血積結凝滯不利者。宜以破血利氣之劑。此病若遷延日久。易致虛損。當注意及之。

經事淋漓不止——其因有正虛失養。衝任不固。或衝任氣虛。衝任既虛。則不能統攝其血。故成淋漓。症狀經來不斷。綿綿數旬而不息。或現腰痠肢軟。面黃浮腫。胃呆形瘦。治宜益氣養血。固濇佐之。附子乾姜磁石龍骨等之潛陽益氣。當歸白芍阿膠之養血。烏賊貫衆之固濇。依法調理。其病自能霍然。

經事準期——此原爲最佳之現象。然亦須有應多應少之分。如羸瘦之人。營養失調。氣血不足。經來不宜過多。多則久而成虛。月事漸次不調。強壯之人。氣血兩旺。營養充足。經來不宜過少。少則瘀血內積。少腹疼痛。漸成痛經之症。

痛經——婦人經來腹痛。因於風冷客於胞宮衝任。或其人秉賦虛寒。氣血澀滯。經後腹痛。乃氣虛有熱。經前腹痛。乃氣血虛寒。凝滯作痛。症見少腹攻痛腰脅痠疼。劇者痛至面青吐涎。四肢逆冷。治療之法。當辨虛實寒熱。虛寒者溫補之。實熱者清泄之。因於風冷者。則宜於溫經方中。加紫石英以祛子宮之風冷也。

子宮不正——亦能成爲種種月經不調之病。其人永不受孕。且成痛經症者尤多。此非藥石所能療。須以手術齊整子宮。復其正常之位置。此醫者不可不知也。

以上所述。爲治婦女經病之大概。其簡略未詳處。尚須于方書中求之。

黃疸概論

胡惠康

舉凡方書中所稱之五疸者。曰黃疸。曰酒疸。曰穀疸。曰女勞疸。曰黃汗。五者是也。推其致病之由。大都因脾溼胃熱。蘊釀成黃所致。茲將其症狀療法概而言之。其中有錯誤之處。還希高明有以教之也。

(一)黃疸

(原因)由于脾胃溼熱。濕蒸熱鬱。注火而化。濕熱在裏。上不得越。下不得泄。薰蒸鬱遏。積久浸淫于肌肉。溢于皮膚所致。

(症狀)病者身目顏面悉呈黃色。小便如黃柏汁者。謂之黃疸。但有陰性陽性之別。陽性者。其色鮮明而潤。如橘子色。舌苔黃膩此乃熱重也。其兼症爲頭重。自汗。發熱。心煩。肌膚呈腫滿之象。脈搏滑數。舌苔黃膩等。陰性者。其色晦暗如烟薰。肢體重着而覺冷。胸脅痞悶。小溲澤少而黃。不欲飲食。間亦有汗出者。脈濡遲。舌苔薄白或白膩。此乃濕重之故。以上兩點爲陰性陽性之異點也。

（變象）若調理不良。或治不得法。則變端百出。如黃色加甚。日晡潮熱。大腹脹脹。氣促喘急。飲食大減。脈搏緊急。病至于此。危殆特甚。恐難以施治矣。

（治法）宜清熱利溼通便。其于清熱之方面者。如山梔、連喬、石羔、知母、青黛、丹皮、生地、大黃等。其于利濕通便者。如赤小豆、白扁豆、赤苓、猪苓、澤瀉、苡仁、滑石、通草、燈心草之類。以上諸藥均可量病情而加減也。但所當知者。陰性黃疸。于清熱藥。不宜妄用。蓋此症乃寒濕較重。當加溫熱之品。方爲有效。否則必生變化。此爲醫者所當留意。本病若無汗者。可用麻黃醇酒汗解之亦佳。而于陰性者。服茵陳四逆湯。尤爲適宜。此治法之大概也。

（二）穀疸

（原因）由于飲食過度。脾胃虛弱。不能運化。以致胃蓄瘀熱。濁氣下降。清氣不升。熱邪流入膀胱。濕熱交蒸。溢于肌表而發黃者。其主要原因。乃爲穀氣不行之故也。

（症狀）病者食入脹滿。頭目眩暈。煩熱。胸痞。口中膩苦。身目發黃。

（變象）蘊釀日久。瘀熱熾盛。邪從火化。最易成中消之症。（多飲。善飢。自汗。大便堅。）或胃氣上逆。食已即吐。完穀不消。成爲反胃。故須早爲之診治者也。

（治法）熱重者宜金匱茵陳蒿湯。（茵陳、炒梔子、酒煎大黃、）蓋茵陳爲疸症之要藥。功能導其濕。梔子清其熱。大黃瀉其火。並可加石羔、蘆根、麥冬、天花粉、石斛等一切清胃滋潤之品。又可服人參白虎湯。蓋其方中皆清熱養陰之品。且人參（用沙參洋參代之亦可）爲養液補氣之要藥。誠良劑也。但須視其熱度如何。然後始可定加減施治之方針。若食難用飽。飽則微煩。頭眩。小便難者。此欲作穀疸之候也。可服茵陳五苓散。以洩其水濕。使邪得從小便而解。

（三）酒疸

（原因）每發于嗜酒之人。因酒濕與熱積于胃。濕熱交蒸。溢于皮膚之間而成。

（症狀）色黃而晦者名黑疸。其發黃。腹中脹痛。有硬塊者名癖疸。其兼症方面。爲心中懊憹。胸悶。噁心。泛逆。欲吐不吐。納穀不多。顏面發黃。小便亦黃。發赤斑等等。

（變象）同穀疸

（治法）病者如欲吐不吐者。可用瓜蒂散以催吐之。則其病立解。其有腹中脹痛者。當用消導清熱及攻下之品。（症之輕者可用消導、重新當用攻下。）其藥加大黃、元明粉、枳實、枳壳、麻仁、杏仁、厚樸、茵陳、苡米、建麯、山梔、神粬、山查、麥芽之類。并須酌加溫運之品。是在吾人之審察施用而已。又可治以葛花解醒湯加綿茵陳。（葛花、砂仁、蔻仁、木香、青皮、陳皮、黨參、白朮、茯苓、神粬、乾姜、猪苓、澤瀉、）蓋此方爲去酒濕。利氣。健脾。導水之良劑。用于此症。其效亦著。

（四）女勞疸

（原因）由脾濕胃熱。穀氣不行。適因房勞之後。精室空虛。則溫熱得乘機而入。且腎火又煽動于中。積久則蘊釀而成。

（症狀）額黑。身黃。日晡發熱。腹中愀急。膀胱似覺有氣積滯。心中煩熱。倦息。時欲作小便之狀。大便色黑。

（變象）手足心熱。而腹部日見膨脹。額呈深黑。坐臥不安。粒米不得下咽。形體消瘦。二便不通者不治。

（治法）宜清熱。利水。祛濕。降氣。如胃苓湯加綿茵陳枳壳等。無汗者宜汗之。使邪從毛孔而排洩也。若正氣虧而熱不甚重者。宜加味四君子湯。（四君子加黃芪、白芍、扁豆、姜棗、）以健脾益氣。虛甚者。宜補中益氣湯。（黃芪、甘草、人參、當歸、白朮、升麻、柴胡、陳皮、）去升麻、柴胡、加玉竹、地骨皮、石斛等。

（五）黃汗

（原因）由于天氣不正。浴身不愼。腠理開疏。寒邪侵入體內。積久釀成濕熱。現于皮膚之間。

（症狀）病者身體微腫。略呈光亮。舌苔黃潤。渴不多飲。口中膩苦。體溫稍增。汗出色黃。

（變象）汗多出則身瞤動。唇燥。舌焦。小溲不利。大便祕結。腹中苦痛。呈亡陽之現象。

（治法）宜解表去濕。可用黃芪湯。（黃芪、赤芍、石羔、茵陳、麥冬、豆豉、甘草、竹叶、）或桂枝湯加黃芪、茵陳、木通、苡仁等。汗出多者。可酌量加龍骨、牡蠣、麻黃根、浮小麥、糯稻根、五味子以斂之。則收效必更捷矣。

總上各症。乃擇其要者而言。尙須與歷代各醫籍（于此症之解說詳明者）合參。方較妥適而盡善也。

國醫與麻醉劑

沈 璉

方書所載後漢元化善劄截縫補之術。當時人皆以神醫名之。在今日則剖腹刳腹已目爲不足怪。而麻醉劑之發達。將臻乎化境。有全身半身及局部等等。麻醉法之施行後漢。迄今數千年。但麻醉劑之使用華陀以後。繼之者迄無一人。吾人于幾本傷科書中。或可尋譯其一二。若整骨麻藥及茉莉根數方外。餘則不少概見。此非吾國醫藥麻醉劑之不若人。大抵古人昧于解剖。無大手術之施行。以致麻醉一法。由不注意不研究。而入于淘汰之途。

况麻醉藥物之應用。當有一定之藥量及其時間。過與不及。常足僨事而草菅人命。可見麻醉劑性質之毒烈。自爲百藥冠。未有相當之經驗。礙難貿然作爲試驗品者。致今日國醫界視麻醉品爲畏懼。而怯用麻醉藥。所以湮沒不聞。良有意也。須知藥物之所以能療人疾苦。皆稟其一偏之毒質。運用之妙。存乎醫者一心而已。人參補品。以之施于無病者。亦生不快之感。本草以附子爲劇藥。用以還陽爲他藥所不及。汞硫大毒。以之治黴毒惡瘡。乃無足與比擬。然則所謂麻醉藥者。儘可應其寒熱各異之性而以麻醉。何爲乎懼其毒。而舍棄不用哉。稽之吾國本草。能麻醉大腦中樞。使人昏迷失覺者實多為頭鬧陽花莨菪茵芋茉莉根其著者也。次如生南星生半夏鴉片羌獨活威靈仙細辛薄荷等類。咸能使大腦中樞受刺激而麻痺。此等藥物之能使人瞑眩。中醫界類能知之。施用者百無一二。間有用之于局部如關節腿腹之痛。蓋此等麻醉品。既無人加以詳細之研究。用量與藥力。麻醉之時間。所呈副作用若何。自茫而難以運用。吾人不妨效歐西醫藥之先例。以動物作試驗。即以原藥煮煎。不必提精擷華。待得準確良好之效果。然後公佈于世。庶乎國醫之麻醉劑從此復得而產生矣。

溼温述要

周效寅

溼温者。濕與熱深入脾胃相搏而成者也。是症纏綿難愈。頗爲醫家所厭惡。蓋濕爲黏膩之邪。温乃氤氳無形之氣。表之不可。攻又不能。温既非宜。涼亦無益。汗下清燥。無一堪任。安能如太陽表症之一汗而解。陽明裏症之一下而盡者耶。古人以其層出不窮。故有剝繭抽絲之喻。其確切莫逾此者。

夫前賢論治。條分縷晰。準繩可循。淺學如余。以爲備而無餘。毋容置贅。然余患該病經歷已非一次。其所受之痛苦。惟有患者所深悉。故特將病情及治法大綱。略述于後。與我同學共研究之。

夫病有常態。濕温一症以常言之。厥分四級。初則惡寒發熱。身重頭痕。胸悶肢煩。此邪在表分。治宜清宣。如藿香、佩蘭、蘇梗、厚朴、枳殼、蒼朮、薄荷、牛蒡之類。以微汗之。倘病發三四日，兼見關節疼痛。發熱脈細。此邪在肌肉之分。以芳香淡滲治之。以通上下。如三仁湯。加豆卷、茯苓之類。五六日，牽涉陽明。胃熱上薰。清竅被蒙。宜以黃芩、梔子、豆卷、滑石、蘆根、清泄熱邪。甚則白虎之類。可隨症施用。毋庸開竅。便秘而兼神昏者。涼膈散加減。若便利葛根芩連加荷叶。以葛荷開下陷之清氣。芩連苦寒。去未盡之濕熱。及至第四步。熱勝化燥。傷陰刼津。逼入營陰。竄走胞絡。壯熱口渴。舌絳或黑。脈細數或伏。甚者發痙發厥。譫語妄笑。犀羚、生地、菖蒲、紫雪、至寶之類。皆可用之。若發白痦則邪在氣分。宜化濕清氣。現紅疹邪熱在營。宜涼營泄邪。疹痦並見。乃濕與温充斥氣營。清氣涼營宜並施之。此濕温證治之梗概也。

痰飲病之研究

邱傳芳

飲之名。始見于內經。而不及痰。即傷寒論。亦無痰字。但曰。寒。曰。水氣。至金匱定四飲之名。痰飲居其一。而治法于以大備。考痰飲二字。本自有別。水谷之化。不爲津液。而爲水氣。得暢熱煎熬。則稠而成痰。得陰寒凝聚。則稀而成飲。夫稠濁爲痰。清澈爲飲。痰因于火。飲因于濕。痰爲腸胃之液。自內而生。飲爲畜水之名。由外而入。斯痰飲雖同證。而因則有二也。若痰飲混合而言之。則其明辨難矣。由源強別。繼漸同歸。故積飲不散。固能變痰。聚痰不化。亦能成飲。是飲爲痰之源。痰爲飲之所化。亦何須強爲分辨者哉。夫痰即水液。其標在脾。其本在腎。水谷入胃。化生津液。全依脾之吸收。上輸于肺。肺氣四佈。精液灌漲週身。痰何由而生。經曰。脾主爲胃行其津液。則脾主吸收也彰矣。是故脾弱。則吸收機能失職。致水液凝滯。留于中膈。釀結成痰。故曰。脾爲生痰之源。肺爲貯痰之器。又曰。治痰先治脾。詢確論也。則脾強則循其吸收之常。而痰自化矣。其由腎虛者。腎水職也。水不歸源。上泛爲痰飲也。於是流于腸間。瀝瀝有聲。則爲痰飲。此即今之久咳痰喘。素盛今瘦。可知水谷化痰飲者多。而化血氣者少。如飲後水流脅下。咳唾引痛。謂之懸飲。以其病在脅下。故曰。懸。即今之停飲脅痛症也。如飲水流行。散于四肢。身體疼痛。謂之溢飲。此其津液。不得流溢。聚于皮膚腠理之間。即今之風水水腫症也。如咳逆倚息。氣短不得臥。其形如腫。謂之支飲。支者。飲分支而入肺。今即停飲喘滿。不得臥症是也。以上所述四飲。分論飲邪之爲病。痰飲之名。即從此始。蓋痰飲一症。多由水分停蓄而變生者也。其治法。當以逐水蠲飲。以治其標。運脾、宣肺、温腎、疎利膀胱。以治其本。尤須辨別其虛實而已。然其症狀原因之不同。療治殊尚有別也。今覓得尤在涇先生。所定之痰飲七法。覺其效頗著。茲不辭抄襲之咎一錄。以補劣作之續定。俾普通之醫者。便得此捷徑也。

一曰。攻逐。　書云。治痰先補脾。脾復健運之常。而痰自化。然停積既甚。譬如溝壑壅滯。久則倒流逆上。汚濁臭穢。無所不有。若不決而去之。而欲澄治已壅之水而使之清。無斯理也。故須攻逐之劑。

控涎丹　神仙墜痰丸　虫石流痰丸　十棗湯

二曰。消導。　凡病痰飲未盛。或雖盛而未至堅頑者。不可攻之。但宜消導而已。消者。損而盡之。導者。引而去之也。

半夏丸　青礞石丸　竹瀝丸

三曰。和。　始因虛而生痰。繼因痰而成實。補之則痰亦固。攻之則正不支。惟寓攻於補。庶正復而痰不滋。或寓補於攻。斯痰去而正無損。是在辨其虛實多寡而施之。

六君子湯

四曰。補。　夫痰卽水也。其本在腎。痰卽液也。其本在脾。在腎者。氣虛水泛。在脾者。土虛不化。攻之則彌盛。補之則潛消。非明者。不能知也。

濟生腎氣丸　苓桂朮甘湯

五曰。溫。　凡痰凝心隔上下。或痞。或嘔。或利。久而不去。或雖去復在者。法當理之。蓋肺本于脾。溫則能健之。則生于脾。溫則能行之。

本事神朱丸　沉香茯苓丸　小青龍湯

六曰。清。　或因熱而生燥。或因燥而生熱。交結不解。相助爲虐。昔人有言曰。脾因火而逆上者。治火爲先也。其證。咽喉乾燥。或塞。或壅。頭目昏重。或咳吐稠粘。面獻紅赤。

二陳湯　加玄參　連翹　山梔　桔梗　薄荷

七曰。潤。　肺虛陰涸。枯燥日至。氣不化而成火。津液結而成痰。以是不可施辛散。亦不可以燥奪。清之則氣自化。潤之則在自消。

王節齋化痰丸

以上立法。辨悉明之。然細玩金匱痰飮篇。其治法頗側重于肺脾腎三經。庶知肺爲水之源。腎與膀胱爲水之淵藪。脾爲水之堤防也。溫化逐水。健脾益腎始法不越于此。然則後世同道者。盡于此三致意焉。

一九三四，十一，十三晚脫稿于上海中國醫學院自修室

太陽證標病傳本證候及其治療大概

葉培根

夫太陽之邪。轉屬陽明者。名曰傳經。直入膀胱者。名曰傳本。以太陽爲經屬標。膀胱爲府屬本。邪氣從經至府。故曰標病傳本也。但傳本之病。有水結血結之不同。水結者。其證必煩熱、消渴、小便不利。血結者。其證必如狂、腹滿、小便自利。故臨證者。若遇邪氣傳本之病。必先察其小便。而知血結水結之異。仲景所謂小便不利。爲無血也。小便自利。其人如狂。蓄血在裏也。然結血之證。亦有輕重。所結之血。亦有多少。仲景曰。熱結膀胱。其人如狂。血自下。下者愈。其外不解者。當先外解已。但少腹急結者。乃可攻之。桃核承氣湯主之。因其人如狂者。但如發狂。熱未盛也。血自下者。但熱邪迫血妄行。尚未瘀結。故能自下而愈也。少腹急結。瘀亦未多。病尚輕也。但用調胃承氣之緩攻。而加桃仁、桂枝之行瘀散結。仲景下文又曰。傷寒六七日。脈微而沉。反不結胸。其人如狂。少腹當鞕滿。小便自利者。下血乃愈。所以然者。以太陽隨結瘀熱在裏故也。抵當湯主之。因脈微而沉。反不結胸者。熱在下焦故也。其人發狂。熱已大盛。病重於如狂也。少腹鞕滿。下血乃愈。瘀結已多。不能自下。必須用藥下之則愈也。故抵當湯中用水蛭、蝱虫、桃仁、大黃、蝕蠹

破血。而不加甘草之甘緩。是攻下之力已勝於桃核承氣湯矣。然仲景又曰。傷寒有熱。少腹滿。應小便不利。今反利者。爲有血也。當下之。不可餘藥。宜抵當丸。夫腹滿有熱。證象與上條相同。而仲景變湯爲丸。製丸以緩其性。至於熱與水結。仲景以五苓散治之。其旨則尤深矣。蓋水生於脾。以脾主行津液之職。水行於三焦。以三焦主决瀆之官。水存於膀胱。以膀胱爲藏津之府。而腎又主三焦、膀胱。故內經稱爲水臟也。今水結蒸熱。則四臟俱病。故煩熱、消渴、小便不利、一時並見。所以用白朮理生水之源。猪苓通行水之道。茯苓利藏水之府。澤瀉消少陰之水。又加桂枝以調陽氣。使小便得氣化而出矣。如此小便通而熱去。渴止而煩解矣。總之傳本之病。惟此二種。而其治法不出四方之制度。臨證苟遇此病。先將水結血結辨明。然後按法施治。無不著手成春也。

沙眼新說

周文穆

沙眼症的歷史。　沙眼（Trachoma）一症。爲眼核膜組織生長特殊。成沙米狀的顆粒。當拿破崙一世征埃及時。埃及人士。向患砂眼症。其軍士均染着該症。不能戰爭。於是不得不解散。而解散後之軍士。遂將沙眼一症。傳播全歐。所以又有「埃及眼病」和「軍人眼病」之稱。但歐西文明進步。衛生設備發達以來。已經漸次絕跡。除少數地方外。恐無此種眼病。我國明淸時。也有沙眼症的記載。命名「粗糙。」因結合膜表面粗糙之故。在我國實占眼病中的大半。傳染力量頗大。學校中更多傳染的機會。可是經過甚慢。有多數人患此種病。自己恐怕還莫明其妙。

沙眼症之病狀。　此症也是一種結核膜炎。很有傳染之能力。其初眼癢。淚多。覺痛。夜間多膿水。晝間嘗發昏糊。畏光。或眼皮稍腫。初見限於內角。稍有顆粒肉芽。以後逐漸長之。則角膜起白翳。並且眼瞼下垂。睫毛亂生。甚至完全失明。

沙眼症之病因。　大概分理化學的刺激。或傳染二種。玆細分如下。

（一）理化學的刺激　（甲）外傷。（乙）異物吹入眼內。（丙）皮膚病藥誤入眼內。（丁）眼瞼位置的異常。

（二）傳染的路徑　直接或間接的接觸。由公共場所的手巾等。

沙眼症之危險。　一、角膜受傷而致角膜瘍。二、瞼皮內捲而致角膜擦傷。三、易於傳染。四、年老變成遠視。

沙眼症之療法。　一、滴收斂藥於眼內。如硫酸鋅（Zinc Sulphur 0.5%。二、擦瞼皮應用硫酸銅。Copper Sulphur Stick 凡用硫酸銅擦眼皮後。應用硼酸水 Boric Acid Soh 洗眼。以冲去肉芽。但未用硫酸銅擦眼前。應用一種止痛藥滴入眼內。如阿屈羅品 Atropive 1%。或科克因 Cacaine 4%。亦可用阿該羅 Argyrol 5% 滴眼病重則施行手術。

砂眼症之預防。 當治療是症之時。應宜十分留意防範。勿使此種砂眼之分泌物傳入健康者之眼中。即使病人所用過之手巾紗布棉花等物。不可令他人施用之。蓋公共 巾實爲傳染砂眼之媒介也。

石膏之研究

劉行方

(一)屬類 鈣石屬之硫酸鹽類。

(二)產地 浙江省杭縣。湖北省應城縣。及山西省雲南省等處。

(三)形態 單斜晶系之造岩鑛物。其結晶恆爲菱形或燕尾狀雙晶。其無色透明者。名透明石膏。呈纖維狀者。具絲絹光澤。名纖維石膏。呈顆粒狀者。具珍珠光澤。名雪花石膏。

(四)成分 爲含水硫酸鈣。Calcium Sulphate $CaSO_4+2H_2O$百分中含硫酸四六・五分。鈣三二・六分。水分二〇・九分。

(五)性味 辛微寒無毒。

(六)主治 本經中風寒熱。心下逆氣驚喘。口乾舌焦。不能息。腹中堅痛。除邪鬼產乳金瘡。

別錄除時氣頭痛。身熱。三焦大熱。皮膚熱。腸胃中結氣。解肌發汗。止消渴。煩逆。腹脹。暴氣喘息。咽熱。亦可作浴湯。

甄權治傷寒頭痛如裂。壯熱。皮如火燥。和葱煎茶。去頭痛。

大明治天行熱狂。頭風旋。下乳。揩齒益齒。

李杲除胃熱。肺熱。散陰邪。緩脾益氣。

元素止陽明經頭痛。發熱惡寒。日晡潮熱。大渴引飲。中暑潮熱。牙痛。

(七)藥徵考徵 主治煩渴也。旁治譫語。煩躁。身熱。

(八)近世應用 清胃火。解肌表。

(九)用量 三錢至數兩。

(十)炮製 凡使用置石臼中搗碎。研細。甘草水飛用。內科生用。外科煅用。

(十一)禁忌 凡氣虛。血虛。胃弱。及病邪未入陽明者。禁用。

(十二)處方 配青黛。爲丸。治小兒身熱。配炙甘草。治熱盛喘嗽。亦治濕溫多汗。配牡蠣。治鼻衄頭痛。配瀝清。治金瘡出血。

(十三)名方 白虎湯 —— 治肺胃實熱。

玉露散 —— 治小兒吐瀉。

按石膏足陽明胃經藥也。性寒色白。入肺經兼三焦經。治傷寒鬱結無汗。陽明頭痛。發熱惡寒。日晡潮熱。肌肉壯熱。小便赤濁。大渴引飲。自汗。柯韻伯曰。『陽明邪從熱化。以石膏辛寒。辛能解肌熱。寒能勝胃火。寒性沉降。辛能走外。擅內外之能。故仲景白虎湯用之爲君也。』其功長於清熱。仲景用石膏之方凡十四。如桂枝二越婢一湯用之。治太陽病。發熱惡寒。熱多寒少。脈微者。此無陽也。不可發汗。大青龍湯用之。治太陽中風。脈浮緊。發熱惡寒。身疼痛不汗出而煩躁者。麻杏石甘湯用之。治發汗後。不可更行桂枝湯。若汗出而喘。無大熱者。麻黃升麻湯用之。治傷寒六七日。大下後。寸脈沉而遲。手足厥逆。下部脈不至。咽喉不利。吐膿血。泄利不止者。爲難治。竹葉石膏湯用之。治傷寒解後。虛羸少氣。氣逆欲嘔。及虛煩。客熱不退者。風引湯用之。治熱癱癇。主大人風引。少小驚癇。瘈瘲日數發。厚朴麻黃湯用之。治欬而脈浮者。小青龍加石膏湯用之。治肺脹。欬而上氣。煩躁而喘。脈浮者。心下有水。越婢湯用之。治風水惡風。一身悉腫。脈浮不渴。續自汗出。無大熱者。越婢加半夏湯用之。治欬而上氣。此爲肺脹。其人喘。目如脫狀。脈浮大者。越婢加朮湯用之。治裏水。一身面目黃腫。其脈沉。小便不利。故令病水。假令小便自利。此亡津液。故令渴。木防已湯用之。治膈間支飲。其人喘滿。心下痞堅。面色黧黑。其脈沉緊。得之數十日。醫吐下之。不愈。文蛤湯用之。治吐後。渴欲得水而貪飲者。兼主微風。脈緊頭痛。竹皮大丸用之。治婦人乳中虛。煩亂嘔逆。安中益氣。……等皆是。考本品爲硫與鈣二元素所集合而成。近世多嘗用生者。其理由爲硫與鈣。未經火煆。性能涼散。一經火煆。水分消失。即成灰質。其性變爲濇而斂矣。故以之治外科。功能沉澱病灶。拔毒生肌。若用之於內、科。爲害非淺。先賢陳修園先生。亦主張是說。近賢張錫純先生。對於用石膏之經驗頗富。除載其所著醫學衷中參西錄外。先後於各醫報雜誌發表其對於用石膏之經驗。其言曰。『生石膏之性。涼而能散。寒溫證之金丹也。煆石膏之性。濇而且斂。寒溫證之鴆毒也。』旨哉斯言。

隨筆

陳其珊

時睽不久。西醫不有染色素細胞之發明乎。謂男具二三。而女具二四。二三爲奇數。二四爲偶數。內經不云奇爲陽而偶爲陰乎？定女爲陰。定男爲陽。庶亦據乎此乎？以一推百則中醫陰陽之說。固非縹渺不可稽而信然有據者矣！且夫假彼之闡明。證我說之屬是。彼人雖心有不甘緘默而可得乎。

澹廬隨筆

馬芝馨

孟英用藥。不論用補清。悉以運樞機。通經絡爲妙用。因斯聲譽鵲起。醫名後世。蓋人身之氣貴流行。百病皆由愆滯。樞運則開闔利。經絡通則氣血暢。榮衞流行。百骸通利。無病固能却病。有病邪不停留。取效之所以捷也。若不明此。則藥雖對證。而往往格不相入。此非藥之過。乃不善用藥之過也。

中病之藥。不必入口卽知。聞其氣卽樂而喜飲。如飢則思食。渴則欲飲然。蓋人身需要此項物質以補救之也。若不中病之藥。聞其氣則厭惡之。亦猶滯停則不飲食。濕停則不欲飲。亦人身不需要此項物質。而厭惡之也。一喜一惡。皆屬人體自然之表示。藥之中病與否。卽可得而知。孟英所謂服藥而勉強之若難者。皆與病相違者也。

筆記

臨診一得

陳其珊

便閉種類綦多。今就所知而書之。其遺漏者。容再賡續。以成全豹。八際齒危鬓花之年。輒有便閉之苦。血虛致之也。治忌攻下。非然者。且氣息奄奄。頹然床褥矣！王肯堂之益血潤腸丸可取。

熟地黃六兩 杏仁炒去皮尖 枳殼麩炒黃色 麻仁揀去殼令淨各三兩與上三味合搗成膏 橘紅二兩五錢 阿膠炒 肉蓯蓉酥炙透烘乾一兩五錢 蘇子炒 瑣陽酥炙 荊芥各一兩

末之。再與膏相搗爛。然後加蜜煉丸。大如桐子。每服五六十粒。空心白湯送下。

內熱煩躁。口苦舌乾。小溲赤澀。夜臥不甯。腹中脹滿。胸前苦悶。復大便閉結者。積熱致之也。清肺飲黃連解毒湯中肯。

心腹脹滿。肋脅刺痛。欲便不能。氣實壅滯也。桔瀉白散。平胃二陳湯，清肝飲，選用。若質弱形瘦。言語力怯。神思倦怠。大便不出。此氣虛不振也。四君子，生脈散，參橘煎參用。

胸膈脹悶。食不下。復大便閉結者。由痰濕中阻。脾不運化致之也。治可附子白朮溫運其脾。脾而健運。痰濕自化。便閉，食不下亦隨之而解。

大便閉結。餘無所苦。大黃芒硝攻之而不應者。（實亦不必定大黃芒硝卽凡通下藥皆苦失效）此由膀胱脹大。腹內難容。以大腸擠緊致之也。治宜首以五苓散加半夏利其小溲。膀胱旣弛。下之便自利。

犯阿芙蓉癖者。亦必便閉也。以雅片具麻醉腸蠕動機能之作用。治可每日服桑椹膏四錢。一旬爲期。桑椹膏治陰虛液虧便閉之效能維何。觀廬俱君之「桑椹與便祕」可知。爰節錄之：

『余友孫子卿。服務報關行。有阿芙蓉癖。屢苦便閉。（中略）囑服桑椹膏。不旬而解。又友人張子英之便閉。余亦以桑椹膏瘳之。……』

以實校之。此亦苟完之計。蓋雅片具麻醉腸蠕動機能之功。依然抽之吸之。則雖大便得通于一時。亦終閉結而後已。故欲冀不罹便閉疾于悠久，非絕跡芙蓉城不得也。

治驗一得

邵亮東

余嫂年三十有五。體格強壯。鄉間產也。去年冬。背生一瘡。初起如米粟。似覺痛痒。翌日漸大。三四日後。大如手掌。紅腫甚高。焮痛異常。時屆年關多食葷腥油膩等發物。遂至憎寒發熱。飲食亦減。終日愁眉不展。呻吟而已。敝鄉醫生稀少。尤以外科爲最。而又當農村經濟破產之際。欲延醫醫治。頗非易事。無已。祇用民間單方。積極施治。然俱屬無效。五六日後。紅腫益甚。堅硬如石。大及半背。膿無滴點。口渴咽痛。舌苔厚黃。漸成惡瘡。彼時余學醫僅年半。學問淺陋。經驗全無。乃參考方書。得有糞坑底磚者。淸凉消炎之聖藥也。此藥鄉間甚多。取之頗易。余姑以此試之。先將此磚洗淨。研成細末。和梅片少許。冷水調敷。初敷時。患者卽覺舒服。一日夜後。掀痛全止。紅腫漸退。外皮並現縐紋。(此腫退之特徵。)有小瘡口十數個。(稱之蜂窩發。)各孔通聯。少有膿水。並有膿線頭。(此爲蘇常俗名。西說稱之爲脂肪組織。國醫稱爲瘡脚。)隱藏在內。此物不去。必致腐爛。難以收口。卽以鷄嘴之殼。(含有甲質石灰質膠質三種成分)煅灰存性。研細末。和少許冰片。摻滿各小瘡口。以太乙膏貼之。外仍敷以糞坑底磚。末半日後。將膏藥揭開。膿線頭俱附着膏藥而出。此後膿水暢流。毒盡腫消。不三日。四圍作痒。(此爲瘀血行動。及生新之佳兆。)諸恙悉去。始終未見腐爛。安然而愈。

余嫂患瘡既平。而余姪左腋下。亦患一瘡。初起。僅爲一結核。大如粟子。微覺疼痛。推之移動。皮色不變。初以爲淋巴結核腫痍，未設法醫治。一星期後。漸見疼大。疼痛亦較甚。方知患瘍。卽貼以消核膏。又延一週。變痛甚劇。憎寒發熱。精神衰怠。此時腫脹更甚外皮微紅。按之濡濡。內已化膿。不得已。卽赴就近醫生醫治。行開刀手術。當時果得膿水甚多。插入藥線寸許。翌日。瘡口肌肉翻出。膿不能出。必插以通膿管。方始流出。然滴滴終不能盡出。如此又及週。不見痊愈。此時外皮仍是紅腫。余又試以糞坑底磚敷之。殊不知藥之對症者。固奏效如神。而不對症者。變症亦立見。一敷而疼痛益甚。再敷而啼號不止。遂卽停敷。然皮色已現紫紅。而腫更大。膿益多。仍不得出。終則易處再刀。膿盡而愈。

綜觀以上二症。一陰一陽。症狀明顯。一則用之以立效。一則用之卽變壞症候。雖小。用藥當有軒輊。莫視此爲賤物。而忽棄之也。

附糞坑底磚藥性攷(與糞坑底坭同)

產地　久年糞坑中

成因　卽普通之坭磚。落在糞坑中。經年累月。吸收糞中精氣。(大部分爲氫氧化錏 $NH_4(OH)$ Ammonium)而成。

性味　鹹寒。以粒滴姆斯試驗紙 Litimus 試之。則現藍色反應。可見必屬鹹性。Base

選用　久年色黑者爲最佳。研磨細粉末用。

主治　(綱目)治發背及諸惡瘡疼痛。

近世應用　淸熱解毒。消炎退腫。爲外科用藥。

用量　不拘多少。視瘡之大小而定。

處方　配梅片。玉露散等。能消焮腫。

禁忌　瘍瘡之屬陰者。切勿施用。

余按此品究係不潔之物。內中或有毒菌。能設法去之爲佳。然不可失其本性。若無良法。則當施用時。切不可直接敷貼瘡口。中間須隔以油紙等物。以免毒菌之侵入也。

小兒病精華錄

葉天士原著
劉國輔增補

本篇係採自葉天士先生家傳祕訣。該書爲葉氏積年經驗。祖傳心得而成。頗有價值。所有方藥。多爲諸家所未載。均先生親身試驗。而著大效者。惜論症不詳。今經鄙人補充之。整理之。供諸同道。幸勿忽視焉。甲戌仲冬。國輔識。

(一)疳——疳爲脾胃病。可別之爲兩種。

1. 肥熱疳——原因——食多太飽傷胃所致。

症狀——唇赤腹滿。肢體瘦且黃。瀉青白黃沫。皮乾而有瘡疥。目澁或生白膜。(多屬初病。)

治療——集聖丸主之。——治疳通用。

藥味——黃連。乾蟾(炙存性)。青皮。陳皮。莪朮。砂仁。使君子。蘆薈。夜明砂。五靈脂。歸身。川芎。木香。連蟾各三錢。餘味二錢。

服法——右藥爲末。粟米糊丸。入猪膽汁二枚。若脾胃俱弱。則合肥兒丸爲丸服。

2. 瘦冷疳——原因——食少太饑傷脾而成。

症狀——目腫腹脹。利色無常。或便青白沫。體漸瘦弱。(多屬久病。)

治療——肥兒丸主之。——治乳食少。成疳者。

藥味——人參。白朮。陳皮。青皮。山藥。蓮肉。當歸。川芎。甘草(炙)。使君子。

服法——右藥研末。神麯糊丸。米湯送下。

(二)疸

黃疸——原因——濕熱食積。蘊釀而成。

症狀——面目俱黃。一身盡黃。大小便澀。小便如屋塵色。口渴者。多屬難治。

治療——1. 茵陳胃苓丸主之。

藥味——胃苓末一兩。茵陳五錢。

服法——礦勻。神麯糊丸。燈心煎湯送下。

2. 葉氏處方。

藥味——黃連。黃柏。山梔仁。茵陳。猪苓。澤瀉。枳實。厚朴。以上各三錢。大黃一錢。

服法——右藥爲末。神麯糊丸。陳米湯下。

實驗——一孩十四歲。病瘧。面目俱黃。遂以此方治之。初服二日。吐宿冷黃水二碗。又利三行。五日退。

(三)瘧

瘧疾——原因——1.外因——風寒暑濕之邪。

2.內因——飲食不化。積蘊而成。

3.不內外因——客忤惡夢。寤寐顛倒而成。

症狀——初起惡寒。惡寒之後。發熱。熱後退凊。飲食起居。與常無異。肌漸黃。體漸瘦。發作有定時。有日日發者。有間日發者。有三日發者。一日一發者輕。間日而發者重。三日而發者更重。

治療——初期——截。中期——和。末期——補。再者瘧疾不論新舊。均宜服平瘧養脾丸。此係家傳祕方。

平瘧養脾丸——家傳治瘧之妙方。

藥味——人參。白朮。白茯苓。炙甘草。當歸。川芎。陳皮。半夏麴。蒼朮。(米甘浸炒)柴胡。黃芩。猪苓。澤瀉。草菓。常山。青皮。辣桂。九肋鼈甲。(炙酥)以上各數分。

服法——右共研末。修合酒煮神麵糊丸。麻子大。陳米湯下。

初期——1.外因者。不問風寒暑濕。——宜香蘇散加味。

藥味——紫蘇。香附。陳皮。甘草外加。常山。檳榔。烏梅。

服法——煎湯服之。最好於發熱五更時服。得吐為善。蓋吐卽有發散之義故也。

2.內因者。飲食不化。積而為痰。痰變為瘧。——平胃散加味主之。

藥味——蒼朮。陳皮。厚朴。甘草。外加常山。烏梅。檳榔

服法——煎湯。臨發日五更服。或吐或下。痰積悉除為佳。

3.不內外者。客忤惡夢。寤寐顛倒成瘧者。亦稱邪瘧。——宜四聖丸。加家傳斬鬼丹主之。

藥味——穿山甲。(去筋膜灰炒)鷄骨常山。烏梅。(去核焙)檳榔。以上各一兩。

服法——右為末。糯米糊丸。黃丹為衣。每服十五丸至三十丸。臨發日五更。溫酒送下。

家傳斬鬼丹。——待查。

4.發於夜者。不可截。須發出血中之邪。宜桂枝湯加減主之。

藥味——桂枝。芍藥。甘草。外加當歸。生地。桃仁。

5.自己。不已者。必須提至陽分。然後可截。——升提宜柴胡四物湯。加升麻。葛根。截宜柴胡湯。加常山。檳榔。烏梅主之。

中期

1.邪氣漸強。正氣漸衰。治宜養正去邪。和解爲主。——柴苓湯主之。（即小柴胡湯。及五苓散之合方。）服三劑後。宜加常山。烏梅。以去其邪。

2.熱多寒少。——宜柴胡白虎湯。（即小柴胡湯。合白虎湯。石膏五錢。知母二錢。甘草一錢。入粳米。生姜煎。）

3.寒多熱少。——常山。知母。草菓。檳榔。各一錢。發日五更服。

末期——1.瘧疾久不退。謂之老瘧。邪氣未盡。正氣已衰。專以養正爲主。正復邪自盡也。——十全大補湯。加陳皮。半夏。柴胡。主之。

藥味——人參。白朮。茯苓。川芎。當歸。白芍。熟地。黃耆。肉桂。甘草。加陳皮。半夏。柴胡。

加減法——1.食少者。——去熟地。加神麯。

2.有瘧母者。——加青皮。神麯。九肋鱉甲。醋服。

徵驗——1.一兒病瘧。醫以柴苓湯投之。調理二十日。不效。予（葉天士自稱）用平瘧養脾丸。效。

2.一兒病瘧。醫用截藥。內有研丹。三截之。遂成痞瘧。其父懊恨前醫之誤也。予（葉氏自稱）用平瘧養脾丸。治瘧。集聖丸。治痞。調理一月愈。

(四)癖——亦名瘧母。

原因——瘧久不退。最易病此。

症狀——腹中或左或右有塊。常有潮熱。其狀似瘧。面黃腹大。

治療——宜消之——消癖丸。——專治瘧母。食癥。痰癖。飲成痰。

藥味——三稜（鱔魚形者醋炒）莪朮（醋浸炒）陳皮。枳殼（麩炒）厚朴。（薑汁炒）山萸肉。使君子。夜明砂。黃連，（炒）木香。乾姜。（炒）以上十一味。各二兩。海藻。（洗淨）神麯。麥蘖。半夏。以上四味。各二錢。

乾蟬(炙)九肋鱉甲(醋炒)上二味。各三錢。

服法——1.右研細末。酒煮麵糊丸。麻子大。米飲下。

徵驗——1.一兒七歲。病瘧三年。諸醫治之無效。乃請予治之。予(葉氏自稱)視其外候。面色黃白。山根帶青。腹大而堅。曰此久瘧成癖。癖在潮熱。當與補脾消癖。熱自除矣。因製一方。用人參。白朮。青皮。陳皮。三稜。莪朮。木香。

2.一兒久瘧成癖。因癖生熱。或三五日一發。則十餘日不止。常在申酉時。但不寒顫。又微惡寒。即發熱。熱亦不甚。發過不渴。不頭痛。予(葉氏自稱)用消癖丸。平瘧養脾丸。相間服之。愈。砂仁。當歸。川芎。黃連。柴胡。鱉甲。爲末。神麵糊丸。炒米煎水。日三服。調理五十日安。

文藝

趙大媽

張克勁

——當「洋化」在某個鎮上的人們的腦筋中，憧憬着的時候。然而他們又不肯丟掉那古董式的老八股，因之這兩種思想，尚未被他們了解的時候，畸形的，——他們就把這兩種絕對不同的思想，不加以任何的選擇，同時裝進了腦筋裏去。——

（一）

趙大媽的年紀，已上了半百，還老是那麼的辛苦着。本來她是該仿着過去的生活，可是近來環境愈不對了，——因為當拾柒年前，趙大爺臨終的時候，雖還留着不少的家產，終是坐吃山空，吃上了拾多年也該有些動搖；加之銘在高小畢業後，就要上鎮裏的中學堂中去讀書，聽說那裏的繳費很貴，所以趙大媽在這時，自應顧顧前後，辛苦一些！

趙大媽是怪慈愛的典型母親，她只怕銘一個子上鎮來，有些不方便，所以她就很慷慨地，去掉了鄉村，和銘一同上鎮來過活。

銘自從進了中學堂之後，很有點洋化起來了，不但穿的是短襖式的洋裝，——因為趙大媽不認得是學生裝，所以就稱他是洋裝——就是講的，也是一口的愛皮西，地雖不能講成句的洋話，可是二十六個字母，倒能閉上眼睛，很流利地背出。

真的，趙大媽是多麼的欣慰呀！因之常常在對門的胡奶奶斜對過的張瞎子面前，稱讚銘的洋化，為的是現在學上了洋化，將來好和洋大人來往，多掙幾萬洋鈿，那麼就可以住洋房，坐洋車……或許會比趙大爺在生時，還要威風多，闊氣多哩！

胡奶奶聽了之後，格外的巴給，因為將來好揩些油嘗嘗洋房洋車的滋味，在李奶奶面前也好爭點面子，張瞎子聽了之後，啓啓鴨屁股般的嘴角，睞睞已失去作用的眼皮，有時還替她批一個流年，據說她的晚運真不錯，因之趙大媽愈加快活了！胡奶奶和張瞎子，也就成了她的知己，銘也就成為她們唯一的希望了！

銘在洋學堂裏，很容易地混過了兩年，趙大媽的熱望也一天的緊似一天，加之銘在中學堂裏，做過了幾次的什麼部長，和什麼股長，又能在開運動會時，帶來幾塊銅牌，和其他什麼競賽會時，得來許多獎品，所以趙大媽的熱望，也似乎很有些把握了，雖然，她每天還是一樣的很辛苦着，其實在她心目中的辛苦，就是未來的快樂與幸福!?

（二）

秋神在黃枯的落葉上掃過，大地上已有了冬的啓示，人們似乎在這時，都感到一種異樣的寒意，趙大媽已在辛苦着，預備嚴冬的寒衣，——從早起到夜深，辛苦是與熱望一樣的迫切，——

在這初冬的某個下午，銘是特別地提早從中學堂裏回來，據說：一身的不舒服，額角上像火燒般地熱着，皮膚連骨子裏也都痛了起來，趙大媽急得什麼似的，她說生病不是好惹的，無論如何？是該趕快請位醫生來診診看，她以爲是三那胡同的金老究，經驗比較好些，請他來把把脈手，究竟是患了些什麼？銘聽了之後，大加反對，他說：「現在的新時代中，該請西醫來，纔有把握，」趙大媽在沒有主意的時侯，就去和胡奶奶商量，因爲胡奶奶住在這鎮上的資格，是比較老些，所以一定可以多曉得一點。

胡先生因爲有一點事情，沒有到洋行裏去，恰巧趙大媽跑來，他就武斷地說：「是該請西山洋房裏的洋大人來診，」理由是從前王經理生了一個瘡，黃買辦患了一點頭痛，都是他看好的，所以趙大媽在這時候，也就很以爲洋大人的本領不錯，便決定請他來看了！

不但胡奶奶對於趙大媽很巴結，就是胡先生也很客氣了起來，他當時就很快地把洋大人請到趙大媽家裏來。

洋大人把病看過了，口裏不曉得嘰咕些什麼，在趙大媽的看來，洋大人確實不錯，不要說別的，就是他的架子，也要神氣得多了，較之金老究的瓜皮帽、銅邊老光眼鏡，以及雙根梁的黑緞布鞋……等等，眞不曉得要差得多少，由此推之，洋大人的手段，一定比金老究高明得多了，——趙大媽是在這麼地想着。

『洋大人說：「這病眞不輕呢！因爲有一種人們普通看不到的蟲，在他的身子裏，生起子來，將來越生越多，等到全身都是蟲，那麼也就沒有藥救了，……」』胡先生把洋大人的話，說給她聽。

『什麼是蟲麼？』她眨了眨眼，更加着急了。

『是呀，是一種很小的蟲，那些洋大人們發明出來的，倘使這病給那老八股的金老究看起來，不是老早完結了嗎？』他頓了頓說：『老實說，那金老王八，曉得什麼，他只曉得一些古董極了的陰陽八卦，以及什麼金，木，水，火，土，……像那洋大人發明出來的蟲，恐怕他聽也沒有聽過吧！』他很激昂地說着。

後來，胡先生還說一些什麼，「中國之所以要亡，就亡在這批人的身上，……」「在現在新時代中，跟這班老八股，是老早該殺了，……」『中國人倘使都丟掉老八股，大家學着洋化，那麼中國才有希望……』，不倫不類的議論，把趙大媽聽得呆了，她還在慶幸着全靠請洋大人來診，銘的病才會好呀?!

第三天，第四天，……一天天地過去了，胡先生也照例地天天陪着洋大人來看，然而銘的病，還總是在「洋大人發明出來的蟲」的形勢下增劇了，就是胡先生的議論，也一天的激烈一天。

該是第五天吧！胡先生一個人來說：「銘在家中什麼光線不好，空氣不新鮮……等許多不好，倘使搬到西山洋房裏去，才有希望」等的話，當然囉！趙大媽是滿口的應承了，當天的下午，銘就搬到西山的一個洋房裏去了。

趙大媽要看護着銘，當然不能再辛苦了，銘當然也只能躺在一個十多人同住的四等病房裏。

（三）

趙大媽自從把銘搬到西山洋房裏，雖已上了五天，然而病勢總沒有減了一些，反而一天的加重一天，本來胡先生是不願再來看她倆了的，都爲了胡奶奶的雌威，來勢太凶，不得不老起頭皮。

今天的空氣，確有些不同往日一樣了，當胡先生發現銘的病床上，已換上另一個病人的時候，那近視眼的看護很慌忙地告訴他說：「銘已扛到太平間去了?!」胡先生聽了，倒抽了一口冷氣，拖着笨重麻木的腿，在太平間門口站住，當時並且發現其中已躺着五具氣息將斷的屍體——銘當然也是其中的一具了！

『喲呀！胡先生呀！請做做好事罷！請你求求洋大人!?再來想想法子，救救他罷！……有功呀！胡先生：……我只有他一個兒子呀！……』趙大娘哭得像棺材裏拖出來的死鬼般的。拉長大着嗓子，沒命的喊。

『沒有辦法了，現在他全身已都是蟲了，』胡先生搖了搖頭，掉過身走了，他還輕輕地罵着：『媽的，總算我晦氣，碰着這種死鬼，媽媽的。』

陰森得可怖的太平間，空留下五種同一情調而異音的啼泣，混雜在這異乎常日的空氣中。

（四）

趙大媽自失去了這熱望着的銘之後，在她的心頭，也似乎少去了一種記憶與切念似的。

洋化的銘，自己的晚運，以及洋鈿，洋車，洋房……等，具有絕大希望的事，都在她的心頭沉沒了！她在這時，已沒有勇氣，沒有資格，再去想着希求着這些過去的一切，反之，這也不能怨上洋大人與胡先生，以及懺悔着不曾請那位古董極了的瓜皮帽老光眼鏡的金老究來看，——不是張瞎子在銘死去的後一天，明明地告訴她說，是銘犯了天狗星嗎？

「洋化」依舊在這鎮上的人們的腦筋中憧憬着，他們依是不能了解「古董」與「洋化」，他們也不能選擇那「古董」與「洋化」，他們是只曉得盲從着「好奇」，因之這新奇的「洋化」，將是永遠地流行在這鎮上。變換着新奇的花樣，給予他們熱烈地擁護，「古董」也就在這不久的時代中，被一批盲從「好奇」的人們的遺忘了?!

（五）

夕陽將被吞下山腰的時光；大地上抹了一層金黃的彩色，無限好的薄暮的黃昏中，那某個村落中，一支久廢了的煙囪，重飄起幾縷淡漠的炊煙，一個滿堆着宿草的趙大爺的墓旁，也有一個新塚在陪伴着。

嫠婦

張劍虹

地獄往往是被懷孕在天堂裏的——假使眞有天堂與地獄的話。

在巍峨矗立雲霄的幾座雄偉巨大建築物的底下，是一條汚齪的河流；終年流着泥土般灰暗色的水面上，沒有那詩情畫意漂流的落英和黃葉，祇有那腐爛腥臭豬狗的屍體和菜根。

彊臥在上面的是現代科學權威構成的弓形似的鐵橋；橋上有懸空粗大的電線，有平舖整齊的軌道；這橋似乎是專供高等動物的高等者駛着科學化的車輛奔馳，高等動物的低等者却視爲如蜀道劍閣，無窮盡的恐怖會震蕩你這班低等者的心靈！但是，橋下是相反的，泥土一般灰暗色的河流正是那班低等者的樂境，牠不會給他們以些微的恐怖，牠祇有給他們以愉快的希望！

這河流是永遠不會在藝術家的寫生架上和柯達片上出現；也永遠不會被文藝家用生花的妙筆描寫；牠是永遠地要被衞生家的咀咒！

是這樣的情况的河流中，那破蓬斷槳的和那水色一樣的船兒是很多的在點綴着。特別是那座鐵橋下的附近，在排擠着。破舊的船中的一個船頭上。有一個在後頭的髮髻上纏有白線的婦人，貼鄰的船上似乎是很沉寂的，但間有一二聲小兒啼叫。

黃昏的時候，沉寂了一天的船兒上頓時熱鬧起來了。各個船頭上有着火和烟在出現，靠岸的一個灰色的土堆上，有許多灰色的小夥子掀着，滾着，脫了毛的小狗，也跟着叫着，跳着。但是看不到一個強有力的男人。

「阿囡娘！阿囡好了些麼」？是在船頭上燒着火的阿毛娘在問她貼近船上的那頭髮上纏有白線的阿囡娘。「阿囡麼？今天睡了一天，現在還沒有醒來，唉！倒不知怎樣的……」聲音是沉重的，破碎的，阿囡娘的回答。「阿囡娘！我的阿根今天有沒有哭？多謝你照管呀！阿囡呢」？隔了一隻船在洗着米的阿根娘也在問了。「不是麼!?阿根哭了好幾次，幸虧我說那纏大手巾黑鬍子的洋人又要來打人了，他才收了嘴；阿囡不知怎的，老是要睡着，你看早上吃了兩口稀飯到這時也不喊餓……」聲音仍是那麼沉重，破碎！

簡單的對話中，黃昏溜走了。

夜都市的美麗雙翼在展開了，夜都市的香軟臂在伸抱了！鐵橋上有鐵的輪擦着鐵的軌道；皮的輪挨着光的地面，白狐，灰鼠的獸皮裏藏着嫩的香的肉體，伸出媚的豔的面龐；伴着的是挺的光的，

橋下的船是無聲息地躺着，有微弱顫慄的燈光從每個船艙的縫裏透出來，河面有苦的月色籠罩着。對面有粗大的一羣黑影走來，喘息的疲乏的分別地踏上了各個船板；頓時起了一點嘈雜的聲音，一刻兒也就平靜了，恢復了以前的沉寂。但是這黑影是不會走上阿囡娘的那船板上去的。

「媽！媽！」阿囡很疲乏的喊着，「媽在這裏，阿囡！餓了麼」？阿囡娘放了手裏的襪底，反過身去倒在阿囡的側面摸着阿囡的頭。「媽!……」「阿囡！好過些麼？哦！肚子餓了吧！媽去拿飯來餵你呀」！「……」「再吃一口吧！鹽蛋味好哩！你不是常尋媽吵着要吃鹽蛋麼？……」「……」空氣是沉寂得可怕，阿囡娘手裏的飯碗抖着。破舊的棉絮裏是一個骨瘦皮黃的病孩的臉，阿囡娘似乎曉得她的阿囡對於「生存」有些知趣了，枯乾深陷的兩眼有洶湧的淚水奔流着，她更想起一個悲慘的事實來了… 頭是壓碎了，有白的漿流出，手是折斷了，有紅的血流着，眼是不閉的，口是不說話了………她再想不下去了，她祇覺得她的頭上像有千斤大石壓榨着，眼前一片昏黑，她那裏會知道她的脚前有寶貴的稀飯，碗，鹽蛋呢!?

晨的都市裏，有巨大建築物吐放出溫柔了，陶醉了的

一批，二批…………有巨大建築物吸進溫柔了，陶醉了的一羣，二羣…………。摟着男人的腰，步着「却爾斯登」「福克斯」舞踏的女人，撫十摸着疲乏了，酸痛了的腿和足，坐在床沿上，搥着。揉着。船上回復了勞倦的女人，在整理着各個籃兒裏的碎布，糖菓，花生，玩具……喊着，叫着。

阿囡娘做了一夜的惡夢，終于驚醒了，摸着胸口，裏面是那樣地顫跳：她害怕，害怕那夢裏的事實；她慶幸，慶幸是一個空虛的夢。接着她看見她那幾天沒有提上岸去的籃子時，便又望着船頭上的那個黑的鍋子，阿囡很平靜地睡着。

事情似乎是平凡地過了兩天，在那條汚齪河流的另一段，有一個船在慢慢地走着，船上祗有一個低着頭頸的婦人搖着槳，頭髻上看得出有一點白的，漸漸地對面搖來一個滿裝着稻草的船兒，前面搖槳的是一個男子，後面搖槳的是一個婦人。「是阿囡娘嗎」！男的先喊着，「阿囡娘，阿囡娘！」女的接着喊，兩隻船分開了，但是聽不出有回答的聲音來：

——完——

一九三四年，一一，一九脫稿於海上。

肺病

李其光

他進學校有兩個月了，一切的事情都使他不覺得什麼，只是最近兩星期來，實在是使他悲傷，痛苦…他幾次想退學，退出這個使他感着悲傷的牢洞來；他曾經寫了幾封信把他的父親，希望能夠准許他退學，回到家裏去休養半年，再出來讀書也不遲；但他的父親終於給他一個失望；所以現在的C簡直不是兩星期前的C活活潑潑的。他近來的態度，嘆息之外無聲音，飲泣之外無動作；好像一個行屍般的沒有什麼使人注意的動作。

學校裏要檢查學生的體格空氣緊張的時候，全體的同學個個人的心裏都恐怕自己有病，有可怕的病檢驗出來，C當然也是一個。但他總以爲沒有什麼十分的可怕，以爲有病算是平常的事情，因爲在中學校從未注意到這個；所以他的心裏也沒有十分的不安。

檢驗的日子終竟是到了。那是一天很和暖的下午，天氣並不十分的凉；在一望無際的蔚藍的天空裏，並無一片浮雲；減了熱力的太陽，偏西的斜照着。樹上的葉子，已經變成黃色，三三五五的落了下來。在校醫室辦公處擠滿了待驗的同學，大家都很注意着被檢驗的人。

中国近现代中医药期刊续编·第一辑

在人羣中擠出一個青年，這個青年的年齡並不大，他穿着長袍，長袍的紐扣是早已解好的了；當第一個人驗過後，他便搶着往醫生面前一跑，很快的把身上的衣服脫光，待醫生檢驗；這個青年便是天眞的C。

他不脫衣倒吧了，一脫了衣，不能不使人驚駭，使人疑惑，疑惑他並不是一個人，簡直是一個骷髏！實在，C的肉身實在使人懼怕。他的臂，他的胸，他的背，無一處不能使人數得着他的骨骼；醫生用聽筒聽他的肺部，用手敲敲他的頸項的底下，聽了一會，敲了一會，總覺得他的身體有病，醫生躊躕了一會輕聲的問他說：

你吐過血麽？……

沒有！沒有！……吐過！……這時C的心裏只覺得懼怕，臉色也有點蒼白起來了。圍繞在他周圍的同學，大家都很寂靜的睜大了眼睛在注意他。他知道自己一定有病，立刻好像有什麽大的事情，要加到他的身上來，在醫生問了這句話以後。

檢驗過了，醫生便拿了筆在檢驗表上的C名字底下寫了七個字：『肺部有病的變化。』C走出了校醫室，便聽見裏面有許多的同學，大家互相的談論他有肺病！……

呵！危險，肺病危險！……

『我看見他身上那樣的瘦法，便知道他一定有肺病！……

『喂！C有肺病的要開除吧？』……

K先生！C的病要緊麽？這是H君——C最好的朋友——聽見C有肺病，便很小心的問着K先生。

『……』K先生支吾了一會，說的什麽，C沒有聽見。

C回到了自己的房間裏，只是感着悲哀；他知道他從此是失去了和別人說話的資格了，是要被人厭惡，被人侮辱，是不能像從前的自由了。——他想到這裏，禁不住像斷了線的珍珠般的眼淚，簌簌地掉了下來！

和他同宿的同學們回來了，看見他伏在案上哭着，他們便都來勸他不要哭，叫他想一個辦法才是眞的，哭是沒有用的。叫他到醫生那裏去，問他要吃什麽藥——。這些話在他簡直一句也沒有聽着，仍舊是在那裏流淚！

下午六點鐘的時候，有一個很頹喪的青年，穿着長袍和一個帶着憂愁面孔的青年，在T馬路徜徉似的向M醫院走去。在門房裏掛了號便跑到診病室裏去了。這兩個青年：一個是C，一個便是他的好友H君。

醫生叫C解開衣服，用聽筒聽了他的肺部和腰部。最後醫生說有肺病，快達第一期的肺病！他說他這病是由傳染來的，並不是他自生的！他說他幸喜是剛才發生，不大要緊，只須稍加休養，便得痊愈的。他們最後問他要吃什麼藥；他告訴他們只要吃『拍勒托』便可好的。他們又問了醫生關係別的話以後，便出了M醫院的大門。

他們穿過T馬路，來到F長街了。長街上的燈火，點得格外的明亮。他們在五洲大藥房買了藥水，便喊了兩乘人力車坐着回去了。

距C的肺病發覺日已有四天了。在這四天之中，無論他是吃飯，是讀書的時候，總是討人的厭惡，以前常常同他接近的，現在遠遠的離開了。只要他走到什麼地方，便當作同學們談話的資料！在上課的時候，他也不像以前的向教員們問着這個，問着那個；只是呆呆的看看課本。弄得教員們非常奇怪，覺得他的態度，大大的變了！於是別的同學們便告訴他說他如何的被檢驗出有肺病，學校將如何的處置！教員一面聽着同學們的訴說，一面去看看坐在課室一隅的垂着頭好似在下淚的C，覺得他實在是可憐，有時向他說幾句安慰的話，全班的人便都把眼睛對他望着，好像他表示自己的驕傲。所以每遇教員向他安慰的時候，只是催他多流幾滴酸淚！

『唉，父親你愛你的兒麼？你若是真愛你的兒，請快的把一個回音吧！因為你的兒子在這裏多留幾天，便是使他少活幾天。——』

『呵！是郵差把我的信掉了麼？決不會的，就是掉也會有這麼的巧，將將把我的掉了麼？……信多着呢！』

『那末為什麼沒有回音呢!?……或者是日期不夠吧!?……』

原來他在那天從F長街回來之後的晚上，便寫一封信把他的父親；告訴他說他如何的被發覺了有肺病，使他的生活受了很大的打擊！同學的又怎樣的睨視他。最後他說他非退學不可，待明年再出來讀書，希望父親能准許他的退學。信發出後到今天已三日了，但仍舊沒有回音給他，這却不能不使他懼怕，『萬一父親不准，怎樣是好呢!?』的念頭，時時在他的腦筋裏迴旋！

父親是家庭裏的皇帝，一切的事情，必須他專制的去行，沒有人能加干涉；家裏的人們，稍有不遂，不是打便是罵，弄得家裏的人們，個個都背後叫他『閻王。』C除了兇狠的父親以外，還有慈愛的母親，玲瓏的小弟弟，和非直接血統的寡嫂及姪子等，尚有一個僕人。

C確信自己是父親所深愛的。實在，他全家裏的人都相信C是『閻王』唯一的愛子，所以他這次寫信回家，自覺

有十分把握；但總不免有點心虛，

早晨八點鐘了，同宿的同學都已上課去了。C才懶懶的爬了起來；拿着面盆，正預備去洗臉，剛出了宿舍的門限，門房便迎頭的向他跑來，遞給他一封信，他接着了信，看見信封右邊寫着：『千縣S門C械』幾個字，他知道這一定是父親的來信了；在他將要枯萎的心上，好像得着了甘霖似的，立刻回復了生氣。

他拿着信，重跨過門限跑進了房裏，拆開這封父親的來信；看了一遍，滿懷的熱望，都立刻冰消！只使他失望，使他剛復生氣的心又重新枯萎！起初他以為他的眼睛發花，便繼續的讀了三遍，但他始終不相信，不相信要愛他的父親，也來侮弄他；以為是自己的神經錯亂。最後他很謹慎的一字一字的讀着。

C兒知悉：日前接來信，知你身體有病，務宜珍重保養。至退學一事為父極端反對！一則汝正係求學之年，光陰豈可虛度！二則余家經濟狀況，為汝所知；本已債台高築，又以汝之入學，故愈形恐慌！今汝中途輟學，不但虛擲金錢，而且拋棄光陰，誠非良策！望吾兒三思之。父諭十一月二日。

他讀完了信，知道這是真的了，並不是自己的眼睛發花，也不是神經錯亂，不由得兩行酸淚直批了下來！把父親的來信，撕成碎片，便一納頭的鑽進了熱氣還未散盡的被窩裏，不再想洗臉去了！

『父親，你真愛你的兒子麼？你怎麼忍心寫這封信來呢!?寫這封像尖刀似的信，一刀一刀地深刺在你愛兒的心上呢!?呵！你變了，你真的變了！你並不是我在家時候的父親！你比閻王還要惡：閻王是面惡心善，你呢!?你能比得上閻王的仁善麼？……你忍心讓你的兒子給病魔攫去，不允許他退學；還要說什麼虛擲金錢光陰！呵！你是一個功利主義者，你完全是一個殘忍的功利主義者！……

『呵，母親！慈愛的母親！你是舊禮教的犧牲者：你是沒有讀過書，你更不識字！不然，倘使你知道我是處在這種情形的時候，你定要用你唯一的母愛，寫信來安慰我，安慰你這飄泊異鄉的愛兒！你定能體恤我，為我設法；設法使我退學，設法使我養病！可是，你不能，你始終不能！因為你中了舊禮教的毒，使你不識之無，使你無從知曉你愛兒的消息，除了間接的聽父親告訴之外。現在父親該用功利的眼光來告訴你論到我的病吧？你聽了怎樣呢？你也知道父親寫了這封來信，好像用尖刀在刺你的兒子麼？倘使你知道。我想信你一定要痛恨功利主義者的殘忍！

……

他在被窩裏想了一頓，又哭了一頓；他幾次想自殺，想乘這時沒有人在身旁的時候，來盡自殺！但他偶一念及他的母親時，便又消去了勇氣，他只得自慰自的想了起了：

『確實，太使我父親爲難了！一家七八口，只有吃的，沒有做的，全靠他老人家一個人奔波。雖然有幾畝薄田，那能夠七八個人的坐吃山空呢？我今年到這裏來讀書的款子，不是向G先生借的麼!?……現在已經繳了五十幾元的費，我又要退學，怎不使他老人家寒心呢!?況且退學後，能夠希望養病麼？不能，決對不能！我家既沒有通空氣的住房，又沒有好的通氣的廠所，怎麼養呢!?進醫院麼？這更是妄想了，即使能吧，也不過是短期間，又何補於肺病呢？倒不是在這裏有好的空氣，好的住所，還可以養病，不是很好嗎？……

他雖然勉強的這樣想了一會，但一想到同學們對於他的態度時，總覺得有一種不可解除的悲哀，浸襲在他的心房裏，在他這初次受着創傷的心房裏睡……睡……睡！想……想……想！

現在開始獨居獨食了。他所住的房間裏，除了他的一張睡床，一些簡單的行李，一條長桌幾隻木櫈，和一盞光線很微弱的電燈而外，再沒有什麼了。桌上面放着些書籍文具之外，還有一瓶『拍勒托』藥水和一架鬧鐘。

我的脚上已被病魔套了鐵鐐手上上了鐵銬！喉嚨也鎖上鐵鍊！一切的我，都是受着病魔的束縛，受着病魔的支配！我完全是一個病夫，是一個爲人們所鄙棄的病夫！……

『肺病肺病！你的勢力真大，你的權威超過一切：人們有了你，便要爲同類所摒棄，永遠的屬你所有……一直到死！國家有了你，便要爲世界所摒棄，永遠的作你勢力範圍！……可是你要知道，現在的世界，已是今非昔比的了；你的勢力，你的權威，將要在人間煙消，在人間滅跡！你看土耳其，東亞病夫的土耳其，不是曾作過你的領土嗎？現在呢？現在再能爲你所有麼!?……我雖然爲你上了脚鐐手銬鐵鍊，這些東西你能永遠的存在我身上……一直到死嗎？不能不能，決對不能！絕對不能！桌上的『拍勒托』已在向你躍躍欲試，準備和你開戰了『拍勒托』是血一樣的藥水，你呢？……呵，土耳其的血衝破了帝國主義的堅堤，趕走了你這惡魔，難道『拍勒托』的血不能像他一樣嗎？惡魔！惡魔！你快些逃吧！……逃吧！……

他這樣的想了一陣，便快樂他將來的勝利！但他一想到許多人們的譏笑他眞的無理，覺得他們簡直當作洪水猛獸一樣的可怕，不禁又要傷感起來。確實，他自從一個人住了後，每日只有他平日最好的朋友H君來看看他以外，其餘的人就連他門前也不願走過！

噹！……噹！……噹！上課的預備鐘響了。到這時候他才想起了還沒有吃藥水哩！於是他才爬起了，『拍勒托』拔開木塞，湛了一滿盅；這已經是超過平日所服的二倍了，但他仍舊是覺得太少，恨不得想把全瓶吃下！所以他雖然知道這已是多過平日幾倍了，但他仍舊繼續着湛……湛……湛！直到自盅口外漏的時候為止。

他捧起了瓦盅，便一口把牠喝乾了。他喝乾的時候，不住的望着藥水一流一流的往他嘴裏流，好像開到前方去的戰士；他並且望牠們此去肺臟；要勇猛的向敵人進攻厮殺，要不顧一切的和病菌戰一個你死我活，直到殺得他們一個不留的時候！……他喝完了藥水，便拿一本書走向課堂裏去了。

這是一個晴明的下午，太陽已經紅着臉漸漸的往下沉去；四圍的景色，將要遮上銀灰色的幕的時候，學校裏的電燈已統統亮着了；別人的宿舍裏，都在那裏嘻嘻哈哈的鬧個不休，只有他的病室裏，異常的冷寂，沒有一點的聲息！

他——C坐在一盞放黃色光芒的電燈下，呆呆的望着窗外將落的太陽不住的呼吸。他聽見別的宿舍裏同學們的嘻樂聲；以為自己是一個鬼，並不是一個人了！從前每天要到他這裏來一次的H君現在自己經二三日沒有來了；他聽見人說：『V先生看見H君常常到他房裏來，很為他担憂；前兩天的下午，V先生把他喊了去，告訴他說C的肺病是怎樣的危險，又是怎樣的會傳染，你以後還是少到他那裏去的好。……』他把這幾句話想了幾遍，又想想自己的討人厭是什麼緣故；還是自己的不對，或者是他們的不應當。最後，他終於覺得自己的不是！

『太陽呵，你不用再來怨視着我了，我現在是已經覺悟了；我的不幸，原是我的命運給與我的；我不怨任何的人們，他們所給與我的，只是我的自取！……』

『父親呵，我知你是愛我的！你的不許我退學，使我不能正式的養病，原是受着金錢的驅使：——因為我繳幾十元的費；因為我家貧困；並不是出於你的心願，我要感謝你！……我不該出來讀書，使你的負担，一天一天的增加；我不肖，我眞不孝！……』

V先生我也不怨恨你，因為你處處能體恤我，你知道我自己不原對H君說，叫他不要到我這裏來，免得傳染；但你能體恤我的心意向他說。我眞不知道要如何的敬仰你！……』

『H君！你是我的好友，你是我眞正的好友！你以爲我在恨你不到我這裏來麼？呵，那你便錯了；倘使你要再來，要阻止你進這門限的！因爲我不願我的好友——不，現在無論什麼人，我都不願他們也弄得和我一樣！你放心吧；我决不會誤解的，——同學們我更不恨你們！因爲你們對於我的態度；正是你們的本心，並不是含有任何性質的。假如我處在你們的地位，另有一人處在我的地位，我又什樣呢？我想我的本心定要和你們現在一樣！

『總之，我的一切的不幸，除了命運之外，是沒有人可以怨恨的，而且是不應該怨恨的！——太陽呵！我今後願和你現在一樣的沉淪，永遠的沉淪；沉吧！——沉吧！

他想到這裏，不由得掉下了兩行清淚！在他面前的一切都變了原來的形態：他看見病魔在向他獰笑，微弱的電燈光，愈加慘淡；他的心振盪得幾乎裂膺而出！他終於不敢仰視的把頭掉了下來，伏在桌上嗚咽！

（完）

憶

章叔賡

淒清的秋夜，是一首絕妙的抒情詩。

在一間精緻的小室中，在一盞妃色紗罩裏發出的檯燈光中：他穿了睡衣，斜坐靠椅上，左手托着頰部，支撐在寫字檯上；上嘴唇將門牙咬住了的下唇緊貼着，惛瞀地似在思索一件旋旋的恨事。

除了右邊淡湖色牆上掛着的一張Angel像，在永遠地流露着生氣之外，室內的一切，都漸漸地由寂靜而入於幻象的境界。

冥想如檯上瓶菊一般，一瓣瓣地在腦中漸漸地舒放。

他追憶起醇醪般的友誼，昔日那種晶瑩熱烈的樂觀態度——然而朋友們是都和他一個個地先後分袂了；現在他所感得的，祇有同學們的白眼揶揄，病魔的纏繞……使他這顆跳躍着的心火，一天天地在黯澹下去。

——靜消心火夢魂涼……

不知又受了什麼感動，他伸手去開檯子左旁底下的抽屜，取出一張六寸大的照片來，照中的人兒，立在潔白的卡紙中，在向他含情地媚笑；他也忍不住笑了，以兩手小心地將它緊貼住胸膛。

回憶的情絲，從他頭頂透出，一縷縷地集合在一處，化成一隻豔麗的小蝶，在室中飛舞。

西子湖畔

蔣功淦

肉香，脂粉香，濃馥地充溢了周圍的空氣。每一個西裝革履者之腋下，都摟挾着一個婀娜的纖腰；蓬鬆鬈曲的頭髮，在他胸前散亂着，錯雜得十分有緻。這樣一對一對的，履聲橐橐然在交錯着。一批過去，一批又來。

游魚似的划子，劃着湖面反映着斜陽的金色的波紋，在晚煙迷茫中徘徊着，隱約裏被風送來幾句悠揚的歌聲。

歌聲漸近了，一隻游艇駛近了岸。

滿是流盼着的媚眼，在白蓬帳下閃映着，在攝取每個男人的靈魂；腰邊掛着一個黃色布袋，十分顯明觸目。一大羣的男女，這樣的在我面前擁擠着，『天竺進香』『靈隱進香』。有的是坐在轎子裏，微笑着讓人家抬過去，實行她的「拜佛救國」；不，是向佛爺跟前預約她來世的幸福。

眞是逸興遄飛，其味無窮。茶樓上擠滿了無數對柔情密意的情侶，鼻尖廝磨着在喁喁情話；一面向下俯瞰着，別饒一種悠然的神情。

「皇皇……」一隻飛機在空中翺翔着，盤旋着，平添了不少的熱鬧；忽地一個翻身，在湖上打了一個大圈子，倏的向西飛去。昨日××乘機遊覽，不知這次來的又是那個要人？我想。

「得得……」銀鞍白馬，又駝來了一隊背着三角皮帶的將軍，高傲地揚着手中的鞭子，十分威武、十分閒適，不禁令人暗暗替咱們中國慶幸着，有這樣莊嚴威武的軍人。好一個歌舞昇平的世界！

要不是賣報人手中血紅的大字：「日本要求軍備平等」「義軍激戰大勝」刺入我的眼簾，幾乎令人忘記了東北，忘記了日軍，忘記了一切……

祝詞

吳枕流

本校向乏學生自治會組織於今歲上季乃由諸同仁興起籌備至十月十日國慶佳節開成立大會創刊一冊卽爲大會誕生後一月之結晶羣策羣力幸告厥成率書小詩四章藉以爲祝更以自勉

欣看衆志竟成城。學子莘莘一片誠。佳節良辰都可祝。歡忭歌舞滿堂春。

珷璘滚滚軟紅塵。珍重昂藏七尺身。自反自勤還自勉。大家奮發振精神。

一堂相聚幾多春。燈火深宵話性眞。過隙駒光驚不再。須知責任在醫人。

門前桃李看成林。更喜同懷赤子心。他日都爲醫國手。愚忱一片祝苦岑。

詠菊　翁澄宇

花顏展紅黃　叶色呈青綠
不是晚節高　焉得追芳躅

為友題山水畫幅　前人

偶然涉筆寫峯巒　世外閒情紙上看
題能此圖無限慨　畫山容易買山難

詠仙水　前人

仙子踏青來　寒英朵朵開
冰肌雖換骨　水府脫凡胎

詠菊　陳其珊

秋風秋雨近重陽，猶有黃花晚節香；
雖伏牆根羞見月，寄居籬下飽經霜。
孤標獨立嗤凡豔，傲骨生成殿衆芳；
斗酒吾來破岑寂，持螯相對費評量。

遊西湖回憶　前人

紅襟燕子剪湖飛，
打槳歸來夕照微；
回首暮雲濃靄裏，
蘇隄如帶認依稀。

秋雨　朱永康

洗得秋山淨，連宵雨未停，
孤燈照寒夜；身世慨零丁。

雨過　前人

雨過盆池澈底清，游魚唼水暗聞聲，
相看最得閒中趣；遐想當年濠濮情。

哭四弟家炘　汪家煊

家炘四弟，性聰敏，甚得父母之愛，年六歲，已能讀高小國語教科書，不幸秋間染病而殤，思之心痛，和淚哭之。

辭謝庭闈赴九泉，家人痛哭實堪憐，蘭摧玉折鴒原寂，堂上愁添感邁年。
兄今哭弟不成聲，今世同胞判死生，惟願此生緣未了，再期來世聽呼兄。
塵世嬉遊只六春，陸雲雖鳳勝常人，可憐遽作神仙去，蕭瑟秋風別二親。
父兄教爾欲成功，那卜今朝滿望空，文字誤人真可歎，曇花一現痛無窮。

秋感　蔣御天

秋風秋雨黯秋天。錦繡河山漸失妍。每到夜深人靜後。登樓一步一悽然。
梧桐葉落感深秋。游子思親獨上樓。萬里河山去一角。看誰砥柱作中流。

雜組

研究股研究錄

(一)麻黃莖，根，節同生一本，何以莖能發汗，根，節能止汗。功效適相反其故安在?

(甲)研究情形

I 實地研究：

1. 莖——表皮呈綠色，(卽葉綠素)中含硃赤色紅粉。其味辛辣微麻，氣香竄，投於水中則浮。

2. 根——表皮呈赭色中心呈黃白色，味澹無硃赤色紅粉。質實且堅。投於水中則沉。

II 參考書籍：

1. 莖——古說——辛苦而溫，發汗，能去營中寒邪。

新說——麻黃主要成分，爲愛泛特靈(Ephedrin) 爲一種植物鹽基，能溶解於酒精及以脫。其作用爲刺激交感神經末梢肌，瞳孔散大肌等；故有增高血壓，放大瞳孔，增加心臟工作，諸現象也。發汗止喘爲本品主要功能。兼有利水等作用。

2. 根——古說——以其性味甘平，故能止汗。考藥性之甘者，能補能和能緩也。

新說——尙未發明。

(乙)研究結果

按麻黃莖之發汗，根，節之止汗，其功效適相反者。定爲組織之不同，成分之各異，猶腦，肺，肝，同生於人體。因其組織成分之不同，故其所營之作用，亦各異也。

(二)梔子豉湯，是否爲探吐劑?

(甲)研究情形

I 非探吐劑之理由：

1. 梔子，清熱除煩。豆豉，解表散鬱。根本無探吐之藥。

2. 梔子豉湯爲治胸中鬱熱，心中懊憹，胸中窒，心中結，身有熱，心中煩躁等症之方。以其能清鬱熱而除煩也。鬱熱，豈吐後卽得瘥乎?

3. 傷寒論曰：『心中懊憹，梔子豉湯主之。……若嘔者，梔子生薑豉湯主之。』可爲非探吐劑之一明證。

4. 傷寒論中梔子豉湯證諸條，均爲已用汗，吐，下，三法而病不瘥，心中虛煩安有再吐之理乎？

5. 有謂梔子豉湯服法條有「得吐者止後服。」二語，此係後人誤傳之訛，蓋以瓜蒂散中用豆豉煎湯代水故也。二語實爲衍文。故傷寒新義及傷寒今釋諸書俱删之。

II 爲探吐劑之理由：

1. 王好古曰：『煩者氣也。燥者，血也。故用梔子治肺煩，香豉治腎燥。亦用作吐藥。以邪在上焦，吐之則邪散。經所謂其高者因而越之也。』

2. 傷寒論服法條曰：「得吐者，止後服。」二語可爲作證。

3. 梔子苦寒，清鬱熱，豆豉臭穢，能探吐。

(乙)研究結果

按梔子豉湯爲非探吐劑。若用臭穢之豆豉，刺激胃神經。或有使探吐之可能。

(三)豆豉性味，屬寒歟？抑屬溫歟？

(甲)研究情形

I 實地研究：

以豆豉置口中咀嚼，有甘味，其性平。惟江北產者，嗅之有奇臭。

II 參考書籍：

1. 各家本草，皆稱豆豉苦寒。然據近世應用，實爲解表之輕劑。豈苦寒之性，有解表之效乎？此可疑者一也。

2. 豆豉普通用量，均爲三錢以上。用以治脈浮，惡風，鼻塞之輕表症，每多奏效。豈苦寒之品，能用如是重之藥量乎？此可疑者二也。

3. 豆豉爲黑大豆所製。李時珍曰：『黑豆性平，作豉則溫。』且經七蒸七曬，雖寒性亦能變成溫性也。猶鮮藕性涼能涼血。煮熟後，即變溫性而補血矣。豈甘平之性，經蒸曬後，反成苦寒耶？此可疑者三也。

(乙)研究結果

按豆豉性平，味甘微溫。

武術三年

阮秦明編著
劉行方校正

目次——

序言
編輯大意
上篇——
一 國術源流大概
二 武術眞義

三 中外武術之比較

中篇——

第一章

一 拳術之價值

掌術

二 武器在今之取舍

第二章

一 修養——毅 勇(膽力)

二 練法——手 眼 身 法 步

三 用法——虛實 愼捷

下篇——

上章——基功

一 步——(甲)固步(馬式 弓式)

(乙)衝步

(丙)掃步

(丁)閃步

(戊)跌步

二 鷹爪功

三 沙掌

結論

附——武術瑣言

序言

竊謂體育一道，於個人健康固切且關係民族前途至巨。况今國家多難之秋，瀕強存弱亡之境域哉！僕從事斯道。時僅數載。雖未登堂奧，而略得其門徑。常欲彙其所見，公諸同嗜。奈無閒暇。茲値暑假匆草成書。自知淺技無當大雅之評論。尙祈高明示正。則幸甚焉。

編輯大意

一 重文輕武，今古同轍。歷來國術之頹然不振，原因雖由社會一般及當事者之忽視。而授藝者徒知形式之傳與，學者亦惟得其外表，未獲眞諦，求之坊間教本亦多不明。遂使學者以爲武術僅若是焉而漸失其志趣，本書法用並論，提綱要節浮詞以應初學志者之需。

一 本書以拳術爲主體。凡三篇：上述概義，中論法用，下敍實練也。

一 本書主旨固在提倡體育，發揚國粹，且亦爲編者紀念小成、自勵之作。

上篇

一　國術源流大概

國術記載向無統系，其肇源更漠不可考。昔者趙文好劍，漢武喜觀角觝，亦惟史籍散見片段耳。然人類爲求生存，與禽獸相爭，強弱互凌，而武事由是爲嚆矢。至以爲術發明研究，則自漢魏間。

北魏正光中年，達摩東渡，面壁於嵩山少林寺。恐徒衆積弱致惰，因傳技擊之術，是爲「少林派」之初祖。迨宋丹士張三丰而始創「武當」一派，蓋卽世之所謂「內功」，以取異於少林「外功」者也。

少林以地理及體質之關係，遂有南北派之分。南尙拳而矯捷，若「大小紅門」「羅漢」「醉八仙」等。北重腿而穩着，若潭洪花查等門，各具精長，不可偏棄！

「少林」以鍛鍊體質爲主，曰「外功」也。「武當」以修養氣魄爲歸，曰「內功」也。故「少林」剛而功捷，「武當」柔而緩用。學者當先體「北拳」之穩健，而涉求「南拳」之術泆，以「少林」爲本，進求「武當」之柔化爲得也。

〔註〕一　少林未嘗無內功，「易筋經」卽練內功之書也。

一　武當以太極長拳名於世。

一　潭，洪，花，查，卽潭腿門，洪拳門，花拳門，查拳門是也，爲北拳四大門。

二　武術眞義

國家以人民爲主體，其盛衰繫于民衆之強弱，則武術又豈僅爲個人健康而已哉！且人生凡百事物，固無不藉此軀壳以表行其所向，是則非鍛鍊其體魄，不足以敏成其所志，况此強橫陋詐之世，尤非勇健不足以求全。武術所以健強體魄，舒放情志者也。舒情志，健體魄，武術眞義也！

事惟藉武力以求決，實屬至下。彼輕生命如鴻毛，洩一時之憤恨，固君子不屑，且敗固不幸，卽勝亦徒招怨，更或損於法，傷於德義。要武事爲逼不已之目前解決而已！

其若得一二武藝，以矜傲於同列，橫行鄉曲，固傷武術眞義，自貶人格，且亦不値識者一笑也。

三　中外武術之比較

國術之深奧，結構之妙巧，實非他國武術所可望其項背，觀彼手護皮套，固不便於擊襲，且復礙於視線，施諸實用，亦每因習慣而失其常態，既無虛實之變，復缺手，眼，身，法，步，之巧。非若國術之於一拳一勢，悉具深妙之學理在也。且武之爲術，貴能小敵大，弱制剛耳。若彼西洋之拳鬥，勝敗由於體力者，又何異哉！

至日本之「柔術」，即我國之「摔角」是也。其術不外借實乘虛，因勢取巧，故精諳其術，固不難以常軀而制豪漢，然若與善拳術者較，又當瞠乎後矣。要言之，國術修養形氣而勻整，他國惟重質外而局限。余於西洋拳術亦嘗研習，柔術雖無從學，然以多睹，故亦得微窺其旨要。蓋學術無中外，惟善則取，涉求廣博，固亦不無一二益進也。

中外武術表較

	國術	西洋拳術
關於術之比較	虛實變化	單純
取效於身體者	質氣並練悠久而勻整	僅在局部功退甚易
關於局部方法者	手掌、拳、鈎、之用法、及練法 足有基功練習及多種踢法	單拳一種 練跳繩無踢法
肌肉之發達	較緩	較速
除拳術外	有十八般武器及暗器等	僅劍鞭數種

〔註〕西洋拳術，首習「跳繩」，打「吊球」「沙袋」，及「深呼吸」「體操」等，而後練各單純之打法，擋法，惟禁例甚多，久練成習，故施於實際時，每爲敵方所用也。

中篇

第一章

一 拳術之價值

拳術爲武藝之本，所以健形魄，練虛實進退之變者也。夫身外之物，孰能無盡，丸彈絕，寶刀折，即鎗礮刀劍亦將何濟。且武器之見利，不全在乎本質，而視用者之精健否耳。不然，縱與弱夫以寶劍利刃，抑何用哉！反之，使徒手健士，不難取勝，蓋武器悉從拳術而化，由形式而異法，苟精嫻拳術，通其變用，以就勢求巧，則尺也，杖也，椅也，枕也，何在非武器所哉！

昔秦併天下，收兵甲以防叛，其後陳涉發難，志士風起以抗秦斯時也，軍利不在器械，而賴體質之健壯耳，方今科學發達，軍用之利殆乎至矣，然物質固無不盡之理，且情勢或有如昔秦者，斯時也，亦惟身手相見而已。夫然，則我國拳術爲世所不及，宜其見雄於將來。

〔註〕日俄之戰，日本頗得力於柔術，蓋衝鋒肉搏之際，全賴身手之矯健，而最後勝利之關鍵，亦繫於此瞬間也。

掌術

「掌術」之名，未聞於前，不見於册籍，有之，其惟董氏之「八卦」拳法乎。

「掌術」者，即本拳術之法步，而以掌出之，其用有三：即斬，剁，插，是。其變有五：即握，拳，啄，抓，點，是。本術從拳術法步外，可以刀術出之，以雙掌作雙刀也，蓋拳勢猛或不可救，而「掌術」則柔適而通變。且拳久恃每不免於失實而勞勁，掌術則本自然也。

本術能先習「鷹爪」及「沙掌」更佳。

〔註〕一　八卦拳法傳爲仙授，其法多用掌。

一　吾人練習較藝，亦以掌法爲宜。

二　武器在今之取舍

我國武器不下數十種，所謂「十八般武藝」，乃槍，戟，棍，鉞，叉，鐺，鉤，槊，環，等九長兵，及刀，劍，拐，斧，鞭，鐧，錘，棒，杵，等九短兵是也。傳爲孫吳所遺，然夏商之際，已有戈劍，或則謂散創三代而整名於周姜尚者，均不可徵。

衆兵以槍，棍，刀，劍，爲著，以槍爲長械之王，刀棍則普遍也。其中槍，劍，較難，而劍術理至深奧，以剛柔相濟，虛實相承，爲武藝之無上學術。今人但得形式，遂稱能劍，實輕劍術至多！

武器學於拳術有根底後爲宜，首習刀，棍，而槍，而劍，足矣。以物貴在精練，徒多無益，且多笨重不合時宜，無取於實用也。

〔註〕刀要別單刀，雙刀，及大刀三種。大刀過於笨重，可不學。雙刀難切實用，單刀最佳。若棍則以齊眉最適。鞭便於攜帶，復不犯禁，亦宜學。

第二章

一　修養

毅

人生凡百事物，其成莫不賴乎果毅，而武術尤非具剛決無當之毅力，不足以竟功，緣武功三年小成，十年大成雖過眼黃粱，而間疾痛疴癢，人事環境，種種悉足爲礙也，其能排萬難去諸阻，而循軌以成，實非易易。

武功初練，體必痠楚，此以易勁所致，數日自瘥，其後每易一法，亦必強楚，或則肢體疲乏，不思飲食。凡此情形，多見小成年內，學者因多疑慮，更或輟止，實則以常軀而練求武術之體勁，其有異常爲事理所必然。

迨後體質漸強，而學者每誤爲已達武術之至境，或則久練生情，遂而中輟，因勁退功消者亦有之。武術十年間，要在小成，蓋爲奠武功之基礎者也，學者當有恆鍛鍊，一秉宏毅，其獲成自不遠矣。

〔註〕練武之必要條件爲「師侶」與「天性」而「環境」與「情性」每爲障礙。

勇

勇，力也，膽力也，胆之與力，實居武術次要地位，蓋無力不足以致用，缺膽無由以應術也。

(一)膽—— 膽小心悸，爲練武者之至忌，蓋臨強敵，決死生，而心惶惶然，莫知有以手足，惕然失其常態，盡忘所學，昏悸若夢，如是未有不敗北者。夫膽小或由體質之不強，且亦以心情自虛所致，而心情自虛，則以少見罕臨有以使之，是若人之有口才而未嘗交接於大庭廣衆間者，一旦登臨數百千人之前，其亦未有不赧然納納者也。觀彼拳術家者，或有不敵於市井無賴之徒，此豈由拳家之不精，而市井無賴之善拳術哉！此蓋因拳家未嘗經歷而自虛，無賴多歷而膽壯也，當膽大而心細，從容從事，所謂「行拳如走路，看人如蒿草」也。

(二)力—— 力有生死，常人之力爲死力，因年齒而發衰者也。武術上之力爲生力，以變而持久者也，故拳家能敗舉千斤之人，而力不能舉千斤，實事所常見。蓋死力千斤，固定而不知變，而武術之用力，得應勢借巧而獲勝也。其本力能舉百斤足矣，至鍛鍊則若石担等是。

二 練法

吾人練武，所以求手，眼，身，法，步，之妙巧者也。今人每不注意及此，以爲功成惟在不懈，故但苦練「形式」，不究精微，欲求其有成而不可得也！特分別述要，幸學者加留意焉。

（一）手

式種類
- 甲
  - 固定——拳，掌，鉤，指。
  - 不固定——抓，握，
- 乙——肘，（撞，點）腕，（格，壓，）

勁別——直，橫，斜，抽，扭。

法要——實，虛，攻，守。

拳——拳之組成，先以四指緊合，而后隨節卷屈，終以大指貼護食中二指，是爲武術上之拳式，發拳須鑽出，即由拳之內面上向，發出時順勢向下，達則拳背上向也。此可以馬式使兩手更替練習之。

掌——掌宜緊合，最忌鬆疏。通常多用斬，拍，挑，插，四種，其能兼練沙掌更佳。

鉤——鉤乃以四指環附大指屈腕關節而成，頸宜平貼。

指——用指宜習插沙，有用一指，二指，或屈節等專用於點關穴者。

（二）眼

目居應對之樞紐，爲精神之所匯。故日常練習最宜注意，以養成其習慣，使勿眩於外物，而求其敏捷明澈。當敵襲擊之先，彼必睹對方之疏懈，而進襲之時，亦必力注其可攻之點的，其心志多可從目部表情微細得之，而早備攻守也。

吾人於日常練習，雖一拳一踢，亦須存與敵相搏之意。眼勿專視拳部，尤忌低首無神，以拳踢悉隨目的而發，宜注視拳腿之前方，意即敵人之首，胸，腹，處也。

至練目專法，有以雙指掉目，或懸錢垂抵眉下，使蕩而求其不瞬者。此外西洋拳術之「吊球」亦可參用，以其於眼部外，且可練手法之穩捷也。

（三）身

拳術雖求身體之康健，而於肌肉之發達，則或因人而快緩不同，其嫌身或局部之瘦少，而急求其發達，則以各局部鍛鍊見効較速。

質——

胸肩部——習西洋拳術，或舉重等。

腹部——腹部鍛鍊，可用屈展法，法平臥，手上伸，使頭及軀幹部徐徐起坐，（手前導，足勿使蹺起，不能者，可使人按之。）繼以手貼足指，頭貼膝部，（膝部勿蹺起。）而後徐徐臥下，如初，早晚五六次即可，於睡之前後練習最宜。

腕部——可習本書之鷹爪。

腿部——見下篇基功步。

用——

體格以中適為貴，身法以敏捷為佳。然忌陷於躁急，致失自然。其養成在於純熟，所謂「拳打千遍，身法自然」也。

（四）法

天下理無必然，法無固定，若徒泥守而不知變，則每失其法理，且或因以致害，事物皆然，豈武術為是哉！況武術千變萬化，純取智巧，尤非一理一法，所能範也！

學者當求術之純熟，雖舉手投足之微，亦宜深究，而以搏敵之觀念行之，則武術之法，庶幾可。

（五）步

吾人進退周旋，固舍步莫賴，而武術之用步，尤非矯健穩着不可，步功之成，在於練臗，即俗所謂「紮跐」，是余於步功，別為五種，曰固步，衝步，掃步，閃步，趺步。固步，即通常弓馬式也。

常人於一踢一掃，以在拳術中，似屬微末，因而輕之。殊不知此一踢一掃，即係乎生死利敗之鍵！然無功亦不足以致用，因列為基功，庶幾求其有成。

〔註〕步居本位，猶屋之基，今人習武，每不注意及此，致步伐輕浮，諸多破綻，學者固不論，即授師亦多不免，特書為學者正焉。

三 用法

虛實

一「遇弱力拿，逢強智取。」

常人交手，亂無程序，惟氣力是賴，無所謂虛實也，而善武者，遇弱固可生擒捉拿，逢弱亦能利用虛實以求勝，不然，卵石相擊，安求其存哉！

一「彼實我虛，彼虛我實。」

此通常攻守法也。

例　彼猛擊吾避其實，復乘其虛而襲之。敵勢強者，避其鋒，迨漸衰懈而後突然進擊，使出其不意。

一「彼實，從而虛之，」「彼虛，從而實之。」

此因勢借巧法也。

例　敵足猛襲我胸，頷，吾遂從其勢而掀之，更襲其下。

我拳擊彼上，彼虛之，吾因乘襲其下。

彼襲我胸，吾避其鋒，復內向推其外肘。他手猛攻其下。

一「賓主虛實。」

例　我擊其首，彼以腕格，吾急順勢下襲其脅，他手防擊。

慎捷

兵法有云：「攻其無備，出其不意。」故守如處子，發如脫兎，惟捷貴穩慎而不亂，否則心隨志蕩，雖捷何有！

十一忌

(一)當風，(二)逆光，(三)臨下，(四)居危，(五)處礙，(六)言笑，(七)飽後，(八)自慮，(九)受誘，(十)輕敵，(十一)養敵。

下篇

上章——基功

一　步

(甲)固步

馬式——馬式卽騎馬勢也，以練足及腰部之注勁者，常人初練，必覺痠楚，通常以五分鐘爲度，漸次增至半時則爲功，下部穩健，不易傾倒矣。練習以清晨東向最宜，頭正，腰直，兩膝之距離與兩肩等，膝較足趾突出約寸，目微斂，息平，齒合，兩平交際輕按少腹，意存丹田，勿勉強，事畢宜散步。

弓式——弓式卽開弓勢也，膝與足趾平，後足斜直成三十七角度，趾前向，身正，勿使前傾，見疲卽左右更替。

(乙)閃步

閃步爲練趾部之活勁者也，使身體閃動，使敵莫知其左右，用於強敵之進擊時，或多人圍襲均適。法以左足，或右足，閃於體之任一方，而他足隨卽跟上，而復閃於任一方是。此法初時不宜多練，見眩卽止，其正常練習，可如下圖勢：

始 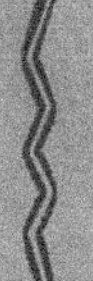 終

（丙）衝步

衝步有橫，直之別，直衝身正。取敵之腹部者，橫衝側出，取敵之胸頭部者。皆用足之踵部，可分別練習，惟練時他足最忌搖動。

（丁）掃步

掃步乃以足內側部掃敵足者，掃時固立之足，不宜因勢動移。

（戊）跌步

跌固人所不免，然或以此一跌而敗，實爲憾事。本法首究跌法適宜之姿勢，及補救，或利用以誘敵，其法類甚多，學者可究求之，當較作者之說明圖解爲悟也。

二　鷹爪功

鷹爪練法，各家不同，茲列動，靜，二法如下：

一　雙手左右平伸，身直，目斂，舌甛前顎，意存丹田，能支持半時則成功，（常人不過五分鐘。）

一　身直，目微斂，舌甛前上顎，意存丹田，雙手內向上繞，止於脅下，存勁，漸伸於前，而後作抓物勢，見四十九次，抓畢，漸收回原，復伸於兩側，於上，於下，如前述。共百九十六抓。抓於下時，膝宜直，練畢，雙手隨呼吸勢，張繞數回，以舒筋骨。

〔註〕體胖由浮或瘦小者，以練後法爲宜。筋肉發達者，可練首法。

三　沙掌

沙掌有插與劈二種；插用鐵沙，劈用沙囊。插鐵沙易於傷筋，置練不易。沙囊乃以帆布入沙，兩平背面更替劈練，然初不宜用勁也。或先用藥洗手，而練者，亦可不必。

結論

武術之派別雖複，究亦不外「動靜」「質化」二途而已！以練腨論，則弓馬式爲質，靜者也，跌步主動，而閃步動中含靜，掃步，衝步，靜中含動，皆化者也，以武術論，則「少林」主質而動，武當主靜，而化也。夫質所以致其本，化所以通其變。要若舍質從化，棄本求末，而欲求其有成，不可得也！學者循序而進，當有得焉。

秦明廿三年九月十六日

武術瑣言

一　少林主質，武當主氣，然少林之主質，亦間接以練氣，蓋質強則精氣亦固也。故初學少林，迨行拳數分鐘，即覺氣促，若武當則以柔適爲貴，以意行勁，

至一二時而不感其喘乏，使學者於不覺中，養成其浩氣。然欲求與壯夫知拳者較，非十數年純功不可！學者若求深造，先精少林而后武當，則功成較易，其若體質過於羸弱，則從武當入手爲宜。

一 國術練形氣，非徒質外也，功及全體，非惟局部也，西洋拳術，專練質，外，惟求局部之見功，故効每易速。見。今人輕國術而羨西洋拳術，亦僅就外形判論耳，夫國術理至深邃，若乎僅得形式，不事硏究者，其成効固不逮西洋拳術，且或不及於市井無賴之徒！

一 每習一種武術，可分三段練習；首學得其形式，再求其熟，終始硏究其身法。

一 吾人於拳藝純熟後，若有登台表演之機會，不妨一試，蓋此亦爲練膽一法也。

一 兵法有云：「非利不動，非得不用，非危不戰。」武術固亦如是。

一 武術不必多學，惟貴在精。練習不宜勉強，須本自然。

一 練習常識：

一 練習前後，宜散步，少舒筋骨。

二 練時意宜注，齒宜固，目從法意，不宜疎懈。

三 練習前後不宜飽飲食，練習間，尤不可因渴而飲，使成惡習。

一 與敵對，宜先求其有生之途，庶免敗而窮術。

一 銘曰：「強梁者不得其死，」從來嫻武術者每失之輕暴，當有警於斯言！

本院通訊

歷史

民國十六年開辦第一屆畢業生十八人第二屆畢業生二十四人第三屆畢業生十六人第四屆畢業生三十三人第五屆畢業生三十三人

負責人員

除院董會外院長薛文元副院長訓育主任教務主任蔣文芳兼總務主任朱鶴皋事務主任黃寶忠

現任教授

講堂教授丁福保謝利恆秦伯未祝味菊方公溥費通甫張贊臣許半龍包識生包天白沈石頑吳克潛王潤民章巨膺沈嘯谷景芸芳朱壽彭章鶴年盛心如蔡陸仙喻仲標——以上國醫學——張劍雄張崇熙——以上西醫學——住院實習指導張

龐卿院外實習教授李遇春馬濟仁趙寶天唐亮臣俞岐山 丁仲英徐小圃方公溥

學級編制

分一·二·三、四年級自民國二十三年起添設春季始業班與秋季始業同樣分級推行雙軌制以爲分系之準備

現有學生

共有學生二百七十四人

教育方案

宗旨　本學院遵照中華民國教育宗旨以研究中國歷代醫學技術融化新知養成國醫專門人材充實人民生活扶助社會生存發展國民生計延續民族生命爲宗旨

學程　一年級黨義國文生理解剖藥物醫經醫學常識醫史醫論病理傷寒等科　二年級黨義國文藥物醫識傷寒病理處方診斷溫病外科醫論雜病等科　三年級上午臨證實習下午金匱經方衛生外科婦科兒科花柳科喉科眼科溫病雜病等科　四年級(一)臨診處方(二)教師指導(四)同級研究 (四)科外閱讀

教材　整理固有學術之精華列爲顯明之系統運用合于現代之理論製爲完善之學說生理解剖外科急救等並採用西醫學術各科講義均由各教授自編

實習　三年級生每日上午至各醫處臨診實習　四年級生于教師指導下在本院施診所臨診處方在醫院臨床實習

本院消息

本院業已購定江灣路愛國女校前面基地現正積極籌備建築院舍教室爲分院除三·四年級生仍留總院臨診實習外其他一·二年級各班約於春假左右一律遷往分院新址住宿上課以合于教育之環境

再本院第四第五屆畢業紀念刊每冊實售洋半元內容豐富每冊四十餘篇均屬師生數年來研究所得點滴心血篇篇精采語語中肯關懷中國醫學在世潮澎湃中的趨勢者不可不讀

本會概況

本會小史

沈耀先

學生自治會的發起，在今年三月間。那時本院同學方面，原已有許多小團體的組織，如各級的級會，各級課餘醫藥研究會，還有浙江，廣東，福建……各省同學所組織的同鄉會，以及音樂社，國術社，籃球隊……等。統計，不下二三十個，雖然都是很小的

集團，但都能夠本着團結精神和純正的宗旨，各個的向正軌上發展，都已獲得相當的效果。然而實際上我們從整個的學生底立場嚴格地看起來這各種不同的組織，正因爲各方面團結情感發生了隔膜，竟然造成了「門戶各立，派別分歧」的局面，無形中把同學與同學之間，分劃了許多界限，對于整個的學生力量，因此受到絕大的影響，無論精神與行動，總是渙散而不一致。故而黎年祉馬云翔王君毅幾位同學有學生自治會的發起。這是組織本會最初的動機。

學生自治會的宗旨，經過發起人幾度的宣傳，一時便得到許多同學的贊助，記得發起人第一次申請市黨部發給許可組織證書的呈文上面具名的發起同學，竟達到五十餘人之多，這一點，也就可見本院同學對于組織學生自治會的認識和迫切！

四月二十四日，奉市黨部許可組織的令文，三日後即召開第一次發起人會議，組織由發起人會議中產生了一個籌備委員會，委員人數，共有十五人，當時我被推爲籌備主任，朱殿，馬云翔，章叔賡三位同學爲起草委員，由三位擬好會章草案，經籌委會修正通過，然後送請市黨部及學院當局核准備案，同時各委員都很努力的籌劃進行，經過了幾次會議，歷時五旬，雖在這短促的時期，而我們所天天盼望着的中國醫學院學生自治會，終於在五月十六日的一天正式宣告成立，且並舉行了一個盛大隆重的成立大會。

學生自治會成立一旬後，即有幹事會的誕生，這是本會的第一任幹事，常務幹事，朱殿，馬云翔，翁澄宇三君担任，雖說三位部富有革命性的青年，但是終於因了時間——暑假大致——和經濟二重關係，三君未能一展長才，而對於會務上的進行，也受到莫大的阻礙！

本屆——暑期開學後——幹事會改組，我同周文穆王一濟二位同學被選爲會中常務，虞君尚仁被選爲學術部長，薛君定華被選爲總務部長，工作的步驟，逐漸的上軌道，各部的發展，成績大有可說。

運動股方面——加入上海各獨立學院聯合運動會爲會員；接收籃球隊；添組足球，小足球，乒乓球三隊。

游藝股方面——接收音樂社；創辦平劇社。

研究股方面——合併各種醫藥研究會，提倡研究。

衞生股方面——籌劃關於衞生，清潔事宜。

文書股方面——收發文件，辦理文稿。

出版股方面——接辦院刊，創辦會刊。

會計股方面——籌措經濟，編造預決算，捐募特別經費。

庶務股方面——佈置會所，添置用具。

這許多的工作，都是各股主任的勞跡，也是各會員擁護着猛力的在推進督促所成。

照這樣純粹的爲團體服務，大家沒有什麼野心，沒有什麼企圖，居然竟遭一小部份人的嫉視，同時更不惜用種種手段來攻擊和破壞，幸而愛護的人多，精神確是非常團結的，故不致爲少數人所搖動！

會員總數，以學院中同學名額來計算，三百人不到，除了一部份不納費，不盡會員義務之同學外，其餘也有二百三四十人，這許多會員，當然個個都能爲會中服務盡責任，那末對於本會的前途，定有更大的希望啊！

本史是由薛君定華强吾而作的，內容主寫實，而疏于文詞的修飾，這是要請薛君原諒，讀者諸君原諒，

二四、一二、一〇、清涼寺寓件

文書股報告

計開本股對于本學期工作經過臚列于后（出版日止）

1. 股員

聘蔣炳湘蔣御天杜卓如三人爲本股股員

2. 紀錄

全體會員大會紀錄　一次

代表會議紀錄　二次

幹事會議紀錄　十次

3. 文件

(一)收入文件

九月廿七日　王道幹事函一件　請辭幹事兼衛生股長職由

九月廿七日　楊濟華函一件　請辭候補幹事職由

九月廿八日　王道函一件　爲再辭幹事及衛生股長職由

九月廿八日　水康民等四人函一件　請退出會員並要求發還志願書由

十月五日　王吟竹函一件　聲述前函退出會員之誤會並要求恢復會員資格由

十一月三日　吉星耀等五人函一件　爲蘇省檢定中醫條例中領取行業執照非但學校畢業者不能免致即畢業後行醫四年者亦不得免致等情請即召開幹事會議議決進行方針請求免致計劃由

十一月九日　研究股函一件

請核准章程由

十一月十五日　聯運會函一件

請派代表到會服務由

十一月十六日　聯運會函一件

送報名單請塡送比賽人員表由

十一月十九日　聯運會函一件

請代表出席會議由

十一月廿日　航政局代電一件

爲李冰研案覆已將船主解職由

十一月廿二日　聯運會函一件

爲送代表會球委會紀錄及籃球比賽分組表由

十一月廿二日　招商局函一件

爲復李冰研案已將船主撤職查辦由

十一月廿六日　交通部批一件

爲李冰研案已函令招商局將該船主先行撤職聽候查辦由

十一月廿七日　聯運會函一件

爲送籃球比賽秩序表及代表會日期由

十一月卅日　蔣御天等九人函一件

爲本會會員吳同慶打碗記過確非有意懇予向學院當局要求收回成命由

十二月三日　國醫公會函一件

請本會遊藝股加入該會會員大會表演由

（二）發出文件

九月廿一日　各級代表函一件

爲通知代表大會日期由

九月廿一日　市黨部呈文一件

爲呈報召開代表大會日期請派員指導由

九月廿三日　教務長兼訓育主任呈文一件

爲呈報召開代表大會日期並請蒞會指示及監視選舉由

十月四日　學院會計處函一件

請代扣會費劃撥本會備用由

十月四日　訓育主任呈文一件

爲呈送幹事會議紀錄並請撥定本會辦事地點由

十月五日　訓育主任呈文一件

爲呈送代表會議紀錄並請求通知會計處代扣會費由

十月五日　各級代表函一件
請出席代表會由

十月五日　通告會員函一件
通告大會日期由

十月六日　市黨部呈文一件
爲呈送職員表及報告大會日期由

十月八日　各教職員函一件
爲大會日期請出席參加由

十月十八日　總務主任呈文一件
爲呈送幹事會紀錄並請採納各議決案由

十月廿四日　各級級長函一件
爲請代收會費代發收據由

十一月九日　院長呈文一件
爲呈請轉呈蘇省府將管理中醫條例修改由

十一月十三日　聯運會函一件
爲參加運動會之理由

十一月十六日　交通部呈一件
爲李冰妍案呈請查辦招商局無恙輪船主納規士脫由

十一月十六日　航政局代電一件
代電請吊銷無恙輪船主執照由

十一月十六日　婦女協會函一件
爲請援助李冰妍女士被辱案由

十一月十六日　招商局函一件
爲請將無恙輪船主撤職由

十月一十八日　聯運會函一件
爲答復參加之球類及派二代表之聲明由

十一月十八日　通告一件
爲欠繳費各會員催納會費由

十一月廿五日　通告一件
爲欠費各會員催繳會費由

十二月七日　蔣御天等九人函一件
爲吳同慶記過事允向學院當局接洽由

十二月七日　國醫公會函一件
爲本會遊藝股准予參加該會會員大會表演由

體育股近況

體育股自成立以來分別組織籃球足球小足球乒乓等隊並聘請高振華君爲籃球隊隊長沈珩君爲足球隊隊長沈瑾君

爲小足球隊隊長蔣功淦君爲乒乓球隊隊長本屆適値上海各獨立學院聯合運動會球類賽開始本校卽參加籃球足球乒乓三項今籃球比賽已告結束其成績錄之於後

A組
- 本院比蒙藏學院(勝)
- 本院比東南醫學院(負)
- 本院比法政學院(勝)

結果二勝一敗本院榮爲A組亞軍現在足球乒乓二項正在比賽結果如何未能預卜此外友誼比賽曾于九月份與蜉蚚籃球隊交鋒于建國中學竟敗北而返十月八日對持志學院高中部得勝而歸十四日又勝南方中學其乒乓隊于前月舉行級際比賽得決賽權者爲二四二五兩級嗣因月考又屆決賽暫緩舉行錦標誰屬尙待來日分明

研究股近況

本股自幹事會分担工作以後，便積極進行，首先聘請各級熱心研究醫藥學同學爲股員，計劉國輔、劉行方、陳其珊、章翼方、葉暄、施作霖、董聯瑋、蔣御天、杜卓如、蔣炳湘等組織股員大會，並于十一月七日舉開第一次股務會議，創議章程，並計劃工作及步驟，旋卽於十一月十四日舉行第二次股務會議，照章選舉執委，計產生劉一平爲常委，劉國輔爲醫學科主任，劉行方爲藥物科主任，蔣御天杜卓如爲文書科主任，陳其珊董聯瑋爲候補執委，執行委員會遂告成立，旋卽開始工作，計接到薛定華問麻黃莖、根、節同生一本，何以其莖能發汗，根節能止汗，功效適相反，其故安在？程萬里問梔子豉湯是否爲探吐劑？董聯瑋問豆豉性味，屬寒歟？抑屬溫歟？等三問題。先由執委會員問題印交各股員個別研究後于第三次股務會議，共同討論其詳細結果除印發講義外，並行公佈後値校中舉行月考，爲不妨礙學業計，因此臨時停止工作，旋于十二月四日仍繼續開始研究云。

本會現任職員一覽

沈耀先　常務幹事
周文穆　常務幹事
王一濟　常務幹事
薛定華　幹事總務部部長兼出版股主任
虞尙仁　幹事學術部部長兼體育股主任
劉一平　幹事兼研究股主任
張逸桐　幹事兼出版股主任
張興邦　幹事兼文書股主任
蔣滋衍　幹事兼文書股主任
周烺雲　幹事兼衛生股主任
陳長珍　幹事兼庶務股主任
顧小達　幹事兼遊藝股主任
任啓生　幹事兼會計股主任
宋國楨　幹事
潘伯隆　幹事
章叔賡　候補幹事

各股股員一覽

研究股股員　張逸桐　章禦芳　劉國輔　劉行方　陳其珊
葉　暄　董聯瑋　施作霖　蔣御天　杜卓如
蔣炳湘

出版股股員　宋國楨　章叔賡　阮秦明　歐克仁　程連雲
宋菊仁　方六書　程萬里　候　杲　唐柏新
夏子均　邵亮東　陳　奎　桂士瞿

遊藝股股員　胡倩霞　胡靜安　楊禮通　馮瑞龍　楊濟華
王組善　張興邦　陳長珍　湯宗堯

體育股股員　沈　璉　沈　衍　蔣功淦　高振華

庶務股股員　何威白　葉培根　林拜行　王瑞虹

衛生股股員　王樂成　張　龍　金儲之　張克勤　金筱茅
漆永霖　卞月英　林維松　蔣功淦

文書股股員　蔣炳湘　蔣御天　杜卓如

會計股股員　孫鳳臯

餘瀋

定華謬膺出版股主任之職深愧學識譾陋經驗毫無關於本刊之編輯又因時間與經濟之關係篇幅有限深負諸同學投稿之熱忱不能一一列入滄海遺珠深以爲憾

本刊自徵稿以迄出版綜計前後約一月有餘以籌備忽促內容荒謬之處在所不免務祈讀者指教

本刊承蒙黨政諸公不以頑石見棄寵錫題詞惠頒鴻訓使本刊生色不少感激之餘尙望不時指正俾作南針然以限於出版時期以致後來墨寶不及一一製版刊入容俟下屆出版再行刊入區區微忱臨穎不勝歉仄之至

通訊錄

指導師通訊錄（以姓名筆劃多少爲序）

姓名	籍貫	通訊處
丁仲英	江蘇	本埠四馬路中和里七號
丁伯安	江蘇	上海英租界天后宮橋堍廣益善堂
丁執宗	江蘇	上海南陽橋肇周路恆安坊
丁福保	江蘇	上海英租界梅白格路醫學書局
王仲奇	歙縣	上海法租界愷自邇路建安里八號
王潤民	江蘇	江蘇泰縣塘灣
方公溥	廣東	上海法租界八仙橋芝蘭坊方公溥醫室
毛志方	江蘇	上海英租界愛文義路廣仁善堂
包識生	福建	上海英租界新閘路鴻祥里包識生醫室
包天白	福建	上海英租界梅白格路三德里底包天白醫室
朱小南	江蘇	上海英租界愛文義路長沙路口
朱子雲	江蘇	上海虹口周家嘴路三一五一號
朱南山	江蘇	上海英租界愛文義路長沙路口
朱渼章	江蘇	黃渡鎮（京滬線）
朱壽朋	浙江	浙江仙居
朱鶴皐	江蘇	上海英租界愛文義路長沙路口
李遇春	廣東	上海北四川路公益坊四弄一家
吳伯溪	浙江	上海英租界天后宮橋堍廣益善堂
吳克潛	浙江	上海法租界八仙橋華格臬路
俞岐山	浙江	上海英租界北京路瑞康里俞岐山醫室
沈石頑	浙江	上海法租界南陽橋安納金路一七一號昌明醫藥書局
沈重廉	江蘇	上海北火車站旱橋聯義善會
沈琢如	江蘇	上海英租界牯嶺路延慶里沈琢如醫室
沈夢盧	江蘇	上海北火車站旱橋聯義善會
沈嘯谷	江蘇	上海南市王家碼頭裏馬路益和堂國藥號樓上
周秋如	江蘇	蘇州山塘街十二號德昌懋八參行
夏應堂	江蘇	上海市城內方浜路椿萱里夏應堂醫室
徐小圃	江蘇	上海英租界西武昌路春暉里五二四號
秦伯未	江蘇	上海南市火車站路普益里謙廬
祝味菊	四川	上海法界霞飛路振平里二三號
倪鼎謀	浙江	杭州對岸義橋鎮德潤銀樓轉交
馬潤生	江蘇	上海英租界愛文義路廣仁善堂
馬濟仁	江蘇	上海英租界六馬路仁濟善堂

郭柏良	江蘇	上海英租界山西路泰安里三號
章巨膺	江蘇	上海英租界廈門路尊德里章巨膺醫室
章鶴年	江蘇	江蘇南通丁堰章鶴年醫廬
陳冲漢	江蘇	江蘇海門四甲鎮
陳佐賡	江蘇	上海英租界愛文義路廣仁善堂
陳清金	福建	上海公共租界施高塔路留青小築二七號
陳鍾靈	江蘇	江蘇常陰沙
許半龍	江蘇	上海海甯路浙江路口甯安里許半龍醫室
盛心如	江蘇	上海東熙華德路鄧脫路景慶里盛心如醫室
盛伯蕃	江蘇	上海英界愛文義路廣仁善堂
張崇熙	江蘇	上海英界梅白格路九號
張廉卿	浙江	上海公共租界老靶子路口中國醫學院
張劍雄	浙江	上海南市大東門肇嘉路魚行橋
黃寶忠	江蘇	上海英租界北浙江路底甯安坊黃寶忠醫室
費通甫	江蘇	上海英租界白克路上公學校
唐亮臣	江蘇	上海英租界文監師路飛虹小學對面唐亮臣醫廬
景芸芳	江蘇	上海南市小西門黃家闕路久安里景氏醫廬
喻仲標	江西	上海市楓林橋市黨部
趙實夫	江蘇	上海北火車站旱橋聯義善會
劉煒	江蘇	武進蠡河橋
蔣文芳	江蘇	上海公共租界北山西路棣隆里蔣氏醫室
蔣有成	浙江	上海界路均益里二〇號
蔡香蓀	江蘇	上海英租界北京路五九六弄一七號
蔡陸仙	江蘇	上海英租界新閘路鴻祥里十九號
薛文元	江蘇	上海英租界愛文義路道達里薛文元醫室
謝利恆	江蘇	上海英租界派克路梅福里總弄謝利恆醫室
魏承經	浙江	上海英租界天后宮橋堍廣益善堂
嚴蒼山	浙江	上海貝勒路蒲柏路口家庭醫藥顧問社
顧渭川	浙江	上海英租界白克路渭廬（大光明戲院後門對過）

會員通訊錄

（以姓名筆劃多少爲序）
（未繳會費者暫不列入）

姓名	籍貫	通訊處
王公遠	江蘇鎮江	鎮江陳壁夏家村王九皋醫室
王同森	江蘇常熟	常熟城內寺前大街三五號
王仲彬	湖北宜昌	湖北宜昌大南門內利勝榮號
王克平	湖南衡陽	湖南衡陽南門外大碼頭橫街二一號
王吟竹	江蘇泰縣	江蘇泰縣塘灣白馬廟
王希韓	江蘇啓東	江蘇啓東高家鎮存仁堂
王東山	浙江紹興	上海海甯路南林里五三號陸炳釗轉
王昌年	江蘇上海	上海公共租界七浦路三三八弄二〇號
王家騏	江蘇常熟	常熟西門內讀書里
王雩峯	江蘇鎮江	上海愛多亞路貝勒路二十九號
王一濟	江蘇上海	上海拉都路龍德邨六號
王　道	湖南醴陵	長沙府正街一〇四號
王瑞虹	江蘇上海	上海江橋鎮
王綱常	江蘇鎮江	上海南市鹽碼頭龔昌顏料號
王德香	江蘇上海	上海南天潼路成大弄恰如里新四六號 號
王樂成	浙江象山	甯波象山塗茨
王蔭昌	四川富順	四川富順縣懷德鎮郵局
王輝華	江蘇上海	浦東洋涇鎮二五八號
王　概	江蘇灌雲	灌雲雙港張永生
水康民	浙江定海	杭州韶華巷九號
卞月英	江蘇上海	上海南市大東門巡道街內引線弄三〇號
孔保寅	浙江杭縣	杭州仁和路三〇號
方六書	安徽歙縣	上海法租界吉祥街吉安里一弄介升昌中莊
江宗權	安徽歙縣	徽州歙南王村
江海峯	江蘇武進	上海新閘路青島路七號
白邵塵	安徽阜陽	潁州大隅首北協大公司
吉星耀	江蘇丹陽	丹陽陵口同泰糧行
任啓生	江蘇常熟	常熟梅李北街沈添榮銀樓
朱永康	江蘇宜興	上海四馬路中和里丁氏醫室徐培滓君轉
朱次豐	江蘇興化	江蘇泰縣劉莊轉八灶
朱榮南	江蘇上海	上海五馬路精勤坊六四號
朱駿逸	江蘇無錫	無錫望亭后宅呂德泰轉
沈松林	浙江甯波	吳淞裕康莊
沈邦榮	江蘇海門	海門湯家鎮
沈　珩	江蘇上海	上海赫德路一四十一二三號
沈　漣	江蘇上海	仝　上
沈寶善	浙江慈谿	慈谿北沈師橋

沈耀先	浙江杭縣	上海新閘路椿壽里六號
李其光	江蘇上海	上海江灣燕毛灣
李順卿	四川成都	上海邁爾西愛路成德里七號
李漢琴	江蘇武進	上海英租界愛多亞路福興坊一〇七〇號
李懷芝	江蘇海門	江蘇海門義興鎮陳元順
李馨芳	台灣	台灣苗栗郡銅鑼莊二二五番地
沙杜援	江蘇海門	江蘇海門長春天和堂
余嘉治	浙江餘姚	甯波餘姚小橋頭存德堂藥號
宋克明	江蘇吳縣	蘇州皮市街二〇六號 上海北四川路底施高塔路恆盛里五號
宋國楨	浙江紹興	紹興上灶宋家站
宋菊仁	浙江奉化	上海法租界敏體尼蔭路二八八號
汪家煊	安徽歙縣	安徽歙西場田
汪繡雲	浙江江山	浙江江山北鄉大陳
狄福珍	江蘇溧陽	金壇縣大沿河港
杜卓如	江蘇東台	江蘇東台柿軒巷
杜榮生	浙江紹興	紹興陶里德堂
何玉成	河南商城	北平宣武門外後河沿香爐營頭條十號後門
何志雄	廣東大浦	上海法租界東新橋餘順里
何威白	浙江樂清	浙江樂清東鄉芙蓉西門
阮秦明	廣東南海	上海楊樹浦華盛路三七五號
吳本倫	江蘇崐山	崐山吳信泰
吳有方	江蘇鹽城	上海昌平路八八弄三九號
吳同慶	江蘇漣水	江蘇沭陽高溝元大亭號轉
吳枕流	江蘇奉賢	奉賢青村港德生堂藥號
吳松溪	廣東新會	廣東新會古井文樓鄉坑邊
周文穆	浙江義烏	浙江義烏佛堂周正昌號 上海天同路天同中學
周全榮	江蘇無錫	上海南市大東門外外郎家橋周德興
周志謙	江蘇海門	江蘇海門長興鎮泰山堂
周效寅	江蘇吳縣	蘇州齊門外黃棣鎮東生春醫室
周烺雲	江蘇無錫	上海靜安寺路愚園路愚谷邨一百十一號
周彩鳳	江蘇上海	上海歐嘉路周家庫一〇九號
周健行	江蘇無錫	上海界路均益里二二號
周瑾梅	江蘇鎮江	鎮江諫壁龍嘴村
周學淵	江蘇泗涇	上海西門內西倉橋華興里十三號
竺獨還	安徽懷甯	上海福熙路淡水路口聖仙寺
卓騰國	廣東中山	上海北四川路一三二九號銓泰茶號
金炳儒	江蘇江陰	江陰三官殿
金筱茅	浙江杭縣	杭州下倉橋屏風街六八號
金儲之	江蘇吳縣	盛澤南星橋大昌米行
邵亮東	江蘇武進	常州褰橋老廣生藥號

林永湘	浙江鎮海	上海文監師路九九二號
林君德	廣東潮陽	香港九龍城龍津書院二樓
林拜行	江西廣豐	江西廣豐洋口都門礄
林　臯	廣東潮陽	潮陽銅盂公學
林維崧	浙江溫嶺	浙江海門新河王合興
武德祥	江蘇南通	南通唐閘中市
宗寶賢	江蘇南通	南通石港東街宗也陳君轉
邱允珍	福建晉江	菲律濱堀埠萬美笠商邱允標收
邱傳芳	浙江長興	浙江長興大東門外登雲橋九號
施作霖	江蘇江都	上海愛文義路四五〇號
施　望	江蘇崇明	江蘇崇明猛將鎮施大亭莊
施慶麟	福建仙遊	福建仙遊南門外
胡克仁	江蘇無錫	無錫堰橋
胡家揚	安徽鳳陽	安徽鳳陽臨淮關西門街永盛醋坊
胡倩霞	江蘇無錫	上海法租界黃河路望志路口餘慶坊十號
胡惠康	廣東順德	上海新廣東街正興里三〇號
胡源浴	浙江遂安	浙江遂安橫沿
胡靜龕	江蘇崑山	崑山南街四十四號
冒之駒	江蘇如臯	如臯薛菴鎮
姚天農	浙江紹興	紹興府直街四十三號
苗彭澤	安徽六安	六安雲路十八號
郁昌祖	江蘇啓東	啓東郁家村
侯　杲	浙江玉環	浙江玉環北喬
范蔭祖	江蘇崇明	崇明二條河西范公茂
俞南山	浙江蕭山	杭州南星橋諸暨輪船轉新江口
俞建正	浙江慈谿	杭州元寶街二〇號
涂駿飛	福建詔安	廈門詔安仙塘村仙峯學校
孫怡生	浙江餘姚	上海新記浜路祥善里四二八號
孫鳳臯	江蘇江陰	無錫西洋橋
夏子均	江蘇無錫	無錫周山浜錦豐路愼昌機器廠
梁邦治	廣東南海	上海塘山路三興坊亞州菸艸公司
桂士琳	浙江杭縣	杭州學士路九五號
桂士瞿	浙江杭縣	全　上
馬石銘	江蘇無錫	杭州金鎗板巷五號
馬欣伯	江蘇啓東	江蘇啓東鎮大生二廠祥雲齋
馬芝馨	江蘇丹陽	丹陽東河路三號
徐竹如	浙江鄞縣	上海法租界蒲柏路賡餘里一七號
徐建功	浙江蘭谿	蘭谿永昌鎮永生堂轉
徐德俊	江蘇上海	上海東熙華德路一〇五九號
高振華	福建晉江	福建晉江安海育嬰堂

秦永瑞	江蘇武進	上海新閘路大通路斯文里九二號
翁淑如	浙江甯波	杭州龍興路翁慶記營造廠
翁澄宇	廣東潮陽	塘山路鄧脫路三九一號
倪望珩	安徽祁門	安徽祁門渚口
唐伯新	浙江平湖	上海山東路協興紙號
許兆璇	江蘇上海	上海曹家渡浜北協順米號
許紹周	江蘇江甯	南京廣州路六十二號
許筱彭	江蘇無錫	上海愛文義路三星里九號
許雲鵬	江蘇沭陽	灌雲大伊山陽家溝壽山永藥號
許寶泰	江蘇如臯	如臯丁埝西街源大號
章叔賡	浙江紹興	浙江紹興曹娥
章國華	浙江桐鄉	浙江硤石轉屠鎮朱大昌米行交路踏斷浜
章翼方	浙江杭縣	杭州石牌樓小火把弄四號
曹桂鳳	江蘇江陰	無錫轉月城橋留春堂藥材
曹淦泉	江蘇金壇	金壇花街二十一號
曹國鈞	江蘇武進	武進戚墅堰塘橋鎮
陶東望	江蘇武進	常州東門外東青鎮交狄墅村
陳世焯	浙江溫嶺	浙江海門箬橫橋下裏
陳希仁	江蘇南通	上海派克路太平衖文德坊二百十一號
陳長珍	浙江紹興	杭州旗下學士路星遠里陶星記經租處轉
陳芝英	江蘇南通	上海派克路太平衖文德坊二百十一號
陳其珊	江蘇嘉定	上海吳淞路重慶坊六號
陳　奎	浙江溫州	溫州小南門外東城下陳明遠眼科醫院
陳俊澤	福建海澄	廈門浮宮同春轉
陳章華	浙江鄞縣	甯波東鄉東吳轉平窰
陳華年	廣東南海	上海公共租界天潼路西保光醫院
陳偉農	浙江溫嶺	浙江海門箬橫橋下裏
陳達人	廣東新會	上海克明路順大里三〇號
陳夢白	江蘇鎮江	上海西門唐家灣平江里五十六號
陳鳳翔	江蘇海門	南通北新橋
陳學文	福建漳平	廈門漳州陸安西路附字二三四號
陳贊禮	江蘇常熟	無錫楊舍合興鎮轉
陸俊源	江蘇如臯	南通平潮市李三圩
陸劍塵	江西贛縣	江西贛縣釣魚台二〇號
張秀杭	浙江溫嶺	上海南市關橋滬興商輪公司
張克勤	浙江溫嶺	仝　上
張炳文	廣西平樂	廣西平樂二塘圩杜萬隆號轉石板橋村
張逸桐	浙江定海	上海新開河久興里三號
張頌蓀	江蘇上海	上海狄思威路B一三一一號
張嘉卉	江蘇太倉	太倉沙頭張傑律師事務所

張樹濤	河北易縣	上海愛文義路小菜場西四五〇號施濆記轉
張　龍	江蘇江都	上海呂班路蘇皖公寓三七號
張曉白	江蘇上海	浦東塘橋元裕號
張劍虹	湖南湘潭	杭州下倉橋屛風街七〇號
張興邦	四川巴縣	巴縣龍隱鎮雙土地
張　鵬	浙江餘姚	上海肇嘉路一八五號
程岳松	江西廣豐	江西廣豐城內
程連雲	江蘇奉賢	浦東青村港協泰號
程萬里	江蘇南匯	上海北京路瑞康里二〇號惜陰書屋
馮芝洲	浙江慈谿	杭州水星閣三號
馮瑞龍	廣東高要	上海赫司克而路安甯里四五號
費龍玉	浙江慈谿	上海法租界白爾路一〇九號餘昌橡皮五金號
黃兆海	廣東南海	上海塘山路九二〇號
黃俊賢	遼寧通化	上海寶山路高福坊三〇號
黃葴承	福建閩清	福建閩清十一都池園街黃流聲君轉
黃綺嵐	福建惠安	廈門惠安東園街
黃禮庵	浙江紹興	上海同孚路柏德里二一號
湯君捷	廣東新會	廣東新會古井泗冲均和隆轉
湯宗堯	浙江吳興	上海海甯路天保里九號
喬壽添	江蘇奉賢	浦東青村港西市
彭覺民	廣東大埔	上海閘北西寶通路底愛華皂廠
傅家樂	浙江鄞縣	上海舟山路三五〇弄J.K.一三一號
傅雪梅	浙江鎮海	上海北河南路中鵬泰號
楊治平	江蘇松江	滬杭路線莘莊東市楊恆昌轉
楊澤瑾	江蘇江浦	江浦橋林
楊濟華	江蘇武進	上海靶子路德年新村二八二號
楊禮通	福建閩侯	上海密勒路三百〇三弄三十二號
葉培根	浙江餘姚	上海南京路大慶里三七號
葉　暄	安徽歙縣	蕪湖上三山鎮
葉毓山	江蘇崇明	江蘇崇明新五滧河西葉宅
董曼僊	浙江餘杭	杭州六六步橋四九號
董聯瑋	江蘇丹陽	丹陽南門大街老天生藥店
虞尙仁	江蘇無錫	杭州新民路翔林醫院
虞佩珍	江蘇無錫	杭州西湖中醫廬損療養院
趙文貞	浙江紹興	上海愷自邇路八三號老萬順染坊
劉一平	江蘇無錫	無錫北門外後祁街一六八號
劉行方	浙江定海	上海吳淞路北四十號長安里
劉竟堯	江蘇上海	上海徐家匯謹記路斜士路敖家里一六號
劉國輔	湖南芷江	上海法租界甘世東路三德坊三
劉　棣	江蘇沭陽	江蘇沭陽馬廠乾玉糟坊邱如鵬君轉

劉　鼎	江蘇興化	江蘇興化北大街
蔣功淦	浙江諸暨	杭州鳳凰街三號
蔣炳湘	江蘇吳縣	上海南市王家碼頭懋業里四號
蔣御天	江蘇東台	江蘇東台柿軒巷十一號
蔣滋衔	浙江嘉興	嘉興南門徐家埭五四號
蔣景鴻	江蘇江陰	江陰北門同興里路邊
蔣鴻英	江蘇寶山	上海海甯路一七八七號
潘伯隆	江蘇寶應	上海勞勃生路一六三二號
潘淑貞	江蘇上海	浦東爛泥渡殺珠弄二六號
潘粹琦	浙江吳興	北京路盆湯弄東首四三六號大生綢莊
樊承楷	安徽銅陵	大通銅陵縣樊萬春
黎玉麟	廣東新會	上海北四川路邢家橋路三樂里三四號
鄭汝爲	湖北孝感	湖北武昌四衙巷操家塘一三號
鄭家楣	浙江象山	浙山象山隆泰號轉蕭恕廣轉
鄭鐵民	廣東潮陽	上海法租界薩坡賽路西門路口豐裕里四九號
鄧宗本	江蘇如皋	上海法界金神父路法政學院
鄧衍豐	安徽蕪湖	本埠愛而近路北高壽里二五七號
歐克仁	浙江嘉興	湖州右文館前誠德路
魯六華	浙江紹興	紹興城內東雙橋當弄
滌永霖	四川重慶	重慶十八梯滌家院
蕭若槐	浙江象山	浙江象山城內隆泰號蕭明房
薛定華	浙江永嘉	浙江永嘉道前街十七號衛生顧問社
應祖彭	浙江會稽	上海北河南路底甘濟平民診所
謝　瑜	江蘇南匯	浦東陸行南
瞿德民	江蘇常熟	上海北山西路楊家坟山一六八號
羅董松	江西九江	江西九江甘棠南路一九號
蘇樹榮	浙江餘杭	餘杭直街天源錢莊
顧小達	江蘇松江	上海滬杭鐵路新橋鎮六十一號
顧伯明	江蘇南匯	浦東周浦張萬利
顧品儒	江蘇啓東	江蘇啓東和合鎮永興祥
顧　繡	江蘇上海	上海慕爾鳴路九三號安祥廬

校友通訊錄（以姓名筆劃多少爲序）

姓名	籍貫	通訊處
王川岳	廣東揭陽	廣東汕頭揭陽南門外吳豐源杉行轉
王以文	浙江麗水	浙江麗水廈河仁和堂
王世開	江蘇興化	江蘇興化安豐
王宏綬	江蘇鎮江	鎮江諫壁鎮龍嘴村
王孟圓	江蘇松江	松江東門外明星橋西首四八號
王菊芬	江蘇上海	上海南市花衣街王利川老宅九八號
王輝中	江蘇上海	上海浦東洋涇鎮二五八號
王靜芳	江蘇鎮江	鎮江諫壁鎮前王九皋轉
方逢道	福建建甌	福建建甌縣府二一號
方道淵	浙江黃巖	浙江黃巖北門頭張復興橋行轉
方毓祺	浙江蘭谿	龍游城內大南門轉
史學海	江蘇溧陽	溧陽東門黃裕大號轉棣
史鴻濤	吉林德惠	吉林德惠張家灣站永和泰
朱天祚	江蘇松江	松江東門外三九號
朱華谷	江蘇青浦	江蘇青浦觀音堂鎮鳳溪醫室
朱雲達	江蘇江陰	江陰北門外同興里十四號
何通森	福建台灣	台灣台中州大屯郡西屯莊上石碑
汪少成	浙江鄞縣	上海東熙華德路一〇〇弄廿五號
汪汝椿	江蘇青浦	上海小西門學潔里十三號
余鳳智	廣東台山	廣州市麻行街新中醫學會
辛元凱	吉林永吉	吉林省城蘭新街辛宅
沈宗吳	江蘇吳江	平望西塘街
沈逢介	江蘇上海	上海浦東三林塘三山堂藥號
沈煥章	浙江餘姚	浙江餘姚梁弄瑞隆號
沈鳳翔	浙江嘉善	上海牛莊路益豐里
沈濟民	江蘇上海	上海浦東洋涇鎮沈壽康藥號
宋正湘	四川威遠	四川自流井龍合鎮郵轉
吳國鈞	江蘇無錫	上海法界愷自爾路裕福里三號
岑冠華	浙江餘姚	上海赫德路葆生堂藥號
李冰妍	廣東中山	上海北四川路橫浜路四十號
李雨亭	廣東台山	廣東台山石龍頭萬和堂
林百樂	廣東潮陽	香港九龍城舊差館後龍津書院二樓
林廷光	廣東揭陽	汕頭杉街新編十三號
林鼎宏	廣東潮陽	香港九龍城舊差館後龍津書院二樓
林學光	廣東潮陽	暹羅曼谷越迪前一九〇〇號林兩成號轉
季鶴朋	江蘇阜甯	阜甯西新溝鎮季合興交
邰家驪	江蘇溧水	揚州沙鍋井

周桂庭	湖南長沙	湖南長沙大東茅巷七十七號
周健齡	廣東潮陽	上海民國路方浜橋永利押
金樹樂	浙江杭縣	杭州烏龍巷二四號
章 冠	廣西邕寧	廣西永淳南陽墟鎰生號
姚汝元	江蘇無錫	無錫東墅
姚錫韓	浙江永康	永康瑞生當轉
姜冠南	山東蓬萊	上海法租界永安街利太昌行
胡樹百	江蘇嘉定	上海南市豆市街厚德里四號
俞維藻	江蘇吳江	震澤轉嚴墓
馬師贊	廣東順德	廣州南關大巷口九號
徐人龍	江蘇嘉定	嘉定西門
徐文灼	江蘇沭陽	清江浦高家溝廣茂堂藥號
徐竹岑	浙江常山	上海西門蓬萊路安樂坊二〇號
徐志勉	江蘇宜興	宜興蜆亭橋諸仁康
徐亦仁	浙江甯海	上海蒲柏路貝勒路口家庭醫藥顧問社
徐維炳	江西瑞昌	江西瑞昌荊林街徐玉成號
徐梓材	江蘇上海	上海戈登路七一三號
倪宣化	四川威遠	四川自流井龍金鎮郵轉
唐成中	江蘇丹徒	上海南車站轉運公會後二九號
唐景熙	江蘇上海	上海老北門唐志鈞醫室

殷家振	江蘇吳縣	蘇州大柳貞巷殷氏傷科醫室
高 畬	吉林永吉	吉林省城粮米行成德堂
章鶴年	江蘇如皋	如皋丁堰
袁鎮洪	江蘇沭陽	江蘇沭陽高溝太和春號轉
袁鵬汀	江蘇海門	江蘇海門悅來鎮
陶乃文	江蘇江甯	上海法租界南陽橋新樂里
陳中權	江蘇崑山	崑山南城河岸三號
陳份平	福建福清	福建福清東張鎮尙里小學校轉
陳汝奎	福建龍巖	廈門龍巖白土衛生堂
陳伯華	廣東揭揚	汕頭同平路松發號
陳承謨	福建南安	廈門泉州詩山杏塘
陳周鑑	福建福清	福建福清東張上里
陳洪範	廣東廣州	上海漢口路二三二號姚佐頓大藥房
陳穎貞	廣東順東	上海虹口北江西路桃源坊路新門牌一一八號
陳耀華	福建惠安	廈門南猪行一二號
許莘耕	江蘇宜興	宜興徐舍慶豐號
許鏡湖	廣東普甯	暹羅曼谷安南巷一三六九號許科元醫室
商復漢	浙江淳安	浙江淳安縣縣前街七號
張友琴	江蘇川沙	浦東川沙小灣鎮
張仲候	廣東潮陽	汕頭潮陽港頭鄉明新學校

張秉煌	江蘇如皋	如皋油坊頭迗太陽廟立發一校
張宗璘	浙江杭縣	上海法租界黃河路六合里九號
張富仁	江蘇青浦	青浦南門文昌宮後
張漢傑	江蘇南匯	浦東祝家橋張氏瘋科醫室
程金麟	江蘇溧陽	溧陽東門經史館巷三號
馮伯賢	浙江慈谿	上海新開河南首潤大海味行
温碧泉	山西介休	山西介休蒜市巷六號
黃席豐	廣東揭陽	汕頭揭陽河婆仁濟堂國藥號
黃毓芳	廣東台山	廣東台山大亨市源昌
黃鼎謨	浙江江山	浙江江山秀峯
黃彝鼎	江蘇江陰	江陰涉毛竹鎮黃信泰號
景芸芳	江蘇太倉	上海小西門黃家闕路久安里三號
傅永昌	江蘇上海	上海光啓路後傅家街四四十號
項廷陞	浙江湯溪	浙江湯溪洋埠協成號轉上陽
楊忠信	福建台灣	台灣中州大甲郡梧棲街楊宅
楊則徐	江蘇常熟	常陰沙南興鎮楊德興旅棧
楊國昶	江蘇啓東	江蘇啓東永興鎮
楊濂園	江蘇江陰	江蘇常州北門外篁村鎮周維新號轉
楊興祖	江蘇松江	松江黑魚衖楊醫寓
楊澹然	江蘇南匯	上海小北門外崇德坊一號
葉炳成	江蘇江陰	無錫華墅
葉瑞鼎	福建南灣	廈門泉州山頭城社壇鄉
葉學爵	江蘇松江	楓涇楊家橋
董學富	浙江江陰	上海新閘路大通路斯文里一二三九號
賴逵五	浙江甯海	甯海北鄉橋頭胡鎮濟生堂藥號
鄭　俊	江蘇常熟	常熟大河鎮
鄺開明	廣東潮安	廣東汕頭潮安西平路關帝宮巷吟殘別墅
劉子開	江西吉安	湖南坡子街文玉金號
劉民鑄	江蘇靖江	江蘇靖江東門外城河沿
劉愛和	廣中東山	上海北四川路新祥里二十四號
劉達志	廣東台山	廣州台山水步源榮市號
劉壽康	江蘇無錫	上海高昌廟半淞園路劉養和藥號
劉鴻湛	廣東中山	上海北四川路東海寧恆路善里元化藥房
蔣稚階	四川銅梁	四川重慶三教堂巷三號
錢公白	江蘇奉賢	奉賢南高橋
錢公玄	江蘇上海	上海淡水路一號
黎年社	浙江湯溪	浙江龍游縣前電燈公司西首
潘公俠	福建浦城	浙江衢州轉浦城大北門十二號
盧鴻志	江蘇泰縣	泰縣北門外一泰煙莊轉西石羊
麋鶴鳴	江蘇鎮江	鎮江諫壁西街

蕭　熙	江西南城	上海施高塔路四達里一三二號
魏平孫	江蘇興化	江蘇興化英武橋
韓國鏞	江蘇海門	海門麒麟鎮洽昌興
謝斐予	江蘇武進	上海山東路一九八號
顧允士	江蘇吳縣	崑山八直下塘朱醫室
顧兆奎	江蘇崑山	崑山北棚灣
顧應龍	江蘇川沙	浦東川沙小營房張長順號轉

中醫考試用書

中醫各科問答叢書

▲第一集出版……內分八種

（一）衛生……一册
（二）內難……一册
（三）傷寒……一册
（四）溫熱……一册
（五）婦科……一册
（六）喉科……一册
（七）本草……一册
（八）古方……一册

題字者　吳開先先生　焦易堂先生　潘公展先生　喻仲標先生　陶百川先生

此書取材廣博採擇精當可作考試參考書用可作研究之講義讀出以問答體裁學者有觸類旁通之妙誠宜人手一篇也

全集八厚册售洋貳元（寄費加一）

樣本函索附郵二分

新中醫藥研究社編印

社址：上海梅白格路三德里底一五〇號

中國醫藥社發行

— 12 —